医院分级管理参考用书
医学院校师生参考用书
医学继续教育参考用书

医学临床“三基”训练试题集

医师分册

第三版

主　　编：吴钟琪
副 主 编：（按姓氏笔画为序）
张　欣　张国刚　夏晓波
主编助理：黄佩刚
编委名单：（按姓氏笔画为序）
丁四清　文冬生　文明星　刘　恕　刘双珍　齐　范
许春姣　李小如　李映兰　李海平　吴　松　吴安华
吴钟琪　张　欣　张毕奎　张国刚　张春芳　张梦玺
陈　嘉　易军晖　夏晓波　黄　健　黄佩刚　彭争荣
彭慧平
秘　　书：刘思思　彭志刚　彭　媛

CS K 湖南科学技术出版社 · 长沙
国家一级出版社　全国百佳图书出版单位

医学临床“三基”训练试题集

医师分册

第三版

作者名单：（按姓氏笔画为序）

丁四清 万亚军 万伍卿 王　华 王平宝 王彦平
王晓艳 王素娥 文冬生 文明星 方小玲 尹光明
尹艳妮 石　柯 朱双罗 朱海霞 向亚平 刘　飞
刘　敏 刘绍辉 齐　范 安如俊 李映兰 李海平
杨元华 杨明施 肖　岚 肖奇明 吴　松 吴　唯
吴　慰 吴玮辰 吴泓光 吴泓俊 吴钟琪 吴峰静
旷寿金 张　欣 张　翼 张毕奎 张国刚 陈　嘉
邵春生 苗　杰 易军晖 金龙玉 周蓉蓉 赵素萍
胡平安 姚海燕 贺广湘 贺全勇 聂晚频 莫朝晖
夏晓波 钱益元 唐仁泓 唐晓鸿 黄　勋 黄　健
黄凤英 黄佩刚 黄程辉 彭　力 彭　浩 彭　斌
彭　媛 彭争荣 彭志刚 彭慧平 程春霞 谭国林

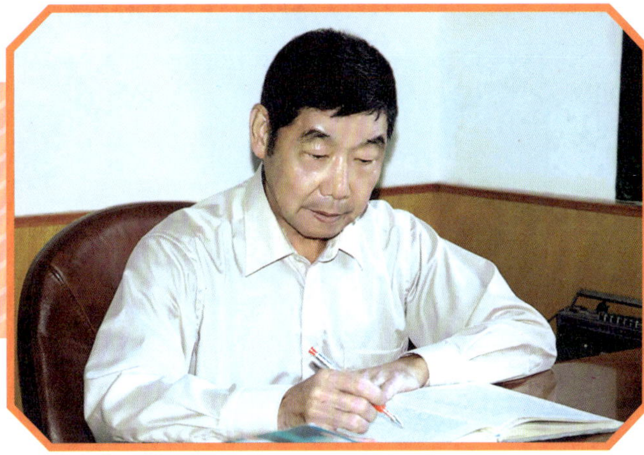

主编简介

吴钟琪，教授，硕士生导师。1938 年生，河北人，中国共产党党员。1962 年毕业于湖南医学院（现中南大学湘雅医学院），曾任湘雅医院高压氧科主任、湘雅医院医务科科长、湘雅三医院副院长等，1988 年赴澳大利亚弗灵顿大学考察医院管理及高压氧医学，1992～1999 年任湖南医科大学副校长，享受国务院政府特殊津贴。

吴钟琪为我国高压氧医学学术带头人之一，历任中华医学会高压氧医学分会副主任委员、卫生部医政司医用高压氧岗位培训中心主任、湖南省医学会高压氧专业委员会主任委员。1992 年起先后担任湖南省医院管理协会副会长、湖南省医院分级管理委员会副主任、湖南省卫生事业管理学会副主任委员、湖南省老年卫生工作者协会副主任委员等。

吴钟琪主编了《医学临床“三基”训练系列丛书》，畅销近 30 年，受到全国医学界的好评；此外，还主编了《现代诊疗新技术》《医学精粹丛书》《中国农村医师全书》《高压氧医学》《高压氧临床医学》《高压氧在儿科及产科的应用》《中国高压氧医学论文集》《全科医师临床药物学》《国家执业医师资格考试系列丛书》《临床医学试题精集》《临床症状鉴别及诊疗》等著作，共 5000 万字。此外还参编和翻译了《腹部外科手术学》《医院感染学》《实用内科学》等多部著作，并担任《现代医学》杂志常务编委及《当代护士》《中国航海医学与高压氧医学》等杂志的编委。

吴钟琪教授先后入选《中国当代医药界名人录》《中国科技名人录》《中华科技精英大典》及《当代中国科学家学术思想精粹》等。

副主编简介

（按姓氏笔画为序）

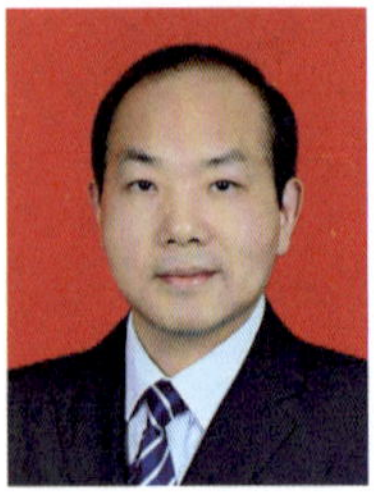

张欣，男，1966 年出生，中共党员，一级主任医师，二级教授，博士生导师，中南大学升华学者特聘教授，中南大学湘雅医院党委书记。现任国家老年疾病临床医学研究中心（湘雅医院）副主任兼老年肿瘤研究所所长、中华医学会耳鼻咽喉头颈外科学分会委员、中华医学会医学伦理学分会常委、湖南省医学会耳鼻咽喉头颈外科学专业委员会主任委员、湖南省医院协会副会长、国家卫生健康委员会住院医师规范化培训教材《医学伦理学实践》主编、《中国耳鼻咽喉颅底外科杂志》执行主编、中国侨联常务理事、湖南省侨联副主席。主持国家重点研发项目、国家 863 项目、国家重大新药创制项目、国家社科基金重大项目、国家重大研发计划、国家自然科学基金 10 余项，发表 SCI 论文 70 余篇，主参编国家教材 6 本。曾获湖南省科技进步二等奖 2 项、湖南医学科技奖一等奖 1 项。

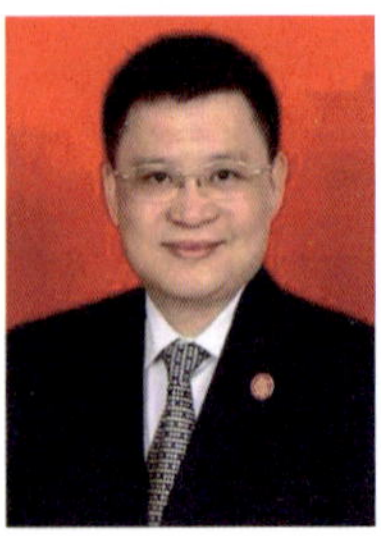

张国刚，男，医学博士，教授，一级主任医师，博士生导师，湘雅名医，中南大学湘雅三医院院长，第十三届全国政协委员，湖南省政府参事，农工民主党湖南省委副主委。现任国家老年疾病临床医学研究中心（湘雅医院）副主任、湖南省危重血管疾病临床医学研究中心主任、中南大学高血压病研究中心主任，湖南省高层次卫生人才“225”工程心血管内科学科带头人，中南大学“531”高层次人才计划第二层次人才。主持科技部国家重点研发计划 1 项，国家“863”“973”计划子课题共 3 项，国家自然科学基金 4 项，湖南省自然科学基金 2 项。以主编或副主编身份编写“十三五”国家级规划教材 4 部，获湖南省自然科学奖二等奖 2 项（第 1 完成人），累计以通讯或第一作者身份（包括并列）在 *Circulation*、*Arterioscler Thromb Vasc Biol*、*Redox Biol*、*Cardiovasc Res*、*Free Radic Biol Med* 等心血管领域权威杂志发表 SCI 论文 42 篇，单篇最高影响影子 23.603。

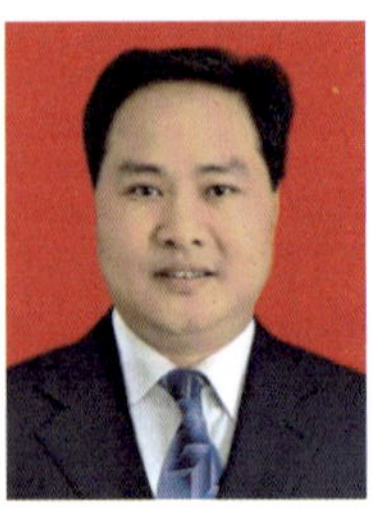

夏晓波，男，1965 年出生，中共党员，博士，留美博士后，一级主任医师，二级教授，博士生导师，中南大学湘雅医院副院长、湘雅医院眼科主任。现任中华医学会眼科学分会常委、湖南省医学会常务理事及眼科学分会主任委员、美国眼科学会会员等。先后获教育部新世纪优秀人才、中南大学湘雅名医、中国优秀眼科医师、湖南省眼科学领军人才、中华眼科杰出成就奖、宝钢优秀教师奖等荣誉称号。主持国家及省部级科研课题 28 项（含国家重点项目 1 项及国家自然科学基金 6 项），获省、厅级科技成果奖 9 项、国家专利 8 项。发表科研论文 150 余篇，主编或参编专著 11 本，副主编 8 年制国家级规划教材《眼科学》及主编《眼科学实习指导》等。担任《中华眼科杂志》等 7 本杂志编委和执行主编。

序

“三基”“三严”，即临床医学的基本理论、基本知识、基本技术和严格要求、严谨态度、严肃作风，是为医之道、治院之本，是具有中国文化底蕴和特色的医院管理经验的总结、提炼与升华。它起源于中国医学最高学府之一的北京协和医院，哺育着一代代良医踏着这条路径走向成功，济世为民；它又以我国自20世纪80年代末以来创立的中国医院分级管理和医院评审制度为载体走向全国医疗界，因为将“三基”“三严”的训练、考核列入了医院分级管理的标准，并纳入了评审。中南大学（当时的湖南医科大学）的学者、专家，在吴钟琪教授的组织下编写了《医学临床“三基”训练》这部教材，为“三基”“三严”迅速普及全国起到了助推加速的作用，使全国的医院、医务工作者受益匪浅。同时，这部教材作为中国医院分级管理和医院评审工作及其实效的目睹者也就理所当然了。

已故卫生部老部长陈敏章很赞成将“三基”“三严”纳入医院分级管理和医院评审标准系列。为此，他曾精辟地指出，医院分级管理是一种机制，可以依据形势的发展和实际需要，将对医院的新要求纳入标准，就可引导医院不断地发展、提高。吴钟琪教授带领一班人实践了老部长的理念，特别是现在推出的《医学临床“三基”训练试题集》，更是以实际行动在继承和发扬老部长的治院思想和遗愿。

虽然现代科学技术的进步，已将人类历史推进到电子、生物学和信息化的时代，医学临床的诊断和治疗技术与既往不可同日而语，但是医务人员的临床基本功还是绝对不可忽视的。如此强调绝非像吃腻了奶油、面包、牛排而想粗茶淡饭的那种简单地回归，而应该说是被千千万万实践所证明了的铁律。《医学临床“三基”训练试题集》的问世，为医务人员带来更新、更深刻的启迪。为此，我作为有着40年临床和医院管理经历的一名医师和医政管理者，有超过12条的理由向全国的同道们推荐这部书。

我还提议：谨以此书献给已故老部长陈敏章！

中华医院管理学会原副会长

于宗河

于北京

序

第三版前言

作为《医学临床“三基”训练》丛书的配套资料，《医学临床“三基”训练试题集》（含医师分册、护士分册、医技分册3个分册）2003年出版发行以来，受到广大医务人员和医学生的欢迎和支持，在此作者谨致谢忱。

随着国内外医学事业的不断发展和进步，许多新理论、新知识、新技术不断涌现，我们又于2009年对《医学临床“三基”训练》丛书进行了修订（第四版）和再版（第五版）。第五版的《医学临床“三基”训练》丛书增加了许多新的内容，作为配套试题的《医学临床“三基”训练试题集》势必需要随之修订。在《医学临床“三基”训练试题集》的修订过程中，我们适当加强了医学基础理论知识的比重，增加了医学人文知识和医疗卫生政策法规方面的内容，同时对专业知识内容进行了较大篇幅的增删，并根据最新版全国高等医学院校规划教材对部分专业内容进行了重组，此外，我们对整体结构也进行了调整，如每套试卷中配有概述，以便读者更加了解该章节的内容和重要性；选择题的答案采用了表格形式，使读者更为便捷地查找A型、B型、C型和X型题各种选择题的正确答案；名词解释和简答题配有适当的图片或表格，目的是帮助读者更好地理解和记忆；对判断题的答案增加了“解析”。通过上述增删、重组和使《医学临床“三基”训练试题集》的内容更为全面、更趋合理，以适应我国医学事业发展和卫生工作改革的需要。

本丛书修订的指导思想是：

1. 紧跟医学科技新进展，更新知识内容。

2. 坚持以实用性为主，兼顾提高基本理论知识水平。

3. 以人为本，重视人文医学和卫生政策法规，推动医学模式的转变。

由于本丛书各章节的内容不同，故各试卷的题型、题量亦有所不同，至于各试卷所附的计分办法仅供读者参考。现就本丛书医师分册、护士分册、医技分册3个分册修订中的有关具体问题做如下说明。

（一）医师分册

1. 为加强医师基础医学知识的学习和训练，本次修订增编了“基础医学分科试卷”，如增加了“临床常用药物知识试卷”和“临床药学试卷”。

2. 增编了“医学心理学试卷”“预防与控制医院感染试卷”“饮食、营养、健康与医院饮食试卷”。

3. 根据诊断学的发展，全面修订为诊断试卷，增编了“诊断学概述与病史采集试卷”“病历与作试卷”“体格检查试卷”“实验诊断试卷”和“基因诊断试卷”。

4. 为了更好地研究人体疾病发生原因、发生机制、病理变化、结局和转归的医学基础学科，增编了两套“临床病理学试卷”。

5. 增编了新发现疾病如“新型冠状病毒肺炎试卷”。

6. 对外科总论试卷中的“休克试卷”和“加强监护病房（ICU）试卷”具体内容进行了调整、重组和修改。

（二）护士分册

护士分册初版之时，我国医学护理教育尚处于以中等职业教育为主的阶段，当时全国还没有系统的护理学规划教材。目前，我国医学护理教育已进入以专科教育、本科教育为主的新阶段，而且出版发行了较为系统的护理学规划教材。因此，在此次修订中护士分册的内容有较大范围的增删。

1. 为加强基础医学理论知识的学习，新增了“临床药学试卷”和“人体寄生虫学试卷”。

2. 将原“微生物学和免疫学试卷”拆分为“免疫学试卷”和“医学微生物学试卷”两个试卷。

3. “以人为本”的医学理念日益受到国内外医学界的广泛重视，特此增编了“护理学概述试卷”。

4. 鉴于临床上对病人的生理、心理、社会文化和精神诸方面的表现以及对危重病人生命体征的监测日益重视，增编了“医院护理试卷”“护理礼仪试卷”“护理文件书写规范试卷”“心理护理试卷”和“护理管理与护理质量管理基本知识试卷”。

5. 根据高等护理学规划教材，增编了“基础护理学试卷”，包括“预防与控制医院感染试卷”“无菌技术与手卫生试卷”“生命体征测量试卷”“生活护理试卷”“饮食、营养、健康与医院饮食试卷”“给药试卷”“静脉输血试卷”和“静脉输液试卷”。

6. 增编了“急症护理（学）试卷”，包括“常见急症护理试卷”“创伤急救试卷”“心肺复苏（CPR）护理试卷”“加强监护病房（ICU）准入护士试卷”“骨科疾病护理试卷”和“烧伤科试卷”。

7. 增编了“临床医学基本知识试卷”，包括“电子病历系统和医院信息系统试卷”“医学影像诊断试卷”“肿瘤学试卷”和“加强监护病房（ICU）试卷”。

8. 为了帮助读者更好地理解儿科护理学和妇产科护理学相关知识，新增了“产科护理学试卷”“妇科护理学试卷”和“新生儿护理试卷”。

9. 增编了“预防医学知识试卷”，包括“手卫生试卷”“清洁、消毒与灭菌知识试卷”和“医学隔离技术试卷”。

10. 除上述修订内容外，对其他有关章节还进行了必要的调整和补充。例如，加强了外科护理学的内容，增加了“新型冠状病毒肺炎试卷”等新发现疾病的专题试卷等。

（三）医技分册

由于医技科室十分广泛而又各自性质不同，医技科室的工作人员对医学临床“三基”知识的需求存在较大差异。因此，读者在使用本书时，应对其内容有所侧重，编者也尽量考虑适应各医技科室的不同需求。

1. 由于不同的医技科室对基础医学知识的要求有很大差异，为适应这一情况，我们增编了“预防医学试卷”和“全科医学试卷”。

2. 为了防止临床上抗维生素的滥用及外环境变化的影响，致病性和条件致病性微生物正在发生变异，导致新发病种或复发性感染，增编了“预防与控制医院感染试卷”。

3. 随着医技科室的发展与进步，其工作范围不断扩大，对临床诊疗技术的要求也日益增加，故此增编了“临床诊疗器械检查试卷”和“临床药学试卷”。

4. 增编了“放射治疗学试卷”“高压氧医学试卷”和“康复医学试卷”。

5. 对于新发现的某些疾病如新型冠状病毒肺炎等的诊断，医技科室有着举足轻重的作用，因此我们增编了这方面知识的专题试卷。

我们编写《医学临床“三基”训练试题集》的目的是帮助读者提高医学基本理论、基本知识和基本技能，通过做题复习和巩固已有的“三基”知识，训练和提高读者的应试能力。希望通过本丛书的修订能更好地适应读者的需要，从而为读者参加“三基”考试等各种医学考试提供帮助。

由于编者的水平有限，加之编写时间较为仓促，错漏之处在所难免，望广大读者不吝赐正。

吴钟琪

于长沙

前言

应读者要求和湖南科学技术出版社的委托，我们特组织《医学临床“三基”训练》丛书的原班作者编写了《医学临床“三基”训练试题集》。为与《医学临床“三基”训练》相配套，本试题集也分为3个分册，即医师分册、护士分册和医技分册。

医学临床“三基”训练是提高医务人员整体业务素质的重要途径和方法，是提高医院医疗、护理水平的重要保证。“三基”训练在全国各级医院已广泛开展。编写本试题集的目的就是为了帮助广大医务人员在医学临床“三基”训练过程中更好地巩固已学得的知识，并对学习成果进行测试；同时也是为了帮助学习者掌握包括选择题在内的多种题型，做好应试准备。本试题集亦可作为各级医院在“三基”训练考核中命题的参考。本试题集可供各级医院医师、护士和医技人员使用，亦可作为各级医学院校和护理学校师生的参考用书。

本试题集各分册均包括了多种题型的试题和多种类型的组卷，依据医学临床“三基”内容的不同，分别组织了单科试卷、多科试卷及综合试卷等。本试题集的题型包括选择题（A型、B型、C型和X型）、填空题、判断题、名词解释和简答题。本试题集的试题中70%以上是直接或间接取自《医学临床“三基”训练》各个分册的内容，少量其他试题也不超出最新版的医学教材范围。为防治传染性非典型肺炎（SARS）的需要，各分册中均增编了有关传染性非典型肺炎知识的试卷。

本试题集在每一份试卷之后附有该试卷的参考答案。希望读者在使用本书的过程中首先自行答题，不要依赖参考答案。参考答案仅供读者自测评分使用，这样才能达到较好的学习效果。

在《医学临床“三基”训练·医技分册》中，原来未编入基础医学知识（包括人体解剖学、生理学、医学微生物学和免疫学、病理生理学、药理学、卫生学等）的内容。为适应临床医技各科“三基”训练和考核的需要，在本试题集的医技分册中我们增编了12套有关基础医学知识的综合试卷，以作为基础医学知识内容的补充。

为使读者更好地掌握选择题的各种题型特点，兹简要介绍如下：

（一）A型题（单个最佳选择题）

A型题每道试题由1个题干和A、B、C、D、E 5个备选答案组成。备选答案中只有1个是最佳选择，称为正确答案，其余4个均为干扰答案。干扰答案或是完全不正确或是部分正确，相互排斥的答案可同时提供。这类试题常常具有比较意义。在答题时，应当找出最佳的或最恰当的备选答案，排除似乎有道理而实际上是不恰当的选择。

例如：

预防风湿热复发的最有效药物是

A. 阿司匹林

B. 对氨基苯甲酸

C. ACTH

D. 青霉素

E. 可的松

答案：D

（二）B 型题（配伍选择题）

B 型题的基本结构是先列出 5 个用英文字母标明的备选答案，接着是 2 道以上用数字标明的试题，要求学生从备选答案中为每道试题配 1 个最合适的答案。B 型题和 A 型题的区别是：A 型题 1 道题配 1 组答案，B 型题则是若干道题共用 1 组备选答案。例如：

问题 1～3

A. 风疹

B. 艾滋病

C. 血友病

D. 红斑狼疮

E. 支气管哮喘

1. 属自身免疫性疾病的是

2. 属免疫缺陷性疾病的是

3. 属遗传性疾病的是

答案：1. D　　2. B　　3. C

B 型题可用于考查基础、临床各学科的知识和技能，特别是可有效地测试知识的相关性，如考查应试者对关系密切的几种药物作用的了解，鉴别几种类似疾病的症状和体征等。

（三）C 型题

C 型题的使用已日趋减少，本试题集中仅选用了少量 C 型题，以便读者了解这种题型。C 型题与 B 型题的区别是：C 型题有 4 个备选答案，要求应试者对 2 种药物、2 个症状、2 个体征或 2 个化验结果等加以比较，选择最适合的答案。例如：

问题 1～2

A. 缩窄性心包炎

B. 门脉性肝硬化

C. 两者均是

D. 两者均否

1. 大量腹水伴肝功能损害

2. 颈静脉怒张

答案：1. C　　2. A

（四）X 型题（任意选择题）

X 型题是任意选择题，有别于 A 型题，在备选答案中应选出 2～5 个正确答案。例如：

下列哪些是听神经瘤脑干听觉诱发电位的表现

A. Ⅴ波波峰幅度变小

B. Ⅰ波波峰幅度变小

C. Ⅴ波潜伏期延长或消失

D. Ⅰ波潜伏期延长或消失

E. Ⅲ波波峰幅度变小

答案：AC

由于编写时间比较仓促，本书如有组卷和选题不当之处，诚望读者指正。

编　者

于中南大学

目录

§1

基础医学基本知识试卷

人体解剖学（human anatomy）是研究正常人体各部分形态、结构、位置、毗邻及结构与功能关系的科学，分为大体解剖学和显微解剖学两部分。大体解剖学是借助解剖器械切割尸体的方法，用肉眼观察人体各器官、系统的形态和结构的科学。显微解剖学可分为细胞学和组织学。显微解剖学必须借助光学显微镜或电子显微镜的放大作用研究人体的微细结构。随着人类的进步和科学文化的发展，人体解剖学由于所服务的对象不同，在研究方法、着重点和目的性等方面产生了差异，分为系统解剖学、局部解剖学、艺术解剖学和运动解剖学。本试卷内容涉及人体神经系统、运动系统、消化系统、呼吸系统、泌尿系统、生殖系统、脉管系统、感觉系统等。

§1.1　人体解剖学试卷

一、选择题

【A 型题】

1. 颞区外伤引起急性硬膜外血肿，最常见损伤的血管是　（　　）
   A. 颞浅动脉　B. 大脑中动脉　C. 脑膜中动脉　D. 板障静脉　E. 乙状窦
2. 肱骨外科颈骨折损伤腋神经后，肩关节将出现哪种运动障碍　（　　）
   A. 不能屈　B. 不能伸　C. 不能内收　D. 不能外展　E. 不能旋转
3. 一侧耳蜗神经核受损，将导致　（　　）
   A. 同侧耳全聋　B. 对侧耳全聋　C. 两耳全聋　D. 两耳听力均减弱　E. 两耳听觉均正常
4. 下列动脉中，哪个没有分支到胃　（　　）
   A. 腹腔干　B. 肠系膜上动脉　C. 肝固有动脉　D. 脾动脉　E. 胃十二指肠动脉
5. 腹股沟淋巴结收集　（　　）
   A. 下肢的淋巴　B. 腹壁的淋巴　C. 腰背部的淋巴　D. 会阴部的淋巴　E. 臀部的淋巴
6. 心肌的血液来自　（　　）
   A. 胸主动脉的分支　B. 主动脉弓的分支　C. 左右冠状动脉　D. 胸廓内动脉　E. 心包膈动脉
7. 下列不从内囊后脚通过的纤维束为　（　　）
   A. 皮质脊髓束　B. 皮质脑干束　C. 视辐射　D. 听辐射　E. 丘脑皮质束

8. 迷走神经为 ( )

A. 内脏运动纤维支配全身平滑肌运动 B. 内脏运动纤维支配心肌 C. 内脏运动纤维支配咽喉肌运动 D. 内脏运动纤维支配全身腺体分泌活动 E. 内脏感觉纤维管理全身黏膜感觉

9. 手指夹纸试验是检查 ( )

A. 腋神经 B. 桡神经 C. 尺神经 D. 肌皮神经 E. 正中神经

10. 关于网膜孔的描述，下述何者错误 ( )

A. 上方有肝尾叶 B. 下方有十二指肠球 C. 前方有胆总管 D. 后方有门静脉 E. 是腹膜腔与网膜囊的通道

11. 右主支气管的特点是 ( )

A. 细而短 B. 粗而短 C. 细而长 D. 粗而长 E. 较左主支气管倾斜

12. 下列何者不是精索的结构 ( )

A. 输精管 B. 睾丸动脉 C. 蔓状静脉丛 D. 提睾肌 E. 射精管

【X 型题】

13. 两眼瞳孔不等大，左>右，可能由于 ( )

A. 左侧动眼神经损伤 B. 右侧颈交感干损伤 C. 左侧动眼神经副核损伤 D. 顶盖前区损伤 E. 脊髓胸段一二节右半损伤

14. 与眼有关的神经包括 ( )

A. 三叉神经 B. 动眼神经 C. 展神经 D. 滑车神经 E. 面神经

15. 腹股沟淋巴结收集的范围包括 ( )

A. 下肢的浅、深淋巴 B. 会阴部浅淋巴 C. 会阴部深淋巴 D. 臀部的浅淋巴 E. 脐以下腹壁的浅淋巴

16. 淋巴器官包括 ( )

A. 淋巴结 B. 脾 C. 扁桃体 D. 胸腺 E. 肝

17. 声波从外耳道传至内耳，其传导途径中包括 ( )

A. 鼓膜 B. 半规管 C. 听小骨链 D. 前庭窗 E. 耳蜗

18. 支配心脏的神经包括 ( )

A. 交感神经 B. 心脏神经 C. 膈神经 D. 副交感神经 E. 胸腔神经

19. 小脑损伤的典型体征包括 ( )

A. 眼球震颤 B. 共济失调 C. 随意运动丧失 D. 语言障碍 E. 意向性震颤

20. 躯干骨包括 ( )

A. 髋骨 B. 锁骨 C. 肋骨 D. 胸骨 E. 椎骨

二、填空题

1. 骨盆由________、________、________以及________构成。

2. 关节的基本结构包括________、________和________，关节的辅助结构包括________、________和________。
3. 肩关节由________和________的关节面构成，能做________、________、________、________、________、________，还可做________运动。
4. 输卵管由内侧向外侧可分为 4 部分，即________、________、________、________。
5. 喉腔可分为 3 部分，即________、________和________。
6. 男性尿道的 2 个弯曲为________和________。男性尿道的 3 个狭窄为________、________和________。
7. 第Ⅰ躯体运动区位于________和________；第Ⅰ躯体感觉区位于________和________；视区位于________；听区位于________。
8. 眼球的屈光系统包括________、________、________和________。
9. 脑干包括________、________、________3 部分。
10. 胆囊三角由________、________和________围成，内有________通过。

三、判断题

1. 心包裸区是心包前面无胸膜遮盖的部分。 (   )
2. 睫状肌收缩时，睫状小带绷紧，晶状体变凸，适于看近物。 (   )
3. 腓总神经损伤后产生的主要症状是足不能背屈、外翻。 (   )
4. 骨髓可分为黄骨髓和红骨髓，黄骨髓没有造血功能。 (   )
5. 脊柱具有支持躯干、保护内脏、保护脊髓的功能。 (   )

四、名词解释

1. 椎间盘
2. 三偏征
3. 牵涉痛
4. 膀胱三角
5. 硬膜外隙

五、简答题

1. 试述胸骨角的位置及临床意义。
2. 试述上颌窦的位置、各壁的组成及开口部位。
3. 试述肾区的部位及其临床意义。
4. 试述门静脉的组成、特点和重要属支。
5. 试述灰质、皮质、白质、髓质、神经核和神经节的概念。

参考答案

一、选择题

【A 型题】

题序	1	2	3	4	5	6	7	8	9	10	11	12
答案	C	D	A	B	A	C	B	B	C	D	B	E

【X 型题】

题序	13	14	15	16	17	18	19	20
答案	ABCE	ABCDE	ABDE	ABCD	ACD	AD	ABE	CDE

二、填空题

1. 左右髋骨　骶骨　尾骨　骨连结
2. 关节面　关节囊　关节腔　韧带　关节盘　关节唇
3. 肩胛骨的关节盂　肱骨头　屈　伸　收　展　旋内　旋外　环转
4. 间质部　峡部　壶腹部　伞部
5. 喉前庭　喉中间腔　声门下腔
6. 耻骨下弯　耻骨前弯　尿道内口　膜部　尿道外口
7. 中央前回　中央旁小叶的前部　中央后回　中央旁小叶的后部　距状沟的两侧皮质　颞横回
8. 角膜　房水　晶状体　玻璃体
9. 中脑　脑桥　延髓
10. 胆囊管　肝总管　肝脏面　胆囊动脉

三、判断题

题　序	答　案	解　析
1	√	心包裸区是指在胸骨体下份和左侧第 4、第 5 肋软骨的后方处，心包的前方没有胸膜遮盖，纤维性心包直接与胸前壁接触的区域。
2	×	当睫状体收缩时，悬韧带松弛，晶状体借助自身弹性变凸，焦距变短，屈光度改变，睫状体放松，使悬韧带保持张紧，晶状体变得较为扁平。因此睫状体收缩时，睫状体的位置上移，使睫状小带（悬韧带）松弛，晶状体受到牵拉力减少，曲度增加，就是变厚，适应看近处物体。
3	√	腓总神经损伤可表现为小腿的前外侧感觉异常，包括严重者出现足的背伸力量减弱和足下垂畸形。此外可出现小腿前外侧和足背内侧的感觉异常，以及伸拇伸趾的活动受限，并可以呈屈曲状态。

续表

题　序	答　案	解　析
4	×	骨髓可分为黄骨髓和红骨髓，黄骨髓主要由脂肪组织构成，即骨髓的基质细胞大量变为脂肪细胞，仅有少量幼稚细胞团，其造血功能微弱。
5	√	脊柱具有支持躯干、保护内脏、保护脊髓和进行运动的功能。

四、名词解释

1. 椎间盘：是连结相邻两个椎体的纤维软骨盘，中央部是柔软而富有弹性的髓核，周围部是由多层纤维软骨按同心圆排列组成的纤维环，富于坚韧性，限制髓核向周围膨出。椎间盘的主要功能是承受和转移压力，缓冲震荡和协调脊柱的运动。

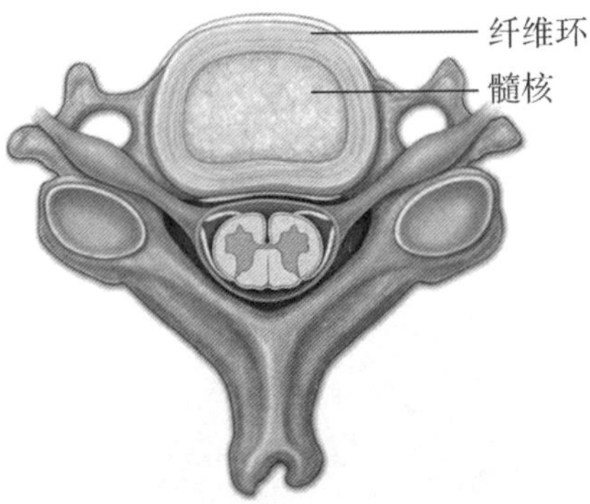

正常椎间盘

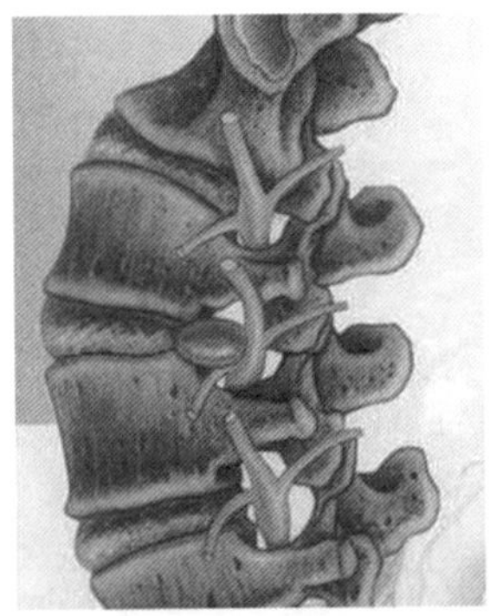
椎间盘突出

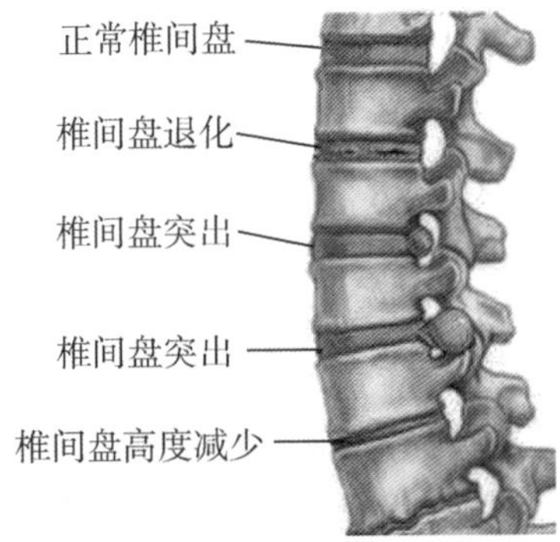

椎间盘病变

2. 三偏征：内囊损伤后会出现典型的“三偏征”，即偏瘫、偏盲、偏感觉障碍。
3. 牵涉痛：内脏疾病引起同一神经节段支配的体表皮肤疼痛或痛觉过敏。
4. 膀胱三角：在膀胱底的内面，两侧输尿管口及尿道内口三者连线之间的区域。

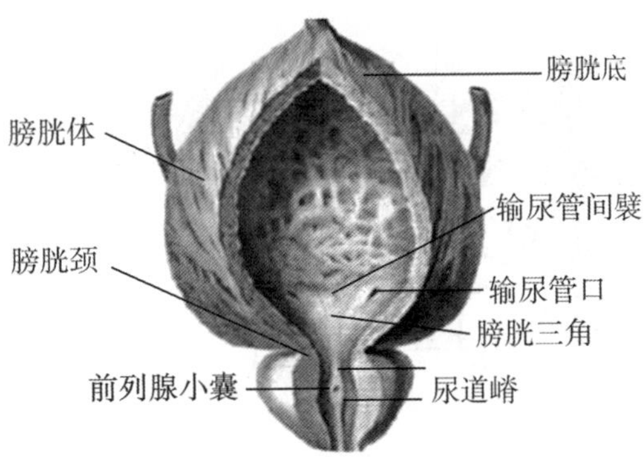

膀胱三角

5. 硬膜外隙：硬脊膜与椎管内面的骨膜之间的腔隙称为硬膜外隙，其内有脊神经根通行，临床上进行硬膜外阻滞时，就是将药物注入此腔内，以阻滞脊神经的传导作用。

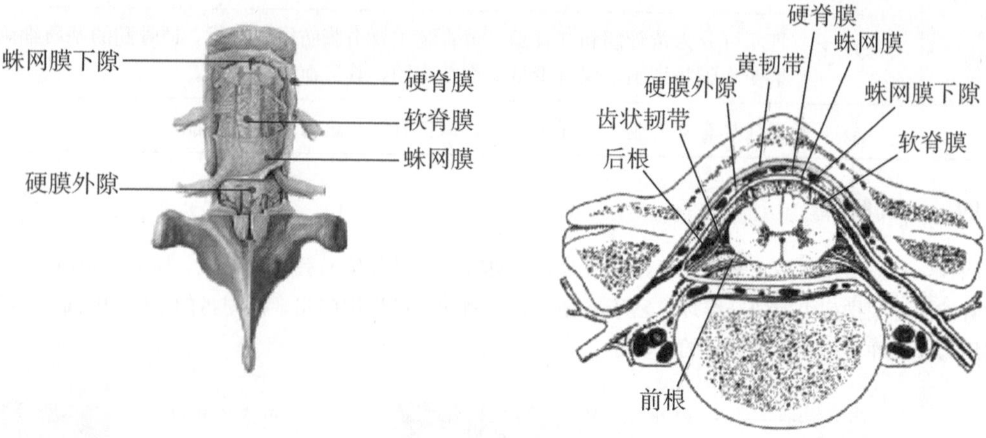

硬膜外隙

五、简答题

1. 胸骨角为胸骨柄与胸骨体连结处微向前突的横嵴。其两侧平对第 2 胸肋关节，是计数肋骨的重要标志。胸骨角平面通过第 4 胸椎体下缘水平，可作为纵隔分部和一些胸腔内器官分段的体表标志。

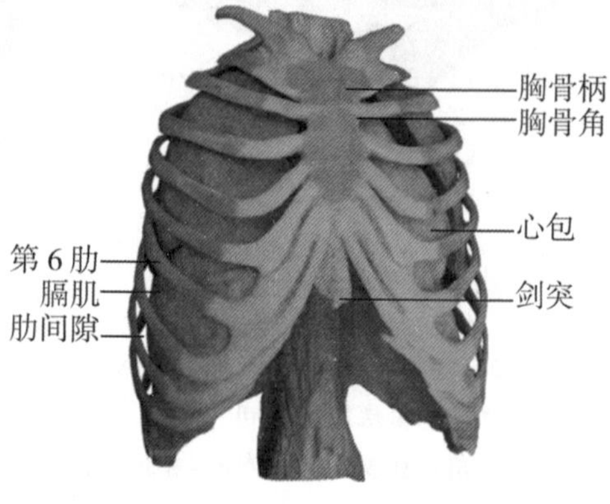

胸骨角

2. 上颌窦位于鼻腔两侧的上颌骨体内，呈四棱锥体形。上颌窦有 5 个壁，前壁由上颌体的前外侧面构成；后壁由上颌体的后面构成，毗邻颞下窝和翼腭窝；上壁为上颌体的眶面并与眶腔相隔；下壁即上颌骨的牙槽突；内侧壁即上颌体的鼻面并与鼻腔相隔。上颌窦在其内侧壁上部开口于中鼻道的半月裂孔。

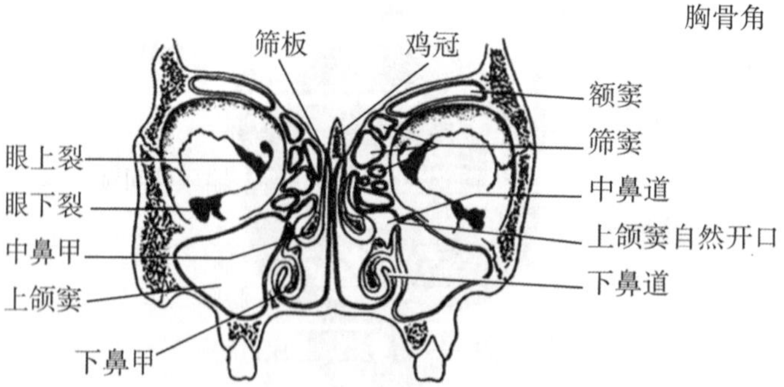

上颌窦

3. 在腰背部，竖脊肌外侧缘与第 12 肋之间的区域，称为肾区。其深面有肾脏，叩击此区有无疼痛或疼痛加剧，可协助对肾脏疾患的诊断。

4. 门静脉由肠系膜上静脉和脾静脉汇合而成。门静脉有两个特点，一是介于两端的毛细血管之间，二是缺乏功能性静脉瓣。其重要属支有肠系膜上静脉、脾静脉、肠系膜下静脉、胃左静脉、附脐静脉等。

5. 灰质、皮质、白质、髓质、神经核和神经节的概念如下。

(1) 灰质：在中枢神经系内，神经元胞体及其树突集聚的部位称为灰质。

(2) 皮质：构成大脑半球表面和小脑表面的灰质称为皮质（分别为大脑皮质和小脑皮质）。

(3) 白质：在中枢神经系内，神经纤维集聚的部位称为白质。

(4) 髓质：大脑皮质和小脑皮质深部的白质称为髓质。

(5) 神经核：在中枢神经系内，除皮质外，形态和功能相似的神经元胞体聚集成团，称为神经核。

(6) 神经节：在周围神经系，神经元胞体集聚的地方称为神经节。

生理学（physiology）是生物学的一个主要分支，是研究生物机体的各种生命现象，特别是机体各组成部分的功能及实现其功能的内在机制的一门学科。本试卷内容涉及微生物生理学、植物生理学、动物生理学和人体生理学等知识。

§1.2 生理学试卷

一、选择题

【A 型题】

1. 氢化可的松的主要作用是（　　）

A. 降低血糖　B. 减少嗜酸性粒细胞和淋巴细胞　C. 减少体内水的排出　D. 减少血小板和红细胞　E. 激活儿茶酚氧位甲基转移酶

2. 同时影响肾小球滤过和肾小管重吸收的因素是（　　）

A. 血浆胶体渗透压　B. 滤过膜的通过性　C. 血液中葡萄糖　D. 抗利尿激素　E. 醛固酮

3. 某人的红细胞与B型血血清凝集，而其血清与B型血的红细胞不凝集，此人血型为（　　）

A. A型　B. B型　C. O型　D. AB型　E. Rh型

4. 心肌不会产生强直收缩，其原因是（　　）

A. 心脏是功能上的合胞体　B. 心肌肌浆网不发达，储 Ca^{2+} 少　C. 心肌有自律性，呈自动节律收缩　D. 心肌的有效不应期长　E. 心肌呈“全或无”收缩

5. 肾素血管紧张素系统活动增强时 （ ）

A. 醛固酮释放减少 B. 静脉回心血量减少 C. 体循环平均充盈压减低 D. 交感神经末梢释放递质减少 E. 肾脏排钠量减少

6. 最重要的消化液是 （ ）

A. 唾液 B. 胃液 C. 胆汁 D. 胰液 E. 肠液

7. 大量饮清水后尿量增多，主要是由于 （ ）

A. 肾小球滤过率增加 B. 血浆胶体渗透压降低 C. 抗利尿激素分泌减少 D. 醛固酮分泌减少 E. 囊内压降低

8. 切除狗的肾上腺皮质，出现 （ ）

A. 血容量↓，血钠↓，尿钾↑ B. 血容量↓，血钠↑，尿钾↑ C. 血容量↓，血钠↑，尿钾↓ D. 血容量↑，血钠↓，尿钾↑ E. 血容量↓，血钠↓，尿钾↓

9. 基础体温随月经周期变化，与何种激素有关 （ ）

A. 甲状腺激素 B. 孕激素 C. 雌激素 D. 催乳素 E. ACTH

10. 机体保钠的主要激素是 （ ）

A. 醛固酮 B. 氢化可的松 C. ACTH D. 生长素 E. ADH

11. 下列哪种属于类固醇激素 （ ）

A. $1,25(OH)_2D_3$ B. 氢化可的松 C. 卵泡刺激素 D. 甲状旁腺激素 E. 促甲状腺激素

12. 决定血浆胶体渗透压的主要物质是 （ ）

A. 球蛋白 B. 脂蛋白 C. 糖蛋白 D. 补体 E. 清蛋白

13. 用已知B型人的血液与待测者血液做交叉配血，若主反应凝集，次反应不凝集，待测者的血型是 （ ）

A. B型 B. O型 C. A型 D. AB型 E. Rh阴性

14. 心室肌的前负荷是指 （ ）

A. 右心房压力 B. 射血期心室内压 C. 心室舒张末期压力 D. 大动脉血压 E. 等容收缩期心室内压

15. 人体安静状态下，哪种器官的动脉血和静脉血含氧量差值最大 （ ）

A. 脑 B. 肾脏 C. 心脏 D. 骨骼肌 E. 肝脏

16. 下述钾的生理功能中，哪项是错的 （ ）

A. 参与细胞内糖和蛋白质的代谢 B. 高钾使神经肌肉兴奋性降低 C. 参与静息电位的形成 D. 高钾抑制心肌收缩 E. 维持细胞内的渗透压

17. 下述促胃液素的生理作用中，哪项是错的 （ ）

A. 刺激胃黏膜细胞增殖 B. 刺激胃黏膜细胞分泌盐酸与胃蛋白酶原 C. 刺激胃窦与肠运动 D. 刺激胰液、胆汁分泌 E. 刺激幽门括约肌收缩

18. 衡量组织兴奋性的指标是 （ ）

A. 动作电位 B. 阈电位 C. 肌肉收缩或腺体分泌 D. 阈强度 E. 静息

电位

19. 使重症肌无力病人的肌肉活动恢复正常可给予 (　　)

A. 箭毒　B. 阿托品　C. 新斯的明　D. α-银环蛇毒　E. 甘氨酸

20. 机体的内环境是指 (　　)

A. 血液　B. 细胞内液　C. 组织液　D. 脑脊液　E. 细胞外液

21. 下列哪项不是评定心功能的指标 (　　)

A. 心指数　B. 射血分数　C. 心排血量　D. 循环血量　E. 每搏功

22. 下列哪项是左心室的后负荷 (　　)

A. 快速射血期心室内压　B. 减慢射血期心室内压　C. 快速充盈期心室内压

D. 等容收缩期心室内压　E. 主动脉压

23. 甘露醇利尿的基本原理是 (　　)

A. 肾小球滤过率增加　B. 肾小管分泌减少　C. 渗透性利尿　D. 水利尿

E. 增加清除率

24. 对脂肪和蛋白质消化作用最强的消化液是 (　　)

A. 胃液　B. 胆汁　C. 胰液　D. 小肠液　E. 唾液

25. 心脏正常起搏点位于 (　　)

A. 窦房结　B. 心房　C. 房室交界区　D. 心室末梢浦肯野纤维网　E. 心室

26. 下列哪项可引起心率减慢 (　　)

A. 交感神经活动增强　B. 迷走神经活动增强　C. 肾上腺素　D. 甲状腺激素

E. 发热

【X 型题】

27. 增强神经肌肉接头传递的因素有 (　　)

A. Ca^{2+}　B. 新斯的明　C. K^{+}　D. 胆碱酯酶　E. 箭毒

28. 胃次全切除的病人引起贫血与下列哪些因素有关 (　　)

A. Fe^{2+}　B. 维生素 B_2　C. 维生素 B_{12}　D. 维生素 E　E. 内因子

29. 用已知 A 型血与待测者血做交叉配血，若主反应凝集，次反应不凝集，待测者血型可能为 (　　)

A. AB 型　B. O 型　C. A_1 型　D. B 型　E. A_2 型

30. 影响血钙水平的激素有 (　　)

A. 降钙素　B. 1,25 $(OH)_2D_3$　C. 胰岛素　D. 11-去氧皮质酮　E. 甲状旁腺激素

31. 糖皮质激素的生理作用 (　　)

A. 促进蛋白质分解　B. 使淋巴细胞减少　C. 升高血糖　D. 使胃酸和胃蛋白酶增加　E. 刺激Ⅱ型肺泡细胞产生二软脂酰卵磷脂

32. 孕激素的生理作用 (　　)

A. 助孕　B. 促进排卵　C. 安胎　D. 促进乳房腺泡发育　E. 产热

33. 内脏痛觉的特点 (　　)

A. 定位精确　B. 有牵涉痛　C. 对牵拉烧伤敏感　D. 对炎症、切割敏感
E. 对缺血敏感

34. 下列哪些是胆碱能神经纤维 (　　)

A. 交感节前纤维　B. 支配汗腺的交感节后纤维　C. 副交感节后纤维　D. 交感舒血管纤维　E. 躯体运动神经纤维

35. 感受器有哪些共同生理特征 (　　)

A. 需适宜刺激　B. 有感觉阈值　C. 容易疲劳　D. 有适应现象　E. 有换能作用

36. 使瞳孔缩小的因素有 (　　)

A. 肾上腺素　B. 视近物　C. 副交感神经兴奋　D. 阿托品　E. 有机磷农药

37. 突触传递有何特征 (　　)

A. 单向传递　B. 总和　C. 相对不易疲劳　D. 中枢延搁　E. 对内环境变化敏感

38. 肾脏的内分泌功能包括 (　　)

A. 分泌肾素　B. 分泌前列腺素　C. 分泌活性维生素 D_3　D. 分泌肾上腺素
E. 分泌促红细胞生成素

39. M 样作用可有哪些表现 (　　)

A. 心跳加快、增强　B. 支气管平滑肌舒张　C. 血压升高　D. 缩瞳肌收缩
E. 胃肠道平滑肌收缩

40. 瞳孔反射的特点为 (　　)

A. 强光时瞳孔缩小，弱光时瞳孔变化不大　B. 光照一侧瞳孔时，两侧瞳孔都缩小
C. 看近物时，瞳孔扩大　D. 看近物时，晶状体前凸　E. 看近物时，副交感神经兴奋

二、填空题

1. 晶体渗透压影响________内外水的移动。胶体渗透压主要影响________内外水的移动。
2. 缺铁可使________形成减少，缺乏叶酸和维生素 B_{12} 将影响________合成。
3. 蚕豆病是儿童先天性缺乏________所致。
4. 父亲为 AB 型，母亲为 O 型，其子女血型可能为________。
5. 人胎盘分泌的激素有：________，________，________，________。
6. 影响血压的主要因素是________，________。
7. 微循环的三条通路是________，________，________。
8. 眼的调节反应包括：________，________，________。
9. 测定 24 小时尿中的________含量，可了解糖皮质激素的代谢。
10. 调节肾小管 Na^+、K^+ 交换的激素是________，调节肾小管水重吸收的激素是________。

三、判断题

1. 由于胆汁中含有脂肪酶，所以胆汁促进脂肪的消化和吸收。 (　　)

2. 睾丸不能分泌雌激素，卵巢不能分泌雄激素。 (　　)
3. 体重 50 kg 的正常人的血液总量为 3.5～4.0 L。 (　　)
4. 呆小病是幼年时生长激素分泌不足。 (　　)
5. 甲状旁腺分泌的降钙素，有使血钙降低的作用。 (　　)

四、名词解释

1. 自身调节
2. 窦性节律和异位节律
3. 血氧饱和度
4. 内脏痛觉
5. 激素

五、简答题

1. 为什么主要根据舒张压来诊断高血压?
2. 血液中 CO_2 浓度增高时对呼吸有何影响？其作用机制是什么?
3. 试述心脏的神经支配其生理作用。
4. 何谓血红蛋白氧容量、氧含量和血氧饱和度?
5. 试述真性尿崩症和肾源性尿崩症的区别。

参考答案

一、选择题

【A 型题】

题序	1	2	3	4	5	6	7	8	9	10	11	12	13
答案	B	A	D	D	E	D	C	E	B	A	B	E	B
题序	14	15	16	17	18	19	20	21	22	23	24	25	26
答案	C	C	B	E	D	C	E	D	E	C	C	A	B

【X 型题】

题序	27	28	29	30	31	32	33	34	35	36	37
答案	AB	CE	BE	ABE	ABCDE	ACDE	BE	ABCDE	ABDE	BCE	ABDE
题序	38	39	40								
答案	ABCE	DE	BDE								

二、填空题

1. (红) 细胞　　毛细血管
2. 血红蛋白　　DNA
3. 6-磷酸葡萄糖脱氢酶
4. A或B型
5. 人绒毛膜促性腺激素　　人胎盘催乳素（或人绒毛膜生长激素）　　雌激素　　孕激素
6. 心排血量　　外周阻力
7. 迂回通路　　直捷通路　　动静脉短路
8. 晶状体前凸　　瞳孔缩小　　视轴会聚
9. 17-羟类固醇
10. 醛固酮　　抗利尿激素（ADH）

三、判断题

题　序	答　案	解　析
1	×	胆汁是一种消化液，有乳化脂肪的作用，但不含消化酶。胆汁对脂肪的消化和吸收具有重要作用。胆汁中的胆盐、胆固醇和卵磷脂等可降低脂肪的表面张力，使脂肪乳化成许多微滴，利于脂肪的消化；胆盐还可与脂肪酸甘油一酯等结合，形成水溶性复合物，促进脂肪消化产物的吸收。
2	×	睾丸素是一种类固醇激素，是雄性激素的主要成分，由男性的睾丸分泌，女性的卵巢也可分泌。
3	√	体重 50 kg 的正常人的血液总量为 3.5～4.0 L，因为人每千克血量含 80 mL，所以 50 kg 的人含血量是 4000 mL。
4	×	呆小病是一种先天性甲状腺功能低下或发生障碍所引起的病症，呆小病又称为克汀病，主要是由于甲状腺先天性发育不良，或者甲状腺激素合成途径中酶缺陷所造成的，部分病人是由于该地区水土或者食物中缺乏碘所导致的；该病主要表现为身材矮小、上身长、下身短，并常伴有四肢骨畸形，还会出现表情淡漠、神经呆滞、智力低下、动作迟缓，并可伴有耳聋的现象。
5	×	甲状旁腺可以分泌甲状旁腺素，而甲状旁腺素可以调控人体内钙、磷的代谢。因为钙、磷是人体内比较重要的两种元素，这两种元素如果太高或者太低，都会引起一些疾病。所以甲状旁腺是人体中一个比较重要的内分泌器官。

四、名词解释

1. 自身调节：是指组织细胞在不依赖于外来神经或体液调节的情况下，对刺激发生的适应性反应过程。例如血压在 80～180 mmHg 范围内发生波动时，肾血流量保持相对稳定的现象，称为肾血流量的自身调节。
2. 窦性节律和异位节律：由正常起搏点（窦房结起搏细胞）控制的心脏跳动节律称为窦性节律。由窦房结起搏细胞以外的其他自律细胞控制的心跳节律，称为异位节律。

3. 血氧饱和度：每升血液中，血红蛋白（Hb）所能结合的最大氧量称为氧容量。每升血液中，Hb 实际结合的氧量称为氧含量。Hb 氧含量与氧容量的百分比称为 Hb 的氧饱和度，即血氧饱和度。
4. 内脏痛觉：内脏痛觉不同于躯体痛觉，其特点是：①缓慢持续，定位不精确。②伴随不安与恐惧感。③有牵涉痛（即放射痛）。④对牵拉、缺血、痉挛、炎症敏感，对切割、烧伤不敏感。
5. 激素：由内分泌腺、分散的内分泌细胞和某些神经细胞（如下丘脑的视上核与室旁核）所分泌的高效能生物活性物质统称为激素。

五、简答题

1. 国家制定的高血压标准规定：凡舒张压持续（经多次测定）超过 90 mmHg，不论其收缩压如何，均列为高血压。根据舒张压来诊断高血压有两个原因：

(1) 平均动脉压接近舒张压，等于舒张压加 1/3 脉压，低于收缩压，略高于舒张压。正常值为 70～100 mmHg。

(2) 影响血压的主要因素为心排血量和外周阻力。心排血量主要影响收缩压，外周阻力只在小动脉硬化时才持续增高，外周阻力增高将导致舒张压增高。因此，舒张压升高可反映小动脉硬化情况。

2. 血液 CO_2 浓度增高可使呼吸加深加快，肺通气量增加。其机制是通过两种方式实现的：①通过延髓中枢化学感受区兴奋，然后使呼吸中枢兴奋。②通过外周化学感受器反射性地引起呼吸中枢兴奋。通常，中枢作用比反射作用更敏感。
3. 心脏受交感神经和迷走神经支配。交感神经末梢释放去甲肾上腺素，使心率加快、收缩力增强、传导加速、兴奋性增高；迷走神经末梢释放乙酰胆碱，使心率减慢、收缩力减弱、传导减慢、兴奋性降低。

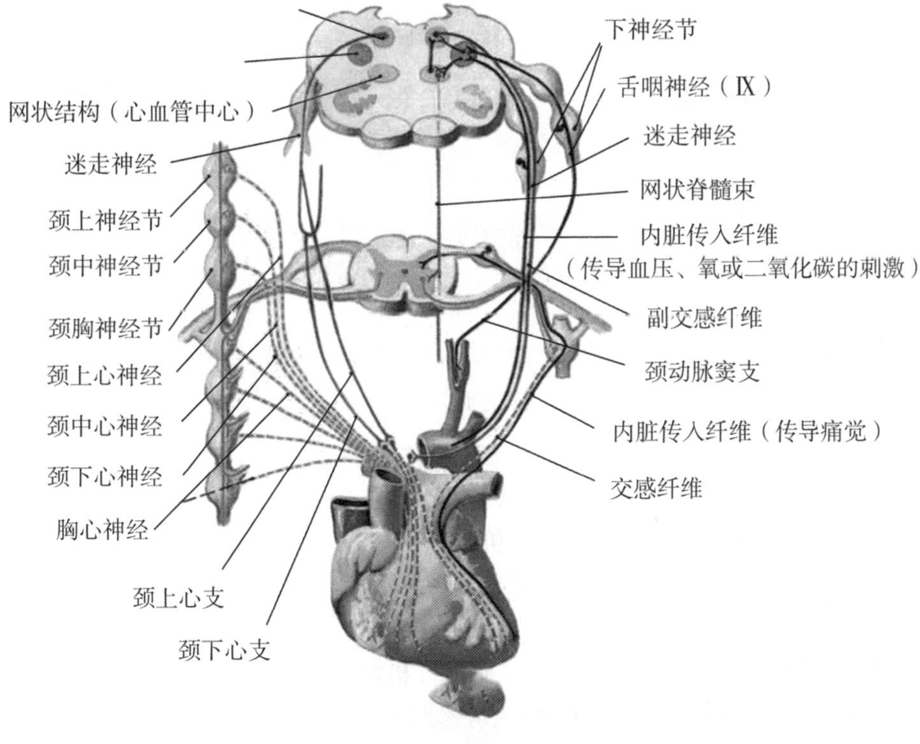

心的神经支配示意图

4. 血红蛋白氧容量、氧含量和血氧饱和度的概念如下。

(1) 氧容量：每升血液中，血红蛋白（Hb）所能结合的最大氧量称为氧容量。

(2) 氧含量：每升血液中，Hb实际结合的氧量称为氧含量。

(3) 血氧饱和度：Hb氧含量与氧容量的百分比称为Hb的氧饱和度，即血氧饱和度。

5. 由于下丘脑神经垂体功能减退而使抗利尿激素减少，导致多尿，每天尿量可达4～5 L，多达30～40 L，称为真性尿崩症，又称神经垂体功能减退症。如果抗利尿激素释放正常，而肾小管对抗利尿激素缺乏反应，亦可导致多尿，称为肾源性尿崩症。鉴别两种尿崩症的简便方法是给病人注射抗利尿激素，注射药物后尿量减少者为真性尿崩症，注射药物后尿量无改善者为肾源性尿崩症。

病理生理学（patho physiology）是基础医学理论学科之一，它同时还肩负着基础医学课程到临床课程之间的桥梁作用。病理生理学的任务是研究疾病发生的原因和条件，研究整个疾病过程中的患病机体的功能、代谢的动态变化及其发生机制，从而揭示疾病发生、发展和转归的规律，阐明疾病的本质，为疾病的防治提供理论基础。病理生理学以生理学、生物化学与分子生物学、免疫学、病理学、生物物理学等为基础。病理生理学主要任务是研究疾病的病因、发病机制和患病机体的代谢和功能变化，为疾病的防治提供理论和实验依据，是医学教学中的一门重要的基础课程。本试卷内容涉及以上知识点。

§1.3 病理生理学试卷

一、选择题

【A型题】

1. 哪一类水、电解质紊乱最容易发生低血容量性休克 （ ）

A. 低渗性脱水 B. 高渗性脱水 C. 等渗性脱水 D. 水中毒 E. 低钾血症

2. 急性肾小球肾炎产生全身性水肿的主要机制是 （ ）

A. 醛固酮分泌增加 B. 抗利尿素释放增多 C. 肾小球钠水滤过下降 D. 肾小球毛细血管通透性升高 E. 血浆胶体渗透压减低

3. 某幽门梗阻病人，入院后行胃肠减压，血气分析结果如下：pH7.47，$PaCO_2$ 48 mmHg（6.4 kPa），HCO_3^- 34 mmol/L。该病人应诊断为 （ ）

A. 呼吸性碱中毒 B. 呼吸性酸中毒 C. 代谢性酸中毒 D. 代谢性碱中毒

E. 混合性酸碱中毒

4. 氧疗对哪型缺氧效果最好 ( )

A. 血液性缺氧 B. 低张性缺氧 C. 循环性缺氧 D. 组织性缺氧 E. 混合性缺氧

5. 机体发热时常出现 ( )

A. 低渗性脱水 B. 等渗性脱水 C. 高渗性脱水 D. 水中毒 E. 水肿

6. DIC 最主要的病理特征是 ( )

A. 大量微血栓形成 B. 凝血功能失常 C. 纤溶过程亢进 D. 凝血物质大量消耗 E. 溶血性贫血

7. 休克早期组织微循环灌流的特点是 ( )

A. 少灌少流，灌少于流 B. 少灌多流，灌少于流 C. 少灌少流，灌多于流

D. 多灌少流，灌多于流 E. 多灌多流，灌少于流

8. 下列哪项最符合心力衰竭的概念 ( )

A. 心脏每搏输出量降低 B. 静脉回流量超过心排血量 C. 心功能障碍引起大小循环充血 D. 心脏负荷过度引起心功能障碍 E. 心排血量不能满足机体的需要

9. 肝性脑病的正确概念应是 ( )

A. 肝脏疾病并发脑部疾病 B. 肝功能衰竭并发脑水肿 C. 肝功能衰竭所致的昏迷

D. 肝功能衰竭所致的精神紊乱性疾病 E. 严重肝病所致的神经精神综合征

10. 阻塞性黄疸（早期）临床生化测定的特点是 ( )

A. 血清中酯型胆红素含量升高 B. 尿中无尿胆红素 C. 粪中粪胆素原升高

D. 尿中尿胆素原升高 E. 尿中尿胆素升高

11. 下述哪项最符合急性肾衰竭的概念 ( )

A. 肾脏内分泌功能急剧障碍 B. 肾脏泌尿功能急剧障碍 C. 肾脏排泄废物能力急剧降低 D. 肾脏排酸保碱能力急剧降低 E. 肾脏浓缩稀释功能降低

12. 慢性肾衰竭病人尿量的变化特点是 ( )

A. 早期多尿，晚期夜尿 B. 早期少尿，晚期多尿 C. 早期多尿、夜尿，晚期少尿 D. 早期夜尿，晚期多尿 E. 早期多尿、血尿，晚期少尿

13. 输入大量库存过久的血液易导致 ( )

A. 高钠血症 B. 低钠血症 C. 低钾血症 D. 高钾血症 E. 低镁血症

14. 有关肝细胞性黄疸的描述下列哪项是错误的 ( )

A. 血清中酯型胆红素增多 B. 血清中非酯型胆红素增多 C. 肠内粪胆原形成减少 D. 尿中尿胆原排出减少 E. 尿中出现胆红素

15. 血液缓冲系统中最重要的是 ( )

A. 血浆蛋白缓冲系统 B. 磷酸盐缓冲系统 C. 碳酸氢盐缓冲系统 D. 血红蛋白缓冲系统 E. 氧合血红蛋白缓冲系统

16. 某肾脏病病人，血气分析结果：pH7.32，$PaCO_2$ 30 mmHg（4.0 kPa），HCO_3^-

15 mmol/L。应诊断为 (　　)

A. 呼吸性碱中毒　B. 呼吸性酸中毒　C. 代谢性碱中毒　D. 代谢性酸中毒

E. 混合性酸碱紊乱

17. 某病人血气分析测定 AG>30，说明该病人有 (　　)

A. 代谢性碱中毒　B. 代谢性酸中毒　C. 呼吸性碱中毒　D. 高氯血症

E. 高钾血症

18. 急性肾衰竭少尿期病人最危险的变化是 (　　)

A. 水中毒　B. 高钾血症　C. 少尿　D. 代谢性酸中毒　E. 氮质血症

19. 短期内大量丢失小肠液常首先出现 (　　)

A. 高渗性脱水　B. 低渗性脱水　C. 等渗性脱水　D. 低钠血症　E. 高钾血症

20. 肾性水肿首先出现问题的部位是 (　　)

A. 上肢　B. 下肢　C. 腹腔　D. 眼睑　E. 下垂部位

【X 型题】

21. 高渗性脱水易出现 (　　)

A. 口渴　B. 休克　C. 尿少　D. 脱水热　E. 皮肤弹性降低

22. 低钾血症可引起 (　　)

A. 骨骼肌兴奋性降低　B. 心肌兴奋性降低　C. 心肌传导性升高　D. 心肌自律性升高　E. 平滑肌兴奋性降低

23. 低钾血症时心电图的变化是 (　　)

A. T 波低平　B. 出现 u 波　C. QRS 波群增宽　D. PR 间期缩短　E. QT 间期缩短

24. 对血清钾浓度过高者可采取的措施有 (　　)

A. 葡萄糖和胰岛素同时静脉注射　B. 腹膜透析　C. 阳离子交换树脂灌肠或口服

D. 补充钙剂使细胞外液 Ca^{2+} 增多　E. 补充钠盐使细胞外液 Na^{+} 增多

25. 导致有效胶体渗透压下降的因素有 (　　)

A. 血浆清蛋白浓度下降　B. 微血管通透性降低　C. 毛细血管血压增高　D. 淋巴回流受阻　E. 组织间液胶体渗透压降低

26. 导致血管内外液体失平衡而形成水肿的基本因素有 (　　)

A. 毛细血管有效流体静压升高　B. 有效胶体渗透压降低　C. 淋巴回流受阻

D. 血浆清蛋白含量升高　E. 微血管通透性降低

27. 肾病综合征产生全身性水肿的主要机制有 (　　)

A. 血浆胶体渗透压下降　B. 醛固酮分泌增多　C. 肝脏合成清蛋白减少　D. 抗利尿激素分泌增多　E. 肾小球滤过率增加

28. 下述哪些物质属内生致热原 (　　)

A. 白介素 1　B. 前列腺素 E　C. 干扰素　D. 肿瘤坏死因子　E. 巨噬细胞

炎症蛋白 1

29. AG 正常型的代谢性酸中毒可见于 ( )

A. 严重心力衰竭 B. 饥饿 C. 肾小管酸中毒 D. 过量使用乙酰唑胺

E. 摄入大量阿司匹林

30. 缺氧初期心排血量增加的机制是 ( )

A. 心率加快 B. 心肌收缩力增强 C. 静脉回流增加 D. 呼吸运动增强

E. 心肌耗氧量增加

二、填空题

1. 血清钾浓度低于________mmol/L 称为低钾血症。其产生原因为：________、________、________。
2. 肝硬化产生腹水的机制为：________、________、________、________。
3. 代谢性酸中毒的基本特征是血浆________浓度原发性减少，血浆 SB、AB、BB 均________，BE________，$PaCO_2$________。
4. 碱中毒时血浆游离 Ca^{2+} 浓度________，神经肌肉兴奋性________，病人可出现________。
5. 根据缺氧的原因和血氧的变化，一般将缺氧分为________、________、________和________4 种类型。低张性缺氧的动脉血氧分压________，血氧饱和度________，血氧容量________，血氧含量________。
6. 根据发热的病因不同，发热可分________和________两大类。前者是由________引起，后者由________引起。
7. 弥散性血管内凝血即 DIC，是指在某些致病因子作用下，________或________被激活，大量可溶性促凝物质入血，从而引起一个以________为主要特征的病理过程。主要临床表现为________、________、________和________。
8. 尽管引起休克的原因很多，但休克发生的始动环节是________、________、________3 个方面。
9. 在休克期出现微循环________，其组织灌流特点是________、________。
10. 肝性脑病时，引起血氨升高的原因是________、________。
11. 肝细胞性黄疸血清中酯型胆红素________，非酯型胆红素________，尿中尿胆原________，尿胆红素________。粪色________。
12. 急性肾衰竭少尿期的主要功能代谢变化有________、________、________、________、________。该期病人死亡率高，最常见的死因是________。
13. 引起慢性肾衰竭的疾病中以________最常见。除此以外，还有许多其他疾病也可引起慢性肾衰竭，它们共同的发病环节是________。
14. 成人 24 小时尿量少于________mL 称为少尿，24 小时尿量超过________mL 称为多尿。
15. ________是反映呼吸性酸碱平衡紊乱的重要指标。

三、判断题

1. 小儿失钾最重要的原因是经肾失钾。 (　　)
2. 在休克期，又称可逆性失代偿期，微循环出现淤血，病人出现休克的典型症状。 (　　)
3. 动脉瓣膜关闭不全可导致心脏前负荷过重。 (　　)
4. 肺性脑病时，引起脑细胞脱水而导致脑功能障碍。 (　　)
5. 吸入烟雾和毒气可引起急性呼吸窘迫综合征。 (　　)

四、名词解释

1. 亚健康
2. 脱水热
3. 缓冲系统
4. 缺氧
5. 心理社会呆小状态

五、简答题

1. 亚健康有哪些表现?
2. 引起缺血再灌注损伤的常见原因有哪些?
3. 试述心力衰竭的常见诱因。
4. 何谓新生儿生理性黄疸? 试述其发病机制。
5. 试述急性肾小球肾炎产生全身性水肿的机制。

参考答案

一、选择题

【A 型题】

题序	1	2	3	4	5	6	7	8	9	10	11	12	13	14	15	16	17	18	19	20
答案	A	C	D	B	C	B	A	E	E	A	B	C	D	D	C	D	B	B	C	D

【X 型题】

题序	21	22	23	24	25	26	27	28	29	30
答案	ACD	ADE	ABC	ABCDE	AD	ABC	ABD	ACDE	CD	ABCD

二、填空题

1. 3.5　钾摄入减少　钾排出增多　细胞外钾向细胞内转移

2. 肝静脉回流受阻　　门静脉高压　　继发性钠水潴留　　清蛋白合成减少
3. HCO_3^-　　降低　　负值增大　　代偿性降低
4. 降低　　升高　　手足搐搦
5. 低张性缺氧　　血液性缺氧　　循环性缺氧　　组织性缺氧　　下降　　下降　　正常　　下降
6. 感染性发热　　非感染性发热　　各种生物病原体　　生物性病原体以外的因素
7. 凝血因子　　血小板　　凝血功能失常　　出血　　休克　　脏器功能障碍　　溶血性贫血
8. 血容量减少　　心排血量急剧减少　　外周血管容量扩大
9. 淤血　　灌而少流　　灌多于流
10. 氨清除不足　　氨生成过多
11. 增多　　增多　　增多　　阳性　　变浅
12. 少尿或无尿　　水中毒　　高钾血症与高镁血症　　代谢性酸中毒　　氮质血症　　高钾血症
13. 慢性肾小球肾炎　　大量肾单位被破坏
14. 400　　2000
15. $PaCO_2$

三、判断题

题　序	答　案	解　析
1	×	引起小儿低钾的原因，主要包括以下几种情况：①含钾食物摄入过少。如果儿童的胃口比较差，平时摄入含钾的食物特别少，会引起儿童出现低钾血症。②钾丢失过多。如果儿童摄入的钾基本正常，但是丢失得过多也会引起低钾的情况，如频繁的呕吐或剧烈的腹泻，都可以通过呕吐物以及腹泻排出大量的钾，造成低钾。针对儿童的低钾，需要及时的补钾处理，比如给儿童口服氯化钾。
2	√	根据休克不同时期微循环的变化特点，可分为 3 个阶段：微循环缺血期、微循环淤血期、微循环衰竭期。
3	√	心脏前负荷又称容量负荷，是指心肌收缩之前遇到的负荷，实际上是心室舒张末期容量或心室舒张末期室壁张力的反应。前负荷是调节搏出量的重要因素。心室的前负荷与静脉回流量有关，在一定范围内，静脉回流量增加，则前负荷增加，如二尖瓣关闭不全，主动脉瓣关闭不全、三尖瓣关闭不全、大量快速静脉补液、左向右分流的先天性心脏病。
4	×	肺性脑病如果没有及时进行治疗是可出现生命危险的，因为肺性脑病的病人往往是因为存在肺部的疾病，病人可能会出现呼吸衰竭，容易使病人出现中枢神经系统的损伤，如出现脑水肿、脑疝形成、颅内的异常放电导致癫痫发作，病人可能会出现昏迷。
5	√	根据对肺损伤作用途径的不同，可分为直接肺损伤因素（肺源性 ARDS）和间接肺损伤因素（肺外源性 ARDS）。其中直接肺损伤因素中的误吸就是对胃内容物、烟雾、毒气等误吸进入肺脏后损伤肺脏。

四、名词解释

1. 亚健康：机体除了健康状态和疾病状态之外，还存在着一种非健康非疾病的中间状态，即亚健康状态，又称慢性疲劳综合征，是近年来医学研究的热点之一。

2. 脱水热：高渗性脱水病人因细胞内液明显减少，使汗腺分泌减少、皮肤蒸发的水分也减少，散热功能受到影响，可出现体温升高，称为脱水热。
3. 缓冲系统：是指一种弱酸和它共轭的碱所组成的具有缓冲酸碱能力的混合溶液。人体血液中有许多对缓冲系统，其中以血浆中碳酸氢盐缓冲系统（$NaHCO_3^-/H_2CO_3$）最重要。
4. 缺氧：当组织得不到充足的氧，或不能充分利用氧时，组织的代谢、功能，甚至形态结构都可发生异常变化，这一病理过程称为缺氧。根据缺氧的原因和血氧的变化，一般将缺氧分为低张性缺氧、血液性缺氧、循环性缺氧和组织性缺氧 4 种类型。
5. 心理社会呆小状态：慢性应激可在儿童引起生长发育的延迟，特别是失去父母或生活在父母粗暴、亲子关系紧张家庭中的儿童，可出现生长缓慢、青春期延迟，并伴有行为异常，如抑郁等，称为心理社会呆小状态或心因性侏儒。

五、简答题

1. 亚健康的表现错综复杂，可有下述几种表现形式：

（1）躯体性亚健康状态：主要表现为疲乏无力，精神不振。

（2）心理性亚健康状态：主要表现为焦虑、烦躁、易怒、睡眠不佳等，严重时可伴有胃痛、心悸等表现。这些表现持续存在可诱发心血管疾病及肿瘤等。

（3）人际交往亚健康状态：主要表现为与社会成员的关系不稳定状态，心理距离变大，产生被社会抛弃和遗忘的孤独感。

2. 引起缺血再灌注损伤的常见原因有：

（1）全身循环障碍后恢复血液供应：如休克微血管痉挛解除后、心搏骤停后心脑肺复苏等。

（2）组织器官缺血后血流恢复：如器官移植及断肢再植术后。

（3）某血管再通后：如动脉搭桥术、经皮腔内冠状动脉成形术、溶栓治疗等，以及冠状动脉痉挛缓解后。

3. 心力衰竭的常见诱因包括感染、心律失常、妊娠和分娩、过多过快的输液、洋地黄中毒和水、电解质、酸碱平衡紊乱，以及情绪激动、过度体力活动、气候的急剧变化等。
4. 新生儿（特别是早产儿）出生后多在最初几天内发生轻度的非酯型高胆红素血症和一过性黄疸，1～2 周后逐渐消退，这种黄疸称为新生儿生理性黄疸。其发病机制为：

（1）新生儿肝细胞合成胆红素葡萄糖醛酸基转移酶的功能不成熟，以致肝脏不能充分酯化胆红素。

（2）在新生儿期，肝细胞合成 Y 蛋白相对不足，使肝细胞对胆红素的摄取运载过程减慢。

（3）新生儿期都有一时性红细胞急速破坏，使肝细胞的胆红素负荷增加。

5. 急性肾小球肾炎时，由于肾小球毛细血管内皮细胞和系膜细胞发生肿胀和增生、炎性细胞渗出、纤维蛋白的堆积和充塞囊腔，使管腔变窄，造成肾小球钠水滤过量显著下降，导致钠水潴留而出现全身性水肿。

微生物学（microbiology）是生物学的分支学科之一。它是在分子、细胞或群体水平上研究各类微小生物（细菌、放线菌、真菌、病毒、立克次体、支原体、衣原体、螺旋体原生动物以及单细胞藻类）的形态结构、生长繁殖、生理代谢、遗传变异、生态分布和分类进化等生命活动的基本规律，并将其应用于工业发酵、医学卫生和生物工程等领域的科学。医学微生物学（medieal microbiology）是研究人类病原微生物生命活动规律、致病性、诊断及防治的微生物学分支学科。医学免疫学（medical immunology）是研究生物体对抗原物质免疫应答性及其方法的免疫学分支学科。本试卷内容涉及以上知识点。

§1.4 医学微生物学和免疫学试卷

一、选择题

【A型题】

1. 质粒是 （　　）
   A. 染色体外的遗传物质，存在于核质中　B. 染色体外的遗传物质，存在于细胞质中　C. 细菌的一种特殊结构　D. 细菌的基本结构，存在于核质中　E. 细菌生命活动所必需的物质
2. 关于外毒素的叙述，下列哪项是错误的 （　　）
   A. 是活菌释放至菌体外的一种蛋白质　B. 主要由革兰氏阳性菌产生，少数革兰氏阴性菌也能产生　C. 性质稳定，耐热　D. 毒性强，引起特殊病变　E. 抗原性强
3. 病原菌侵入血流并在其中大量繁殖，造成机体严重损伤，引起严重的症状称为 （　　）
   A. 毒血症　B. 菌血症　C. 败血症　D. 脓毒血症　E. 病毒血症
4. 能在无生命培养基上生长的最小微生物是 （　　）
   A. 细菌　B. 真菌　C. 衣原体　D. 支原体　E. 立克次体
5. 免疫系统包括 （　　）
   A. 胸腺、骨髓　B. T细胞、B细胞　C. 免疫器官、免疫细胞　D. 免疫器官、免疫分子　E. 免疫组织、免疫器官、免疫细胞、免疫分子
6. 在同种不同个体组织和细胞中存在的不同抗原被认为是 （　　）
   A. 同种异型抗原　B. 异种抗原　C. 异嗜性抗原　D. 相容性抗原　E. 共同抗原
7. 在人血清中含量最高的Ig是 （　　）

A. IgM　B. IgA　C. IgE　D. IgG　E. IgD

8. 下述细菌编组中，哪一组细菌可引起食物中毒　(　)

A. 蜡样芽孢杆菌、变形杆菌、金黄色葡萄球菌　B. 肉毒杆菌、结核分枝杆菌、伤寒沙门菌　C. 鼠伤寒沙门菌、破伤风梭菌　D. 产气荚膜杆菌、肺炎链球菌　E. 副溶血弧菌、布氏杆菌

9. 下述哪种结构是病毒体　(　)

A. 壳粒　B. 衣壳　C. 核衣壳　D. 包膜　E. 核酸

10. B 细胞能识别特异性抗原，是因其表面有　(　)

A. Fc 受体　B. C3b 受体　C. E 受体　D. SmIg　E. SIgA

11. 化验结果：HBsAg（+）、HBeAg（+）、抗-HBc（+）、抗-HBe（−）、抗-HBs（−）。该病人为　(　)

A. 乙型肝炎病毒感染潜伏期　B. 急性乙型肝炎　C. 乙型肝炎恢复期　D. 急性甲型肝炎　E. 乙肝疫苗接种后的反应

12. 关于流脑的叙述，下列哪一项是错误的　(　)

A. 主要致病因素为内毒素　B. 主要通过飞沫传播　C. 人为唯一的传染源　D. 暴发型以儿童罹患为主　E. 95%以上由 B 群脑膜炎奈瑟菌引起

13. 关于补体的生物学活性，下列哪一项是错误的　(　)

A. 具有溶菌、杀菌作用　B. 具有免疫调节作用　C. 具有免疫黏附作用　D. 具有趋化功能　E. 能促进抗体大量合成

14. 杀灭细菌芽孢最有效的方法是　(　)

A. 煮沸法　B. 巴氏消毒法　C. 高压蒸汽灭菌法　D. 紫外线照射　E. 90%乙醇消毒

15. 担负体液免疫功能的细胞是　(　)

A. T 细胞　B. K 细胞　C. B 细胞　D. NK 细胞　E. 巨噬细胞

16. 下列抗原与抗体中，哪种一般不能从血标本检测到　(　)

A. HBsAg　B. HBeAg　C. HBcAg　D. 抗-HBs　E. 抗-HBc

17. 免疫活性细胞包括　(　)

A. T 细胞　B. K 细胞、NK 细胞　C. T 和 B 淋巴细胞　D. B 淋巴细胞　E. T 和 B 淋巴细胞、吞噬细胞

18. 关于 IgG 的叙述，下列哪项是错误的　(　)

A. 是一种球蛋白　B. 能通过胎盘　C. 血清中含量最多　D. IgG_1、IgG_2、IgG_4 的 Fc 段能与 SPA 结合　E. 其作用与抗体完全一样

19. 能通过胎盘的 Ig 是　(　)

A. IgG　B. IgM　C. IgA　D. IgD　E. SIgA

20. 下列哪种物质参与 ADCC 效应　(　)

A. IgG　B. IgM　C. 巨噬细胞　D. T 细胞　E. SmIg

21. 青霉素过敏性休克是属于 （　　）

A. Ⅰ型超敏反应　B. Ⅱ型超敏反应　C. Ⅲ型超敏反应　D. Ⅳ型超敏反应　E. 免疫耐受

22. OT 试验原理是 （　　）

A. 迟发型超敏反应　B. 速发型超敏反应　C. Ⅳ型超敏反应在局部的表现　D. Ⅰ型超敏反应在局部的表现　E. 免疫排斥反应

23. 接种 BCG 的作用是 （　　）

A. 增强机体非特异性免疫能力　B. 增强人体细胞免疫能力　C. 增强人体体液免疫能力　D. 增强机体免疫稳定功能　E. 使人体对结核分枝杆菌产生免疫力

24. 注射破伤风抗毒素（TAT）的作用是 （　　）

A. 中和白喉外毒素　B. 中和破伤风外毒素　C. 中和所有的外毒素　D. 中和病毒　E. 刺激人体产生抗毒素

25. 对热抵抗力最强的病毒是 （　　）

A. 甲型肝炎病毒　B. 乙型肝炎病毒　C. 狂犬病毒　D. 艾滋病病毒　E. 麻疹病毒

26. 被狂犬咬伤的伤口最好采用 （　　）

A. 弱酸冲洗　B. 20%肥皂水冲洗　C. 过氧化氢溶液冲洗　D. 食醋冲洗　E. 90%乙醇冲洗

27. 新生儿抗感染的主要抗体是 （　　）

A. IgG　B. IgM　C. IgA　D. IgD　E. IgE

28. 担负细胞免疫功能的细胞是 （　　）

A. T 细胞　B. K 细胞　C. B 细胞　D. NK 细胞　E. 巨噬细胞

【X 型题】

29. R 质粒包括 （　　）

A. r 决定因子　B. RTF　C. F 质粒　D. 异染颗粒　E. 中介体

30. OT 试验的临床意义有 （　　）

A. 协助对儿童结核病诊断　B. 诊断成年人结核病　C. 选择 BCG 接种对象　D. 是成年人细胞免疫功能指标之一　E. 可作为 BCG 接种效果的检测指标

31. 引起非典型肺炎的病原体有 （　　）

A. 肺炎支原体　B. SARS 冠状病毒　C. 肺炎双球菌　D. 肺炎衣原体　E. 结核分枝杆菌

32. 病毒灭活的概念是 （　　）

A. 失去感染性　B. 保留抗原性　C. 保留血凝特性　D. 保留细胞融合特性　E. 保留遗传特性

33. 乙型肝炎传播的途径有 （　　）

A. 消化道传播　B. 呼吸道传播　C. 母婴传播　D. 性接触传播　E. 血行

传播

34. 引起性病的病原体有 (　　)

A. 淋病奈瑟菌　B. 梅毒螺旋体　C. 衣原体　D. HIV　E. HAV

35. 免疫三大标记技术是 (　　)

A. 免疫荧光技术　B. 酶免疫测定　C. 放射免疫测定　D. 协同凝集　E. 免疫电泳

36. 自然疫源性疾病的特点有 (　　)

A. 自然界长期有病原体存在　B. 节肢动物为传播媒介　C. 发病有地方性　D. 发病有季节性　E. 局部地区突发性烈性传染病

37. 下列哪些病原体可引起食物中毒 (　　)

A. 霍乱弧菌　B. 肉毒杆菌　C. 蜡样芽孢杆菌　D. 黄曲霉　E. 产气荚膜梭菌

38. 引起脑膜炎的病原体有 (　　)

A. 脑膜炎奈瑟菌　B. 结核分枝杆菌　C. 新型隐球菌　D. 钩端螺旋体　E. 白喉棒状杆菌

39. 立克次体的特点是 (　　)

A. 大多是人畜共患病原体　B. 节肢动物常为传播媒介　C. 在活细胞内以二分裂方式繁殖　D. 所致疾病多为自然疫源性疾病　E. 对所有抗生素及磺胺类药物敏感

40. 引起间质性肺炎的病原体有 (　　)

A. 肺炎链球菌　B. 呼吸道合胞病毒　C. 肺炎支原体　D. 肺炎衣原体　E. ECHO 病毒

二、填空题

1. 需用电子显微镜才能观察到的细菌特殊结构是________，细菌繁殖的方式为________，对热抵抗力最强的病毒为________。
2. 细菌的特殊结构有________、________、________、________。
3. 常见的化脓性球菌包括________、________、________、________、________。
4. 写出与下列疾病相关的病毒：原发性肝癌，________；宫颈癌，________；鼻咽癌，________；尖锐湿疣，________。
5. 免疫的基本功能是________、________、________。
6. 完全抗原具有________和________两种性能。
7. 细菌繁殖的方式是________，而病毒增殖的方式是以________进行。
8. 免疫球蛋白根据其重链抗原性不同而分为________、________、________、________、________5 类。
9. 人工自动免疫进入人体的物质是________。
10. OT 试验阳性说明人体对________有免疫力。

三、判断题

1. 用高压蒸汽灭菌即可破坏溶液中的热原质。 (   )
2. 卡介苗是人型结核分枝杆菌的死菌苗，用于预防结核病。 (   )
3. 病毒属非细胞型微生物，其增殖方式为自我复制。 (   )
4 干扰素具有广谱抗病毒的作用，它能直接抑制病毒的复制。 (   )
5. 流行性乙型脑炎、狂犬病、钩端螺旋体病均为自然疫源性疾病。 (   )

四、名词解释

1. 菌群失调症
2. 荚膜
3. 干扰素
4. 迟发感染
5. 超敏反应

五、简答题

1. 试述细菌合成代谢产物及意义。
2. 何谓噬菌体？试述其在医学上的应用。
3. 试述病原性球菌可致的疾病。
4. 试述大肠埃希菌在医学上的意义。
5. 孕妇感染哪些微生物可引起胎儿先天性畸形？其表现如何？

参考答案

一、选择题

【A 型题】

题序	1	2	3	4	5	6	7	8	9	10	11	12	13	14
答案	B	C	C	D	E	A	D	A	C	D	B	E	E	C
题序	15	16	17	18	19	20	21	22	23	24	25	26	27	28
答案	C	C	C	E	A	A	A	C	E	B	B	B	A	A

【X 型题】

题序	29	30	31	32	33	34	35	36	37	38	39	40
答案	AB	ACDE	ABD	ABC	CDE	ABCD	ABC	ABCD	BCDE	ABCD	ABCD	BCD

二、填空题

1. 菌毛　　二分裂　　HBV
2. 芽孢　　鞭毛　　荚膜　　菌毛
3. 葡萄球菌　　链球菌　　肺炎链球菌　　脑膜炎奈瑟菌　　淋病奈瑟菌
4. HBV　　HSV-Ⅱ　　EBV　　HPV
5. 免疫防御　　免疫稳定　　免疫监视
6. 免疫原性　　抗原性
7. 二分裂　　自我复制
8. IgG　　IgM　　IgA　　IgD　　IgE
9. 抗原
10. 结核分枝杆菌

三、判断题

题　序	答　案	解　析
1	×	热原质还具有耐热性。常规高压蒸汽灭菌法（121.3 ℃，20 分钟）不能破坏热原质，一般需经 250 ℃干烤 30 分钟或 180 ℃处理 4 小时，才能将其破坏。
2	×	卡介苗（BCG Vaccine）是由减毒牛型结核分枝杆菌悬浮液制成的活菌苗，具有增强巨噬细胞活性，加强巨噬细胞杀灭肿瘤细胞的能力，活化 T 淋巴细胞，增强机体细胞免疫的功能。可大幅度降低儿童粟粒性结核和结核性脑膜炎的发病率。
3	√	病毒是一种个体微小，结构简单，只含一种核酸（DNA 或 RNA），必须在活细胞内寄生并以复制方式增殖的非细胞型生物。
4	×	干扰素是一种广谱的抗病毒剂，它并不直接杀伤或者抑制病毒，而主要是通过细胞表面的受体作用，使细胞产生抗病毒的蛋白，从而抑制病毒的复制。
5	√	若干种动物源性传染病（动物作为传染源的疾病），如鼠疫、森林脑炎、兔热病、蜱传回归热、钩端螺旋体病、恙虫病、肾综合征出血热、流行性乙型脑炎、炭疽、狂犬病、莱姆病、布氏菌病等，经常存在于某地区，是由于该地区具有该病的动物传染源、传播媒介及病原体在动物间传播的自然条件，当人类进入这种地区时可以被感染得病，这些地区称为自然疫源地，这些疾病称为自然疫源性疾病。这类疾病的病原体能在自然界动物中生存繁殖，在一定条件下，可传播给人。

四、名词解释

1. 菌群失调症：由于长期使用抗生素或滥用抗生素，机体某些部位的正常菌群中，各种细菌的正常比例发生变化，称为菌群失调。例如长期使用抗生素治疗腹泻的病人，可使肠内正常的大肠埃希菌数目大量减少，而导致金黄色葡萄球菌及白假丝酵母菌大量繁殖，引起假膜性肠炎，此类疾病称为菌群失调症。为防止菌群失调症的发生，在临床工作中，必须合理使用抗生素。
2. 荚膜：是某些细菌胞壁外包绕的一层较厚的黏液性物质，可帮助鉴定细菌。荚膜具有抗原性，可作为细菌分型的依据之一。荚膜还具有保护细菌抵抗宿主吞噬细胞的吞噬和消化作用。荚膜也能保护菌体避免或减少一些物质，如溶菌酶、补体、抗体和抗菌物质对细菌的损伤，因而增强了细菌的侵袭力，故荚膜与细菌的致病性相关。荚膜多糖还可使细菌彼此相连，黏附于组织细胞表面，是引起感染的重要因素之一。

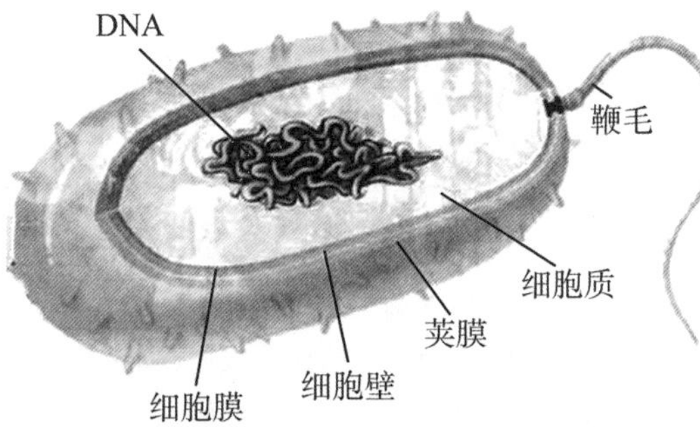

荚膜示意图

3. 干扰素：是病毒或其他干扰素诱生剂刺激人或动物细胞所产生的一种糖蛋白，它具有抗病毒、抗肿瘤和免疫调节等多种生物学活性。
   干扰素具有广谱抗病毒作用，它在控制病毒感染、阻止病毒在机体内扩散以及促进病毒性疾病的痊愈等方面都起着重要作用。另外，干扰素也有调节免疫功能和抑制肿瘤细胞生长的作用，是抗病毒的主要生物试剂，在防治病毒性疾病中发挥重要的作用。
4. 迟发感染：又称慢发病毒感染。病毒感染后，潜伏期很长，可达数月、数年或数十年之久。一旦症状出现，多为亚急性、进行性，最后以死亡而告终。例如麻疹病毒感染后的亚急性硬化性全脑炎(SSPE)。
5. 超敏反应：某些抗原或半抗原物质再次进入致敏的机体，在体内引起特异性体液或细胞免疫反应，由此导致组织损伤或生理功能紊乱，称为变态反应或超敏反应，人们习惯上称为过敏反应。超敏反应根据其发生机制不同分为 4 型，即Ⅰ型、Ⅱ型、Ⅲ型和Ⅳ型超敏反应。

五、简答题

1. 细菌在合成代谢过程中，除合成菌体自身成分外，还能合成一些其他代谢产物。
   (1) 热原质：许多细菌能合成一种物质，注入人体或动物体能引起发热反应，故称为热原质。热原质即菌体中的脂多糖。热原质耐高温，高压蒸汽灭菌亦不被破坏，需在 250 ℃高温下干烤才能被破坏。用吸附剂和特制石棉滤板可除去液体中的大部分热原质。

(2) 毒素和侵袭性酶：细菌产生的毒素有内毒素和外毒素两种。某些细菌还能产生具有侵袭性的酶，能损伤机体组织，如链球菌的透明质酸酶等。

(3) 色素：某些细菌在一定条件下能产生各种颜色的色素，不同细菌可有不同色素，在细菌鉴别上有一定意义。

(4) 抗生素：某些微生物在代谢过程中能产生一些抗微生物的物质，称为抗生素。它能抑制或杀死某些微生物和癌细胞。抗生素大多由放线菌和真菌产生。

(5) 细菌素：是某些细菌菌株产生的一类具有抗菌作用的蛋白质。与抗生素不同，细菌素作用范围狭窄，仅对与产生该种细菌素的细菌有近缘关系的细菌才有抗菌作用。

2. 噬菌体是感染细菌、真菌、放线菌和螺旋体等微生物的病毒，它具有病毒的生物特性。

噬菌体有两种，一种为毒性噬菌体，另一种为温和噬菌体。噬菌体感染细菌后，导致细菌裂解，释放的噬菌体再感染其他细胞，建立一个溶菌性周期，这种噬菌体称为毒性噬菌体。有的噬菌体感染细菌后不增殖，只是噬菌体的核酸整合到细菌染色体上，这种整合在细菌染色体上的噬菌体基因称为前噬菌体，该细菌称为溶原性细菌，形成溶原状态的噬菌体称为溶原性噬菌体或温和噬菌体。

毒性噬菌体裂解细菌具有特异性，因此可应用毒性噬菌体裂解细菌来鉴定菌种和菌型，这种分型方法在流行病学调查上，对追查细菌感染的传染源具有极其重要的意义。近年来利用噬菌体作载体已成为分子生物学研究的重要实验工具，已广泛用于遗传工程等研究领域，在基因工程研究中取得了重大的进展。

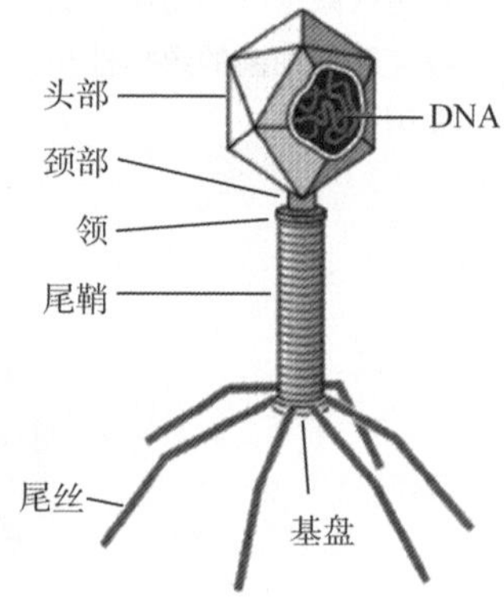

噬菌体示意图

3. 病原性球菌主要引起化脓性炎症，故又称化脓性球菌，不同球菌可致不同疾病。

(1) 葡萄球菌：所致疾病有侵袭性和毒素性两种。侵袭性疾病，主要引起局部或全身化脓性炎症。毒素性疾病，一般由外毒素引起，如食物中毒、假膜性肠炎、烫伤样皮肤综合征、毒性休克综合征等。

(2) 链球菌：A群链球菌引起的疾病占人类链球菌感染的90%。可引起化脓性感染，如淋巴结炎、蜂窝织炎、扁桃体炎、中耳炎、产褥热等。可引起中毒性疾病，如猩红热。可引起变态反应性疾病，如风湿热、急性肾小球肾炎。

(3) 肺炎链球菌：主要引起人类大叶性肺炎。

(4) 脑膜炎奈瑟菌：是流行性脑脊髓膜炎（简称流脑）的病原菌，引起流脑。

(5) 淋病奈瑟菌：是淋病的病原菌，人类是淋病奈瑟菌的唯一宿主。

4. 大肠埃希菌在医学上的意义如下：

(1) 大肠埃希菌在肠道为正常菌群，能抑制其他病原微生物的生长，维持肠道正常菌群的平衡，还能合成B族维生素和维生素K。

(2) 引起感染：当宿主免疫力下降或细菌侵入肠外组织或器官时，可引起感染。大肠埃希菌的某些血清型菌株致病性强，能直接导致肠道感染，称为致病性大肠埃希菌。

(3) 大肠埃希菌在卫生细菌学上常被作为饮水、食品等被粪便污染的检测指标。我国的卫生标准规定，大肠埃希菌菌群数在每1000 mL饮水中不得超过3个；每100 mL瓶装汽水、果汁等饮料中，大肠埃希菌菌群数不得超过5个。

(4) 在分子生物学和基因工程的实验研究中，大肠埃希菌是重要的实验材料和载体。

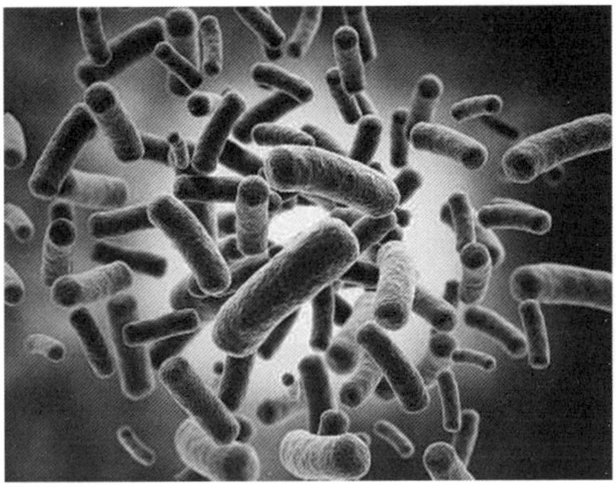 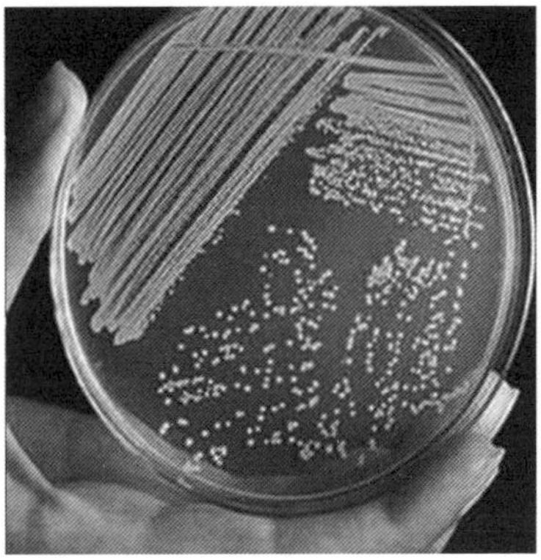

大肠埃希菌示意图

5. 孕妇感染了病原微生物可经垂直传播感染胎儿而造成先天性畸形。常见的病原微生物有：

(1) 梅毒螺旋体：可通过胎盘进入胎儿血流，并扩散至肝、脾、肾等内脏并大量繁殖，引起胎儿全身性感染，出生后这种先天性梅毒的婴幼儿呈现锯齿形牙、间质性角膜炎、先天性耳聋等症状。

(2) 风疹病毒：孕妇在妊娠 4 个月内感染风疹病毒可经胎盘引起垂直传播，导致胎儿先天性畸形或先天性风疹综合征，表现为先天性心脏病、耳聋、失明及智力低下等。

(3) 单纯疱疹病毒：妊娠妇女因单纯疱疹病毒原发感染或潜伏感染的病毒被激活，病毒可经胎盘感染胎儿，影响胚胎细胞的有丝分裂，引起胎儿畸形及智力低下。

(4) 巨细胞病毒：病毒通过胎盘感染胎儿，引起造血系统、中枢神经系统损伤，出现小脑畸形、视神经萎缩等。

(5) 人类免疫缺陷病毒（HIV）及人乳头瘤病毒（HPV）：均可通过胎盘或产道导致胎儿及新生儿先天性感染。HPV 可引起尖锐湿疣或癌症；HIV 可导致 AIDS 而引起人类免疫缺陷，最后伴发各种疾病或癌症而死亡。

生物化学（biochemistry）与分子生物学（molecular biology）既是生命科学的基础，又是生命科学的前沿。生物化学与分子生物学在分子水平探讨生命的本质，即研究生物体的分子结构与功能、物质代谢与调节。生物化学与分子生物学是目前自然科学中进展最迅速、最具活力的前沿领域。

§1.5　生物化学与分子生物学试卷

一、选择题

【A 型题】

1. 蛋白质变性是由于　　(　　)
A. 蛋白质一级结构的改变　B. 蛋白质颗粒聚集　C. 蛋白质空间构象的破坏　D. 辅基的脱落　E. 蛋白质水解
2. 1 g 分子葡萄糖的有氧氧化净生成的 ATP 分子数与无氧氧化净生成的 ATP 分子数最接近的比例为下列哪一组　　(　　)
A. 25∶1　B. 18∶1　C. 12∶1　D. 9∶1　E. 3∶1
3. 乳酸循环不经过下列哪条途径　　(　　)
A. 肌糖原酵解　B. 肝糖原更新　C. 磷酸戊糖途径　D. 肝糖原异生　E. 肝糖原分解成血糖
4. 下列哪项代谢过程的细胞内定位不正确　　(　　)
A. 酮体合成：线粒体　B. 胆固醇合成：胞液和内质网　C. 脂肪酸活化：胞液　D. 三酰甘油：肝内质网　E. β 氧化：细胞膜受体
5. 负责转运内源性三酰甘油的血浆脂蛋白是　　(　　)
A. LDL　B. VLDL　C. CM　D. HDL　E. Lp（a）　　(　　)
6. 下列有关脂肪酸氧化的叙述中哪项是错误的　　(　　)
A. 首先脂肪酸活化，生成脂酰 CoA　B. 经肉毒碱进入线粒体内　C. 在 β 碳上进行脱氢、加水、再脱氢，并在 α、β 碳之间断裂　D. 其产物只有脂酰 CoA　E. 肉毒碱脂酰转移酶Ⅰ是脂酸 β 氧化的限速酶
7. 在尿素合成中，下列哪项反应需要 ATP 参加　　(　　)
A. 精氨酸→鸟氨酸＋尿素　B. 草酰乙酸＋Glu→Asp＋α-酮戊二酸　C. 瓜氨酸＋Asp→精氨酸代琥珀酸　D. 延胡索酸→苹果酸　E. 以上 4 项反应都不需要 ATP

8. 下列哪一个不是一碳单位 (　　)

A. $—CH_3$　B. —CHO　C. —CH ═NH　D. —CH ═　E. CO_2

9. 下列不符合基因的论述的是 (　　)

A. 基因是遗传信息的功能单位　B. 正常情况下，所有细胞内的基因均处于活性状态　C. 含外显子与内含子　D. 基因是具有特定核苷酸顺序的 DNA 片段　E. 遗传学上，基因是决定或编码某种蛋白质的 DNA 片段

10. 经典的分子遗传学中心法则是 (　　)

A. DNA $\xrightarrow{翻译}$RNA $\xrightarrow{转录}$蛋白质　B. DNA $\xrightarrow{反转录}$RNA $\xrightarrow{翻译}$蛋白质　C. DNA $\xrightarrow{转录}$RNA $\xrightarrow{翻译}$蛋白质　D. DNA $\xrightarrow{复制}$RNA $\xrightarrow{转录}$蛋白质　E. DNA $\xrightarrow{反转录}$RNA $\xrightarrow{转录}$蛋白质

11. 下列关于真核细胞 DNA 复制的叙述，哪项是错误的 (　　)

A. 半保留复制　B. α 和 δ-DNA 聚合酶起主要作用　C. 需要解链酶和拓扑异构酶参与　D. 出现复制叉　E. 合成的随从链可以顺着解链的方向连续延长

【X 型题】

12. 在蛋白质的生物合成中，下列叙述正确的是 (　　)

A. 氨基酸的氨基与 tRNA 结合　B. tRNA 的 3′CCA-OH 携带氨基酸　C. mRNA 起模板作用　D. snRNA 是合成蛋白质的场所　E. 原核生物和真核生物的 IF 明显不同

13. 关于氨基酸活化的正确叙述是 (　　)

A. 在细胞质中进行　B. 需氨基酰 tRNA 合成酶催化　C. 氨基酸以非共价键结合到特异的 tRNA 分子上　D. 消耗 ATP　E. 消耗 GTP

14. 通过 G 蛋白偶联通路发挥作用的有 (　　)

A. 胰高血糖素　B. 肾上腺素　C. 甲状腺素　D. 促肾上腺皮质激素　E. 抗利尿激素

15. 下列哪些物质几乎仅由肝脏合成 (　　)

A. 尿素　B. 脂肪酸　C. 胆固醇　D. 酮体　E. 糖原

二、填空题

1. DNA 双螺旋结构的稳定性横向依靠________维系，纵向依靠________维持。
2. 同工酶指催化的化学反应________，但酶蛋白的分子结构理化性质乃至免疫学性质________的一组酶。
3. 糖在体内的分解途径主要有________、________和________。
4. 重要的线粒体氧化呼吸链有________和________，它们的会合点是________。
5. DNA 复制是随从链的复制方向与解链方向________，不能顺着解链方向________，从而出现了一些________，称为________片段。

三、判断题

1. 非共价键包括肽键、双硫键、氢键和离子键。 （ ）
2. 组成 DNA 的基本碱基是 A、C、G、T；而组成 RNA 的基本碱基是 A、C、G、U。 （ ）
3. 高 HDL 血症会引起动脉粥样硬化，必须严密检测其血浆水平。 （ ）
4. 人体内只有肝脏是合成胆固醇的场所，其合成原料是丙二酸单酰 CoA。 （ ）
5. 存在于自然界的氨基酸有 300 余种，但组成蛋白质的只有 20 种。 （ ）

四、名词解释

1. 生物氧化
2. DNA（脱氧核糖核酸）
3. 基因组
4. 癌基因
5. 抑癌基因

五、简答题

1. 何谓酶？酶与一般催化剂的区别是什么？
2. 试述染色体和染色体的异常。
3. 试述基因诊断与基因治疗的应用前景。
4. 何谓氮平衡？简述氮平衡测定的生理意义。
5. 脂类在机体内是怎样分布的？

参考答案

一、选择题

【A 型题】

题序	1	2	3	4	5	6	7	8	9	10	11
答案	C	B	C	E	B	D	C	E	B	C	E

【X 型题】

题序	12	13	14	15
答案	BCE	ABD	ABDE	AD

二、填空题

1. 氢键　　碱基疏水性堆积力
2. 相同　　不同
3. 糖酵解　　糖的有氧氧化　　磷酸戊糖途径
4. NADH 氧化呼吸链　　琥珀酸氧化呼吸链　　CoQ
5. 相反　　连续延长　　不连续片段　　冈崎

三、判断题

题　序	答　案	解　析
1	×	非共价键的键合类型是可逆的结合形式，其键合的形式有：范德华力、氢键、疏水键、静电引力、电荷转移复合物、偶极相互作用力等。
2	√	核酸包括 DNA 和 RAN，组成 DNA 的基本碱基是 A、C、G、T；而组成 RNA 的基本碱基是 A、C、G、U。
3	×	血脂异常是动脉粥样硬化最重要的危险因素，现已明确低密度脂蛋白能导致粥样硬化。高密度脂蛋白（HDL）可将泡沫细胞中的胆固醇带出来，转运给肝脏进行分解代谢。也有研究提示，HDL 还可能通过抗感染、抗氧化和保护血管内皮功能而发挥其抗动脉粥样硬化作用。
4	×	体内胆固醇 70%～80%由肝脏合成，10%由小肠合成，胆固醇生物合成的原料是乙酰辅酶 A。
5	√	氨基酸是构成动物营养所需蛋白质的基本物质。天然氨基酸有 300 多种，除了能构成蛋白质的 20 种左右，其他的都为化学氨基酸。

四、名词解释

1. 生物氧化：营养物在生物体内的氧化称为生物氧化。通过生物氧化可促成代谢物在分解代谢中逐步释放能量，并生成 ATP。

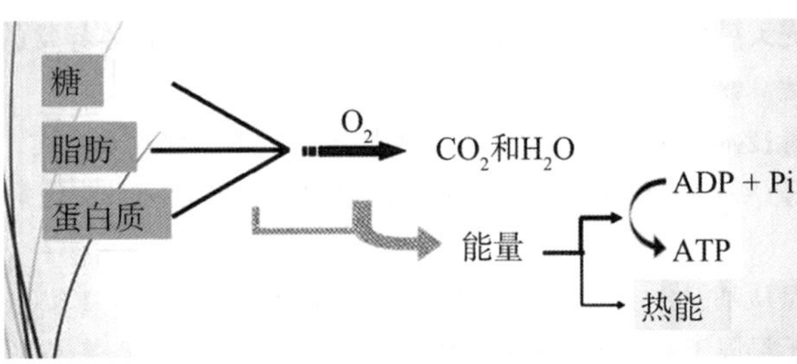

2. DNA（脱氧核糖核酸）：全称 deoxyribonucleic acid，又称去氧核糖核酸，是一种长链聚合物，组成单位称为四种脱氧核苷酸，由碱基、脱氧核糖、磷酸组成。DNA 是染色体的主要化学成分，同时也是基因组成的成分，有时被称为“遗传微粒”。DNA 是一种分子，可组成遗传指令，以引导生物发育与生命功能运作。主要功能是长期性的资讯储存，可比喻为“蓝图”或“食谱”。其中包含的指令，是建构细胞内其他的化合物，如蛋白质与 RNA 所需。带有遗传讯息的 DNA 片段称为基因，其他的 DNA 序列，有些直接以自身构造发挥作用，有些则参与调控遗传讯息的表现。

3. 基因组：是指来自一个遗传体系的一整套遗传信息。不同生物的基因组含有不同数量的基因。细菌的基因组约含 4000 个基因；多细胞生物基因组含基因达数万个。人类基因组含 3 万～4 万个基因。
4. 癌基因：是指能在体外引起细胞转化，在体内诱发肿瘤的基因。它是细胞内总体遗传物质的组成部分，人们将这类存在于生物正常细胞基因组中的癌基因称为原癌基因，又称细胞癌基因。在正常情况下，这些基因处于静止或低表达的状态，不仅对细胞无害，而且对维持细胞正常功能具有重要作用；当其受到致癌因素作用被活化并发生异常时，则可导致细胞癌变。
5. 抑癌基因：是一类抑制细胞过度生长、增殖从而遏制肿瘤形成的基因。抑癌基因的丢失或失活可能导致肿瘤发生。

五、简答题

1. 酶是生物体内的高效催化剂。它与一般催化剂的区别表现在：

(1) 来源和化学本质不同。酶是活细胞产生的蛋白质，凡高温、强酸、强碱、重金属盐或紫外线均易使其变性而丧失催化活性。酶催化的反应皆在较温和的条件下进行；而在上述条件下，一般催化剂则较为稳定，酶在生物体内还经常不断更新。

(2) 酶的催化效率非常高，较一般催化剂高 107～1012 倍。

(3) 酶具有高度特异性。一般可分为绝对特异性（只能催化一种或两种结构极相似化合物的某种反应）、相对特异性（对底物要求不甚严格）和立体异构特异性（如精氨酸酶只催化 L 精氨酸水解，而对 D 精氨酸无作用）。一般催化剂如 H^+ 能催化淀粉、脂肪与蛋白质的水解；而生物体内消化淀粉、脂肪和蛋白质将由淀粉酶、脂肪酶和蛋白酶各司其职，分别完成水解。亦即一种酶只能作用于一种或一类化合物（称为酶的底物），或作用于一定的化学键，促进一定的化学反应，生成一定的产物。

2. 染色体（chromosome）是细胞内具有遗传性质的物体，易被碱性染料染成深色，又称染色质。其本质是脱氧核苷酸，是细胞核内由核蛋白组成、能用碱性染料染色、有结构的线状体，是遗传物质基因的载体。在无性繁殖物种中，生物体内所有细胞的染色体数目都一样；而在有性繁殖大部分物种中，生物体的体细胞染色体成对分布，称为二倍体。性细胞如精子、卵子等是单倍体，染色体数目只是体细胞的一半。哺乳动物雄性个体细胞的性染色体对为 XY，雌性则为 XX。

正常人的体细胞染色体数目为 23 对，并有一定的形态和结构。染色体在形态结构或数量上的异常被称为染色体异常，由染色体异常引起的疾病为染色体病。现已发现的染色体病有 100 余种，染色体病在临床上常可造成流产、先天愚型、先天性多发性畸形以及癌肿等。染色体异常的发生率并不少见，在一般新生儿群体中就可达 0.5%～0.7%。

3. 基因诊断的基础是探针技术。探针可借助基因工程技术而扩增、保存和改建。基因诊断已广泛应用于一些危害人类健康的重大疾病发病机制的阐明，如肿瘤、心血管病、艾滋病等，不局限于遗传病的研究。

基因治疗的指导思想是从基因分子水平上调控细胞中缺陷基因的表达，或以正常基因来纠正或替换缺陷基因。应用范围也不局限于遗传病，还涉及免疫缺陷、癌基因或抗癌基因的异常表达所致恶性生长，以及其他由于基因表达失控、失常所致疾病。已报道治疗成功的病例还是极少数，如有几例腺苷脱氨酶缺乏症与血友病。

4. 食物中的含氮物质绝大部分来自蛋白质，因此从食物的含氮量可估算出其蛋白质含量，氮平衡是指摄入食物的含氮量（摄入氮）与排泄物尿和粪中含氮量（排出氮）之间的差数，它能反映人体蛋白质的代谢概况。

(1) 总氮平衡：摄入氮＝排出氮，见于正常人。

(2) 正氮平衡：摄入氮＞排出氮，部分摄入氮已用来合成体内蛋白质，见于儿童、孕妇及恢复期病人。

(3) 负氮平衡：摄入氮＜排出氮，见于饥饿或消耗性疾病。

5. 脂类一般可分成脂肪和类脂两大类。脂肪是 1 分子甘油与 3 分子脂肪酸组成的酯，故称三酰甘油(TG)。TG 主要储存于脂肪组织，其含量随营养和病理生理状况有较大的变动，所以称为“可变脂”，占体重的 10%～20%。类脂主要包括胆固醇、胆固醇酯、磷脂和糖脂等。它们广泛分布在各组织细胞的生物膜内，尤以神经组织的含量特别高，其总量约占体重的 5%，膳食、运动等因素对其影响较小，含量变动不大，因此又称“固定脂”。

药理学（pharmacology）是研究药物与机体间相互作用规律及其药物作用机制的一门科学，主要包括药物效应动力学和药物代谢动力学两个方面。前者是阐明药物对机体的作用和作用原理，后者阐明药物在体内吸收、分布、生物转化和排泄等过程，及药物效应和血药浓度随时间消长的规律。本试卷内容涉及上述两方面的内容。

§1.6 药理学试卷

一、选择题

【A 型题】

1. 药物的血浆半衰期是指 （ ）

A. 50%药物从体内排出所需的时间 B. 50%药物生物转化所需的时间 C. 药物从血浆中消失所需时间的一半 D. 血药浓度下降一半所需的时间 E. 药物作用强度减弱一半所需的时间

2. 服用某些磺胺类药时同服碳酸氢钠的目的是 （ ）

A. 预防过敏反应 B. 避免影响血液酸碱度 C. 增加药物疗效 D. 增加尿中药物溶解度避免析出结晶 E. 减少消化道反应

3. 下列糖皮质激素药物中，抗炎作用最强的是 （ ）

A. 氢化可的松 B. 泼尼松 C. 曲安西龙 D. 氟氢可的松 E. 地塞米松

4. 药液漏出血管外，可引起局部缺血坏死的药物是 （ ）

A. 普萘洛尔 B. 肾上腺素 C. 去甲肾上腺素 D. 异丙肾上腺素 E. 麻黄碱

5. 硫喷妥钠维持时间短主要是由于 (　　)

A. 在肝脏代谢快　B. 由肾脏排泄快　C. 无肝肠循环　D. 与血浆蛋白结合率低　E. 重新分布于肌肉、脂肪

6. 可诱发变异型心绞痛的药物是 (　　)

A. 维拉帕米　B. 普萘洛尔　C. 硝苯地平　D. 哌唑嗪　E. 利血平

7. 治疗沙眼衣原体感染应选用 (　　)

A. 四环素　B. 青霉素　C. 链霉素　D. 庆大霉素　E. 磺胺药

8. 氯丙嗪治疗精神病时最常见的不良反应是 (　　)

A. 直立性低血压　B. 过敏反应　C. 内分泌障碍　D. 消化系统症状　E. 锥体外系反应

9. 抗癌药物最常见的严重不良反应是 (　　)

A. 肝脏损害　B. 神经毒性　C. 胃肠道反应　D. 抑制骨髓　E. 脱发

10. 阿托品不具有的作用是 (　　)

A. 扩瞳　B. 抑制腺体分泌　C. 解除胃肠平滑肌痉挛　D. 便秘　E. 减慢心率

11. 下列哪种药物可诱发支气管哮喘 (　　)

A. 肾上腺素　B. 普萘洛尔　C. 酚妥拉明　D. 酚苄明　E. 硝普钠

【B 型题】

问题 12～13

A. 青霉素

B. 制霉菌素

C. 庆大霉素

D. 利福平

E. 新霉素

12. 治疗钩端螺旋体病用 (　　)

13. 治疗肺结核用 (　　)

【C 型题】

问题 14～15

A. 心源性哮喘

B. 支气管哮喘

C. 两者皆可

D. 两者皆不可

14. 吗啡可用于治疗 (　　)

15. 氨茶碱可用于治疗 (　　)

【X 型题】

16. 肝素和双香豆素作用的主要区别是 (　　)

A. 肝素静脉注射，双香豆素口服　B. 肝素体内、外均抗凝，双香豆素仅体内抗凝　C. 肝素起效快，双香豆素起效慢　D. 肝素维持时间短，双香豆素维持时间长　E. 肝素过量用鱼精蛋白对抗，双香豆素过量用大剂量维生素 K 对抗

17. 对晕动病所致呕吐有效的药物是（　　）

A. 苯海拉明　B. 异丙嗪　C. 氯丙嗪　D. 东莨菪碱　E. 美克洛嗪

18. 过敏性休克首选肾上腺素，主要与其下述作用有关（　　）

A. 兴奋心脏 β_1 受体，使心排血量增加　B. 兴奋支气管 β_2 受体，使支气管平滑肌松弛　C. 兴奋瞳孔开大肌 α 受体，使瞳孔散大　D. 兴奋血管 α 受体，使外周血管收缩，血压升高，使支气管黏膜血管收缩，降低毛细血管通透性，有利于消除支气管黏膜水肿，减少支气管分泌　E. 抑制肥大细胞释放过敏性物质

二、填空题

1. 有机磷农药中毒时，常选用________和________来解救。
2. 阿司匹林的基本作用有________、________、________和________。
3. 氨基糖苷类的耳毒性包括________和________两类。
4. 毛果芸香碱直接激动眼虹膜括约肌的________受体，使瞳孔________。
5. 卡托普利主要通过抑制________，使血管扩张而发挥降压作用。
6. 冬眠合剂Ⅰ的主要成分是________、________和________。

三、判断题

1. 强心苷既能用于治疗慢性心功能不全，也可用于治疗心房颤动和心房扑动。（　　）
2. 磺胺嘧啶和甲氧苄啶通过不同环节干扰叶酸代谢，两者合用可提高疗效。（　　）
3. 阿司匹林抗血小板聚集作用宜用大剂量。（　　）
4. 吗啡和阿司匹林均可镇痛，但前者作用部位在中枢，后者作用部位主要在外周。（　　）
5. 硝酸甘油治疗心绞痛的主要机制是直接扩张冠状动脉。（　　）

四、名词解释

1. 药物半衰期
2. 首关消除
3. 安慰剂
4. 双盲法
5. 化疗
6. 扩瞳药

五、简答题

1. 试述地西泮的临床用途。

2. 试述毛果芸香碱滴眼缩瞳药的主要临床应用。
3. 试述药物不良反应的表现形式。
4. 试述抗菌药物联合用药的目的。
5. 试述糖皮质激素的适应证。

参考答案

一、选择题

【A 型题】

题序	1	2	3	4	5	6	7	8	9	10	11
答案	D	D	E	C	E	B	A	E	D	E	B

【B 型题】

题序	12	13
答案	A	D

【C 型题】

题序	14	15
答案	A	C

【X 型题】

题序	16	17	18
答案	ABCDE	ABDE	ABDE

二、填空题

1. 阿托品　　碘解磷定（或氯解磷定）
2. 解热　　镇痛　　抗炎抗风湿　　抗血小板聚集
3. 前庭功能损害　　耳蜗神经损害
4. M　　缩小
5. 血管紧张素Ⅰ转化
6. 哌替啶（度冷丁）　　氯丙嗪（可乐静）　　异丙嗪（非那根）

三、判断题

题　序	答　案	解　析
1	√	强心苷用于治疗慢性心功能不全、心房颤动、心房扑动和阵发性室上性心动过速。
2	√	本品与磺胺药合用可使细菌的叶酸合成代谢遭到双重阻断，有协同作用，使磺胺药抗菌活性增强，并可使抑菌作用转为杀菌作用，减少耐药菌株产生。
3	×	阿司匹林是一种非甾体抗炎药，有解热、镇痛、抗风湿等作用。临床用于治疗发热、牙痛、头痛、偏头痛、肌肉痛、月经痛、风湿性关节炎、类风湿关节炎。阿司匹林还有抗血小板聚集、预防血栓形成的作用，所以还可于治疗心肌梗死、不稳定性心绞痛，脑梗死、短暂性脑缺血发作等。
4	√	吗啡属于一种阿片类止痛药剂，主要用于中重度疼痛的止痛，作用部位在中枢；阿司匹林［Aspirin，2-（乙酰氧基）苯甲酸，又名乙酰水杨酸］是一种白色结晶或结晶性粉末，无臭或微带醋酸臭，微溶于水，易溶于乙醇，可溶于乙醚、氯仿，水溶液呈酸性。本品为水杨酸的衍生物，经近百年的临床应用，证明对缓解轻度或中度疼痛，如牙痛、头痛、神经痛、肌肉酸痛及痛经效果较好，亦用于感冒、流行性感冒等发热疾病的退热，治疗风湿痛等，其作用部位主要在外周神经末梢。近年来发现阿司匹林对血小板聚集有抑制作用，能阻止血栓形成，临床上用于预防短暂脑缺血发作、心肌梗死、手术后血栓的形成等。
5	×	硝酸甘油抗心绞痛的主要机制是扩张动脉和静脉，降低心肌耗氧量；扩张冠状动脉和侧支血管，改善局部供血。

四、名词解释

1. 药物半衰期：指血浆药物浓度下降一半所需要的时间，用 $t_{1/2}$ 表示。不少药物根据血浆半衰期确定给药次数，如磺胺药 SMZ 和 SIZ 的血浆半衰期分别为 10～12 小时和 5～7 小时，故前者每天给药 2 次，后者每天给药 4 次。
2. 首关消除：某些药物从胃肠道吸收入门静脉系统，在通过肠黏膜及肝脏时先经受灭活代谢，使其进入体循环的药量减少，该过程称为首关消除，即首关效应，又称第一关卡效应。普萘洛尔口服剂量比注射剂量大约高 10 倍，其主要原因是由于该制剂首关消除较强。口腔黏膜给药及直肠给药能避开首关消除。
3. 安慰剂：是一种在外形、颜色、味道等方面都与被测试药物一样，而实际并无药理活性的物质（如淀粉）。在科学地评价一个新的临床药物疗效时，有必要设立一组只给安慰剂的对照组。只有当所试药物的疗效明显超过安慰剂的疗效时方可认为有价值。有时安慰剂亦可表现出临床疗效或产生不良反应，因而要正确评价药物疗效，必须排除病人心理、精神和环境等因素的干扰作用。
4. 双盲法：是在使用安慰剂的基础上设计的一种试验方法，指被试者（病人）和试验者（医师）双方都不知道使用的是什么药，试验结果的资料由第三者进行处理、评定，故称双盲。因为任何一种治疗方法的效果不仅取决于药物本身，还与病人对药物的信任、医师与病人的关系、医师对治疗方法的暗示或宣传，以及病人对治疗的反应性有关。这些因素都会影响对疗效的评价。采用双盲法可避免或减少上述因素的影响和试验者在判断结果时的主观推测，取得真实准确的结论。

5. 化疗：对各种微生物、寄生虫及恶性肿瘤所致疾病的化学药物治疗统称为化学治疗，简称“化疗”。

6. 扩瞳药：扩瞳的药物根据药物作用持续时间的不同，可以分为两种：第一种为短效扩瞳药物，包括复方托吡卡胺滴眼液等，药物持续的时间一般为 6～8 小时；第二种为长效扩瞳药物，包括硫酸阿托品眼用凝胶、阿托品滴眼液等。这些药物主要用于扩瞳验光、治疗葡萄膜炎、假性近视等眼科疾病。

五、简答题

1. 地西泮在临床上可用于焦虑症、麻醉前给药、失眠症，用于各种原因引起的惊厥（抽搐），如破伤风、子痫等；是治疗癫痫持续状态的首选药，用于中枢病变引起的肌强直及腰肌劳损引起的肌痉挛，加强全身麻醉药的肌肉松弛作用。

2. 低浓度（1%～2%）的毛果芸香碱滴眼可用于治疗闭角型青光眼（angle-closure glaucoma，充血性青光眼），用药后可使病人瞳孔缩小、前房角间隙扩大，眼压下降。

3. 药物的不良反应表现形式如下：

(1) 副反应：是指药物固有的、在治疗剂量下出现与治疗无关的作用，多为可以恢复的功能性变化，常因药物作用的选择性较低之故，如阿托品解除胃肠平滑肌痉挛时，其抑制腺体分泌作用可表现口干的副反应。副反应常可设法纠正或消除。例如用氢氯噻嗪利尿时，由于具有排钾作用，长期用药可致低钾血症的副反应，同时服用氯化钾即可纠正。

(2) 毒性反应：是指用药剂量过大或药物在体内蓄积过多时发生的危害性反应。毒性反应可立即发生，也可长期蓄积后逐渐产生。前者称为急性毒性，后者称为慢性毒性。此外，还有些药物具有致畸胎、致癌、致突变等特殊形式的药物毒性。

(3) 后遗效应：是指停药后，血浆药物浓度降至阈浓度以下时所残存的药理效应。后遗效应可能非常短暂，如服用巴比妥类催眠药后次晨仍可出现嗜睡、乏力等宿醉现象。后遗效应也可能比较持久，如链霉素停药后造成的神经性耳聋便是永久性的后遗效应。

(4) 停药反应：是指突然停药后原有疾病加剧的反应。

(5) 变态反应：又称过敏反应，症状有皮疹、发热、造血系统抑制、肝肾功能损害、休克等。

(6) 特异质反应：为先天遗传异常所致的反应，有的病人对某些药物反应特别敏感，如缺乏 G-6-PD 的病人极容易发生溶血、发绀。

4. 抗菌药物联合用药的目的如下：

(1) 发挥药物的协同抗菌作用以提高疗效。

(2) 延缓或减少耐药菌的出现。

(3) 对混合感染或不能做细菌学诊断的病例，联合用药可扩大抗菌范围。

(4) 可减少个别药物剂量，从而减少毒副反应。

5. 糖皮质激素的适应证如下：

(1) 替代疗法：用于急、慢性肾上腺皮质功能减退症（包括肾上腺危象）；用于腺垂体功能减退及肾上腺次全切除术后作替代疗法。

(2) 严重急性感染：如中毒性细菌性痢疾、暴发型流脑、中毒性肺炎、急性粟粒性肺结核、猩红热及败血症等。在使用有效的、足量的抗生素的同时，可辅以糖皮质激素治疗。原则是先用抗生素，后用激素；先停激素，后停抗生素。病毒性感染一般不宜用激素，因激素可减低机体的防御功能，反使感染扩散加剧。

(3) 防止某些炎症后遗症：如用于结核性脑膜炎、脑炎、心包炎、风湿性心瓣膜炎、关节炎、睾丸炎及烧伤后瘢痕挛缩等。对虹膜炎、角膜炎、视网膜炎和视神经炎等非特异性眼炎，激素能消炎止痛，防止角膜混浊，预防瘢痕粘连的发生。

(4) 自身免疫性疾病和过敏性疾病：自身免疫性疾病，如风湿热、风湿性心肌炎、风湿性及类风湿关节炎、全身性红斑狼疮、皮肌炎、自身免疫性贫血及肾病综合征等，用激素后多可缓解症状。对过敏性疾病，如荨麻疹、花粉症、血清病、血管神经性水肿、过敏性鼻炎、支气管哮喘和过敏性休克等，激素有良好的辅助治疗作用。

(5) 抗休克治疗：对感染中毒性休克、过敏性休克、心源性休克、低血容量性休克有辅助治疗作用。

(6) 血液病：用于急性淋巴细胞白血病、再生障碍性贫血、粒细胞减少症、血小板减少症和过敏性紫癜等。

(7) 异体脏器或皮肤移植术后，糖皮质激素可抑制排异反应。

(8) 局部应用：糖皮质激素对接触性皮炎、湿疹、肛门瘙痒、银屑病等有一定疗效，宜用氟轻松、氢化可的松及泼尼松龙。

临床常用药物内容包括抗感染药，抗肿瘤药，镇痛、解热、抗炎、抗风湿、抗痛风药，神经系统疾病用药，精神障碍用药，心血管系统用药，呼吸系统用药，消化系统用药等，分别介绍这些药物名称、规格、剂量、用法、用量、有效期、储藏方法、适应证、作用特点、相互作用、用药注意事项以及可能出现的不良反应等。本试卷内容涉及以上知识点。

§1.7 临床常用药物知识试卷

一、选择题

【A 型题】

1. 以下抗生素中，最适宜小儿使用的是 (　　)
   A. 氯霉素　B. 链霉素　C. 青霉素　D. 米诺环素　E. 环丙沙星
2. 儿科用药中，对新生儿或婴儿最常用的给药途径是 (　　)
   A. 口服给药　B. 静脉注射　C. 静脉滴注　D. 肌内注射　E. 直肠给药
3. 服用抗过敏药治疗过敏性疾病后不宜驾车的主要原因是 (　　)
   A. 可致幻觉、精神错乱、眩晕　B. 可致头晕、眼花、全身麻木　C. 引起定向力障

碍　D. 可致视物模糊　E. 引起嗜睡

4. 严重肝功能减退病人常伴功能性肾功能不全，以致使经肝肾两种途径清除的药物的血药浓度很高，因此用药原则是　(　)

A. 必须减量应用　B. 尽可能避免使用　C. 一般无须调整剂量　D. 须谨慎使用，必要时减量给药　E. 需谨慎或减量，以防肝肾综合征的发生

5. 可能导致锥体外系反应（药源性神经系统疾病）的药物是　(　)

A. 茶碱　B. 氯丙嗪　C. 麻黄碱　D. 哌甲酯　E. 可卡因

【B 型题】

问题 6～9

A. 肾小管坏死

B. 肾间质纤维化

C. 前列腺素合成障碍

D. 阻塞肾小管、肾小球

E. 非少尿型急性肾衰竭、低钾血症和低镁血症

6. 大剂量或连续使用顺铂导致　(　)

7. 新霉素可导致　(　)

8. 阿昔洛韦可导致　(　)

9. 马兜铃酸可导致　(　)

问题 10～12

A. 女性生殖系统发育迟缓

B. 中枢神经系统发育迟缓

C. 几乎见不到药物的致畸作用

D. 可产生形态或功能的异常而造成畸形

E. 叶酸拮抗药可导致颅面部畸形、腭裂等

10. 受精后 3 周至 3 个月（12 周末之前）　(　)

11. 受精后半个月以内　(　)

12. 妊娠 3～5 周　(　)

【X 型题】

13. 肝功能不全患者慎用的蛋白结合率高的药物有　(　)

A. 呋塞米　B. 保泰松　C. 利多卡因　D. 维拉帕米　E. 苯妥英钠

14. 以下药物中，血液透析与腹膜透析均能清除的药物是　(　)

A. 异烟肼　B. 卡那霉素　C. 氟胞嘧啶　D. 阿司匹林　E. 磺胺甲噁唑

15. 妊娠后期用药对胎儿的影响有　(　)

A. 使用华法林可导致胎儿严重出血　B. 长期服用阿司匹林，可导致胎儿严重出血，甚至死胎　C. 叶酸拮抗药可导致颅面部畸形、腭裂等　D. 分娩前应用氯霉素可引起新生儿循环障碍和灰婴综合征　E. 临产期使用磺胺类药可引起红细胞缺乏 G-6-磷

酸脱氢酶者溶血

16. 以下药物中，可能导致代谢性肝损伤的是 (　　)

A. 氯丙嗪　B. 甲基多巴　C. 巴比妥类　D. 口服避孕药　E. 抗甲状腺药

17. 妊娠期妇女用药原则是 (　　)

A. 禁止用试验性药物　B. 选用对胎儿危害较小的药物　C. 用药必须有明确的指征和适应证　D. 可用可不用的药物应尽量不用或少用　E. 用药必须注意孕周，严格掌握剂量、持续时间，病情控制后及时停药

18. 与药源性肾脏疾病相关的药物有 (　　)

A. 顺铂　B. 新霉素　C. 阿昔洛韦　D. 马兜铃酸　E. 去甲肾上腺素

19. 下述药物中哪些属于高效利尿药 (　　)

A. 双氢克尿噻　B. 速尿　C. 安体舒通　D. 利尿酸　E. 氯噻酮

20. 药学服务的效果体现在提高药物治疗的 (　　)

A. 适宜性　B. 稳定性　C. 公平性　D. 安全性　E. 有效性

二、填空题

1. 尼可刹米注射液的制剂规格一般为________；主要用于中枢神经系统抑制药________引起的________及________衰竭，对肺心病引起的呼吸衰竭及________过量引起的呼吸抑制疗效显著。
2. 盐酸肾上腺素注射液的制剂规格为________，主要用于抢救________、________，治疗________等，必要时可用于制止________和________出血，亦可用于延长浸润麻醉用药的作用时间。
3. 心肺复苏常用给药途径有________、________、________3 种，目前主张首选________。
4. 既有局麻作用，又有抗心律失常作用的药物是________。
5. 哌替啶又称________，作用于中枢神经系统的阿片受体产生________、________作用。

三、判断题

1. 长期抗炎治疗是支气管哮喘的基础治疗，首选方法是长期间歇性服用抗生素。 (　　)
2. 婴幼儿禁用阿托品。 (　　)
3. 甲强龙在感染性休克治疗中可大剂量长期使用。 (　　)
4. 对于呼吸心跳停止者，应用呼吸兴奋剂无益。只有在自主呼吸功能恢复后，为提高呼吸中枢兴奋性，才可以应用。 (　　)
5. 度冷丁适用于各种剧痛、镇咳、麻醉前给药。 (　　)

四、名词解释

1. 阿司匹林
2. 安乃近

3. 吲哚美辛
4. 氯丙嗪
5. 糖皮质激素

五、简答题

1. 试述降压药的分类及其特点。
2. 试述小儿药物代谢特点。
3. 试述临床常用的抗休克血管活性药物及其用药过程中的注意事项。
4. 试述地西泮的适应证及其常见不良反应。
5. 试述目前根治幽门螺杆菌感染常用的用药方案。

参考答案

一、选择题

【A 型题】

题序	1	2	3	4	5
答案	C	C	E	A	B

【B 型题】

题序	6	7	8	9	10	11	12
答案	A	E	D	B	D	C	E

【X 型题】

题序	13	14	15	16	17	18	19	20
答案	ABCDE	ABCD	ABCDE	ABCDE	ABCDE	ABCDE	BD	ABCDE

二、填空题

1. 0.375 g/2 mL　中毒　呼吸　循环　吗啡
2. 1 mg/1 mL　过敏性休克　心脏骤停　支气管哮喘　鼻黏膜　齿龈
3. 静脉给药　气管内给药　心腔内给药　静脉给药
4. 利多卡因
5. 度冷丁　镇静　镇痛

三、判断题

题　序	答　案	解　析
1	×	对于支气管哮喘病人，长期抗炎治疗是基础的治疗，首选吸入激素。应急缓解症状的首选药物是吸入 β_2 激动药。
2	×	婴幼儿对阿托品的毒性反应极为敏感，特别是痉挛性麻痹与脑损伤的小儿，反应更强，环境温度较高时，因闭汗有体温急骤升高的危险，应用时要严密观察。
3	×	甲泼尼龙（甲强龙）有抗休克作用，但长期大量使用会引起消化性溃疡。甲泼尼龙是一种糖皮质激素，不可长期使用，这些药物的副作用非常多。有可能会诱发感染、影响免疫功能、导致骨质疏松等。甲泼尼龙的不良反应包括感染、代谢紊乱、体重增加、出血倾向、血压异常、骨质疏松、股骨头坏死等。
4	√	对于呼吸心跳停止者，应用呼吸兴奋剂无益。只有在自主呼吸功能恢复后，为提高呼吸中枢兴奋性，才可以应用。
5	√	哌替啶（度冷丁）连续使用可成瘾，连续使用 1～2 周便可产生药物依赖性。哌替啶滥用就会成瘾，成为毒品，严重危害人体健康和生命安全。1987 年国务院发布《麻醉药品管理办法》，将哌替啶列入其中进行严格管理。

四、名词解释

1. 阿司匹林：又称乙酰水杨酸，是一种白色结晶或结晶性粉末，无臭或微带醋酸臭，微溶于水，易溶于乙醇，可溶于乙醚、氯仿，水溶液呈酸性。本品为水杨酸的衍生物，经近百年的临床应用，证明对缓解轻度或中度疼痛，如牙痛、头痛、神经痛、肌肉酸痛及痛经效果较好，亦用于感冒、流感等发热疾病的退热，治疗风湿痛等。近年来发现阿司匹林对血小板聚集有抑制作用，能阻止血栓形成，临床上用于预防短暂脑缺血发作、心肌梗死、人工心脏瓣膜和静脉瘘或其他手术后血栓的形成。
2. 安乃近：为氨基比林和亚硫酸钠相结合的化合物，易溶于水，解热、镇痛作用较氨基比林快而强。一般不作首选用药，仅在急性高热、病情急重，又无其他有效解热药可用的情况下用于紧急退热。
3. 吲哚美辛：又称消炎痛，解热、缓解炎性疼痛作用明显，故可用于急慢性风湿性关节炎、痛风性关节炎及癌性疼痛（西药类癌痛药）；也可用于滑囊炎、腱鞘炎及关节囊炎等；能抗血小板聚集，故可防止血栓形成，但疗效不如乙酰水杨酸；治疗 Behcet 综合征，退热效果好；用于 Batter 综合征，疗效尤为显著；用于胆绞痛、输尿管结石引起的绞痛有效；对偏头痛也有一定疗效，也可用于月经痛。
4. 氯丙嗪：又称冬眠灵，属片剂，是抗精神失常药。多用于控制精神分裂症或其他精神病的兴奋躁动、紧张不安、幻觉、妄想等，也用于镇吐、人工冬眠、镇痛等。亦可治疗心力衰竭，试用于治疗巨人症。
5. 糖皮质激素：是机体内极为重要的一类调节分子，它对机体的发育、生长、代谢以及免疫功能等起着重要调节作用，是机体应激反应最重要的调节激素，也是临床上使用最为广泛而有效的抗炎和免疫抑制药。在紧急或危重情况下，糖皮质激素往往为首选。临床常见的糖皮质激素类药物有泼尼松、甲泼尼龙、倍他米松、丙酸倍氯米松、泼尼松龙、氢化可的松、地塞米松等。具有抗炎、抗毒、抗过敏、抗休克、非特异性抑制免疫及退热等多种作用，可以防止和阻止免疫性炎症反应和病理性免疫反应的发生，对任何类型的变态反应性疾病几乎都有效。

五、简答题

1. 常用降压药分为利尿药、受体阻滞药、钙通道阻滞药（CCB）、血管紧张素转换酶抑制药（ACEI）和血管紧张素Ⅱ受体阻滞药（ARB）5 类，以下分别列表介绍各类降压药的特点及其代表性药物的名称和推荐使用剂量。

(1) 利尿药：该类药物的特点为降压起效较平稳缓慢，药效持续时间较长，服药 2～3 小时后作用达高峰，适用于轻、中度高血压和对盐敏感性高血压，对合并肥胖或糖尿病，围绝经期女性和老年人有较强的降压效果，能增强其他降压药的疗效。痛风者禁用，肾功能不全者禁用。

利尿药

药物名称	药物分类	用量/次	每天给药次数
氢氯噻嗪	噻嗪类利尿药	12.5 mg	1～2
氯噻嗪		25～50 mg	1
螺内酯		20～40 mg	1～2
吲达帕胺		1.25～2.5 mg	1
氨苯蝶啶	潴钾利尿药	50 mg	1～2
阿米洛利		5～10 mg	1
呋塞米（速尿）	袢利尿药	20～40 mg	1～2

(2) 受体阻滞药：该类药物的特点为起效较迅速，强力，各药持续时间有差异。适用于各种不同严重程度高血压，特别是快心率的中青年病人，合并心绞痛病人，对老年高血压疗效较差。不良反应有心动过缓，乏力，四肢发冷。对急性心力衰竭、支气管哮喘、病态窦房结综合征、房室阻滞和外周血管病者禁用。

受体阻滞药

药物名称	药物分类	用量/次	每天给药次数
普萘洛尔	β受体阻滞药	10～20 mg	2～3
美托洛尔		25～50 mg	2
阿替洛尔		50～100 mg	1
倍他洛尔		10～20 mg	1
比索洛尔		5～10 mg	1
卡维地洛	α、β受体阻滞药	12.5～25 mg	1～2
拉贝洛尔		100 mg	2～3

(3) 钙通道阻滞药（CCB）：又称钙拮抗药。该类药物的其特点为起效迅速，强力，降压疗效和降压幅度较强，疗效与剂量成正比，疗效的个体差异较小，与其他类型降压药联合治疗有增强作用。除心力衰竭外较少有禁忌证。对老年病人降压效果较好，非甾体抗炎药不受干扰，对嗜酒病人也有显著降压作用。可用于合并糖尿病、冠心病和外周血管病病人，长期使用有抗动脉粥样硬化作用。不良反应是引起心率增快，面部潮红，头痛，下肢水肿。非二氢吡啶对心力衰竭、窦房结功能低下，心传导阻滞

者禁用。

钙通道阻滞药

药物名称	药物分类	用量/次	每天给药次数
硝苯地平	二氢吡啶类	5～10 mg	3
硝苯地平控释片		30～60 mg	1
尼卡地平		40 mg	2
尼群地平		10 mg	2
非洛地平缓释剂		5～10 mg	1
氨氯地平		5～10 mg	1
拉西地平		4～6 mg	1
乐卡地平		10～20 mg	1
维拉帕米缓释剂	非二氢吡啶类	240 mg	1
地尔硫䓬缓释剂		90～180 mg	1

(4) 血管紧张素转换酶抑制药（ACEI）：该类药物的其特点为起效缓慢，逐渐增强，在3～4周达最大作用，限制钠盐摄入或联合利尿药可使起效迅速和作用增强。对肥胖、糖尿病和靶器官受损的高血压病人具有较好的疗效，尤适用于伴心力衰竭、心肌梗死后、糖尿病病人。不良反应是有刺激性干咳和血管性水肿。高钾血症、妊娠和双侧肾动脉狭窄者禁用。血肌酐超过3 mg使用需谨慎。

血管紧张素转换酶抑制药

药物名称	药物分类	用量/次	每天给药次数
卡托普利	ACEI	12.5～50 mg	2～3
依那普利		10～20 mg	2
贝那普利		10～20 mg	1
赖诺普利		10～20 mg	1
雷米普利		2.5～10 mg	1
福辛普利		10～20 mg	1
西拉普利		2.5～5 mg	1
培哚普利		4～8 mg	1

(5) 血管紧张素Ⅱ受体阻滞药（ARB）：该类药物的特点为起效缓慢，但持久而平稳，在6～8周达最大作用，作用持续时间达24小时以上。限制钠盐摄入或联合利尿药可使疗效明显增强。治疗剂量窗较宽，疗效与剂量增大呈正相关。本类药直接与药物有关的不良反应少，ARB的治疗对象和禁忌证与ACEI相同，是后者不良反应的替换药。

血管紧张素Ⅱ受体阻滞药（ARB）

药物名称	药物分类	用量/次	每日给药次数
氯沙坦	ARB	50～100 mg	1
缬沙坦		80～160 mg	1
伊贝沙坦		150～300 mg	1
替米沙坦		40～80 mg	1
坎地沙坦		8～16 mg	1

2. 小儿药物代谢特点如下：

(1) 药物在体内的分布因年龄而异。如巴比妥类、吗啡、四环素在幼儿脑浓度明显高于年长儿。

(2) 不同年龄对药物的反应不同。吗啡对新生儿呼吸中枢的抑制作用明显高于年长儿，麻黄碱对未成年儿升高血压的作用很弱。

(3) 肝脏的解毒功能不足。特别是新生儿和早产儿，肝脏酶系统发育不成熟。

(4) 肾脏的排泄功能不足。新生儿特别是未成年儿的肾功能不成熟，排泄功能差。

(5) 家庭中有遗传病史的患儿要慎用某些药物。

3. 临床常用的抗休克血管活性药物及用药过程中的注意事项如下：

(1) 常用抗休克血管活性药物：肾上腺素、去甲肾上腺素、多巴胺、多巴酚丁胺、间羟胺、去氧肾上腺素。

(2) 用药注意事项：①不可与碱性药物（碳酸氢钠、肝素钠、氨茶碱等）同一路静脉进行输注。②定期核查输入速度，保证给药剂量的准确性。③用药过程监护心率、血压、尿量等用药反应。④必须及时纠正酸中毒，因为一切血管活性药物在酸性环境下均不能发挥应有作用。

4. 地西泮的适应证及其常见不良反应如下：

(1) 适应证：适用于镇静、催眠、抗焦虑、抗癫痫、抗惊厥、麻醉前给药、紧张性头痛等。

(2) 常见不良反应：包括嗜睡、头晕、乏力、皮疹、大剂量可有共济失调、震颤、长期用药可致依赖性、成瘾性等。

5. 治疗幽门螺杆菌感染并无固定的用药方案，主要是选用以铋化合物、抗生素为基础的多联疗法，相对费用便宜，现分述如下。

(1) 第一用药方案：铋剂标准剂量＋阿莫西林 0.5 g＋甲硝唑 0.4 g，2 次/d，每疗程为 1～2 周。

(2) 第二用药方案：铋剂标准剂量＋四环素 0.5 g＋甲硝唑 0.4 g，2 次/d，每疗程为 1 周。

(3) 第三用药方案：铋剂标准剂量＋克拉霉素 0.25 g＋甲硝唑 0.4 g，2 次/d，每疗程为 1 周。

(4) 第四用药方案：铋剂标准剂量＋呋喃唑酮 100 mg＋克拉霉素 250 mg，2 次/d，每疗程为 2 周。

临床药学（clinical pharmacy）指从医院药学中分离出来的分支学科，是以病人为对象，以提高临床用药质量为目的，以药物与机体相互作用为核心，研究和实践药物临床合理应用方法的综合性应用技术学科。2002年1月，原卫生部公布《医疗机构药事管理暂行规定》，并于2011年1月修订后重新公布，并定名为《医疗机构药事管理规定》。这是一部对临床药学和医院药学发展具有十分重要意义的法规性文件，明确了药事管理的定位："医疗机构药事管理是指医疗机构以病人为中心，以临床药学为基础，对临床用药全过程进行有效的组织实施与管理，促进临床科学、合理用药的药学技术服务和相关的药品管理工作。"明确了药学部门定位："开展以病人为中心，以合理用药为核心的临床药学工作，组织药师参与临床药物治疗，提供药学专业技术服务。"本试卷内容涉及与上述内容相关的各类问题，但其核心是建立和完善临床药师制度并最大限度地发挥其作用。

§1.8 临床药学试卷

一、选择题

【A型题】

1. 对革兰氏阴性菌无效，对革兰氏阳性菌和厌氧菌有较好疗效的药物是（　）
   A. 克林霉素　B. 红霉素　C. 吉他霉素　D. 万古霉素　E. 四环素
2. 一般不宜与酸性药物合用的药物是（　）
   A. 葡萄糖注射液　B. 肾上腺素注射液　C. 喹诺酮类药物　D. 乳酶生、多酶片
   E. 氨苄西林
3. 肾功能减退时可按原治疗量应用的药物是（　）
   A. 头孢哌酮　B. 头孢拉定　C. 万古霉素　D. 阿米卡星　E. 头孢氨苄
4. 根据药物配伍禁忌，葡萄糖溶液中不能加入（　）
   A. 维生素C　B. 维生素B_{12}　C. 维生素B_6　D. 氯化钾　E. 维生素B_1
5. 第二类精神药品一般每张处方不得超过几天的常用量（　）
   A. 3天　B. 5天　C. 6天　D. 7天　E. 14天

【B型题】

问题6～9

A. 巴比妥

B. 磷［^{32}P］酸钠注射液

C. 洋地黄毒苷

D. 阿司匹林

E. 氯胺酮

6. 麻醉药品 （ ）
7. 医疗用毒性药品 （ ）
8. 精神药品 （ ）
9. 放射性药品 （ ）

【X 型题】

10. 下列哪些情况应按假药论处 （ ）

A. 未经批准生产的药物 B. 未经批准进口的药物 C. 变质药物 D. 被污染药物 E. 未取得批准文号的药物

11. 以下哪些属于假药 （ ）

A. 以非药品冒充药品 B. 药品成分与国家标准规定成分不同 C. 深海鱼油 D. 以他种药品冒充此种药品 E. 蜂王浆

12. 特殊药品包括 （ ）

A. 麻醉药品 B. 精神药品 C. 医疗用毒性药品 D. 放射性药品 E. 抗癌类药品

13. 以下必须经国家药监局批准才能使用的是 （ ）

A. 通用名 B. 药品的内包装 C. 商品名 D. 药品的包装、标签、说明书内容 E. 医院制剂的内包装

14. 国务院药品监督管理部门对下列哪些药品在销售前或者进口时必须检验 （ ）

A. 首次在中国销售的药品 B. 疫苗类药品 C. 血液制品 D. 用于血源筛查的体外诊断试剂 E. 国务院药品监督管理部门规定的其他生物制品

15. 国家基本药物的特点是 （ ）

A. 疗效确切 B. 不良反应小 C. 价格合理 D. 质量稳定 E. 使用方便

二、填空题

1. 我国最早明确提出临床药师的地位和工作内容（即第一次提出建立临床药师制度）的文件是____________。
2. 按照国际通用的药品管理办法，将药品分为________和________两大类。
3. 处方一般不得超过________天用量；急诊处方一般不得超过________天用量；对于某些慢性病、老年病或特殊情况，处方用量可适当延长，但医师应当注明理由。
4. 按照抗菌药物临床使用分级管理要求，将抗菌药物分为________、________与________ 3 类。

5. 门（急）诊癌症疼痛病人和中、重度慢性疼痛病人开具的麻醉药品、第一类精神药品注射剂，每张处方不得超过________天常用量；控缓释制剂，每张处方不得超过________天常用量；其他剂型，每张处方不得超过________天常用量。
6. 药品的“三致作用”是________、________和________。
7. 感冒药一般由以下五类药物组成：①________；②解热镇痛药；③镇咳祛痰药；④缩血管药；⑤抗病毒药。无抗生素成分。
8. 新的药品不良反应是指________。
9. 抗菌药物疗程因感染不同而异，一般宜用至体温正常、症状消退后________小时。
10. 药物在体内起效取决于药物的________和________。作用终止取决于药物在体内________。药物的消除主要依靠体内的________及________。多数药物的氧化在肝脏由________促使其实现。

三、判断题

1. 目前，我国医院药剂科的职责，正从制剂生产和药品保障供应为主逐渐向药学服务为主的模式转变。（ ）
2. 保健品属非处方药品。（ ）
3. 处方药品可以在公众媒体上发布广告。（ ）
4. 血药浓度监测主要适用于急、危、重症病人。（ ）
5. 磺胺类药为广谱抗菌药物。（ ）

四、名词解释

1. 临床药师
2. 处方药（Rx）
3. 非处方药（OTC）
4. 特殊药品
5. 血药浓度监测

五、简答题

1. 简述临床药学的建立与发展概况。
2. 试述临床药师的主要职责。
3. 哪些情况下清洁手术前应考虑预防用药？
4. 试述使用非处方药品时的注意事项。
5. 哪些情况应考虑进行血药浓度监测？

参考答案

一、选择题

【A 型题】

题序	1	2	3	4	5
答案	A	C	A	B	D

【B 型题】

题序	6	7	8	9
答案	E	C	A	B

【X 型题】

题序	10	11	12	13	14	15
答案	ABCDE	ABD	ABCDE	ACDE	ABCDE	ABCDE

二、填空题

1.《医疗机构药事管理暂行规定》

2. 处方药　　非处方药

3. 7　　3

4. 非限制　　限制　　特殊使用

5. 3　　15　　7

6. 致癌　　致畸　　致突变

7. 抗组胺药

8. 药品说明书中未载明的不良反应

9. 72～96

10. 吸收　　分布　　消除　　生物转化　　排泄　　肝微粒体酶

三、判断题

题　序	答　案	解　析
1	√	建立和发展临床药学专业是中国医疗改革的重要内容之一，医院药剂科必将向以药学服务为主的方向发展。
2	×	保健（功能）食品是食品的一个种类，具有一般食品的共性，能调节人体的功能，适用于特定人群食用，但不以治疗疾病为目的，因此不属于非处方药品。
3	×	按我国现行规定，所有处方药都不得在大众媒体上刊播广告，只能在国家药品监督管理局批准的医药专业刊物上发布广告。

续表

题　序	答　案	解　析
4	×	血药浓度监测通常用于治疗窗窄、毒性强、服药周期长、服药后个体差异大的药物。
5	√	磺胺药为广谱抗菌药，对革兰氏阳性菌、革兰氏阴性菌、放线菌、衣原体、原虫、立克次体均有较好的抑制作用。

四、名词解释

1. 临床药师：是依托临床药学的一种职业，是医药结合、探讨药物临床应用规律、实施合理用药的一种职业，起源于美国，在我国正起步建设。临床药师以其丰富的现代药学知识与医师一起为病人提供和设计最安全、最合理的用药方案并参与临床查房。临床药师是在帮助医师合理用药上起关键作用的人，他能协助医师在正确的时机为病人处方正确的药物和正确的剂量，避免药物间不良的相互作用，解决影响药物治疗的相关因素等方面遇到的问题，在临床合理用药中发挥重要作用。
2. 处方药（Rx）：是指有处方权的医师所开具出来的处方，并由此从医院药房购买的药物。这种药通常都具有一定的毒性及其他潜在的影响，用药方法和时间都有特殊要求，必须在医师指导下使用。
3. 非处方药（OTC）：是指病人自己根据药品说明书，自选、自购、自用的药物。这类药物毒副作用较少、较轻，而且也容易察觉，不会引起耐药性、成瘾性，与其他药物相互作用也小，在临床上使用多年，疗效肯定。非处方药主要用于病情较轻、稳定、诊断明确的疾病。一句话，非处方药属于可以在药店随意购买的药品。
4. 特殊药品：是指国家制定法律制度，实行比其他药品更加严格的管制的药品。麻醉药品、精神药品、抗癌类药品、医疗用毒性药品、放射性药品等属于特殊管理药品，在管理和使用过程，应严格执行国家有关管理规定。
5. 血药浓度监测：是以药代动力学原理为指导，分析测定药物在血液中的浓度，用以评价疗效或确定给药方案，使给药方案个体化，以提高药物治疗水平，达到临床安全、有效、合理的用药。

五、简答题

1. 临床药学的建立与发展概况：临床药学（clinical pharmacy）是从医院药学中分离出来的分支学科，是以病人为对象，以提高临床用药质量为目的，以药物与机体相互作用为核心，研究和实践药物临床合理应用方法，促进合理用药和减少用药不良事件的综合性应用技术学科。

   西方发达国家在20世纪50年代中后期提出“临床药学概念”，60年代初在高等学校设置了“临床药学专业”，在医院建立了“临床药师制”，药师直接参与临床用药，提高临床药物治疗水平，保护病人用药安全。我国自2002年《医疗机构药事管理暂行规定》首次提出“建立临床药师制”后，教育部于2006年6月在高等学校药学院系设置“临床药学专业”，原卫生部采取了一系列措施，如制定关于开展临床药师培养工作的指导意见，建立临床药师培训基地、启动临床药师培训试点工作等，这些规定和举措有力地促进了医院临床药学工作的开展。
2. 临床药师在病人药物治疗中作用明显，其主要任务和职责如下：

   （1）防止用药错误（ME）：通过临床药师参与药物治疗、用药医嘱或处方审核，及时发现纠正医师处方、用药医嘱以及护士给病人用药的不规范、不适宜等用药错误。

(2) 负责药物不良反应的监测：搜集，登记、整理用药不良反应事件，防范减少药物不良事件(adverse drug reactions，ADE) 的发生。据《美国医学会杂志》统计显示，住院病人 19%的损伤是ADE，28%～56%的 ADE 是可以预防的。

(3) 指导合理用药：协助临床医师遴选药物，制定药物治疗方案，监护病人用药情况，随时提出改进措施，指导安全、合理用药，提高药物治疗水平。协助临床医师做好新药的试用、观察及疗效评价，提出改进和淘汰药物的品种。

(4) 建立临床药学实验室：监测血药浓度，研究药物在体内的分布、代谢、排泄及相互作用等过程，为临床合理用药提供科学依据，并接受临床医师用药咨询。

3. 下列情况可考虑手术前预防用药：

(1) 手术范围大、时间长、污染机会增加。

(2) 手术涉及重要脏器，一旦发生感染将造成严重后果者。

(3) 异物植入手术。

(4) 高龄、糖尿病或免疫缺陷者等高危人群。

4. 使用非处方药品时的注意事项：

(1) 通过各种渠道，充实、提高个人的用药知识，作为自我药疗的基础，便于小病的自我判断。

(2) 正确选用有国家统一的标识的非处方药。

(3) 仔细阅读标签说明书，了解其适应证、注意事项及不良反应。

(4) 认真检查所选药品有无批准文号及非处方药“登记证书编号”。

(5) 注意药品的内外包装是否有破损及有效期。

(6) 严格按说明书用药，不得擅自超量、超时使用，若有疑问要向医师咨询。

(7) 按要求储藏药品，放置于小儿不可触及处。

5. 下列情况可考虑进行血药浓度监测：

(1) 血药浓度与药效关系密切的药物。

(2) 治疗指数低、毒性反应强的药物（地高辛、茶碱、抗心律失常药、氨基糖苷类抗生素、抗癫痫药、甲氨蝶呤、锂盐等)。

(3) 有效治疗浓度范围已经确定的药物。

(4) 具有非线性动力学特性的药物。这些药物在用到某一剂量时，体内药物代谢酶或转运载体发生了饱和，出现了一级和零级动力学的混合过程，此时剂量稍有增加，血药浓度便急骤上升，$t_{1/2}$明显延长，而产生中毒症状，此类药物如苯妥英、普萘洛尔等。

(5) 药物的毒性反应与疾病的症状难以区分时，是因为给药剂量不足，还是因为过量中毒，如地高辛等。

(6) 用于防治一些慢性疾病发作的药物（如茶碱、抗癫痫药、抗心律失常药)，不容易很快判断疗效，通过测定稳态血药浓度可适当调整剂量。

(7) 治疗如果失败会带来严重后果。

(8) 患有心、肝、肾和胃肠道等脏器疾患，可明显影响药物的吸收、分布、代谢和排泄的体内过程时，血药浓度变动大，需要进行监测。

(9) 在个别情况下确定病人是否按医嘱服药。

(10) 提供治疗上的医学法律依据。

§2

预防医学试卷

预防医学（preventive medicine）是从医学科学体系中分化出来的，它是研究预防和消灭病害，讲究卫生，增强体质，改善和创造有利于健康的生产环境和生活条件的科学。预防医学的特点包括：工作对象包括个体和群体，工作重点是健康和无症状病人，对策与措施更具积极预防作用和人群健康效益，研究方法上更注重微观和宏观相结合，研究重点是环境与人群健康之间的关系。

一、选择题

【A 型题】

1. 现阶段医学模式的转变是指 （　　）
   A. 从神灵主义医学模式向自然哲学医学模式转变　B. 从机械论医学模式向生物医学模式转变　C. 从自然哲学的医学模式向生物-心理-社会医学模式转变　D. 从神灵主义医学模式向生物-心理-社会医学模式转变　E. 从生物医学模式向生物-心理-社会医学模式转变
2. 生物-心理-社会医学模式的特点是 （　　）
   A. 重视社会、心理因素对人类健康的影响　B. 重视生物、心理因素对人类健康的影响　C. 重视社会、生物因素对人类健康的影响　D. 重视生物、心理、社会因素对人类健康的影响　E. 重视心理、行为、情感因素对人类心身健康的影响
3. 流行病学研究的对象是 （　　）
   A. 疾病　B. 病人　C. 人群　D. 健康人　E. 亚临床型病人
4. 流行病学与临床医学的区别在于 （　　）
   A. 在群体水平上研究疾病现象　B. 研究疾病的病因学　C. 提供诊断依据
   D. 不涉及药物治疗　E. 不研究疾病的预后
5. 流行病学的定义可概括为 （　　）
   A. 研究传染病的发生、发展和转归的科学　B. 研究非传染病的发生、发展和转归的科学　C. 研究人群中疾病与健康状况的分布及其影响因素，并研究如何防治疾病及促进健康的策略与措施的科学　D. 研究疾病的诊断、治疗及预防的科学　E. 研究影响传染病流行的各种因素
6. 表示流行强度的一组术语是 （　　）
   A. 散发、流行和大流行　B. 周期性、季节性和长期变异　C. 发病率、死亡率和患病率的大小　D. 传染性、易感性和免疫性的大小　E. 暴发、传染性、致病力
7. 疾病发生的基本条件是 （　　）
   A. 机体抵抗力下降　B. 环境中有大量的病原体存在　C. 人群中营养状况普遍不良

D. 致病因素与宿主同时存在　E. 致病因素、宿主和环境相互作用失去平衡

8. 我国 1989 年规定法定报告的病种中属于甲类的是 (　　)
A. 病毒性肝炎　B. 流行性乙型脑炎　C. 流行性脑脊髓膜炎　D. 流行性感冒　E. 霍乱

9. 我国规定的监测传染病是 (　　)
A. 疟疾、流行性感冒、脊髓灰质炎、斑疹伤寒、回归热、登革热　B. 鼠疫、霍乱、天花、黄热病、回归热、出血热　C. 疟疾、流行性感冒、脊髓灰质炎、出血热、回归热、登革热　D. 鼠疫、霍乱、黄热病、回归热、斑疹伤寒　E. 疟疾、流行性感冒、流行性脑脊髓膜炎、回归热、登革热、斑疹伤寒

10. 感染过程最常见的表现是 (　　)
A. 病原体被清除　B. 隐性感染　C. 显性感染　D. 病原携带状态　E. 潜伏性感染

11. 保护易感人群采用的各种免疫措施中最重要的是 (　　)
A. 转移因子等免疫激活剂　B. 高效价免疫球蛋白　C. 丙种球蛋白　D. 疫苗或菌苗　E. 药物预防

12. 对病毒或真菌污染的物品消毒，如体温表，最好用 (　　)
A. 漂白粉　B. 过氧乙酸　C. 石炭酸　D. 酒精　E. 来苏儿

13. 注射丙种球蛋白的免疫属于 (　　)
A. 自然免疫　B. 自动免疫　C. 自然被动免疫　D. 人工被动免疫　E. 人工自动免疫

14. 对洪水浸泡过的教室常用哪种消毒剂消毒 (　　)
A. 酒精　B. 漂白粉　C. 过氧乙酸　D. 新洁尔灭　E. 甲醛

15. 儿童基础免疫初种工作要求在 1 岁半以内完成的生物制品接种是 (　　)
A. 卡介苗、百白破、脊髓灰质炎和麻疹疫苗　B. 卡介苗、百日咳菌苗、麻疹、脊髓灰质炎疫苗　C. 百日咳菌苗、麻疹、脊髓灰质炎疫苗、白喉类毒素　D. 白喉、破伤风类毒素、麻疹、脊髓灰质炎疫苗　E. 脊髓灰质炎疫苗、白喉、破伤风类毒素、卡介苗

16. 目前我国计划免疫的正确含义是 (　　)
A. 对儿童进行脊髓灰质炎、百日咳、白喉、破伤风、结核、麻疹 6 种生物制品的接种
B. 根据疫情监测和人群免疫状况分析，按照规定的免疫程序，有计划地利用生物制品进行人群预防接种，以提高人群免疫水平，达到控制以至最终消灭相应传染病的目的
C. 对儿童的基础免疫和加强免疫　D. 经常性的常规免疫加上流行时的应急免疫
E. 在某些传染病流行期间有针对性地进行预防接种

17. 有关计划免疫疫苗禁忌证的描述，下述哪一项是错误的 (　　)
A. WHO 规定，计划免疫接种所用的疫苗几乎没有禁忌证　B. 对正在患病的儿童接种疫苗有顾虑时，应鼓励和动员他们进行接种　C. 对接种第一针百白破疫苗发生强

烈反应（抽搐、高热、惊厥）的儿童，不可再接种第二针　D. 既往诊断有明确过敏史的儿童，一般不予接种（包括口服脊髓灰质炎疫苗）　E. 免疫功能缺陷的儿童，可暂缓接种，等愈后补种

18. 原卫生部规定的计划免疫的 4 种基本疫苗是指　（　）
A. 卡介苗、麻疹疫苗、脊髓灰质炎疫苗、乙肝疫苗　B. 卡介苗、脊髓灰质炎疫苗、乙肝疫苗、狂犬病疫苗　C. 卡介苗、脊髓灰质炎疫苗、麻疹疫苗、百白破疫苗　D. 卡介苗、麻疹疫苗、乙肝疫苗、百白破疫苗　E. 卡介苗、脊髓灰质炎疫苗、麻疹疫苗、破伤风疫苗

19. 环境可分为　（　）
A. 物理环境、生物环境及社会环境　B. 物理环境、化学环境、生物环境及社会环境　C. 物理环境、生活环境及社会环境　D. 物理环境、生活环境及社会环境　E. 生存环境、社会环境及物理环境

20. 社会环境包括　（　）
A. 社会制度、教育和人口等因素　B. 所有与社会生产力、生产关系及人类行为和生活方式有密切联系的因素　C. 家庭婚姻、人际关系和社会保障等因素　D. 经济制度、社会保障、教育制度等因素　E. 社会文化、教育制度、经济制度等因素

21. 次生环境是指　（　）
A. 工业“三废”污染所形成的环境　B. 生活“三废”污染所形成的环境　C. 农药化肥使用后污染所形成的环境　D. 人群密集活动所形成的环境　E. 人群的环境

22. 环境污染最主要的来源是　（　）
A. 工业“三废”　B. 生活“三废”　C. 农药、化肥　D. 自然灾害　E. 交通运输

23. 从世界人类疾病谱来看，当前影响人的健康和死亡的疾病顺次是　（　）
A. 流行性病、肿瘤和脑血管　B. 流行性病、恶性肿瘤和消化系统病　C. 心血管病、脑血管病和恶性肿瘤　D. 心血管病、消化系统病和恶性肿瘤　E. 心血管病、脑血管病和呼吸系统病

24. 环境污染的高危人群是指　（　）
A. 对环境污染引起人们健康损害最不敏感的人群　B. 对环境污染引起人们健康损害较敏感的人群　C. 对环境污染最敏感的人群　D. 对环境污染引起人们健康损害最敏感的人群　E. 对环境污染引起人们健康损害敏感的人群

25. 二次污染物是指　（　）
A. 毒性比一次污染物低的污染物　B. 空气中存在的所有污染物　C. 直接从污染源排出环境中的污染物　D. 与一次污染物理化性状相同的污染物　E. 排入环境中的一次污染物在理化及生物因素作用下，形成与一次污染物不同的新污染物

26. 目前最常见的介水肠道传染病是　（　）
A. 霍乱、痢疾、肝炎　B. 霍乱、伤寒、痢疾　C. 伤寒、痢疾、肝炎、钩端螺旋

体　D. 霍乱、伤寒、痢疾、肝炎　E. 细菌性痢疾、传染性肝炎

27. 粪便无害化处理效果最好的方法是　(　)

A. 填埋法　B. 粪尿混合发酵法　C. 高温堆肥法　D. 沼气发酵法　E. 三格化粪池法

28. 可引起温室效应的主要物质是　(　)

A. SO_2　B. CO　C. CO_2　D. NO_2　E. NO

29. 致癌因素中，最多见的是　(　)

A. 化学因素　B. 心理因素　C. 物理因素　D. 生物因素　E. 社会因素

30. 毒物在体内的蓄积量主要受哪些因素的影响　(　)

A. 毒性、摄入量、生物半减期　B. 摄入量、生物半减期和作用时间　C. 理化特性、毒性、摄入量　D. 摄入量、理化特性、作用时间　E. 蓄积部位、摄入量、生物半减期

31. 形成酸雨的主要污染物是　(　)

A. CO_2 和 NO_x　B. CO_2 和 O_3　C. NO_2 和 CO　D. HC 和 CFC　E. NO_x 和 SO_2

32. 天然食物中蛋白质生物学价值最高的是　(　)

A. 瘦猪肉　B. 鸡蛋　C. 牛奶　D. 鱼　E. 黄豆制品

33. 腌制或酸渍的肉类、蔬菜食品中可能含有较高浓度的　(　)

A. 黄曲霉毒素　B. 多环芳烃类化合物　C. 胺类　D. N-亚硝基化合物　E. 大肠埃希菌

34. 有利于肠道钙吸收的因素是　(　)

A. 蛋白质、乳糖、维生素 D　B. 脂肪酸、氨基酸、乳糖　C. 抗酸药、乳糖、钙磷比　D. 植酸、蛋白质、抗酸药　E. 草酸、维生素 D、乳糖

35. 引起沙门菌食物中毒的主要食物是　(　)

A. 蔬菜、水果　B. 豆类及其制品　C. 谷类　D. 肉类、奶类及其制品　E. 海产品

36. 一般成人蛋白质供热量占膳食总热量的　(　)

A. 10%～20%　B. 10%～12%　C. 12%～14%　D. 12%～20%　E. 10%～15%

37. 生长期儿童锌缺乏的主要表现为　(　)

A. 生长迟缓　B. 克山病　C. 呆小病　D. 毛发脱落　E. 口角炎

38. 婴幼儿最理想的钙来源是　(　)

A. 水产品　B. 谷类　C. 奶及奶制品　D. 蔬菜　E. 肉类

39. 热能系数最高的营养素是　(　)

A. 蛋白质　B. 膳食纤维　C. 脂肪　D. 糖类　E. 维生素

40. 目前我国居民膳食中蛋白质的主要来源是　(　)

A. 豆类蛋白质　B. 肉类蛋白质　C. 奶及奶制品　D. 谷类蛋白质　E. 蛋及其制品

41. 为了预防婴幼儿缺铁性贫血，应从何时开始补充含铁食物　(　)

A. 出生后 3 个月　B. 出生后 4 个月　C. 出生后 5 个月　D. 出生后 6 个月　E. 出生后 8 个月

42. 母乳是婴儿的最佳天然食品，能供给婴儿多长时间内所需的全部营养素　(　)

A. 出生后 4 个月　B. 出生后 5 个月　C. 出生后 6 个月　D. 出生后 7 个月　E. 出生后 8 个月

43. 反复淘洗大米时，损失最多的营养素是　(　)

A. 维生素 B_2　B. 糖类　C. 脂肪　D. 蛋白质　E. 无机盐

44. 海鱼有一定的防治动脉粥样硬化的作用，是因为含有丰富的　(　)

A. 维生素 A　B. 烟酸　C. 优质蛋白质　D. 多不饱和脂肪酸　E. 碘

45. 含胆固醇最高的食物是　(　)

A. 羊肉　B. 猪脑　C. 鸡肉　D. 牛排　E. 猪肝

46. 世界卫生组织建议的食盐摄入量上限为　(　)

A. 4 g/d　B. 6 g/d　C. 10 g/d　D. 12 g/d　E. 15 g/d

47. 人类食物营养是否满足需求的基本标志是　(　)

A. 热能、维生素　B. 蛋白质、矿物质　C. 维生素、矿物质　D. 热能、蛋白质　E. 蛋白质、维生素

48. 黄曲霉毒素污染最严重的食品是　(　)

A. 大米　B. 小麦　C. 高粱　D. 发酵食品　E. 花生

49. 在柏油路上晾晒粮食，易造成　(　)

A. N-亚硝基化合物污染　B. 多环芳烃污染　C. 农药污染　D. 有害金属污染　E. 昆虫污染

50. 保存果蔬最适宜的温度是　(　)

A. −18 ℃左右　B. −10 ℃左右　C. 0 ℃左右　D. 4 ℃左右　E. 10 ℃左右

51. 甲醇的毒性作用部位主要为　(　)

A. 肾脏　B. 心脏　C. 肝脏　D. 视神经　E. 角膜

52. 最常见的食物中毒是　(　)

A. 化学性食物中毒　B. 真菌性食物中毒　C. 有毒动物中毒　D. 有毒植物中毒　E. 细菌性食物中毒

53. 判定食物中毒至关重要的根据是　(　)

A. 流行病学调查　B. 卫生学调查　C. 临床诊断　D. 实验室分析诊断　E. 病人自述

54. 预防维生素 D 缺乏性佝偻病时常选用　(　)

A. 维生素 D 400 U/d，口服　B. 维生素 D 1 万 U/d，口服　C. 维生素 D 10 万

U/d，口服　D. 维生素 D 60 万 U，肌内注射，每隔 2 周 1 次，共 3 次　E. 维生素 D 80 万 U，肌内注射，每周 1 次，共 3 次

55. 化妆品皮肤病中最常见的是（　　）

A. 化妆品皮肤色素沉着　B. 化妆品接触性皮炎　C. 化妆品光变应性皮炎　D. 化妆品性痤疮　E. 化妆品性酒渣鼻

56. 下面哪种化妆品最易引起刺激性接触性皮炎（　　）

A. 润肤霜　B. 雪花膏　C. 护发素　D. 冷烫液　E. 胭脂

57. 在下列化妆品中毒性最强的是（　　）

A. 膏霜类　B. 液洗类　C. 美容类　D. 芳香类　E. 染发剂

58. 关于职业病的特点，下列说法错误的是（　　）

A. 病因明确　B. 存在剂量反应关系　C. 病因大多数可定量测定　D. 凡是接触者均可患病　E. 病变早期处理预后较好

59. 慢性铅中毒主要引起（　　）

A. 正常细胞性贫血　B. 小细胞低色素性贫血　C. 大细胞性贫血　D. 再生障碍性贫血　E. 巨幼细胞贫血

60. 慢性苯中毒主要损害的系统是（　　）

A. 消化　B. 血液　C. 造血　D. 循环　E. 神经

61. 氰化物中毒的特效解毒剂是（　　）

A. $Na_2S_2O_3$　B. $NaNO_2$　C. 细胞色素 C　D. 小剂量的亚甲蓝　E. 亚硝酸钠硫代硫酸钠

62. 肺尘埃沉着病诊断的主要临床依据是（　　）

A. 职业史　B. 症状与体征　C. 肺功能　D. X 线胸片　E. 病理切片

63. 急性苯中毒主要是损害（　　）

A. 神经系统、消化系统、血液系统　B. 骨骼、泌尿系统　C. 中枢神经系统　D. 骨骼、牙齿　E. 消化系统、呼吸系统

64. 在我国，恶性肿瘤类别中发病及死亡率最高的是（　　）

A. 肝癌　B. 鼻咽癌　C. 肺癌　D. 食管癌　E. 胃癌

65. 冠心病发病危险因素中最重要的组合是（　　）

A. 年龄、肥胖、遗传、性格　B. 高血压、高胆固醇、肥胖、吸烟　C. 高血压、环境、遗传、紧张　D. 高血压、肥胖、年龄、性别　E. 年龄、性格、糖尿病、吸烟

66. 高血压病人的主要致死原因（　　）

A. 继发性糖尿病　B. 脑血管意外　C. 肾功能不全　D. 动脉粥样硬化性心脏病　E. 左心室肥厚、扩张，致左心衰

67. 吸烟对人体的最大危害是引起（　　）

A. 肺癌　B. 冠心病　C. 高血压　D. 肺炎　E. 慢性支气管炎

68. 不洁性行为最主要的危害是 ( )

A. 导致婚姻关系紧张 B. 严重影响子女身心健康 C. 性传播疾病 D. 道德危机 E. 社会不安定

69. 药物成瘾是指 ( )

A. 有心理上的依赖性，有用药的欲望，不伴有耐受性 B. 有心理上的依赖性，有用药的欲望，伴有耐受性 C. 渴求用药，对药物有耐受性，但停药后不产生戒断症状 D. 渴求用药，突然停药出现戒断症状，伴有耐受性 E. 渴求用药，不伴有耐受性，突然停药出现戒断症状

70. 健康危险因素是指 ( )

A. 与慢性病发生有密切关系的因素 B. 机体内外环境中与疾病发生、发展及死亡有联系的因素 C. 能导致疾病的因素 D. 有害于健康的因素 E. 不良行为与生活方式

71. 我国健康教育面临的挑战是 ( )

A. 经济发展、师资力量、人口老化 B. 人口老化、新型“疾病”、观念更新

C. 师资素质、人口老化、城乡差别 D. 新型“疾病”、经济发展、观念更新

E. 城乡差别、观念更新、经济发展

72. 现代慢性病的主要致病因素是 ( )

A. 环境因素 B. 保健因素 C. 生物因素 D. 行为和生活方式 E. 现代因素

73. 月经初潮的出现意味着 ( )

A. 生长加速 B. 性器官发育成熟 C. 青春期发育的开始 D. 生长发育速度开始减慢 E. 青春期发育的结束

74. 为了由样本推断总体，样本应当是总体中 ( )

A. 任意一部分 B. 典型部分 C. 有价值的一部分 D. 有意义的一部分

E. 有代表性的一部分

75. 欲表示某地区某年各种死因的构成比，可绘制 ( )

A. 线图 B. 直方图 C. 百分条图或圆图 D. 统计地图 E. 条图

76. 下列哪些统计图适用于计数资料 ( )

A. 直条图、直方图 B. 线图、半对数线图 C. 直条图、百分直条图 D. 百分直条图、直方图 E. 散点图、线图

77. 某医院的资料，计算了各种疾病所占的比例，该指标为 ( )

A. 发病率 B. 构成比 C. 标化发病比 D. 标化发病率 E. 相对比

78. 一种疾病的病死率为 ( )

A. 每10万人的粗死亡率 B. 该病的死亡专率 C. 某疾病的死亡结果 D. 该病死亡在各种死亡中的比例 E. 该病病人的死亡百分比

79. 死亡率是指 ( )

A. 某人群在一定期间内的总死亡人数与该人群同期平均人口数之比　B. 某人群在一定期间内的总死亡人数与该人群同期暴露人口数之比　C. 某人群在一定期间内的总死亡人数与该人群同期患病人口数之比　D. 某人群在一定期间内的总死亡人数与该人群同期发病人口数之比　E. 某人群在一定期间内的总死亡人数与该人群同期期末人口数之比

80. 研究某种药物对某病的治疗效果时，试验对象应该是　(　)

A. 严重型病人　B. 男、女人数必须相等　C. 患病人群中有代表性的样本　D. 对照组为非患某病的人组成　E. 非典型症状的病人

81. 关于临床试验的对照组，下列哪种说法是正确的　(　)

A. 与病人同时入院的非某病的病例　B. 由人群中的非病例组成　C. 为患病的病人组成，但处理因素与试验组不同　D. 患某病的较轻型病例　E. 对照组的设立是为了防止抽样误差

82. 在进行药物疗效分析时，下列哪项是正确的　(　)

A. 因为是临床试验，不需要对照组　B. 试验组、对照组均只选典型病人　C. 试验组、对照组都应选择有代表性者，并且两组是均衡可比的　D. 试验组应选择较轻的病人　E. 对照组应选择较重的病人

【X 型题】

83. 流行病学研究的基本含义包括　(　)

A. 从群体的角度研究该病和健康状况　B. 研究各种疾病，不限于传染病　C. 主要研究临床个体的诊断和治疗　D. 从频率和分布出发研究疾病　E. 研究预防和控制疾病的对策与策略

84. 普查的目的包括　(　)

A. 早期发现和治疗病人　B. 了解疾病的分布　C. 了解健康状况的分布　D. 非常适用于发病率低的疾病的研究　E. 研究人身体指标的正常标准

85. 下列哪些是第一级预防措施　(　)

A. 自我保健　B. 健康教育　C. 定期体检　D. 环境保护　E. 全民健身运动

86. 下列哪些是第二级预防的措施　(　)

A. 定期健康检查　B. 早发现　C. 早诊断　D. 早治疗　E. 防止“三废”污染

87. 下列哪些是第三级预防措施　(　)

A. 防止病残　B. 防止成慢性者　C. 防止复发转移　D. 社会康复　E. 职业康复

88. 关于近几十年来，人类健康状况的转变，下列哪些叙述是正确的　(　)

A. 从全世界范围内来看，传染性疾病已不再危害人类的健康　B. 在许多国家，慢性非传染性疾病已经成为主要的死亡原因　C. 目前占据疾病谱和死因谱前几位的疾病，大都与精神应激、不健康行为和生活方式有关　D. 人类平均期望寿命已大大提

高　　E. 社会病态行为的重要性增加了

89. 下列哪些是预防接种的异常反应　（　　）
A. 过敏性休克　B. 接种部位 24 小时内炎症反应　C. 变态反应性脑脊髓炎　D. 无菌性脓肿　E. 血清病

90. 血常规检查中白细胞分类计数在传染病诊断中的正确概念包括　（　　）
A. 白细胞数显著增多常见于流行性脑脊髓膜炎、败血症、猩红热　B. 伤寒、副伤寒与布氏菌病白细胞数正常或减少　C. 流行性感冒、登革热、病毒性肝炎时白细胞数常减少或正常　D. 寄生虫感染时嗜酸性粒细胞增多　E. 嗜酸性粒细胞减少见于伤寒、流行性脑脊髓膜炎

91. 下列哪项属于主动免疫制剂　（　　）
A. 疫苗　B. 菌苗　C. 抗毒素　D. 类毒素　E. 丙种球蛋白

92. 根据我国《传染病防治法》及其他规定，对下列哪些疾病应采取甲类传染病的预防、控制措施　（　　）
A. 鼠疫病人及病原携带者　B. 霍乱病人及病原携带者　C. 艾滋病病人　D. 人感染禽流感病人　E. 麻风病病人

93. 环境污染引起的疾病有　（　　）
A. 传染病　B. 尘肺、中毒性疾病　C. 公害病　D. 职业病　E. 食源性疾病

94. 经饮用水传播的传染病流行特征中，下列哪些是正确的　（　　）
A. 疾病的发病具有明显的季节性特点　B. 病人与供水范围一致　C. 除哺乳婴儿外，不同年龄、性别、职业均可发病　D. 水源经常被污染时，病例终年不断，发病呈地方性特点，如系一次大量污染则可突然暴发或流行，发病曲线呈单峰形　E. 对污染水源采取措施后流行即可终息

95. 我国环境卫生工作的主要任务包括　（　　）
A. 大力加强农村的环境卫生工作　B. 深入开展卫生监督　C. 进一步加强环境污染对人群健康影响的研究　D. 开展环境治理　E. 完善环境卫生标准及卫生立法

96. 环境卫生工作包括以下哪些内容　（　　）
A. 经常性环境卫生监测监督　B. 进行环境污染的治理　C. 开展环境污染对居民健康影响的调查研究　D. 进行预防性卫生监督　E. 积累资料，建立环境卫生技术档案

97. 下列哪些是环境化学因素　（　　）
A. 农药　B. 空气微粒　C. 有害气体　D. 重金属化合物　E. 放射性物质

98. 介水传染病有以下哪些流行特点　（　　）
A. 有机物污染　B. 短期内出现暴发流行　C. 饮用同一水源　D. 表现的症状各有所异　E. 控制污染源，疾病流行即得到控制

99. 以下属于膳食纤维的是　（　　）
A. 纤维素　B. 果胶　C. 半纤维素　D. 藻类多糖　E. 果糖

100. 下述有关膳食营养的叙述，哪些是正确的 （　　）

A. 膳食中钙的最好来源是奶类　B. 维生素 A 的良好食物来源是动物肝脏　C. 膳食中维生素 B_1 的主要来源是粮谷类　D. 膳食中维生素 C 的主要来源是蔬菜、水果　E. 膳食中蛋白质含量最高的食物是豆类

101. 低盐或无盐膳食适用于 （　　）

A. 缺血性心力衰竭病人　B. 高血压病人　C. 肝硬化腹水病人　D. 肾脏疾病病人　E. 水肿病人

102. 低蛋白膳食适用于 （　　）

A. 急性肾炎病人　B. 尿毒症病人　C. 心脏病病人　D. 肝功能衰竭者病人　E. 中毒烧伤病人

103. 下述食物中毒的流行特征中哪些是正确的 （　　）

A. 潜伏期短，一般在半小时至 24 小时内　B. 所有病人均有相同的症状或症状基本相似　C. 病人有同一进食史，无进食史者不发病　D. 停止食用该食物并改善卫生状况后发病很快停止　E. 严格追查可具有人与人之间接触传染的可能性

104. 关于老年人合理膳食原则，下列哪些是正确的 （　　）

A. 少量多餐，饮食有规律　B. 多吃蔬菜、水果　C. 膳食要低盐　D. 少吃饱和脂肪酸高的食品　E. 多吃蛋白质丰富的食品

105. 关于食品添加剂，下列哪些说法是正确的 （　　）

A. 现阶段，食品添加剂大部分是人工合成的　B. 人工合成食品添加剂使用量较小　C. 目前，偏重于天然食品添加剂的发展　D. 天然食品添加剂毒性大于人工合成食品添加剂　E. 天然食品添加剂主要来自动、植物组织或微生物的代谢产物

106. 下列哪些项属于食物中毒 （　　）

A. 食用动物肝脏引起的中毒　B. 发芽马铃薯引起的中毒　C. 鱼类组胺引起的过敏反应　D. 食用鲜虾引起的过敏反应　E. 有毒蜂蜜引起的中毒

107. 关于细菌性食物中毒的流行病学特点，下列哪些叙述是正确的 （　　）

A. 全年皆可发生　B. 大多数病程短，病情轻，恢复快，预后好　C. 植物性食品是引起中毒的主要食品　D. 发病率高，病死率低　E. 夏秋季多发

108. 关于毒蕈中毒的治疗，正确的方法包括 （　　）

A. 凡进食毒蕈后 10 小时内均应彻底洗胃　B. 单纯胃肠炎型，可按一般食物中毒处理　C. 肝肾损害型，可使用二巯丙醇　D. 可用阿托品对抗副交感神经兴奋症状　E. 溶血型，可用肾上腺皮质激素

109. 职业性损害包括 （　　）

A. 工作有关疾病　B. 职业性外伤　C. 职业病　D. 食物中毒　E. 公害病

110. 关于肺癌的分布特征，下列哪些叙述是正确的 （　　）

A. 肺癌发病率和死亡率在世界和我国均有增长的趋势　B. 肺癌的发生，农村多于城市　C. 肺癌的标化死亡率，男性高于女性　D. 肺癌死亡率随年龄增长而增长

E. 我国肺癌标化死亡率最高的地区是东北，最低是青藏

111. 关于冠心病的一级预防，下列哪些是正确的 ( )

A. 预防高血压 B. 防止青少年开始吸烟并提倡不吸烟 C. 注意生活方式的改变 D. 提早采用药物预防性治疗 E. 注意预防肥胖的发生

112. 下列预防高血压的措施中，哪些是正确的 ( )

A. 少喝酒、不吸烟 B. 低盐、低脂肪、低热量饮食 C. 肥胖者要节制饮食、减轻体重 D. 少吃富含胆固醇食物 E. 应尽量少吃含碘较多的海产食物

113. 以下哪些属于计量资料 ( )

A. 身高 B. 脉搏 C. 血压 D. 体重 E. 白细胞数

114. 下列哪些叙述是正确的 ( )

A. 死亡率反映一个人群的总死亡水平 B. 患病率又称流行率 C. 发病率是队列研究的常用指标 D. 患病率等于罹患率 E. 病死率常用来说明疾病的严重程度

115. 有关调查表设计的原则哪些叙述是正确的 ( )

A. 措辞要准确、通俗易懂 B. 措辞尽可能使用专业术语 C. 有关的项目一项不能少，无关的项目一项也不列 D. 尽量使用客观和定量的指标 E. 项目排列先易后难

二、填空题

1. 环境污染对健康影响的特点有________、________、________、________。
2. 环境污染的来源有________、________和________。
3. 饮用水的卫生学要求是________、________、________、________。
4. 必需脂肪酸有________和________。
5. 地方性氟中毒的主要临床表现有________和________。
6. 慢性汞中毒的主要临床表现为________、________、________。
7. 刺激性气体对人体最严重的危害是引起________。
8. 统计资料的类型有________、________、________。
9. 表示差异的指标有________、________和________，其中最常用的是________。标准差愈小，说明观察值的变异程度愈________；反之，说明变异程度愈________。
10. 医学统计工作的基本步骤是________、________、________、________。

三、判断题

1. 一般植物蛋白质消化率高于动物蛋白质。 ( )
2. 脂肪的营养价值主要取决于脂肪中饱和脂肪酸的含量。 ( )
3. 膳食中膳食纤维含量愈高，结肠炎、结肠癌发病率愈高。 ( )
4. 接触石棉尘的工人可引起肺癌和胸膜间皮瘤。 ( )
5. 高频听力损伤是噪声作业工人的早期听力改变。 ( )

四、名词解释

1. 介水传染病
2. 一级预防
3. 医源性疾病
4. 健康教育
5. 农药

五、简答题

1. 试述环境污染的概念及环境污染的来源。
2. 试述环境污染物对人群健康影响的特点。
3. 简述食物与健康的关系。
4. 试述食物中毒的特点。
5. 试述食品添加剂的概念及常用的食品添加剂。

参考答案

一、选择题

【A 型题】

题序	1	2	3	4	5	6	7	8	9	10	11	12	13	14	15
答案	E	D	C	A	C	A	E	E	A	B	D	B	D	B	A
题序	16	17	18	19	20	21	22	23	24	25	26	27	28	29	30
答案	B	D	C	B	B	D	A	C	D	E	A	C	C	A	B
题序	31	32	33	34	35	36	37	38	39	40	41	42	43	44	45
答案	E	B	D	A	D	B	A	C	C	D	B	C	E	D	B
题序	46	47	48	49	50	51	52	53	54	55	56	57	58	59	60
答案	B	D	E	B	C	D	E	D	A	B	D	E	D	B	C
题序	61	62	63	64	65	66	67	68	69	70	71	72	73	74	75
答案	E	D	C	C	B	B	A	C	D	B	B	D	D	E	C
题序	76	77	78	79	80	81	82								
答案	C	B	E	A	C	C	C								

【X 型题】

题序	83	84	85	86	87	88	89	90	91	92	93
答案	ABDE	ABCE	ABDE	ABCD	ACDE	BCDE	ACDE	ABCE	ABD	ABD	ACDE

续表

题序	94	95	96	97	98	99	100	101	102	103	104
答案	BCDE	ABCE	ACDE	ABCD	ABCE	ABCD	ABCDE	ABCDE	ABD	ABCD	ABCD
题序	105	106	107	108	109	110	111	112	113	114	115
答案	ABCE	ABCE	ABDE	ABDE	ABC	ACDE	ABCE	ABCD	ABCDE	ABCE	ACDE

二、填空题

1. 长期性　多样性　复杂性　广泛性
2. 生产性污染　生活性污染　交通噪声污染
3. 流行病学上安全　感观性状良好　化学性状良好　不含任何有害化学物质
4. 6 系亚油酸　ω-3 系 α-亚麻酸
5. 氟骨症　氟斑牙
6. 脑衰弱综合征　震颤　口腔-牙龈炎
7. 肺水肿
8. 数值变量　分类变量　变量的转化
9. 标准差　变异系数　方差　标准差　小　大
10. 设计　收集资料　整理资料　分析资料

三、判断题

题　序	答　案	解　析
1	×	动物性食品中蛋白质含量多，且容易被消化酶分解，机体吸收利用的可能性大；植物性蛋白质由于植物纤维素的大量包围，蛋白质与消化酶程度较差，通常消化率较低。
2	×	食用脂肪营养价值的高低主要取决于不饱和氨基酸和不饱和脂肪酸的种类和含量多少。不饱和氨基酸和不饱和脂肪酸就是人体自身不能合成的，必须通过外界来吸收。
3	×	膳食中膳食纤维经常食用对人体好处多：清洁肠胃、降低胆固醇、防治肥胖、有益于防治糖尿病。研究显示，大量摄入蔬菜和水果与结肠癌的低危险性有关，或认为蔬菜和水果在结肠癌发生过程中起着保护作用。
4	√	肺癌是石棉肺的主要并发症，接触石棉的人群中发生肺癌的危险性是不接触者的2～10倍，吸烟者更甚。恶性间皮瘤也是石棉肺的并发症之一，间皮瘤往往在接触石棉粉尘多年后发病，胸痛、气短为其最常见症状，胸腔积液多为血性渗出性，胸腔积液细胞学检查和胸膜活检有助于明确诊断。
5	√	高频噪声较低频噪声损害大，窄带噪声比宽带噪声损害大，不同频带的噪声对各频率的听阈影响也各不相同，以 4000 Hz 左右的听阈受损最早，最明显。

四、名词解释

1. 介水传染病：是指由于饮用或接触受病原体污染的水而引起的一类传染病。
2. 一级预防：又称病因预防，即采取各种措施以控制或消除健康危险因素，并对人群进行卫生宣传教育，采取各种增进健康的措施。
3. 医源性疾病：是由于医疗卫生工作者的诊断、治疗或预防措施不当而引起的影响人体身心健康的一类特殊疾病。这类疾病既影响到接受卫生服务的人（病人或健康人），又反过来影响到医疗卫生工作者本身。如医院获得性感染、药源性疾病、医疗因素所致营养不良、医务人员的职业病患等。
4. 健康教育：在社区健康人群中进行有计划、有组织、有系统的教育活动，促使人们提高卫生知识水平，消除或降低对健康有害的危险因素，提高自我保健的水平和能力，使居民参与维护有益于健康的社区环境。
5. 农药：是指用于防止、控制或消灭一切虫害的化学物质或其混合物。按其用途可分为杀虫剂、杀螨剂、杀线虫剂、杀软体动物剂、杀鼠剂、杀菌剂、除草剂、脱叶剂和植物生长调节剂等。农药中毒是中毒和意外死亡的主要病因之一。

五、简答题

1. 由于人为的或自然的因素，使环境的组成或状态发生变化，扰乱和破坏了生态系统和平衡，对人类健康造成直接、间接或潜在的有害影响。这种现象称为环境污染。污染物的来源主要有：①生产性污染，主要为工业“三废”，即废气、废水、废渣。②生活性污染，主要为生活污水、垃圾、粪便。③其他污染物，如城市交通产生的噪声和汽车尾气；电视塔和电磁波通信设备产生的微波和电磁辐射波；原子能和放射性同位素机构排放出的废弃物等。
2. 环境污染物对人群健康影响的特点如下：

   (1) 广泛性：即影响地区广、人口多、作用面大。

   (2) 长期性：即剂量往往较低，需长期作用才能造成危害。因此，对人群健康影响时间长，需要长期观察。

   (3) 复杂性：既有多种因素的影响，又可能有多种污染物的联合作用的影响。

   (4) 多样性：环境污染物对人体的危害既有局部作用，又可有全身作用；既有近期作用，又有远期作用。
3. 食物是人类生存和维持健康必不可少的物质。当食物被污染或食物中营养素摄入过多或过少时，都可直接危害人体健康。

   (1) 食物被污染：可引起食物中毒，如化学性、细菌性、动植物及其毒素等食物中毒。长期摄入被污染的食物后可引起慢性危害及致癌、致畸、致突变等，如黄曲霉毒素污染食物可引起肝癌。

   (2) 营养素不足：可导致营养缺乏病如蛋白质热能营养不良、缺铁性贫血、佝偻病等。

   (3) 营养素过多：过量摄入营养素可导致营养过剩或中毒，如肥胖症、维生素 A 中毒等。
4. 食物中毒的特点如下：

   (1) 突然暴发，潜伏期短，来势急剧，短时间内有许多病例同时出现，发病后很快形成高峰。

   (2) 发病者都有类似的临床症状和体征。

   (3) 易集体发病，一般无传染性。

   (4) 有食同一食物的历史，发病范围局限在摄食某种食物的范围内，停止食用，发病即停止。

5. 食品添加剂是指为改善食品色、香、味，以及为防腐和加工工艺的需要而加入食品中的化学合成或天然物质。常用的食品添加剂的分类如下：

(1) 防腐剂：如苯甲酸及其钠盐，山梨酸及其钾盐。

(2) 抗氧化剂：如丁基羟基茴香醚，二丁基羟基甲苯，没食子酸丙酯，异抗坏血酸钠等。

(3) 护色剂：如硝酸钠（0.5 g/kg）和亚硝酸钠（0.15 g/kg）。

(4) 甜味剂：如天然甜味剂蔗糖、果糖、葡萄糖等，人工合成甜味剂糖精、甜蜜素和甜味素等。

(5) 增味剂：如谷氨酸钠（味精）。

(6) 着色剂：如红曲色素、姜黄、胡萝卜素等天然着色剂和苋菜红、胭脂红等人工合成着色剂。

§3

医学伦理学和医学心理学试卷

医学伦理学（medical ethics）是研究医学道德的科学。医学心理学（medical psychology）是研究病人的心理状态、心理需求和心理治疗方法的科学。我们学习医学伦理学和心理学，应当以马克思主义道德观为指导，以医德实践为主要内容，调节医务工作者与病人、与社会之间的关系，提高医疗、护理工作质量，促进医学科学发展。

随着医学模式向生物-心理-社会医学模式的转变，医务工作者应将医学伦理学和心理学知识努力运用于临床医疗、护理实践之中。目前，心理治疗和护理已成为现代医学体系中不可缺少的一部分，在灾害救治和日常医疗工作中发挥着重要作用。

§3.1 医学伦理学试卷

一、选择题

【A型题】

1. 下列情况中不属于医学伦理学任务的是（　　）
A. 直接提高医务人员的医疗技术　B. 反映社会对医学职业道德的需要　C. 确定符合时代要求的医德原则和规范　D. 为医学的发展导向　E. 为符合道德的医学行为辩护

2. 目前我国医学伦理学主要的研究方向是（　　）
A. 公民道德问题　B. 临床医学问题　C. 公共道德的学说和体系　D. 生命科学的发展　E. 医学实践中的道德问题

3. 有关生命医学伦理学基本原则的描述，错误的是（　　）
A. 不伤害　B. 保护　C. 尊重　D. 公正　E. 有利

4. 有关医德监督的方式，下列哪项是错误的（　　）
A. 法律监督　B. 社会监督　C. 群众监督　D. 专设机构监督　E. 自我监督

5. 诊治伤害现象的划分应不包括（　　）
A. 有意伤害　B. 可知伤害　C. 免责伤害　D. 责任伤害　E. 可控伤害

6. 人格的核心是（　　）
A. 能力　B. 性格　C. 智力　D. 气质　E. 理想

7. 医学道德的特点是（　　）
A. 阶级性、全人类性、协调性　B. 协调性、规范性、继承性　C. 稳定性、连续性、实践性、继承性、全人类性　D. 实践性、继承性、全人类性　E. 实践性、阶

级性、社会性

【B 型题】

问题 8～10

A. 实践性

B. 自主性

C. 广泛性

D. 灵活性

E. 强制性

8. 属于医学伦理学特征之一的是 (   )

9. 属于医生行使道德权利特点之一的是 (   )

10. 属于法律权利与法律义务特点之一的是 (   )

【X 型题】

11. 道德的特点包括（   ）

A. 稳定性　B. 规范性　C. 天赋性　D. 社会性　E. 层次性

12. 医学伦理学研究的对象包括（   ）

A. 医务人员与病人及其家属的关系　B. 医护人员相互之间的关系　C. 病人与病人之间的关系　D. 医务人员与社会的关系　E. 病人与社会之间的关系

13. 生命伦理学的研究领域包括（   ）

A. 理论生命伦理学　B. 临床生命伦理学　C. 道德生命伦理学　D. 文化生命伦理学　E. 未来生命伦理学

14. 医学人道观、人权观的核心内容包括（   ）

A. 尊重病人的生命　B. 尊重病人的人格　C. 尊重病人的家属　D. 尊重病人平等的医疗权利　E. 尊重病人的习惯

15. 病人的权利包括（   ）

A. 基本医疗权　B. 保护隐私权　C. 要求赔偿权　D. 要求“安乐死”权　E. 知情同意权

16. 根据移植用器官的供者和受者关系，器官移植可分为（   ）

A. 自体移植　B. 同质移植　C. 同种异植　D. 人造器官移植　E. 异种移植

17. 衡量记忆力的指标有如下哪些方面（   ）

A. 记忆的敏捷性　B. 记忆的持久性　C. 记忆的完整性　D. 记忆的精确性　E. 记忆的准备性

18. 作为病人，他们的心理需求包括（   ）

A. 需要尊重　B. 需要接纳和关心　C. 需要信心　D. 需要安全　E. 需要和谐环境、适度活动与刺激

19. 在护患关系中护士扮演的角色包括（   ）

A. 关怀和照顾的提供者角色　B. 教师角色　C. 咨询者角色　D. 病人辩护人角

色　E. 变化促进者角色

20. 下列何者是抑郁病人的常见表现（　　）

A. 兴趣减退甚至丧失　B. 无助感　C. 精神疲劳萎靡　D. 易怒倾向　E. 自责自罪

二、填空题

1. 生命伦理学的四大基本原则是________、________、________和________。
2. 医学伦理学的具体原则包括________原则、________原则、________原则和________原则。
3. 生育控制的方法主要包括________、________和________。
4. 现代生殖技术在目前阶段可有以下 3 类，即________、________和________。
5. 对克隆人问题中国政府态度是________、________、________、________。
6. 干细胞按其来源分类，可以有________和________。
7. 医疗工作的主体是________。
8. 人类需要的 5 个层次是________、________、________、________、________。

三、判断题

1. 医学伦理与医学道德是相同的概念，两词可以通用。（　　）
2. 艾滋病病人有权要求医务人员为其保密。（　　）
3. 在双方自愿的条件下，为实施器官移植挽救病人生命，可以进行器官的买卖。（　　）
4. 现代人工生殖技术“代孕”在我国是合法的。（　　）
5. 现代人工生殖技术“试管婴儿”在我国是合法的。（　　）
6. 现代无性生殖技术“克隆人”是未来生殖技术发展的方向。（　　）

四、名词解释

1. 医疗过失纠纷
2. 健康
3. 疾病
4. 病人
5. 智力下降

五、简答题

1. 何谓非医疗过失纠纷?
2. 何谓患儿的分离性焦虑?
3. 试述病人抑郁心理的常见原因。
4. 简述医师对病人的义务。

5. 试述老年人常见的心理问题。

参考答案

一、选择题

【A 型题】

题序	1	2	3	4	5	6	7
答案	A	E	B	D	C	B	C

【B 型题】

题序	8	9	10
答案	A	B	E

【X 型题】

题序	11	12	13	14	15	16	17	18	19	20
答案	ABDE	ABDE	ABD	ABD	ABCE	ABCE	ABDE	ABCDE	ABCDE	ABCE

二、填空题

1. 不伤害　有利　尊重　公开
2. 尊重　自主　不伤害　公正
3. 避孕　人工流产　绝育
4. 人工授精　体外授精　克隆技术
5. 不赞成　不支持　不允许　不接受
6. 胚胎干细胞　组织干细胞
7. 医师
8. 生理需要　安全需要　社交需要　自尊的需要　自我实现的需要

三、判断题

题　序	答　案	解　析
1	√	医学伦理学则是研究医学道德的科学，通过调整医学活动中人与人及人与社会的关系，提高医务人员的道德水平，为推动医疗卫生保健事业的发展服务。
2	√	我国相关医疗法规规定病人有隐私权，有不公开病情、家庭史、接触史、身体隐蔽部位、异常生理等个人秘密的权利，医院及其工作人员不得非法泄露任何病人要求保护的隐私。

续表

题　序	答　案	解　　析
3	×	《中华人民共和国器官移植条例》明确规定：任何组织或者个人不得以任何形式非法买卖人体器官，不得从事与非法买卖人体器官有关的活动。
4	×	我国现行法律规定，不允许“代孕”人工生殖，因为胎儿有两个心理母亲，一个是子宫提供者，另一个是卵细胞提供者，存在着很大的法律争议空间。
5	√	试管婴儿技术在我们国内已经发展了30多年，完全是合法的，但是并不是每个人都符合进行试管婴儿生殖技术的要求，必须要到有资质的、正规的试管婴儿专科进行。
6	×	全世界所有国家都严格禁止“克隆人”和克隆人的研究。

四、名词解释

1. 医疗过失纠纷：在医疗活动中，由于医务人员的过失行为而导致的医疗纠纷，称为医疗过失纠纷。例如，由于医务人员缺乏责任心，不认真分析病情，导致临床误诊、误治、误伤；该抢救的不抢救，随意推诿病人；不认真执行规章制度，不按操作规程办事，导致差错或事故等；这些医疗过失是人为因素造成的，属于渎职行为，引起纠纷属医疗过失纠纷。
2. 健康：健康不仅是身体没有疾病或异常，而且要生理、心理、社会功能和道德方面都保持完好状态或最佳状态。
3. 疾病：躯体器官功能性和器质性病变的客观症状和体征称为疾病。
4. 病人：是指各种疾病病人，包括那些只有“情感”的病人，即虽有病痛的症状和感觉，但未发现躯体病理改变的人。
5. 智力下降：主要表现为反应速度减慢，快速做出决定和解决问题的能力下降，容易健忘。

五、简答题

1. 在医疗活动中，并非由于医务人员的过失行为而导致的医疗纠纷，称为非医疗过失纠纷。这一类医患纠纷大多由于医疗服务质量、服务态度等问题所致，一般虽不构成医疗事故，但是反映了医院的服务质量和医务人员的道德素养。这些医务人员对医疗技术的掌握和应用上并不存在问题，对病人的诊治也能认真尽责，但却有意无意地忽视了病人的感受和意见，有时，医务人员忽视了病人在医疗中的自主权、知情同意权等，使病人身心受到伤害，形成了医患纠纷。此外，少数病人提出一些不合理的需求，不能得到满足时，就对医院和医务人员产生不满情绪。以上情况发生的医患纠纷均属于非医疗过失纠纷。
2. 儿童从6个月起，开始建立起一种“母子联结”的关系，在这种以母爱为中心的关系上保持着对周围环境的安全感和信任感。一旦孩子离开妈妈，大都恐惧不安，经常哭闹、拒食及不服药，而母亲与孩子一起时，这些反应很快消失。
3. 病人抑郁心理的常见原因如下：

   (1) 抑郁多见于重危病人或有严重丧失组织器官的病人（如器官摘除、截肢或预后不良的病人）。

   (2) 病情加重时常会产生忧郁。

   (3) 易感素质者更易产生忧郁。这些人常性格内向，易悲观，缺乏自主，表现孤独。

(4) 病理生理因素。如分娩或绝经期的激素变化，某些疾病后感受性的增强（如流行性感冒、慢性疼痛等)，均可能发生忧郁。

(5) 有些疾病目前没有好的治疗方法，疗效不佳，病人长期受疾病折磨，渐渐对治疗丧失信心，回避或拒绝治疗，任病情继续发展。

4. 医师对病人的义务如下：

(1) 承担诊治的义务：医师必须用其所掌握的全部医学知识和治疗手段，尽最大努力为病人服务。

(2) 解除痛苦的义务：病人的痛苦包括躯体性和精神性的。医师要用药物、手术、心理疏导等医疗手段努力控制躯体上的痛苦，解脱病人心理上的痛苦。

(3) 解释、说明的义务：医师有义务向病人说明病情、诊断、治疗、预后等有关医疗情况。

(4) 医疗保密的义务：医疗保密工作一般包括两个方面，一是为病人保守秘密，二是对病人保密。在特殊情况下，对某些病人的病情及预后需要保密。B超检查时，不能向孕妇透露胎儿的性别，这也是医务人员应履行的义务。

5. 老年人常见的心理问题如下：

(1) 智力下降：主要表现为反应速度减慢，快速做出决定和解决问题的能力下降，容易健忘。

(2) 情绪改变：有的老年人情感变得幼稚，不稳定，甚至像小孩一样，容易激动，有时因小事而兴高采烈，有时不顺心则不安、生气、哭泣。

(3) 人格变化：较多的老年人表现为比较顽固，守旧，不易接受新事物和他人意见，猜疑心较强。有的则过多的感慨、伤感，沉湎于回忆往事之中。

(4) 生活方式变化：孤独寂寞，社会活动减少使老年人选择更多的不良生活方式，如吸烟、嗜酒、缺乏运动等，不良的生活方式与心脑血管疾病、糖尿病等慢性疾病的发生和发展有着密切关系。此外，老年人睡眠时间短，易醒，白天爱打瞌睡，这种睡眠习惯的改变应与失眠进行区别。

§3.2 医学心理学试卷

一、选择题

【A 型题】

1. 在护患关系建立的初始期护士的主要任务是 ( )

A. 确定病人的主要健康问题 B. 解决病人说出现的健康问题 C. 建立信任感和确认病人的需要 D. 鼓励病人参与护理活动 E. 制订护理计划

2. 当一个人意识到病情严重，感到死亡的威胁时，典型的反应是 ( )

A. 感到抑郁 B. 感到异常愤怒 C. 感到震惊并否认疾病 D. 接受事实 E. 寻找解决办法

3. 儿童在哪个阶段对住院诊治的心理反应最为强烈 ( )

A. 半岁以前 B. 半岁至 4 岁 C. 4～6 岁 D. 7～10 岁 E. 10～14 岁

4. 最常出现的应激情绪反应是 ( )

A. 抑郁　B. 恐惧　C. 焦虑　D. 愤怒　E. 等待

5. 有的病人觉得自己病情很重，认为医师、护士的一切行为都只是安慰自己，这种心理属于（　）

A. 焦虑　B. 恐惧　C. 敏感多疑　D. 情绪不稳　E. 判断错误

【B型题】

问题 6～7

A. 选择性

B. 整体性

C. 理解性

D. 个别性

E. 恒常性

6. 一名幼儿去动物园玩，能说出很多动物的名字，这是知觉的（　）

7. 一位有经验的医师，能够从X线片上看到并不为一般人所觉察的病灶，这是知觉的（　）

问题 8～10

A. 广泛性焦虑

B. 惊恐障碍

C. 社交恐怖

D. 广场恐怖

E. 单纯恐怖

8. 恐惧的对象无指向性（　）

9. 恐惧动物（　）

10. 恐惧演讲（　）

问题 11～13

A. 感觉

B. 知觉

C. 思维

D. 注意

E. 记忆

11. 选择性和组织性（　）

12. 概括性和间接性（　）

13. 指向性和集中性（　）

【X型题】

14. 慢性病人由于病程长、症状固定和反复发作，易出现（　）

A. 厌世心理　B. 揣测心理　C. 耐受心理　D. 恐惧心理　E. 接受心理

15. 心理护理的对象包括（　）

A. 心身疾病的病人　B. 精神病病人　C. 危重病人　D. 慢性病病人　E. 新生儿

16. 心理支持的主要功能包括　(　　)

A. 提高病人的适应能力　B. 缓解病人心理压力　C. 满足病人心理需求　D. 改善病人情绪　E. 减少病人的用药量

17. 下列哪些属于癌症确认期的心理特点　(　　)

A. 恐惧　B. 愤怒　C. 沮丧　D. 激动　E. 认可

18. 在护患关系中护士扮演的角色包括　(　　)

A. 关怀的提供者　B. 教师　C. 咨询者　D. 治疗的提供者　E. 变化促进者

二、填空题

1. 评价心理健康的标准包括________、________、________。
2. 与心理压力有密切关系的心理疾病包括________、________、________、________等疾病。
3. 临终病人死亡前的心理过程，大致经历5个阶段，即________、________、________、________和________。
4. 安宁疗护是由以________为主的治疗，转变为以________治疗为主的维持和延长生命的照料。
5. 临床心理评估的主要方法有________、________和________3种方式。

三、判断题

1. 自闭症是一种心理障碍性疾病。　(　　)
2. 原发性高血压属于心身疾病。　(　　)
3. 婴儿对护理没有心理反应，纯属被动接受。　(　　)
4. 支持性心理疗法是目前我国医疗和护理工作中使用很广的一种概念。　(　　)
5. 对确实患有严重遗传性疾病的人，可以强制实施绝育。　(　　)

四、名词解释

1. 心理护理
2. 心身疾病
3. 心理应激
4. 抑郁症
5. 心理咨询

五、简答题

1. 试述心理护理的原则和特点。

2. 试述心理咨询与心理治疗的区别。
3. 试述老年人心理发展的主要矛盾。
4. 简述人体各系统常见的心身疾病。
5. 试述心身疾病的特点。

参考答案

一、选择题

【A 型题】

题序	1	2	3	4	5
答案	C	C	B	C	C

【B 型题】

题序	6	7	8	9	10	11	12	13
答案	C	C	A	E	C	B	C	D

【X 型题】

题序	14	15	16	17	18
答案	ABD	ABCD	ABCD	ACE	ABCDE

二、填空题

1. 人际和谐　　情绪稳定　　人格完整
2. 情感性精神障碍　　神经症　　应激相关障碍　　心理生理障碍
3. 否认阶段　　愤怒阶段　　协议阶段　　抑郁阶段　　接受阶段
4. 治愈　　对症
5. 观察　　访谈　　心理测验

三、判断题

题　序	答　案	解　析
1	×	自闭症是广泛性发育障碍的代表性疾病，与心理因素无关。虽然孤独症的病因还不完全清楚，但已证实孤独症存在遗传倾向性，并与感染、免疫、妊娠等因素相关。
2	√	心身疾病是一组发生发展与心理社会因素密切相关，但以躯体症状表现为主的疾病，原发性高血压有近 1/3 的病人与心理因素密切相关，应属心身疾病，在药物治疗的同时应给予适当的心理治疗。

续表

题　序	答　案	解　析
3	×	婴儿出生后就开始逐步通过感觉器官对世界进行认知，2～3月龄已非常需要爱抚，护士经常对他们轻拍、抚摸、搂抱及逗笑，使其产生一种在母亲怀中的安全感；6月龄以上婴儿对住院心理反应明显，护士应对患儿关心体贴、尽力沟通、避免呵斥、责备。
4	√	这一治疗方法创始于1950年，其内涵非常丰富，一般是指采用劝导、启发、鼓励、同情、支持、评理、说服、消除疑虑和提供保证等交谈方法，帮助病人认识问题、改善心境、提高信心，从而促进疾病康复过程。
5	×	根据我国现行法律、法规，对任何人群都不能进行强制性绝育。

四、名词解释

1. 心理护理：是指在护理全过程中，护士通过各种方式和途径，积极地影响病人的心理活动状态，帮助病人在其自身条件下获得最适宜的身心状态。
2. 心身疾病：是一组发生发展与心理社会因素密切相关，但以躯体症状表现为主的疾病，主要特点包括：①心理社会因素在疾病的发生与发展过程中起重要作用。②表现为躯体症状，有器质性病理改变或已知的病理生理过程。③不属于躯体形式障碍。
3. 心理应激：心理压力医学上又称心理应激，是指来自心理的、社会的、文化的各种事件，被大脑皮质接受，在认知、人格特征等因素的作用下，大脑将刺激信号加以转换成为抽象观念，并进行加工、处理、储存，再通过神经-内分泌-免疫系统间的相互作用而导致各种疾病。
4. 抑郁症：又称抑郁障碍，以显著而持久的心境低落为主要临床特征，是心境障碍的主要类型。临床可见心境低落与其处境不相称，情绪的消沉可以从闷闷不乐到悲痛欲绝，自卑抑郁，甚至悲观厌世，可有自杀企图或行为；甚至发生木僵；部分病例有明显的焦虑和运动性激越；严重者可出现幻觉、妄想等精神病性症状。每次发作持续至少2周以上、长者甚或数年，多数病例有反复发作的倾向，每次发作大多数可以缓解，部分可有残留症状或转为慢性。
5. 心理咨询：是指运用心理学的方法，对心理问题的求询者提供心理援助的过程。需要解决问题并前来寻求帮助者称为来访者或者咨客，提供帮助的咨询专家称为咨询者。来访者就自身存在的心理不适或心理障碍，通过语言文字等交流媒介，向咨询者进行述说、询问与商讨，通过共同的讨论找出引起心理问题的原因，分析问题的症结，进而寻求摆脱困境解决问题的条件和对策，以便恢复心理平衡、提高对环境的适应能力、增进身心健康。

五、简答题

1. 心理护理的原则和特点如下：

(1) 心理护理原则：服务性原则、交往原则、保密原则、尊重原则、启迪原则、针对性原则和自我护理原则。

(2) 心理护理的特点：①强调心理护理的个体化。各种不同疾病人群的心理特点均不相同，例如婴幼儿、残疾人、老年人、产妇、临终前病人等的心理需求各不相同；每个患病个体的心理特点也不相同，例如性别、年龄、所患疾病、病情程度、社会环境等都会对患病个体的心理特点造成影响。因此，心理护理必须强调个体化。②强调心理护理复杂性。如上所述，诸多因素都会影响病人的心理状况，而且每个人的心理承受力存在不同程度的差异，因此必须认识心理护理的复杂性。③强调心理护理的前瞻性，也就是说护士要根据病人的病情、预后和心理状态等，预估病人将会出现的各种心理问题，以便及早地采取心理护理措施，这将会取得更好的心理护理效果。

2. 心理咨询与心理治疗区别如下：

(1) 对象不同：心理咨询的对象是心理困扰的正常人。心理治疗的对象是心理异常的病人。

(2) 内容不同：心理咨询主要解决正常人所遇到的各种心理问题，如学习问题、亲情问题、社会交往问题等；心理治疗主要诊治某些病人的异常心理，如神经症、心身疾病等。

(3) 目标不同：心理咨询的目标在于促进心理健康发展，而心理治疗的目标在于纠正异常心理。

3. 老年人心理发展的主要矛盾：

(1) 角色转变与社会适应的矛盾。

(2) 老有所为与身心衰老的矛盾。

(3) 老有所养与经济保障不充分的保障。

(4) 安度晚年与意外刺激的矛盾。

4. 人体各系统常见的心身疾病如下：

(1) 皮肤系统：神经性皮炎、瘙痒症、斑秃、银屑病、慢性荨麻症、慢性湿疹等。

(2) 骨骼肌肉系统：类风湿关节炎、腰背痛、肌肉疼痛、痉挛性斜颈、书写痉挛。

(3) 呼吸系统：支气管哮喘、过度换气综合征、神经性咳嗽。

(4) 心血管系统：冠状动脉粥样硬化性心脏病、阵发性心动过速、心律不齐、原发性高血压或低血压、偏头痛、雷诺病。

(5) 消化系统：胃和十二指肠溃疡、神经性呕吐、神经性厌食、溃疡性结肠炎、幽门痉挛、过敏性结肠炎。

(6) 泌尿生殖系统：月经不调、经前期紧张、功能失调性子宫出血、性功能障碍、原发性痛经、功能性不孕症。

(7) 内分泌系统：甲状腺功能亢进症、糖尿病、低血糖、艾迪生病。

(8) 神经系统有痉挛性疾病、紧张性头痛、睡眠障碍、自主神经功能失调症。

(9) 耳鼻咽喉科：梅尼埃综合征、喉部异物感。

(10) 眼科：原发性青光眼、眼睑痉挛、弱视等。

(11) 口腔科：特发性舌痛症、口腔溃疡、咀嚼肌痉挛等。

(12) 其他与心理因素有关的疾病有癌症和肥胖症等。

5. 心身疾病具有以下特点：

(1) 病人具有一定的遗传素质、性格特点或心理缺陷。换句话说，就是这类病人因为自身的特点，造成心理状态不稳定，容易受到外界刺激的影响。

(2) 存在心理社会紧张刺激的因素。这一点对于心身疾病的诊断尤为重要。在心身疾病的发生发展过程中，一定要有心理社会因素的刺激，这种刺激要么在时间上比较长久，要么在强度上比较剧烈，或者两者兼备，它们长期作用，导致病人的心境长期不稳定，最终导致心身疾病。

(3) 心理社会紧张刺激与疾病的发生有密切的时间关系。一般来说，应该是先有不良刺激，然后才有心身疾病的发生，不良刺激和发病不可能颠倒过来，那样的话，这个疾病也就不是由心理刺激引起的了，也当然不是心身疾病。

(4) 心身疾病的演变过程与心理社会刺激因素呈现出一种正比例关系。也就是说，刺激因素越强烈，持续的时间越久，心身疾病的表现就越重。

(5) 如果单纯进行生物医学的治疗措施而不从心理上进行调适，治疗效果较差。

§ 4

预防与控制医院感染试卷

医院感染学（nosocomial infection）是一门生机勃勃的新兴学科，它涉及的病因学、病原学、免疫学、临床疾病学、流行病学、预防医学、消毒学与管理学等，各具其特殊的规律。医院感染的研究也有其特点，需多学科相互渗透与合作。由于临床上抗生素的滥用及外环境变化的影响，致病性和条件致病性微生物正在发生变异，导致新发病种或复发性感染，已逐渐成为临床上的诊治难题。

一、选择题

【A 型题】

1. 发生医院内尿路感染最常见的诱因是 （　　）

A. 长期卧床　B. 留置导尿管　C. 膀胱冲洗　D. 膀胱内注药　E. 膀胱镜检查

2. 下列消毒剂中属中效消毒剂的是 （　　）

A. 戊二醛　B. 过氧乙酸　C. 氯己定　D. 臭氧　E. 碘伏

3. 以 15%过氧乙酸原液配制 0.3%过氧乙酸 100 mL，下列方法中正确的是 （　　）

A. 原液稀释 200 倍　B. 原液 30 mL 加水 70 mL　C. 原液 20 mL 加水 80 mL　D. 原液 15 mL 加水 85 mL　E. 原液 2 mL 加水 98 mL

4. 关于锐器伤的预防，错误的是 （　　）

A. 应立即采取相应的保护措施，清创，对创面进行严格消毒处理　B. 对发生锐器伤者进行血源性疾病的检查和随访　C. 被 HBV 阳性病人血液、体液污染了的锐器刺伤，应在 1 周内注射乙型肝炎高效价免疫球蛋白　D. 被 HBV 阳性病人血液、体液污染的锐器刺伤，应进行血液乙型肝炎标志物检查　E. 被 HBV 阳性病人血液、体液污染了的锐器刺伤，血液乙型肝炎标志物阴性者按规定接种乙型肝炎疫苗

5. 传染性非典型肺炎的最主要传播途径是 （　　）

A. 经呼吸道飞沫传播　B. 经消化道传播　C. 经粪-口途径传播　D. 接触传播　E. 虫媒传播

6. 除灭菌速度快、灭菌效果好、经济、环境污染小的压力蒸汽灭菌法外，目前最常用的低温灭菌方法是 （　　）

A. 环氧乙烷灭菌法　B. 戊二醛浸泡灭菌法　C. 辐射灭菌法　D. 过氧乙酸浸泡灭菌法　E. 微波灭菌法

7. 关于无菌器械保存液和消毒剂的描述，下列哪项是正确的 （　　）

A. 无菌器械保存液应该是无菌的，最多允许检出少量微球菌　B. 使用中消毒剂细菌总数应≤200 cfu/mL，致病性微生物不得检出　C. 无菌器械保存液细菌总数应≤5 cfu/mL，致病性微生物不得检出　D. 使用中消毒剂细菌总数应≤10 cfu/mL，允

许检出金黄色葡萄球菌　　E. 使用中消毒剂细菌总数应≤100 cfu/mL，致病性微生物不得检出

8. 医院感染主要发生在　　（　　）

A. 门诊、急诊病人　　B. 探视者　　C. 医务人员　　D. 住院病人　　E. 陪护人员

9. 关于地面和拖洗工具的消毒，下列哪项是正确的　　（　　）

A. 地面应经常用含氯消毒剂拖洗，既能消毒，又能增白　　B. 因为2%戊二醛是高水平消毒剂，有条件时最好用戊二醛拖地，消毒效果好　　C. 地面应湿式清扫，保持清洁，局部有血迹等污染时局部用消毒剂处理　　D. 拖洗工具使用后先洗净，再消毒，然后晾干　　E. 检验科的地面每天均需用消毒剂拖洗

10. 属于低水平消毒剂的是　　（　　）

A. 戊二醛　　B. 过氧乙酸　　C. 碘伏　　D. 洗必泰　　E. 异丙醇

【X 型题】

11. 医院污物的处理原则包括　　（　　）

A. 防止污染扩散　　B. 分类收集　　C. 分别处理　　D. 少量医疗垃圾可与生活垃圾一同处理　　E. 尽可能采用焚烧处理

12. 医务人员洗手的指征包括　　（　　）

A. 接触病人前后　　B. 进行无菌技术操作前后　　C. 戴口罩和穿、脱隔离衣前后　　D. 接触血液、体液和被污染的物品前后　　E. 脱手套后

13. 下列哪些细菌是目前医院感染常见的细菌　　（　　）

A. 葡萄球菌特别是金黄色葡萄球菌和凝固酶阴性葡萄球菌　　B. 大肠埃希菌　　C. 沙门菌　　D. 铜绿假单胞菌　　E. 肺炎克雷伯菌

14. 关于消毒因子对人体的危害，下述哪些是正确的　　（　　）

A. 微波对人体无害　　B. 紫外线直接照射可伤害人体皮肤和角膜　　C. 液体消毒剂可以造成人体过敏　　D. 环氧乙烷泄漏不仅对人体直接有毒，还可以发生爆炸　　E. 吸入戊二醛气体对人体有害

15. 经血液、体液传播的病原体包括　　（　　）

A. 乙型肝炎病毒　　B. 丙型肝炎病毒　　C. 人类免疫缺陷病毒　　D. 麻疹病毒　　E. 疟原虫

16. 有关医院感染预防与控制的概念，下述哪些是正确的　　（　　）

A. 部分医院感染是可以预防的　　B. 洗手是预防医院感染的重要措施　　C. 医院感染一定是由于消毒隔离缺陷所致　　D. 内源性医院感染是医院感染的重要原因　　E. 滥用抗生素可致二重感染

17. 关于消毒灭菌方法的选择，下述哪些是正确的　　（　　）

A. 耐热耐湿的物品首选压力蒸汽灭菌法灭菌　　B. 手术器具与物品首选压力蒸汽灭菌法灭菌　　C. 消毒应首选物理方法，不能用物理方法消毒时选择化学消毒方法消毒　　D. 不耐热的物品如各种导管、精密仪器、人工移植物可以选择化学灭菌方法，如环氧

乙烷灭菌　E. 化学灭菌剂浸泡灭菌方便实用，应加以推广

18. 下列有关护理工作的描述，下述哪些是正确的　(　　)

A. 无菌物品必须一人一用一灭菌　B. 起封抽吸的各种溶媒超过 36 小时不得使用，最好采用大包装　C. 各种治疗、护理、换药操作应按清洁伤口、感染伤口、隔离伤口依次进行　D. 灭菌物品提倡使用小包装，无菌棉球或纱布罐一经打开，使用时间不得超过 24 小时　E. 治疗室、处置室布局合理，清洁区、污染区分区明确

19. 输血可引起的感染包括　(　　)

A. 梅毒　B. 丙型病毒性肝炎　C. 弓形虫病　D. 艾滋病　E. 巨细胞病毒感染

20. 属于高度危险物品的有　(　　)

A. 手术器械　B. 心导管　C. 听诊器　D. 体温表　E. 压舌板

21. 医院应每月对下列哪些科室进行环境卫生学监测　(　　)

A. 手术室、供应室无菌区、治疗室、换药室　B. ICU　C. 产房、母婴室、新生儿病房　D. 骨髓移植病房、血液病房、血液透析室　E. 传染病病房

22. 有关外科手术切口感染的危险因素的描述，正确的是　(　　)

A. 术前住院时间长，感染危险性低　B. 侵入手术切口的细菌毒力强，感染危险性高　C. 术前使用抗生素时间长，感染危险性高　D. 手术部位剃毛比剪毛的感染危险性低　E. 术前使用抗生素时间短，感染危险性高

23. 下列消毒剂中哪些能达到灭菌水平　(　　)

A. 甲醛　B. 戊二醛　C. 含氯消毒剂　D. 环氧乙烷　E. 过氧化氢

24. 人体正常菌群的作用有下列哪几项　(　　)

A. 抵制病原菌的入侵　B. 提高机体免疫力　C. 合成人体需要的部分维生素　D. 引起自身感染　E. 合成抗生素

25. 标准预防的具体措施包括　(　　)

A. 视一切血液、体液均有传染性而采取相应措施　B. 强调病人与医务人员间的双相防护　C. 接触隔离　D. 空气隔离　E. 微粒隔离

二、填空题

1. 纤维内镜消毒首选________。
2. 医院感染发生的主要身体部位为________、________、________、________、________、________。
3. 医院内泌尿道感染最常见的诱因为________。
4. 医院感染监测方法包括________和________。
5. 压力蒸汽灭菌效果监测方法有________、________、________3 种。压力蒸汽生物监测指示菌为________。

三、判断题

1. 少量的医疗废物可以丢弃在生活垃圾中与生活垃圾一起处理。（　　）
2. 传染性非典型肺炎是我国法定管理的传染病，属乙类传染病。（　　）
3. 母婴一方有感染时，患病母婴必须与其他母婴分开护理。（　　）
4. 医院空气消毒可选用过氧乙酸喷雾或甲醛熏蒸。（　　）
5. 对于有明显潜伏期的感染，病人入院至发病时间超过其平均潜伏期者属于医院感染。（　　）

四、名词解释

1. 医院感染
2. 医院感染监测
3. 高度危险性物品
4. 灭菌
5. 消毒

五、简答题

1. 试述乙醇的消毒作用。
2. 医院感染的感染链包括哪些部分？
3. 医疗垃圾对公众健康可能造成哪些危害？
4. 试述医院感染的危险因素。
5. 试述抗生素的使用原则。

参考答案

一、选择题

【A 型题】

题序	1	2	3	4	5	6	7	8	9	10
答案	B	E	E	C	A	A	E	D	C	D

【X 型题】

题序	11	12	13	14	15	16	17	18	19	20	21
答案	ABCE	ABCDE	ABDE	BCDE	ABCE	ABDE	ABCD	ACDE	ABCDE	AB	ABCD
题序	22	23	24	25							
答案	BC	ABDE	ABCD	ABCDE							

二、填空题

1. 2%戊二醛
2. 呼吸道　泌尿道　胃肠道　手术部位　皮肤软组织　血液
3. 留置导尿管
4. 全面综合性监测　目标性监测
5. 工艺监测　化学监测　生物监测　嗜热脂肪杆菌芽孢

三、判断题

题　序	答　案	解　析
1	×	医疗废物管理专职人员，每天从医疗废物产生地点将分类包装的医疗废物，按照规定的路线运送至院内临时储存室；运送过程中应防止医疗废物的流失、泄漏，并防止医疗废物直接接触身体。每天运送工作结束后，应当对运送工具及时进行清洁和消毒。
2	√	目前乙类传染病，包括传染性非典型肺炎、艾滋病、病毒性肝炎、脊髓灰质炎、禽流感、麻疹、登革热、肾综合征出血热等，现在新型冠状病毒肺炎也已纳入乙类传染性疾病。
3	√	母婴一方有感染时，患病母婴必须与其他母婴分开护理，其目的是为了避免发生医院内交叉感染。
4	×	用过氧乙酸喷雾或甲醛熏蒸均可达到空气灭菌的效果，故不应作为医院空气消毒的选项。
5	√	对于有明显潜伏期的感染，病人入院至发病时间超过其平均潜伏期者属于医院感染。

四、名词解释

1. 医院感染：是指住院病人在医院内获得的感染，包括在住院期间发生的感染和在医院内获得、出院后发病的感染；但不包括入院前已存在或入院时已处于潜伏期的感染。医院工作人员在医院内获得的感染也属医院感染。
2. 医院感染监测：是指长期、系统、连续地观察、收集和分析医院感染在一定人群中的发生、分布及其影响因素，并将监测结果报送和反馈给有关部门和科室，为医院感染的预防控制和管理提供科学依据。其监测内容包括：①综合性监测，是指对全院住院病人进行综合性医院感染及其相关因素的监测。②目标性监测，是指根据医院感染管理的重点，对选定目标开展的医院感染监测，如ICU病人的监测、外科术后病人的监测、新生儿的监测、抗感染药物耐药性的监测等。
3. 高度危险性物品：这类物品是穿过皮肤或黏膜而进入无菌的组织或器官内部的器材，或与破损的组织、皮肤黏膜密切接触的器材和用品，或血液流经其中的器材和用品，如手术器械和用品、穿刺针、输血器材、输液器材、注射的药物和液体、透析器、血液和血液制品、导尿管、膀胱镜、腹腔镜、组织器官移植物和活体组织检查钳等。

4. 灭菌：是指杀灭或去除外环境中媒介物携带的一切微生物的过程。
5. 消毒：是指杀灭或消除医院环境中和媒介物上污染的病原微生物的过程。

五、简答题

1. 乙醇的杀菌作用是使菌体细胞的蛋白质凝固、变性，干扰细菌的新陈代谢，从而杀灭之。乙醇浓度为75%（按容量计）或70%（按质量计）时杀菌力最强。乙醇属中效消毒剂。
2. 医院感染的感染链由3部分组成，即感染源、感染传播途径和易感者。
3. 医疗垃圾是指医疗卫生机构在医疗、预防、保健以及其他相关活动中产生的具有直接或者间接感染性、毒性以及其他危害性的废物，对公众健康可能造成危害，如传播艾滋病，传播乙型肝炎和丙型肝炎，传播胃肠道、呼吸道感染，造成血流感染、皮肤感染，甚至造成放射性损害或中毒。
4. 医院感染的危险因素如下：①介入性诊疗操作，破坏皮肤黏膜屏障，如外科手术、各种穿刺、各种插（留置）导管、气管切开等。②现代医疗新技术如器官移植、人工装置（人工瓣膜、人工关节、人工晶体等）。③损伤免疫功能的各种细胞毒性药物、免疫抑制药、放射治疗等的广泛使用，如抗肿瘤药、肾上腺皮质激素、环孢素、^{60}Co治疗等。④基础疾病致宿主免疫功能低下，如糖尿病、肝硬化、慢性肾炎、艾滋病、恶性肿瘤等。⑤使用能引起正常微生态失衡的抗生素，破坏机体正常微生态屏障。⑥其他原因，如医院消毒、灭菌工作存在缺陷，医疗场所过于简陋等。
5. 抗生素的使用原则如下：

（1）有效控制感染，争取最佳疗效。

（2）预防和减少抗生素的毒副作用。

（3）注意剂量、疗程和给药方法，避免产生耐药菌株。

（4）密切注意病人体内正常菌群失调。

（5）根据药敏结果严格选药和给药途径。

§ 5

医疗卫生法规与医疗风险管理试卷

自中华人民共和国成立以来，先后制定了大量医疗卫生政策法规，其中既包括国家医疗卫生工作的大政方针，也包括医疗卫生工作的行规行法和有关保障全国人民健康的各类法规，如《抗菌药物临床应用管理办法》《中华人民共和国药品管理法实施条例》《中华人民共和国食品安全法实施条例》《麻醉药品和精神药品管理条例》，以及有关医务人员管理和医疗纠纷、事故管理等的各类法规，如《中华人民共和国执业医师法》《中华人民共和国护士管理办法》《乡村医师从业管理条例》《医疗事故处理条例》《突发公共卫生事件应急管理条例》《中华人民共和国精神卫生法》，等等。本章仅就国家医疗卫生大法及与基层医疗卫生单位相关密切的法规进行简要介绍，主要包括医疗卫生政策法规、医院分级管理、医疗风险管理与医疗安全管理的内容。

一、选择题

【A 型题】

1. 现行的《医疗事故处理条例》，将医疗事故分为（　　）

A. 三级　B. 五级　C. 四级　D. 六级　E. 三级三等

2. 以下哪项属于严重医疗差错（　　）

A. 护士给患者多服了 3 片维生素 C　B. 未做皮试，给病人注射了青霉素，但未引起不良反应　C. 输液时给某成人病人多输了 100 mL 生理盐水　D. 医师误将甲病人的止咳药给乙病人服用　E. 医务人员不慎丢失了病人做尿常规化验的标本

3. 当病人病情危重救治无望，若有关方面提出“安乐死”要求时，应采取的正确态度是（　　）

A. 病人直接要求或立有遗嘱，予以同意　B. 配偶提出要求，可予同意　C. 不予同意　D. 经医院领导批准后，可同意执行　E. 有两名医师签字证明救治无望时，可实行安乐死

4. 无菌手术切口感染率要求标准为（　　）

A. ＜2％　B. ＜3％　C. ＜4％　D. ＜5％　E. ＜6％

【X 型题】

5. 医院的主要工作任务包括（　　）

A. 医疗　B. 教育培训医务人员及其他人员　C. 开展科学研究　D. 预防和社会医疗服务　E. 康复医疗

6. 卫生法规的基本原则包括（　　）

A. 卫生保护原则　B. 预防为主原则　C. 具有中国特色的原则　D. 公平原则　E. 病人自主原则

7. 下列哪些情形不属于医疗事故（　　）

A. 在紧急情况下为抢救垂危病人生命而采取紧急医学措施造成不良后果　B. 在医疗活动中由于病人病情异常或者病人体质特殊而发生医疗意外　C. 无过错输血感染造成不良后果　D. 因患方原因延误诊疗导致不良后果　E. 因不可抗力造成不良后果

8. 在医疗活动中病人的合法权利包括　(　　)

A. 生命权、身体权、健康权　B. 平等医疗权　C. 知情权　D. 安乐死权　E. 隐私权

9. 医学道德情感包括　(　　)

A. 同情感　B. 责任感　C. 事业感　D. 成就感　E. 愧疚感

二、填空题

1. 医院的管理职能由________、________、________、________、________5个方面组成。
2. 目前我国立法的法律效力等级，按法律层次分为________、________、________、________、________和________，以及从属于各项卫生法规的卫生标准。
3. 医疗保险从总体上可分为________医疗保险和________医疗保险。
4. 社会医疗保险作为社会保障的一项内容，具有________、________、________和________等基本特征。
5. 影响医疗安全的因素包括________因素和________因素两种。
6. 在医疗活动中严禁涂改、________、________、________病历资料。
7. 在医疗活动中，医疗机构及其医务人员应当将病人的病情、________、________等如实告知病人。
8. 病人死亡，医患双方当事人不能确定死因或者对死因有异议的，应当在病人死亡后________小时内进行尸检，具备尸体冻存条件的可以延长至________日。尸检应当经________同意并签字。
9. 医疗事故赔偿费用，实行________结算，由承担医疗事故责任的________支付。
10. 由医患双方当事人自行协商解决的医疗事故争议，医疗机构应当自协商解决之日起________日之内向所在地卫生行政部门作出________。

三、判断题

1. 在我国医院分级管理中，医院共分为三级九等。　(　　)
2. 医院评审的审批权限规定：全国二、三级医院由国家卫计委统一审批发证。　(　　)
3. 非法行医情节严重者可构成犯罪，并受刑事处罚。　(　　)
4. 手术同意书不具有合同的功效。　(　　)
5. 参加新型农村合作医疗（新农合），是以村、镇个人为单位。　(　　)

四、名词解释

1. 卫生行政救济

2. 医疗事故
3. 医疗风险
4. 医疗缺陷
5. 医疗纠纷

五、简答题

1. 简述我国的卫生工作方针。
2. 简述医疗事故的构成要件。
3. 试述医疗保险的基本概念。
4. 简述医疗安全的重要性。
5. 简述医疗纠纷构成的要件。

参考答案

一、选择题

【A 型题】

题序	1	2	3	4
答案	C	B	C	A

【X 型题】

题序	5	6	7	8	9
答案	ABCDE	ABDE	ABCDE	ABCE	ABC

二、填空题

1. 计划　组织　控制与协调　指导与教育　发展与提高
2. 宪法　法律　行政法规　部门规章　地方性法规　地方规章
3. 社会性　商业性
4. 强制性　互济性　福利性　社会性
5. 医源性　非医源性
6. 伪造　隐匿　销毁
7. 医疗措施　医疗风险
8. 48　7　死者近亲属
9. 一次性　医疗机构
10. 7　书面报告

三、判断题

题 序	答 案	解 析
1	×	按照《医院分级管理标准》将医院分为一、二、三级，每级再划分为甲、乙、丙三等，其中三级医院增设特等级别，因此医院共分三级十等。
2	×	医院评审的审批权限规定：三级特等医院由国家卫生部审批发证；二、三级医院由省、自治区、直辖市卫生厅（局）审批发证；一级医院由地、市卫生局审批发证。
3	√	非法行医罪是未经取得医师职业资格的人非法行医，为他人治病，情节严重的行为。犯本罪的，处三年以下有期徒刑、拘役或者管制，并处或者单处罚金；严重损害就诊人身体健康的，处三年以上十年以下有期徒刑，并处罚金；造成就诊人死亡的，处十年以上有期徒刑，并处罚金。
4	×	手术同意书符合合同的特征，是医患双方就手术及手术风险承担的合同，是一种不典型的格式合同，其合同特征表现为：①手术同意书不仅有病人的同意，还包含着医师的告知，是双方法律行为。②是否手术取决于病人的自愿，双方的法律地位平等。③在医患之间设定了权利义务。
5	×	参加新型农村合作医疗（新农合），只能以个人为单位参加。

四、名词解释

1. 卫生行政救济：是指公民、法人或者其他组织认为卫生行政机关的行政行为造成自己合法权益的损害，请求有关国家机关给予补济的法律制度的总称，包括对违法或不当的行政行为加以纠正，以及对于因行政行为而遭受的财产损失给予弥补等多项内容。
2. 医疗事故：是指医疗机构及其医务人员在医疗活动中，违反医疗卫生管理法律、行政法规、部门规章和诊疗护理规范、常规，误诊采取治疗措施不当导致病人智力、身体不同程度损害或漏诊延误时机造成损害的事故。确定是否为医疗事故目前需要医疗事故鉴定委员会鉴定才能认定。
3. 医疗风险：是指因医疗行为本身的特殊性，对病人的身体完整性、健康甚至生命造成的潜在危险性。
4. 医疗缺陷：是指医疗机构及其医务人员在医疗活动中，违反医疗卫生法律、法规和诊疗护理技术规范、常规，或存在技术过失、医疗设备问题以及医院管理不善等，给病人造成病情、身体、心理的不利影响或损害。从诊疗过程可划分为诊断缺陷、治疗缺陷、护理缺陷、感染缺陷和服务缺陷等。根据损害后果程度分为医疗事故、医疗差错、医院感染。
5. 医疗纠纷：指基于医疗行为，在医方（医疗机构）与患方（患者或者患者近亲属）之间产生的因对治疗方案与治疗结果有不同的认知而导致的纠纷等。医疗纠纷通常是由医疗过错和过失引起的，这些过错往往导致病人的不满意或造成对病人的伤害，从而引起医疗纠纷。有时，医方在医疗活动中并没有任何疏忽和失误，仅仅是由于病人单方面的不满意，也会引起医疗纠纷。

五、简答题

1. 在 1996 年的全国卫生工作会议上，党中央、国务院确定了新时期的卫生工作方针是：“以农村为重点，预防为主，中西医并重，依靠科技与教育，动员全社会参与，为人民健康服务，为社会主义现代化建设服务。”

2. 医疗事故的构成要件如下：

(1) 医疗事故的主体是合法的医疗机构及其医务人员。

(2) 医疗机构及其医务人员违反了医疗卫生管理法律、法规和诊疗护理规范、常规。

(3) 医疗事故的直接行为人在诊疗护理中存在主观过失。

(4) 病人存在人身损害后果。

(5) 医疗行为与损害后果之间存在因果关系。

3. 从广义上划分，医疗保险可分为社会医疗保险和商业医疗保险。现就社会医疗保险的基本概念简述如下：医疗保险是根据立法规定，通过强制性社会保险原则，由国家、单位（雇主）和个人共同缴纳保险费，把具有不同医疗需求群体的资金集中起来，进行再分配，即集资建立起来的医疗保险基金，当个人因疾病接受医疗服务时，由社会医疗保险机构提供医疗保险费用补偿的一种社会保险制度。

4. 医疗安全在医疗管理中具有十分重要的意义，主要体现在以下几方面：

(1) 医疗安全管理是医疗质量管理的重要组成部分：其作用是在诊疗护理工作中，加强对各种医疗行为的管理，加强医疗规章制度的健全和落实，加强医务人员的思想素质、医德修养、业务水平的培训，将医疗不安全行为的发生减少到最低限度。因此医疗安全管理应该贯穿于医疗质量管理全过程，作为工作质量管理的重要内容。

(2) 医疗安全是评价医院医疗质量优劣的重要指标：加强医疗安全管理是提高医疗质量的重要措施，是切实维护医患双方正当权益的前提，是医院提供优质医疗服务的基础。没有可靠的医疗安全，要想获得持续的医疗质量改进是不可能的。

(3) 医疗安全是医院良好的社会效益和经济效益的保证：因为医疗不安全，会延长病人的治疗时间，使治疗手续复杂化，从而增加物资消耗量，提高医疗成本，增加病人和社会的经济负担。

5. 构成医疗纠纷的要件如下：

(1) 纠纷的主体是医患双方，“医”是指医疗机构及其医务人员，“患”是指接受诊疗的病人及其亲属。

(2) 纠纷的发生是患方认为病人的生命权、健康权等权利受到了侵害，即医疗纠纷的客体是病人的生命权、健康权。

(3) 医疗纠纷必须是发生在医疗活动中。

(4) 医患双方对医疗产生的损害、损害产生的原因以及处理方式出现了分歧。

§ 6

饮食、营养、健康与医院饮食试卷

饮食和营养与疾病有非常重要的关系。合理的饮食与营养可以保证机体正常生长发育，维持机体各种正常生理功能，促进组织修复，提高机体免疫力；不良的饮食与营养可以引起人体各种营养物质失衡，甚至易导致各种疾病的发生。

本试卷内容包括人体的营养需求，饮食、营养与健康的关系，医院饮食，营养状况评估，饮食护理等内容。

一、选择题

【A 型题】

1. 缺乏下列哪种维生素可引起佝偻病 ( )

A. 维生素 A B. 维生素 D C. 维生素 E D. 维生素 K E. 维生素 C

2. 下列哪种维生素具有维持正常夜视的功能 ( )

A. 维生素 A B. 维生素 B C. 维生素 E D. 维生素 B_6 E. 叶酸

3. 维生素 K 的主要功能是 ( )

A. 促进细胞发育成熟 B. 参与糖代谢 C. 改善微循环 D. 促进凝血 E. 抗氧化

4. 普通饮食的适用范围是 ( )

A. 无发热和无消化道疾病者 B. 消化不良，术后恢复期阶段 C. 发热，体弱，消化道疾病 D. 病情严重，吞咽困难，口腔疾病 E. 术后和急性消化道疾病者

5. 下列物质中能够防治坏血病的是 ( )

A. 维生素 A B. 维生素 B C. 维生素 C D. 维生素 D E. 维生素 E

6. 正常成人每天需水量是 ( )

A. 200～500 mL B. 500～1000 mL C. 1500～2000 mL D. 2000～3000 mL E. 3000～4000 mL

7. 构成骨骼和牙齿的主要成分是 ( )

A. 钙 B. 碘 C. 锌 D. 铁 E. 镁

8. 女，26 岁。生长在山区，因长期甲状腺素合成不足而乏困、情绪低落、甲状腺肿大。该病人应该注意补充 ( )

A. 钙 B. 碘 C. 锌 D. 铁 E. 镁

9. 男性，9 岁，诊断为贫血，应考虑该患儿可能缺乏的微量元素是 ( )

A. 钙 B. 碘 C. 锌 D. 铁 E. 镁

10. 成人低钠饮食每天饮食中钠含量应低于 ( )

A. 0.5 g B. 1.0 g C. 1.5 g D. 2.0 g E. 3.0 g

11. 成人低脂肪饮食每天脂肪的摄入量应低于 （ ）

A. 30 g B. 40 g C. 50 g D. 60 g E. 70 g

12. 成人低蛋白饮食每天蛋白质的摄入量应低于 （ ）

A. 30 g B. 40 g C. 50 g D. 60 g E. 70 g

13. 肝性脑病病人应进食 （ ）

A. 高蛋白饮食 B. 低蛋白饮食 C. 低盐饮食 D. 高脂饮食 E. 低脂饮食

14. 长期便秘病人宜选用 （ ）

A. 低盐饮食 B. 高脂饮食 C. 高膳食纤维饮食 D. 少渣饮食 E. 高热量饮食

15. 口服胆囊造影的病人应于摄 X 线片前服用 （ ）

A. 牛奶 B. 炒豆腐 C. 烧牛肉 D. 清汤面 E. 油煎鸡蛋

【X 型题】

16. 经常食用过咸的食物容易患 （ ）

A. 胃癌 B. 消化性溃疡 C. 高血压 D. 龋齿 E. 动脉硬化

17. 供给热能的营养素包括 （ ）

A. 蛋白质 B. 维生素 C. 脂肪 D. 矿物质 E. 糖类

18. 构成人体组织的营养素包括 （ ）

A. 蛋白质 B. 水 C. 糖类 D. 维生素 E. 脂肪

19. 调节身体功能的营养素包括 （ ）

A. 脂肪 B. 膳食纤维 C. 水 D. 维生素 E. 蛋白质

20. 医院的基本膳食包括 （ ）

A. 普通饮食 B. 高纤维素饮食 C. 软质饮食 D. 半流质饮食 E. 流质饮食

二、填空题

1. 人体所需的七大营养素包括________、________、________、________、________、________、________。
2. 人体蛋白的氨基酸构成包括________、________和________。
3. 医院饮食分为________、________、________三大类。
4. 预防营养不良应做到________、________、________等。
5. 正常人每天食盐量应为________g 左右。

三、判断题

1. 人体所需的 7 种营养素都能产生能量。 （ ）
2. 脂肪与脂类是同义词。 （ ）
3. 甲状腺吸碘功能测定前不需进行特殊的饮食准备。 （ ）

4. 过量摄入维生素可引起维生素中毒。 （ ）
5. 酸性食物和碱性食物并非依据食物的口味进行判断。 （ ）

四、名词解释

1. 平衡膳食
2. 体重指数
3. 微量元素
4. 营养状况评估
5. 亚硝酸盐

五、简答题

1. 试述体重评估的方法。
2. 试述《中国居民膳食指南（2016）》的主要内容。
3. 简述预防肥胖的主要措施。
4. 试述黄曲霉素对人体的毒性作用。
5. 如何预防亚硝酸盐中毒？

参考答案

一、选择题

【A型题】

题序	1	2	3	4	5	6	7	8	9	10	11	12	13	14	15
答案	B	A	D	A	C	D	A	B	D	D	C	B	B	C	E

【X型题】

题序	16	17	18	19	20
答案	CE	ACE	ABCDE	ABCDE	ACDE

二、填空题

1. 蛋白质　脂肪　糖类（碳水化合物）　矿物质　水　维生素　膳食纤维
2. 必需氨基酸　半必需氨基酸　非必需氨基酸
3. 基本饮食　治疗饮食　试验饮食
4. 食物多样化　有荤有素　粗细粮搭配
5. 6

三、判断题

题　序	答　案	解　　析
1	×	可以提供能量的营养素有蛋白质、脂肪和糖类。膳食纤维、水、矿物质和维生素虽然各有其重要营养功能，但不能提供能量。
2	×	人体内的脂类分成两部分，即脂肪与类脂。脂肪是由一分子的甘油和三分子的脂肪酸结合而成，包括不饱和与饱和两种，主要提供热能，维持体温、协助脂溶性维生素的吸收、参与机体多方面代谢活动；类脂则是脂肪以外的溶于脂溶剂的天然化合物的总称，如胆固醇、脑磷脂、卵磷脂等，它们在细胞构成和代谢中发挥着重要作用。
3	×	实验前 2 周应禁食含碘食物如海带、紫菜、鱼虾及加碘食盐等，然后抽血做^{131}I 功能测定。
4	√	各种维生素过量摄入均可能引起中毒。例如，维生素 D 中毒可致高钙血症，长期过量服用维生素 E 可能引起大出血，长期过量摄入维生素 K 可增高患癌症的风险，孕妇服用过量维生素 C 可能导致婴儿发生维生素 C 缺乏病。
5	√	食物的酸碱性不是指食物直接测试 pH 值的分类，而是依据食物经过消化、吸收、代谢后最后在人体内变成酸性（pH<7）或者碱性（pH>7）的物质来界定的。例如动物内脏的代谢产物是酸性物质，这类食物即属酸性食物；代谢产物为碱性物质的为碱性食物，如菜瓜、豆类等。

四、名词解释

1. 平衡膳食：是指选择多种食物，经过适当搭配做出的膳食。这种膳食能满足人体对能量及各种营养素的需求，因而称为平衡膳食。中国居民平衡膳食的食物搭配要求被称为平衡膳食宝塔。

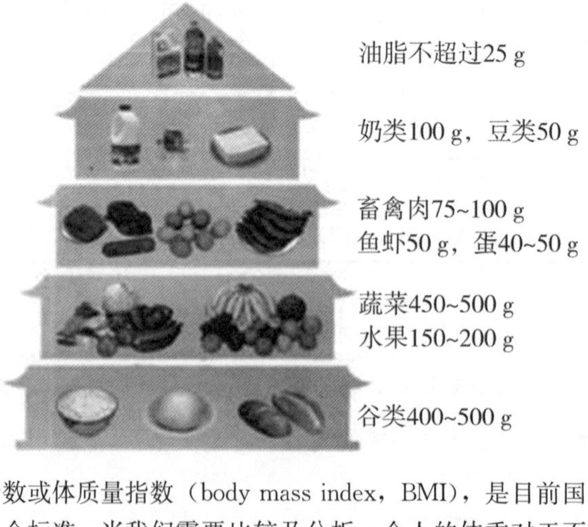

2. 体重指数：又称体质指数或体质量指数（body mass index，BMI），是目前国际上常用的衡量人体胖瘦程度以及是否健康的一个标准。当我们需要比较及分析一个人的体重对于不同高度的人所带来的健康影响时，BMI 值是一个中立而可靠的指标，是《国家学生体质健康标准》规定的测试项目。BMI 是用体重（千克）数除以身高（米）平方得出的数字［BMI＝W（体重，kg）/h^2（身高，m）］。

3. 微量元素：指人体内含量少于体重万分之一的元素，其中必需微量元素是生物体不可缺少的元素，如铁、铜、锌、钴、铬、锰、硒等。微量元素在体内不能产生与合成，需由食物来提供，如果膳食调配不当、偏食或患某些疾病时，就容易造成缺乏，比较容易缺乏的元素是铁、碘、锌、硒等。1973 年世界卫生组织公布了 14 种人体必需微量元素，包括铁、铜、锰、锌、钴、钼、铬、镍、钒、氟、硒、碘、硅、锡等。微量元素在人体内含量虽然极微小，但具有强大的生物学作用，它们参与酶、激素、维生素和核酸的代谢过程，发挥着独特的作用。

4. 营养状况评估：是指通过膳食调查、人体测量、临床检查、实验室检查等方法，判定人体营养状况、确定营养不良的类型及程度、估计营养不良后果的危险性、监测营养治疗的疗效和影响营养状况的因素。

5. 亚硝酸盐：主要指亚硝酸钠。亚硝酸钠为白色至淡黄色粉末或颗粒状，味微咸，易溶于水。硝酸盐和亚硝酸盐广泛存在于人类环境中，是自然界中最普遍的含氮化合物。亚硝酸盐外观及味道都与食盐相似，并在工业、建筑业中广为使用，肉类制品中也允许作为发色剂限量使用。亚硝酸盐对人体具有毒性，引起食物中毒的概率较高，食入 0.3～0.5 g 亚硝酸盐即可引起中毒，食入 3 g 可导致死亡。2017 年世界卫生组织国际癌症研究机构公布的致癌物清单中将亚硝酸盐列入 2A 类致癌物清单中。

五、简答题

1. 体重评估是营养状况评估的内容之一，主要是评估病人体重属于正常范围，还是属于不同程度的肥胖或消瘦。评估的方法有多种，简介如下。

(1) 体重指数（BMI）评估法：BMI 是目前国际通用的体重评估方法。此法是用体重和身高的比例来衡量体重是否正常，按照 WHO 的标准，BMI≥25 为超重，≥30 为肥胖，<18.5 为消瘦。中国标准≥24 为超重，≥28 为肥胖。

BMI 值评估表　　单位：kg/m²

评估	WHO 标准	亚洲标准	中国标准	相关疾病发病危险性
偏瘦	<18.5			低（但其他疾病危险性增加）
正常	18.5～24.9	18.5～22.9	18.5～23.9	平均水平
超重	≥25	≥23	≥24	
偏胖	25.0～29.9	23～24.9	24～27.9	增加
肥胖	30.0～34.9	25～29.9	≥28	中度增加
重度肥胖	35.0～39.9	≥30	—	严重增加
极重度肥胖	≥40.0	非常严重增加		

(2) 标准体重评估法：标准体重可按下列公式计算，体重处于标准体重±10%范围内均属正常体重。

男性标准体重(kg)=[身高(cm)−80]×70%

女性标准体重(kg)=[身高(cm)−70]×60%

超过标准体重 10%为超重，超过 20%为肥胖，超过 20%～30%为轻度肥胖，超过 30%～40%为中度肥胖，超过 50%为重度肥胖。

(3) 体脂肪率评估法：体脂肪率是最精确的体重评估指标，要用专业仪器（体脂肪率测量仪）来测量。

男性测出值超过正常值20%为轻度肥胖，超过25%为中度肥胖，超过30%为中度肥胖；女性超过30%为轻度肥胖，超过35%为中度肥胖，超过40%为中度肥胖。

(4) 皮褶厚度评估法：用皮褶厚度计测量上臂或背部皮脂厚度间接评估人体肥胖与否，男性皮褶厚度>50 mm、女性>40 mm为肥胖的界线。

(5) 腰围测定法：腰围（WC）是反映脂肪总量和脂肪分布的综合指标，测量位置在水平位髂前上棘和第12肋下缘连线的中点。根据腰围检测肥胖症，很少出现误差。中国的正常腰围标准男性是≤90 cm，女性是≤80 cm。

(6) 上臂围测定：上臂围是测量上臂中点位置的周长。可反映肌蛋白储存和消耗程度，也可反映热能代谢的情况。我国男性上臂围平均为27.5 cm。测量值>标准值80%为营养正常，90%～80%为轻度营养不良，80%～60%为中度营养不良，<60%为严重营养不良。

2.《中国居民膳食指南（2016）》的主要内容如下：

(1) 食物多样，谷类为主：应以谷类食物作为提供热能的主要来源。

(2) 吃动平衡，健康体重：饮食与运动相配合，控制体重在正常范围内。

(3) 多吃蔬果、奶类、大豆：新鲜蔬菜的摄入量应该达到300～500 g/（人·d），水果200～350 g/（人·d）；奶类富含优质蛋白质和维生素，是良好的钙源食品，建议每天饮用奶制品300 g；建议多吃大豆及其制品，以防止肉类消费过多，建议每人每天摄入30～50 g大豆及其制品。

(4) 适量吃鱼、禽、蛋、瘦肉：建议平均每天摄入鱼、禽、瘦肉总量为120～200 g，优先选择鱼和禽；每天吃一个鸡蛋，不弃蛋黄；少吃肥肉、烟熏和腌制肉制品。

(5) 少盐少油，控糖限酒：建议成人每天食盐不超过6 g，每天烹调油25～30 g；孕妇、乳母不应饮酒，男性一天饮用酒精量不超过25 g；糖的摄入量每天不超过50 g。

(6) 多饮水：水是维持生命必需的物质，约占体重的60%。成人每天饮水量为1500～1700 mL，饮水应少量多次，提倡饮用白开水和淡茶水，少喝含糖饮料和碳酸饮料。

3. 预防肥胖的主要措施如下：

(1) 提高认识：充分认识肥胖对人体的危害，了解各年龄阶段易发胖的知识及预防方法。

(2) 合理饮食：采取合理的饮食营养方法，尽量做到定时定量、少甜食厚味、多素食、少零食。

(3) 坚持体育运动：平时要加强体育锻炼以增加热量的消耗，并与节制饮食相配合，是防治肥胖的最好方法。可以经常参加慢跑、爬山、打拳等户外活动，既能增强体质，使体形健美，又能预防肥胖的发生。

(4) 生活规律：养成良好的生活规律，每餐不要太饱，合理安排和调整好睡眠时间。

(5) 心情舒畅：良好的情绪能使体内各系统的生理功能保持正常运行，对预防肥胖能起到一定作用。

4. 黄曲霉素对人体的毒性作用如下：

(1) 急性毒性：黄曲霉素属于肝毒性物质，一次大量口服后可出现肝细胞坏死、胆管上皮增生、肝脂肪浸润及肝出血等急性病变。中毒症状以黄疸为主，兼有呕吐、厌食和发热，重者出现腹水、下肢水肿、肝脾增大，严重者可致死亡。

(2) 慢性毒性：少量持续摄入可引起肝脏纤维细胞增生甚至肝硬化等慢性损伤。

(3) 致癌性：长期少量摄入可诱发肝癌，是目前公认的最强的化学致癌物，亦可诱发肾癌、胃癌、结肠癌及乳腺、卵巢、小肠等部位肿瘤。

5. 现将预防亚硝酸盐中毒的措施分述如下：

(1) 蔬菜应妥善保存，防止腐烂。不吃腐烂的蔬菜。

(2) 食剩的熟菜不可在高温下存放长时间后再食用。

(3) 勿食大量刚腌的菜，腌菜时盐应多放，至少腌至 15 天以上再食用；但现腌的菜，最好马上就吃，不能存放过久，腌菜时选用新鲜菜。

(4) 不要在短时间内吃大量叶菜类蔬菜，或先用开水将蔬菜焯 5 分钟，弃汤后再烹调。

(5) 肉制品中硝酸盐和亚硝酸盐用量要严格按国家卫生标准规定，不可多加。

(6)“苦井水”勿用于煮粥，尤其勿存放过夜。

(7) 防止错把亚硝酸盐当食盐或碱面用。

(8) 多食入维生素 C 和维生素 E，以及新鲜水果等。

(9) 蔬菜食用前沸水浸泡 3 分钟处理。

§7

诊断学知识试卷

本试卷内容包括诊断学概述与病史采集试卷、体格检查试卷、实验室检查试卷和病历写作试卷。特殊检查（X线、CT、US、MRN）、核医学、辅助检查（内镜、心电图、心肺功能、病理切片等）试卷，以及电子病历系统和医院信息系统试卷、基因诊断试卷均另设专章。

本试卷内容包括诊断学的意义、内容，病史采集方法，以及疾病诊断步骤和临床思维方法等。

§7.1 诊断学概述与病史采集试卷

一、选择题

【A型题】

1. 诊断的内容通常不包括 （　　）
   A. 病因诊断　B. 解剖诊断　C. 病理诊断　D. 预后诊断　E. 基因诊断
2. 疟疾常见的热型为 （　　）
   A. 稽留热　B. 弛张热　C. 间歇热　D. 波状热　E. 不规则热
3. 慢性腹泻是指病程超过 （　　）
   A. 2周　B. 3周　C. 1个月　D. 2个月　E. 3个月
4. 发热最常见的原因是 （　　）
   A. 颅脑损伤　B. 变态反应　C. 无菌性坏死物质的吸收　D. 内分泌与代谢障碍　E. 感染
5. 出现持续压榨性或窒息性胸部闷痛，最可能的诊断是 （　　）
   A. 急性心肌梗死　B. 肋间神经痛　C. 食管炎　D. 自发性气胸　E. 心包炎
6. 腹痛位于右上腹部，并向右肩部放射，提示最可能的诊断是 （　　）
   A. 肠炎　B. 阿米巴痢疾　C. 胃炎　D. 胆囊炎　E. 胰腺炎
7. 反复发作的上腹部饭后疼痛，服碱性药物可缓解，提示 （　　）
   A. 慢性胃炎　B. 消化性溃疡　C. 食管炎　D. 胰腺炎　E. 胆囊炎
8. 青年女性病人停经后突发剧烈腹痛，最可能的诊断是 （　　）
   A. 急性肾盂肾炎　B. 肝破裂　C. 脾破裂　D. 异位妊娠破裂　E. 急性膀胱炎
9. 头面部阵发性电击样或撕裂样疼痛，最可能的诊断是 （　　）
   A. 脑供血不足　B. 三叉神经痛　C. 偏头痛　D. 肌紧张性头痛　E. 高血压

10. 急性阑尾炎的疼痛特点是 ( )

A. 阵发性腹痛 B. 转移性右下腹痛 C. 左下腹痛 D. 持续右下腹绞痛

E. 下腹痛

【X 型题】

11. 问诊时恰当的提问包括 ( )

A. 什么情况疼痛加重 B. 发病后用过哪些药物 C. 多在什么情况下发病

D. 您的尿液是红色的吗 E. 您哪儿不舒服

12. 过去病史包括下列哪几项 ( )

A. 传染病史及接触史 B. 手术外伤史 C. 家族遗传史 D. 局灶病史

E. 预防接种史及药物过敏史

13. 以下哪些项目是循证医学的应用范围 ( )

A. 医疗管理 B. 制定卫生政策 C. 卫生技术评价 D. 指导临床实践

E. 药物研究与应用

14. 造成临床表现不典型的因素有 ( )

A. 年老体弱 B. 治疗的干扰 C. 医师的认识水平 D. 主诉不清楚 E. 器官移位

15. 诊断失误包括 ( )

A. 漏诊 B. 误诊 C. 病因判断错误 D. 疾病性质判断错误 E. 延误诊断

二、填空题

1. 现病史内容包括起病情况与患病的时间、________、________、________、________、________等。

2. 月经婚育史的重点内容包括________、________、________。

3. 儿科个人病史采集的主要内容包括________、________、________、________。

4. 综合的临床诊断应包括________、________、________、________、________、________。

5. 个人史是指与________有关的个人历史，内容包括________、________、________、________等。

6. 临床思维的两大要素是________、________。

7. 常用的临床诊断方法有________、________、________。

8. 循证医学所要求的临床证据有以下 3 个主要来源，即________、________、________。

9. 正确诊断疾病的必备条件包括________、________、________。

10. 在疾病诊断过程中应首先考虑________病与________病。

三、判断题

1. 在病史采集过程中，医师应完全相信病人对自己病情的陈述。 ( )

2. 疾病诊断过程中，临床思维时应坚持“多元论”原则。 (　　)

3. 在器质性疾病与功能性疾病鉴别有困难时，应首先考虑器质性疾病的诊断。 (　　)

4. 世界各国所采用的血压标准都是一致的。 (　　)

5. 腹痛都是由腹腔脏器疾病引起的。 (　　)

四、名词解释

1. 主诉
2. 病史
3. 暗示性提问
4. 并发症
5. 临床思维方法

五、简答题

1. 试述学习诊断学的基本要求。
2. 试述诊断疾病的步骤。
3. 简述问诊的方法与技巧。
4. 试述病史采集时应注意的事项。
5. 试述临床思维的基本原则。

参考答案

一、选择题

【A 型题】

题序	1	2	3	4	5	6	7	8	9	10
答案	D	C	E	E	A	D	B	D	B	B

【X 型题】

题序	11	12	13	14	15
答案	ABCE	ABDE	ABCDE	ABCE	ABCDE

二、填空题

1. 主要症状　病因与诱因　病情的发展与演变　伴随症状　诊治经过
2. 月经情况　白带情况　生育情况
3. 生产史　喂养史　生长发育史　预防接种史
4. 病因诊断　解剖诊断　病理诊断　疾病分型与分期诊断　并发症诊断　伴发疾病诊断

5. 疾病　社会经历　职业及工作条件　习惯与嗜好　性伴侣与性病
6. 临床实践　科学思维
7. 归纳法　排除法　鉴别诊断法
8. 大样本的随机对照临床试验　系统性评价　荟萃分析（汇总分析）
9. 广博的医学知识　正确的临床思维　准确的逻辑分析
10. 常见　多发

三、判断题

题　序	答　案	解　析
1	×	在病史采集中，相信和尊重病人的陈述做出正确诊断和避免误诊的基础。对个别就诊者出于各种不同目的撒谎行为也应保持必要的警惕，如伪盲、伪聋、提供假检验报告等情况也时有发生。
2	×	疾病诊断的思维应坚持“一元论”原则，即单一病理学原则，就是尽量用一个疾病去解释多种临床表现的原则。因为同时存在多种关联性不大的疾病的概率是很低的，疾病诊断过程中应尽可能以一种疾病去解释多种临床表现。
3	√	因为器质性疾病的后果往往比功能性疾病更严重，同时更需要及时的治疗，因此在诊断上应予优先考虑。
4	×	美国心脏协会制定的《高血压指南》被世界多国普遍采用，该指南定期更新，最新版“高血压指南”于 2017 年 11 月发布。虽然该指南被广泛采用，但各国均根据本国国情有所调整，故各国的血压标准不尽相同。
5	×	腹痛的发生机制有 3 种，即：内脏性腹痛、躯体性腹痛（如腹壁疾病）、牵涉痛（如胸部疾病）。

四、名词解释

1. 主诉：是指病人就诊最主要的原因，包括症状、体征及持续时间。主诉多于一项则按发生的先后次序列出，并记录每个症状的持续时间。主诉要简明精练，不超过 1～2 句，20 字左右。在一些特殊情况下，疾病已明确诊断，住院目的是为进行某项特殊治疗（手术，化疗）者可用病名，如白血病入院定期化疗。
2. 病史：包括既往病史和现病史，即本次和以往患病的有关情况，具体包括以下内容。
   （1）起病情况。
   （2）主要症状及特点。
   （3）伴随症状及特点。
   （4）主要诊断、治疗过程（含非手术和手术治疗）、治疗结果等。
3. 暗示性提问：是一种能为病人提供带倾向性的特定答案的提问方式。例如，提问：“你的咳嗽症状是否夜间比白天更重?”
4. 并发症：是一个复杂的临床医学概念，但一般是指一种疾病在发展过程中引起另一种疾病或症状的发生，后者即为前者的并发症，如消化性溃疡可能有幽门梗阻、胃穿孔或大出血等并发症。
5. 临床思维方法：指对疾病现象进行调查研究、分析综合、判断推理等过程中的一系列思维活动，由此认识疾病、判断鉴别，做出决策的一种逻辑方法。

五、简答题

1. 学习诊断学的基本要求如下：

(1) 能独立进行系统且有针对性的问诊，能较熟练掌握主诉、症状、体征间的内在联系和临床意义。

(2) 能以规范化手法进行系统、全面、重点、有序的体格检查。

(3) 熟悉血尿粪常规、常用临床生化检验及特殊检查（影像学、核医学、心电图、内镜等）的目的、临床意义和结果分析。

(4) 能将问诊和体格检查资料进行系统的整理，写出格式正确，文字通顺，表达清晰，字体规范，符合要求的完整病历和电子病历系统的表格病历。

(5) 能根据病史、体格检查、实验室检查和辅助检查所提供的资料，进行分析提出初步诊断。

2. 诊断疾病的步骤包括搜集资料、分析综合资料、验证或修正诊断 3 个步骤。

(1) 搜集资料：包括详尽、完整、真实可靠的病史，全面系统而又重点深入的体格检查，以及含三大常规在内的各项实验室检查和特殊检查。

(2) 分析综合资料，形成印象：对上述资料进行综合归纳、分析比较、去粗取精、去伪存真的综合分析，找出病人的主要问题，将可能性较大的问题罗列出来，形成初步诊断。

(3) 验证或修正诊断：初步诊断经过临床实践的验证，并进一步研究、分析病情，再对初步诊断进行验证或修正，以明确诊断。一时难于确诊的病例，进行实验性治疗也是一项公认可行的准则，但需十分慎重。

3. 问诊的方法与技巧如下：

(1) 以礼节性的交谈开始。

(2) 问诊一般由主诉开始，逐步深入进行有目的、有层次、有顺序的询问。

(3) 避免暗示性提问及逼问。

(4) 避免使用特定意义的医学术语。

(5) 注意及时核实病人陈述中不确切或有疑问的情况。

4. 病史采集时应注意的事项如下：

(1) 问诊应先拉近医患关系。

(2) 避免暗示性提问（诱问）和逼问。

(3) 避免重复问。

(4) 问诊时医师语言要通俗。

(5) 及时核定病人陈述中的不确切或有疑问的情况。

(6) 问诊应本着保护病人的隐私和语言对病人无伤害的原则。

(7) 对危重病人，问诊应简单扼要。

(8) 对外院转来的病情介绍、病史资料只能作为参考。

(9) 对于涉及职业病、伤害等与法律或者赔偿有关的情况，应注意相关人员提供病史的真实性。

(10) 应尽量回避在病例中出现与责任相关的内容。

5. 临床思维的基本原则如下：

(1) 实事求是的原则：掌握第一手资料，尊重事实，全面分析，避免主观性和片面性。

(2)“一元论”原则：即单一病理学原则，就是尽量用一个疾病去解释多种临床表现的原则。因为在临床实际中，同时存在多种关联性不大的疾病的概率是很低的。

(3) 用发病率和疾病谱观点选择诊断的原则：疾病谱随不同年代、不同地区而变化。当几种诊断可能性同时存在的情况下，要首先考虑常见病、多发病的诊断，这种选择符合概率分布的基本原理，可减少误诊的机会。

(4) 首先考虑器质性疾病的诊断，然后考虑功能性疾病的原则：以免延误了器质性疾病的治疗。

(5) 首先考虑可治疾病的原则：以便早期及时地对疾病予以恰当的处理。

(6) 简化思维程序的原则：医师参照疾病的多种表现，把多种多样的诊断倾向，归纳到一个最小范围中去选择最大可能的诊断。这种简化程序的诊断思维方式，有利于抓住主要矛盾，予以及时处理。

(7) 见病见人的原则：切忌见病不见人的弊端。同样的疾病在不同的人身上表现会有差异，年龄、性别、体质、心理状况、文化程度等都会对疾病产生影响，要用生物-心理-社会医学模式的观点去思维和分析。

病历书写是指医务人员通过问诊、查体、辅助检查、诊断、治疗、护理等医疗活动获得有关资料，并进行归纳、分析、整理形成医疗活动记录的行为。病历既是医院管理、医疗质量和业务水平的反映，也是临床教学、科研和信息管理的基本资料，同时也是医疗服务质量评价、医疗保险赔付参考的主要依据。病历是具有法律效力的医疗文件，是涉及医疗纠纷和诉讼的重要依据。因此，书写完整而规范的病历是每个医师必须掌握的一项临床基本功。

§7.2 病历写作试卷

一、选择题

【A 型题】

1. 主诉的含义下述哪项不正确 (　　)
A. 指病人的主要症状或体征及其看病的时间　B. 指病人的主要症状或体征及其起病的时间　C. 指病人的主要症状或体征及持续的时间（病程）　D. 指病人的主要症状或体征及其发作的频率　E. 指病人的主要症状或体征及其严重的程度

2. 下列有关病历书写的叙述，哪项是不正确的 (　　)
A. 入院记录需在 24 小时内完成　B. 出院记录应转抄在门诊病历中　C. 接收记录由接受科室医师书写　D. 转科记录由原住院科室医师书写　E. 手术记录凡参加手术者均可书写

3. 病情危重，随时有生命危险，有循环、呼吸、肝、肾、中枢等衰竭病变之一者，按病例分型属　（　）

A. A 型病例　B. B 型病例　C. C 型病例　D. D 型病例　E. E 型病例

4. 需紧急处理，但病种单纯的病例，按病例分型属　（　）

A. A 型病例　B. B 型病例　C. C 型病例　D. D 型病例　E. E 型病例

5. 病人对青霉素、磺胺过敏，应记录于　（　）

A. 主诉　B. 现病史　C. 既往史　D. 个人史　E. 家族史

6. 病人有长期的烟酒嗜好，应记录于　（　）

A. 主诉　B. 现病史　C. 既往史　D. 个人史　E. 家族史

7. 转科记录中的转入记录由转入科室医师于病人转入后多长时间内完成　（　）

A. 8 小时　B. 24 小时　C. 48 小时　D. 72 小时　E. 6 小时

8. 病情稳定的慢性病病人至少几天记录一次病程记录　（　）

A. 3 天　B. 1 天　C. 2 天　D. 4 天　E. 5 天

9. 经治医生完成病人出院记录的时间应该是　（　）

A. 病人离院前　B. 开具出院医嘱前　C. 出院前一天　D. 出院后 12 小时内　E. 出院后 24 小时内

10. 医院的知情同意书中不包括　（　）

A. 手术通知书　B. 麻醉通知书　C. 书写通知书　D. 出院通知书　E. 特殊诊疗同意书

【X 型题】

11. 有关病志书写的要求，下述哪些是正确的　（　）

A. 首志由经管的住院医师书写　B. 病志一般可 2～3 天记一次　C. 危重病人需每天或随时记录　D. 会诊意见应记在病志中　E. 应记录各项检查结果及分析意见

12. 有关门（急）诊病历书写的叙述，下列哪些是正确的　（　）

A. 急诊病历由接诊医师及时书写，时间具体到分钟　B. 凡急诊死亡病人，病历一律由急诊科保留，不得流失和外借　C. 留观病人最后的归转，应有记录　D. 门诊初诊病历应注明科别和日期（年、月、日），病历记录含主诉、病史、体征，初步处理，诊断意见及签名　E. 留观出院者带药及休息可达 7 天

13. 儿科特殊病史应包括　（　）

A. 生产史　B. 喂养史　C. 生长发育史　D. 预防接种史　E. 生活史

14. 过去病史包括下列哪几项　（　）

A. 传染病史及接触史　B. 手术外伤史　C. 家族遗传史　D. 局灶病史　E. 预防接种史及药物过敏史

15. 病历中下列哪些项要求在 24 小时内完成　（　）

A. 入院记录　B. 转入记录　C. 上级医师审签　D. 接班记录　E. 手术记录

二、填空题

1. 临床病历可分为门诊病历、________、________、________、________、________和________等。
2. 入院记录的主要内容包括一般项目、主诉、________、________、________、________、________、________、________、________、________和________诊断等。
3. 现病史内容应包括________、________、________、________、________。
4. 既往史内容包括一般健康状况、既往疾病史、________、________、________等。
5. 门诊病历必须在________时完成，住院病历在病人住院后________小时内完成，入院后首次病程记录必须在入院________小时完成，出院记录经治医师应在患者出院后________小时内完成。

三、判断题

1. 手术记录应由手术医师书写或第一助手记录，并由手术医师审阅后签名，另立专页。（　　）
2. 新病人的入院记录应在入院后 24 小时完成。（　　）
3. 皮肤弹性检查，常检查手背及前臂内侧部位的皮肤。（　　）
4. 左锁骨上窝淋巴结发现转移性癌灶时，原发病灶一定来自胃肠道。（　　）
5. 正常人常见的胸廓横径与前后径之比是 1.5∶1。（　　）

四、名词解释

1. 首次病程记录
2. 初步诊断
3. 修正诊断
4. 病程记录
5. 病历封存

五、简答题

1. 试述病历的定义。
2. 试述医学诊断的含义。
3. 试述《病历书写基本规范》的主要内容。
4. 简述有创诊疗操作记录的书写要求。
5. 试述有关知情同意书的相关规定。

参考答案

一、选择题

【A 型题】

题序	1	2	3	4	5	6	7	8	9	10
答案	C	E	D	B	C	D	D	A	E	D

【X 型题】

题序	11	12	13	14	15
答案	BCDE	ABCD	ABCDE	ABDE	AD

二、填空题

1. 急诊病历　完全病历　入院记录　转科记录　出院记录　死亡记录
2. 现病史　既往史　系统回顾　个人史　家族史　体格检查　实验室检查　特殊检查　专科情况　初步
3. 起病时间及可能诱因　主要症状的系统描述　病情发展和演变诊疗过程　与本次病有关的阴性病史　一般情况
4. 传染病史　手术外伤史　药物过敏史
5. 就诊　24　8　24

三、判断题

题　序	答　案	解　析
1	√	手术记录由手术者书写，特殊情况下可由第一助手书写，但第一助手书写的手术记录必须由手术者审签。如系表格式专页，按表格项目填写。
2	√	入院记录由住院医师（或床位医师）书写，其内容和要求原则上与住院病历相同，但应简明扼要，重点突出，必须在 24 小时内完成。
3	√	检查皮肤弹性时，常选择手背或上臂内侧部位，以拇指和示指将皮肤捏起，松手后如皮肤皱褶迅速平复为弹性正常。
4	×	左锁骨上淋巴结是胃肠道肿瘤特别是胃癌很容易转移的淋巴结，主要经胸导管直接转移，因此此处淋巴结肿大往往是相当一部分胃癌病人就诊的原因。当然也不能说此处的转移性癌灶一定来源于胃肠道，也可能来源于腹腔其他地方的肿瘤，如肝癌、宫颈癌等，但胃肠道肿瘤占绝大部分。
5	√	正常的胸廓前后径小于左右径，两者比例约为 1∶1.5。

四、名词解释

1. 首次病程记录：是指病人入院后由经治医师或值班医师书写的第一次病程记录，应当在病人入院 8 小时内完成。首次病程记录的主要内容如下。

(1) 病例特点：应当在对病史、体格检查和辅助检查进行全面分析、归纳和整理后写出本病例特征，包括阳性发现和具有鉴别诊断意义的阴性症状和体征等。

(2) 拟诊讨论（诊断依据及鉴别诊断）：根据病例特点，提出初步诊断和诊断依据；对诊断不明的写出鉴别诊断并进行分析；对下一步诊治措施进行分析。

(3) 诊疗计划：提出具体的检查及治疗措施安排。

2. 初步诊断：是指经治医师根据病人入院时的情况，综合分析所作出的诊断。书写入院记录时的诊断就是初步诊断，如初步诊断为多项时，应当主次分明。对待查病例应列出可能性较大的诊断。

3. 修正诊断：凡以症状待诊的诊断以及初步诊断不完善或不符合的诊断，上级医师在诊疗过程中应作出“修正诊断”，修正诊断可打印新的一页“修正诊断”，注明修正日期，并由修正医师签名。随着诊疗活动的进展，医师对之前的诊断可以进行多次修正和补充，可表述为“第一次修正诊断”“第二次修正诊断”等。

4. 病程记录：是指继首次病程记录后，医师对病人病情和诊疗过程所进行的连续性记录。病程记录内容包括病人的病情变化情况，重要的辅助检查结果及临床意义，上级医师查房意见，会诊意见，医师分析讨论意见，所采取的诊疗措施及效果，医嘱更改及理由，向病人及其近亲属告知的重要事项等。

5. 病历封存：病历资料在医疗事故技术鉴定过程中具有至关重要的地位，2018 年国务院颁布的《医疗纠纷预防和处理条例》中规定：发生医疗纠纷需要封存、启封病历资料的，应当在医患双方在场的情况下进行。封存的病历资料可以是原件，也可以是复制件，由医疗机构保管。病历尚未完成需要封存的，对已完成病历先行封存；病历按照规定完成后，再对后续完成部分进行封存。医疗机构应当对封存的病历开列封存清单，由医患双方签字或者盖章，各执一份。病历资料封存后医疗纠纷已经解决，或者病人在病历资料封存满 3 年未再提出解决医疗纠纷要求的，医疗机构可以自行启封。

五、简答题

1.《病历书写基本规范》（卫医政发〔2010〕11 号）明确规定：“病历是指医务人员在医疗活动过程中形成的文字、符号、图表、影像、切片等资料的总和，包括门（急）诊病历和住院病历。”据此，病历的定义可归纳为以下几点。

(1) 病历是关于病人疾病发生、发展、诊断、治疗情况的系统记录。

(2) 病历是医疗活动过程中经过归纳、分析、整理，并按规定的格式和要求书写的档案及资料总和。

(3) 病历在经病案管理人员整理后归档到病案室，病历将转变为病案。

(4) 病历具备法律效应。凡经医师签字的纸质病历或电子病历具有同样的法律效力。

2. 医学诊断的名称应确切，诊断应分清主次并按顺序排列，主要疾病在前，次要疾病在后，并发症列于有关主病之后，伴发病排列最后。诊断应尽可能包括病因诊断、病理解剖部位和功能诊断。对一时难以肯定诊断的疾病，可在病名后加“?”。一时既查不清病因也难以判定在形态和功能方面改变的疾病，可暂以某症状待诊或待查作为诊断，并应在其后注明一两个可能性较大或待排除疾病的病名。例如，“发热待查，肠结核?”在临床诊疗过程中，诊断包含初步诊断和修正诊断。

3.《病历书写基本规范》的主要内容：病历书写是指医务人员通过问诊、体格检查、辅助检查、诊断、治疗、护理等医疗活动获得有关资料，并进行归纳、分析、整理形成医疗活动记录的行为，目前主要执行的是《病历书写基本规范》（卫医政发〔2010〕11 号），其主要内容如下。

(1) 病历书写应当客观，真实，准确，及时，完整。

(2) 住院病历书写应当使用蓝黑墨水或碳素墨水，门（急）诊病历和需复写的资料可以使用蓝或黑色油水的圆珠笔。

(3) 病历书写应当使用中文和医学术语。通用的外文缩写和无正式中文译名的症状、体征、疾病名称等可以使用外文。

(4) 病历书写应当文字工整，字迹清晰，表述准确，语句通顺，标点正确。书写过程中出现错字时，应当用双线画在错字上，不得采用刮、粘、涂等方法掩盖或去除原来的字迹。

(5) 病历应当按规定的内容书写，并有相应医务人员签名。实习医务人员，试用期医务人员书写的病历，应当经过在本医疗机构合法执业的医务人员审阅、修改并签名；进修医务人员应当由接受进修的医疗机构根据其胜任本专业工作的实际情况认定后书写病历。

(6) 上级医务人员有审查修改下级医务人员书写的病历的责任。修改时，应当注明修改日期和修改人员签名，并保持原记录清楚可辨。

(7) 因抢救急危症病人，未能及时书写病历的，有关医务人员应当在抢救结束后 6 小时内据实补记，并加以注明。

4. 有创诊疗操作记录的书写要求如下：

(1) 记录时间要求：应当在操作完成后即刻书写。

(2) 记录内容要求：记录内容应包括操作名称、操作时间、操作步骤、操作结果，同时应记录操作过程是否顺利、有无不良反应、术后注意事项及是否已向病人说明，记录最后应有操作医师签名。

5. 有关知情同意书的相关规定如下：

(1) 根据《中华人民共和国执业医师法》《医疗机构管理条例》《医疗事故处理条例》和《医疗美容服务管理法》，凡在临床诊治过程中，需行手术治疗、特殊检查、特殊治疗、实验性临床医疗和医疗美容的病人，应对其履行告知义务，并详尽填写同意书。

(2) 经治医师必须亲自使用通俗语言向病人或其授权人、法定代理人告知病人的病情、医疗措施、目的、名称、可能出现的并发症及医疗风险等，并及时解答其咨询。

(3) 同意书必须经病人或其授权人、法定代理人签字，医师签全名。同意书一式两份，医患双方各执一份。由病人授权人或其法定代理人签字的，应提供授权人的授权委托书。

体格检查（physical examination）是医师运用自己的感官或借助于简便的检查工具，通过视诊、触诊、叩诊、听诊、嗅诊等方法，客观了解和评估病人身体健康状况的基本的方法，也是诊断学的主要内容之一。

体格检查内容包括体格一般检查、头颈部及面部器官检查、胸部检查、腹部检查生殖器、肛门与直肠检查、脊柱与四肢检查、神经反射检查等。

§7.3 体格检查试卷

一、选择题

【A 型题】

1. 作为年龄推断的指标，下列哪项不正确 （　　）
A. 皮肤弹性随年龄增长而减低　B. 牙齿脱落大多数老年人均有　C. 头发变白肯定已属老年　D. 角膜老年环见于 60 岁以上的老人　E. 老年人大多肌肉萎缩松弛

2. 第二性征的区别下列哪项不正确 （　　）
A. 体毛和阴毛分布的特征　B. 乳房发育及皮下脂肪　C. 肌肉发达程度　D. 皮肤色素分布　E. 声音强弱和音调

3. 肺和胸膜触诊下列哪项不正确 （　　）
A. 呼吸运动度检查病人应做深呼吸　B. 应在胸部对称部位做比较检查　C. 以手掌或掌尺侧缘做语震检查　D. 应注意病人是胸式呼吸还是腹式呼吸　E. 胸膜摩擦感以胸侧壁下部较易触及

4. 肺部比较叩诊不正确的是 （　　）
A. 叩诊顺序，由上至下，由前至后，左右对称比较叩诊　B. 叩诊时应注意音响变化　C. 叩前胸与侧壁时板指与肋间平行　D. 叩肩胛间区板指与脊柱平行　E. 叩肩胛下区时板指可任意放置

5. 心脏杂音听诊下列哪项不正确 （　　）
A. 杂音的部位　B. 杂音的时期　C. 杂音的性质　D. 杂音强度均应分级　E. 杂音传导的方向

6. 腹部检查下列哪项错误 （　　）
A. 振水声见于幽门梗阻　B. 肋下扪及肝脏提示肝大　C. 脾脏正常时不能扪及　D. 肠鸣音消失可见于肠麻痹　E. 腹主动脉搏动正常人可触到

7. 检查发现病人胸廓的前后径等于横径，肋间隙增宽，应考虑为 （　　）

A. 扁平胸　B. 鸡胸　C. 正常胸廓　D. 漏斗胸　E. 桶状胸

8. 抬举性心尖冲动最常见于 （　　）

A. 肺心病　B. 心肌炎　C. 右室肥大　D. 高心病　E. 心包积液

9. 鉴别颈动脉搏动与颈静脉搏动最关键的是 （　　）

A. 搏动的位置　B. 搏动的范围　C. 搏动部位是否伴有血管杂音　D. 触诊指尖的搏动感，动脉搏动感较强　E. 搏动是否伴随缺氧表现

10. 测血压时，袖带过窄将使测得的血压 （　　）

A. 增高　B. 降低　C. 舒张压降低，脉压增大　D. 脉压变小　E. 不受影响

【X 型题】

11. 体格检查方法包括 （　　）

A. 望诊　B. 触诊　C. 叩诊　D. 听诊　E. 嗅诊

12. 生命体征包括 （　　）

A. 意识　B. 体温　C. 脉搏　D. 血压　E. 呼吸

13. 扪查乳房的方法，下列哪些是正确的 （　　）

A. 扪查乳房内半侧时，嘱病人举臂　B. 扪查乳房外半侧时，嘱病人垂臂　C. 应用手指掌面循序轻轻触按乳房　D. 乳房下部肿块，采平卧位举臂触诊　E. 抓捏乳房以利鉴别良恶性肿块

14. 下列哪些体征属于脑膜刺激征 （　　）

A. Kernig 征　B. Lasegue 征　C. Brudzinski 征　D. Babinski 征　E. Gordon 征

15. 呼吸三凹征是指吸气时下列哪些部位内陷 （　　）

A. 胸骨上窝　B. 锁骨上窝　C. 肋间肌　D. 腹上角　E. 肋间隙

二、填空题

1. 病人的一般状态检查内容包括______、______、______、______、______。
2. 低热是指口温______，中热是指口温______，高热是指口温______，超高热是指口温______以上。
3. 通常测量脉搏的时间为______，应同时注意脉搏的______和______。
4. 皮肤弹性检查，常检查______及______部位的皮肤。
5. 左锁骨上窝淋巴结肿大，被称为 Virchow 淋巴结，它标志着______。
6. 正常人的胸廓横径与前后径之比是______。
7. 正常人心尖搏动位于______。
8. 肺部检查望诊呼吸应注意呼吸的类型、______、______、______、______。
9. 腹膜刺激三联征是指______、______、______。
10. 浅反射包括______、______、______、______、______等。

三、判断题

1. 常用于流行病学体温监测的额温枪属电子体温计。 （ ）
2. 呼吸运动完全不受意识的控制与影响。 （ ）
3. 深反射与浅反射是按照反射中枢在脑部或在脊髓而划分的。 （ ）
4. 呼吸“三凹征”是呼气性呼吸困难的表现。 （ ）
5. 正常脊柱有 4 个生理性弯曲。 （ ）

四、名词解释

1. 正常体温
2. 血压标准
3. 意识障碍
4. 淋巴结检查
5. 乳腺触诊检查法
6. 正常呼吸音
7. 呼吸困难
8. 直肠指检
9. 神经反射检查
10. 病理反射

五、简答题

1. 简述诊断学的意义和基本内容。
2. 试述体格检查的注意事项。
3. 试述心源性水肿的病因和特点。
4. 试述腹水的病因、分类和检查方法。
5. 试述角膜反射的检查方法和临床意义。

参考答案

一、选择题

【A 型题】

题序	1	2	3	4	5	6	7	8	9	10
答案	C	D	D	E	D	B	E	D	D	A

【X 型题】

题序	11	12	13	14	15
答案	ABCDE	BCDE	ABCD	AC	ABE

二、填空题

1. 意识状态　发育状况　面部表情　体位　步态
2. 37.3 ℃～38 ℃　38.1 ℃～39 ℃　39.1 ℃～41 ℃　41 ℃
3. 30 秒　频率　节律
4. 手背　前臂内侧
5. 胃癌转移
6. 1.5∶1
7. 左第 5 肋间隙锁骨中线内侧 0.5～1 cm
8. 深度　频率　节律　运动受限
9. 腹部压痛　反跳痛　腹肌紧张度增强
10. 角膜反射　吞咽反射　腹壁反射　提睾反射　肛门反射

三、判断题

题　序	答　案	解　析
1	×	电子体温计是利用温度传感器输出电信号，再将电流信号转换成数字信号显示体温，属接触式体温计。额温枪是非接触性体温计，是通过对人体辐射的红外线能量测量体温。
2	×	一般状态下的自主呼吸并非由意识所控制，但意识可以控制和影响呼吸的节律和深度，因此测量呼吸时应尽量分散病人的注意力，以减少意识对呼吸测量的影响。
3	×	刺激皮肤或黏膜引起反射称为浅反射，深反射是肌肉或肌腱受突然牵引后引起的急速收缩反应，两者的区分并不完全根据反射中枢的部位而决定。
4	×	吸气性呼吸困难特点是吸气费力，且显著困难，重者出“三凹征”，常伴有干咳及高调吸气性喉鸣。呼气性呼吸困难的特点是呼气费力，气时间明显延长，常伴有干啰音。
5	√	正常人脊柱有 4 个生理性弯曲，颈段稍向前凸，胸段稍向后凸，腰段有明显的前凸，骶椎则有较大的后凸。直立时正常脊柱无侧弯，病理时可出现后凸、前凸或侧弯。

四、名词解释

1. 正常体温：人体正常体温用不同的方法检测，结果会略有差异；不同生理状态下体温也略有变化，如女性排卵期体温略高；在每天的不同时段体温也有所不同，早晨略低、下午略高，全天体温变化

<1 ℃。

人体体温正常参考值（水银体温计）

方法	口测法	肛测法	腋测法
	舌下含 5 分钟	插入肛门 1/2 表长 5 分钟	腋下夹紧 10 分钟
正常值	36.3 ℃～37.2 ℃	36.5 ℃～37.7 ℃	36 ℃～37 ℃
优缺点	较准确 不能用口呼吸 不用于婴幼儿及神志不清者	测值稳定 多用于婴幼儿及神志不清者	简便安全 不易发生交叉感染

2. 血压标准：正常成人血压标准的制定经历了多次改变，目前我国采用的是中国高血压防治指南 2018 年修订版的标准。

中国成人血压标准（2018 年修订版）

分　类	收缩压/mmHg	舒张压/mmHg
正常血压	<120 和	<80
正常高值	120～139 和（或）	80～89
高血压	≥140 和（或）	≥90
1 级高血压（轻度）	140～159 和（或）	90～99
2 级高血压（中度）	160～179 和（或）	100～109
3 级高血压（重度）	≥180 和（或）	≥110
单纯收缩期高血压	≥140 和	<90

注：当 SBP 和 DBP 分属于不同级别时，以较高的分级为准。

3. 意识障碍：是指人对周围环境和自身状态的认识与觉察能力，是大脑高级神经中枢功能活动的综合表现。意识障碍可表现为嗜睡、意识模糊、昏睡和昏迷。昏迷分为浅昏迷及深昏迷。

意识障碍分级比较

分级	对疼痛反应	唤醒反应	无意识自发动作	腱反射	对光反射	生命体征
嗜睡	（＋，明显）	（＋，呼唤）	＋	＋	＋	稳定
昏睡	（＋，迟钝）	（＋，大声呼唤）	＋	＋	＋	稳定
浅昏迷	＋	－	可有	＋	＋	无变化
中昏迷	重刺激可有	－	很少	－	迟钝	轻度变化
深昏迷	－	－	－	－	－	显著变化

4. 淋巴结检查：淋巴结遍布全身，体检仅能检查表浅部位的淋巴结。正常淋巴结直径为 0.2～0.5 cm，质地柔软，表面光滑，与毗邻组织无粘连，不易触及，无压痛。体检主要检查淋巴结大小、质地、活动度、压痛，以及粘连融合情况等。浅表淋巴结主要分布在颌下、颈部、腋窝和腹股沟等部位，检查部位一般包括耳前、耳后、乳突区、枕骨下区、颌下区、颏下区、颈前后三角、锁骨上窝、腋窝、滑车上、腹股沟等处。

5. 乳腺触诊检查法：乳腺触诊时检查者手指和手掌必须平置在乳房上，轻施压力，由左乳房外侧上部开始，沿顺时针方向由浅入深触摸全部乳房，最后触诊乳头；同样方法逆时针方向检查右乳房。检查时注意有无肿块以及肿块的部位、数目、大小、质地、边界、触痛、移动度和皮肤的关系。乳腺触诊检查法亦可用于乳腺自查，以期尽早发现乳腺肿瘤。
6. 正常呼吸音：包括肺泡呼吸音、支气管呼吸音和支气管肺泡呼吸音，这 3 种呼吸音各有特点，并分布于不同的区域。

正常呼吸音的特点与分布

呼吸音	特　点	正常分布
肺泡呼吸音	①类似用口向内吸气时发出的“夫”音 ②吸气期长于呼气期 ③吸气期较呼气期调高且强	除支气管呼吸音及混合性呼吸音分布区，均为肺泡呼吸音
支气管呼吸音	①类似舌头抬高用口呼气时发出的“哈”音 ②吸气期较呼气期短 ③吸气期较呼气期调低且弱	喉部、胸骨上窝、背部第 6～7 颈椎及第 1～2 胸椎附近
支气管肺泡呼吸音	具有上述两种呼吸音的特点	胸骨角、肩胛间区的第 3～4 胸椎水平、肺尖前后

7. 呼吸困难：可分为急性和慢性呼吸困难，还可分为吸气性呼吸困难、呼气性呼吸困难和混合性呼吸困难，各种呼吸困难分见于多种不同疾病。

呼吸困难的分类

分　类	吸气性呼吸困难	呼气性呼吸困难	混合型呼吸困难
特点	吸气困难 吸气时间延长 三凹征（胸骨上窝、锁骨上窝、肋间隙）	呼气费力 呼气时间延长	吸气、呼气均费力 呼吸频率浅快
伴有	吸气干啰音	哮鸣音	呼吸音异常
常见疾病	气管阻塞 气管异物 喉头水肿	阻塞性肺疾病 支气管哮喘	大面积肺不张 广泛肺纤维化 大量胸腔积液

8. 直肠指检：病人取膝胸位或左侧卧位进行检查。指检前注意肛门附近有无脓血、粪便、黏液、瘘口或肿块、肛门裂，以排除指检禁忌证。检查者右示指戴上指套并涂液状石蜡，以示指纵向按压肛门口使括约肌放松，然后将示指逐渐深入肛门，注意肛管括约肌的松紧度，肛管直肠壁及其周围有无触痛、肿块或波动感。如扪及肿块，应注意其大小、形态、硬度、活动度以及占据直肠或肛管范围。直肠外肿块的直肠黏膜是光滑的。直肠前壁外的前列腺或子宫颈可以扪及，不应误为病理性肿块。检查完毕手指退出后要观察指套上有无脓血和黏液。
9. 神经反射检查：包括浅反射检查、深反射检查、病理反射检查及脑膜刺激征检查。
10. 病理反射：是锥体束受损时的表现。锥体束是由中央前回的锥体细胞的轴突所组成，主要司骨骼肌的随意运动，由两级神经元组成，即上运动神经元和下运动神经元。出现病理反射肯定为中枢神经系统受损。病理反射主要包括巴宾斯基征（Babinski sign）、戈登征（Gordon sign）、查多克征（Chaddock sign）、奥本海姆征（Oppenheim sign）、霍夫曼征（Hoffman sign），以及阵挛反射。

五、简答题

1. 诊断学的意义和内容如下：

(1) 诊断学的意义：诊断学是为医学生学完基础医学各门学科后，过渡到学习临床医学各学科而设立的一门必修课，是学习临床学科的基础、桥梁。

(2) 诊断学的内容：诊断学的内容包括病史采集、体格检查、实验室检查、特殊检查，以及病历写作和诊断分析等。

2. 体格检查注意事项如下：

(1) 医师应以病人为中心，要关心、体贴病人，要有高度的责任感和良好的医德修养。

(2) 检查过程中，应注意避免交叉感染。

(3) 医师应仪表端庄，举止大方，态度诚恳和蔼。

(4) 医师应站在病人右侧。检查病人前，应有礼貌地对病人做自我介绍，并说明体格检查的原因、目的和要求，便于更好地取得病人密切配合。检查结束应对病人的配合与协作表示感谢。

(5) 检查病人时光线应适当，室内应温暖，环境应安静；检查手法应规范轻柔；被检查部位暴露应充分。

(6) 体格检查应全面、有序，同时也要根据病人的主诉、病史和病情突出检查重点。

(7) 体格检查要按一定顺序进行，避免重复和遗漏，力求执行规范的检查顺序。通常首先进行生命征和一般检查，然后按头、颈、胸、腹、脊柱、四肢和神经系统的顺序进行检查，必要时进行生殖器、肛门和直肠检查。

(8) 为避免反复翻动病人，可据情适当调整检查顺序；为利于及时抢救和处理急症病人，必要时可省略一些检查项目。

(9) 在体格检查过程中，应注意左、右及相邻部位等的对照检查。

(10) 应根据病情变化及时进行复查，这样才能有助于病情观察，有助于补充和修正诊断。

3. 心源性水肿是由于心脏功能障碍引发的机体水肿，各种原因所致的心脏病，当心力衰竭时即出现水肿。心源性水肿可呈现全身性或局限性水肿，特点为：水肿逐渐形成，首先表现为尿量减少，肢体沉重，体重增加，然后逐渐出现下肢及全身水肿。水肿先从身体的下垂部位开始，逐渐发展为全身性水肿。一般首先出现下肢可凹陷性水肿，以踝部最为明显。伴有右心衰和静脉压升高的其他症状和体征，如心悸，气喘，颈静脉怒张，肝大，甚至胸腔积液、腹水等。治疗心源性水肿的原则是强心、利尿、保护心脏。

4. 腹水指腹腔内游离液体的过量积聚，腹腔内液体量超过 200 mL 即称为腹水。产生腹水的常见病因有心血管病、肝脏病、营养障碍病、恶性肿瘤腹膜转移等。

腹水按性质可分为渗出性、漏出性、血性和乳糜性腹水。

腹水的检查方法包括移动性浊音叩诊法和腹部液波震颤检查法。

(1) 移动性浊音叩诊：如果腹腔内有中等量以上积液，当病人仰卧位时，腹两侧因腹水积聚，叩诊呈浊音，肠管漂浮在中间，叩诊呈鼓音。病人取侧卧位时，浊音区也随之移动，远离床面侧呈鼓音，贴近床面侧呈浊音，该现象为移动性浊音，见于中等量以上（1000 mL）腹水。

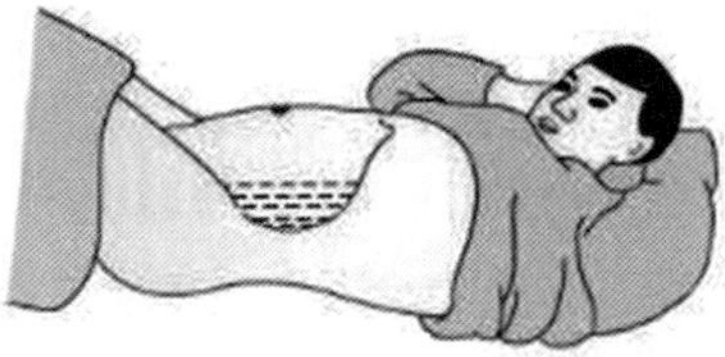

平卧位

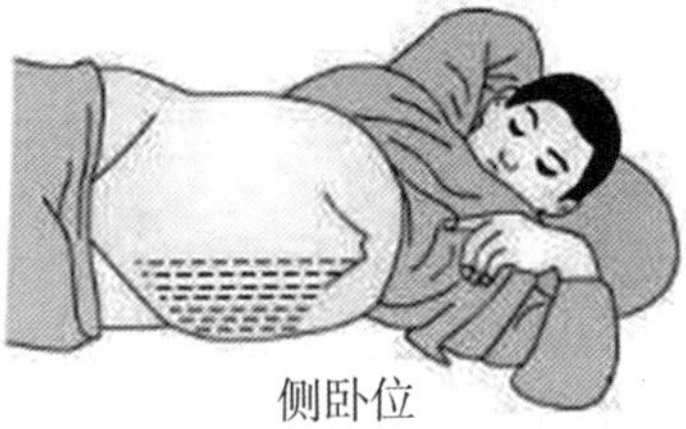

侧卧位

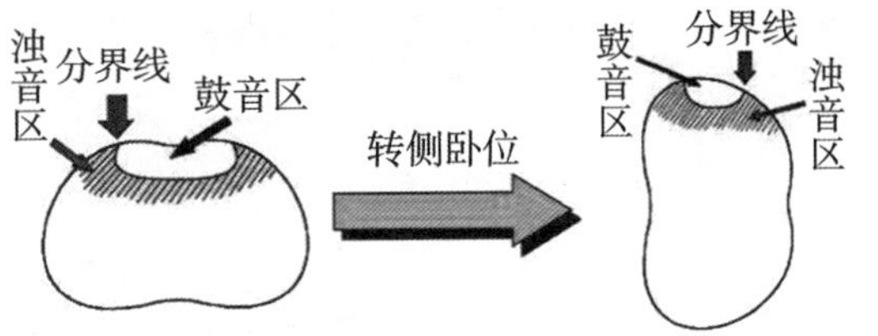

(2) 腹部液波震颤检查：病人平卧，医师用一手的掌面轻贴于病人腹部之一侧，另一手指端叩击对侧腹部。如有大量游离腹水，则可有液波感或液波震颤。为排除腹壁本身震动传至对侧，可让另一人将手掌尺缘压在脐部腹正中线上。

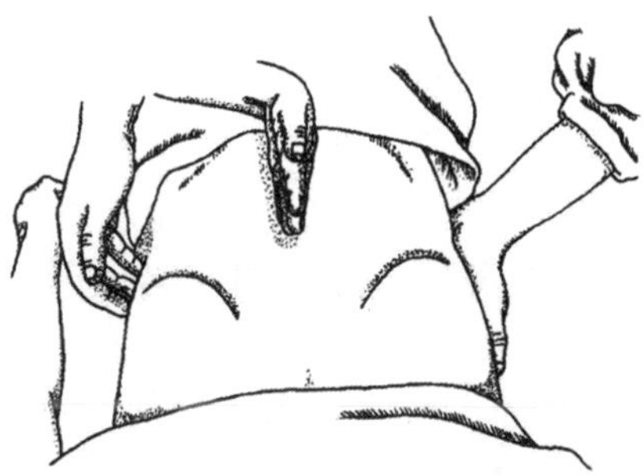

5. 角膜反射的检查方法和临床意义：检查者以细棉条束轻触眼外侧角膜，正常可见双眼睑敏捷闭合。刺激时同侧闭眼为直接角膜反射；刺激时对侧闭眼为间接角膜反射。如同侧直接角膜反射消失，对侧间接角膜反射存在，提示同侧面神经病变；如双侧直接与间接角膜反射均消失，则提示三叉神经病变；深昏迷病人角膜反射消失。

实验诊断是医师根据临床检验所得的结果或数据，结合临床相关资料和其他辅助检查，进行逻辑的分析和科学的思维，最后为诊断疾病、科学研究和人群保健提供客观依据。本试卷内容涉及血液检查、尿液和肾功能检查、临床化学检查（含各种蛋白、糖、脂等成分的检查）和临床免疫学检查等知识。

§7.4　实验诊断试卷

一、选择题

【A 型题】

1. 尿中所含有不使尿相对密度增高的物质是　（　）
   A. 右旋醣酐　B. 放射造影剂　C. 尿素　D. 高蛋白质　E. 高葡萄糖
2. 化学法粪便隐血试验，除愈创木酯法外，前 3 天不必禁食　（　）
   A. 动物血　B. 肉食　C. 猪肝　D. 含叶绿素食物　E. 果酱
3. 与梅毒血清学试验无关的检验是　（　）
   A. USR　B. ESR　C. RPR　D. VDRL　E. TPHA
4. 心肌梗死病人血清 CK 值在发病几小时即开始增高　（　）
   A. 2～4　B. 6～12　C. 3～10　D. 4～8　E. 12～24
5. 周围血片中出现幼红细胞最可能是　（　）
   A. 缺铁性贫血　B. 溶血性贫血　C. 再生障碍性贫血　D. 淋巴瘤　E. 脾功能亢进
6. 下列情况红细胞增多，哪项不是由于血液浓缩　（　）
   A. 连续呕吐　B. 高山居民　C. 反复腹泻　D. 出汗过多　E. 大面积烧伤
7. 新鲜尿液外观混浊，加热后混浊消失，可能为　（　）
   A. 磷酸盐　B. 草酸盐　C. 尿酸盐　D. 碳酸盐　E. 脓尿
8. 尿微量清蛋白，以下说法哪项是错误的　（　）
   A. 用常规方法不能测出　B. 超过尿蛋白正常范围的上限而定性方法又不能测出
   C. 可在隐匿型肾炎及肾炎恢复期尿中出现　D. 是比较灵敏的早期发现肾损伤的指标
   E. 是指低分子量的蛋白
9. 尿中有可能发现　（　）
   A. 蛲虫雌虫　B. 阿米巴包囊　C. 蛔虫卵　D. 肝吸虫卵　E. 血吸虫尾蚴

10. 可作为消化道恶性肠道肿瘤筛选检查的是 (　　)

A. 粪便隐血试验　B. 粪便中找癌细胞　C. 粪便中有红细胞　D. 肠纤维镜检查　E. 粪胆原试验

11. 正常成人脑脊液中不可能出现 (　　)

A. Pandy 试验弱阳性　B. 蛋白质 150 mg/L　C. 葡萄糖 3 mmol/L　D. 氯化物 120 mmol/L　E. 白细胞 $8\times10^9/L$

12. 做尿液妊娠试验，灵敏度最低，且已被淘汰的方法是 (　　)

A. 单克隆酶免疫法　B. 雄蟾蜍试验　C. 胶乳凝集抑制试验　D. 放射免疫法　E. 红细胞凝集抑制试验

13. 尿液干化学分析仪检查蛋白质，主要检查 (　　)

A. 球蛋白　B. 清蛋白　C. 球蛋白＋清蛋白　D. 球蛋白＋微量清蛋白　E. 清蛋白＋微量清蛋白

14. 尿液干化学分析仪检查白细胞，主要是检测 (　　)

A. 中性粒细胞　B. 中性粒细胞＋淋巴细胞　C. 中性粒细胞＋单核细胞　D. 全部白细胞　E. 全部粒细胞

15. 尿液干化学分析仪检查白细胞和红细胞与显微镜检查白细胞和红细胞的关系 (　　)

A. 都有对应关系　B. 都无对应关系　C. 只白细胞有对应关系　D. 只红细胞有对应关系　E. 尿液混浊时才有对应关系

【X 型题】

16. 下列哪些标本在排除外界污染的情况下，培养出细菌即有确诊意义 (　　)

A. 血　B. 粪便　C. 脑脊液　D. 咽拭子　E. 痰

17. 可使血小板数升高的因素有 (　　)

A. 运动　B. 新生儿　C. 饱餐　D. 妇女月经前　E. 脾功能亢进

18. 脑脊髓液中淋巴细胞增高可见于 (　　)

A. 中枢神经系统病毒感染　B. 中枢神经系统真菌感染　C. 结核性脑膜炎　D. 急性脑膜白血病　E. 化脓性脑膜炎

19. 诊断急性心肌梗死常用的血清酶有 (　　)

A. 肌酸激酶　B. 肌酸激酶同工酶　C. 乳酸脱氢酶　D. 淀粉酶　E. 碱性磷酸酶

20. 能使尿中 HCG 增高的因素有 (　　)

A. 恶性葡萄胎　B. 绒毛膜上皮癌　C. 妊娠　D. 睾丸畸胎瘤　E. 异位妊娠

二、填空题

1. 心肌梗死病人血液中肌酸激酶，发病后________小时即开始增高。
2. 饮食中含高核酸时，可使血中________增加。
3. 溶血标本可使红细胞沉降率数值________。

4. 找蛲虫应是在________周围，而且是病人________或________。
5. 交叉配血试验的病人血样品应是输血前________天以内的血样。
6. 由于生理因素，血白细胞计数，一天最高值与最低值可相差________。
7. 甲胎蛋白是________血清标志物之一。
8. WBC 正常参考范围是（4～10）×________/L。
9. 黄疸指数测定已被淘汰，其取代项目是________。
10. USR 是梅毒血清学检验的________试验。

三、判断题

1. 应在病人发热期从血中找回归热螺旋体。（ ）
2. 血中 HBsAg 阳性即可诊断被检者为乙型病毒性肝炎。（ ）
3. 60 岁以上高龄老人，常见 ESR 增快。（ ）
4. 尿糖定量测定可用甲醛防腐。（ ）
5. 伤寒病人血中未培养出伤寒沙门菌即不能确诊伤寒。（ ）

四、名词解释

1. 尿渗透量
2. 尿管型
3. 漏出液
4. 渗出液
5. 室内质量控制

五、简答题

1. 临床检验各项报告如何将惯用单位改为国际单位（SI）制？
2. 何谓出血时间？简述出血时间的测定方法及临床意义。
3. 简述白细胞计数增减的临床意义。
4. 什么情况可引起淋巴细胞增减？
5. 嗜酸性粒细胞在什么病理情况下增多或减少？嗜酸性粒细胞计数可动态观察哪些疾病？
6. 嗜碱性粒细胞增多有何临床意义？
7. 试述红细胞沉降率测定的临床意义。
8. 尿相对密度测定有何临床意义？
9. 简述常见的各种蛋白尿的形成原因。
10. 简述尿胆原、尿胆红素在黄疸中的鉴别意义。
11. 尿液“妊娠试验”阳性是否即为妊娠？目前常用哪些方法做妊娠试验？
12. 何谓镜下血尿和肉眼血尿？
13. 试述血浆蛋白的生理功能。

14. 诊断胰腺疾病的主要血清酶有哪些？
15. 糖尿病性糖耐量降低有哪些表现？

参考答案

一、选择题

【A 型题】

题序	1	2	3	4	5	6	7	8	9	10	11	12	13	14	15
答案	C	E	B	A	B	B	C	E	A	A	E	B	B	A	B

【X 型题】

题序	16	17	18	19	20
答案	AC	AC	ABC	ABC	ABCDE

二、填空题

1. 2～4
2. 尿酸
3. 增高
4. 肛门　睡熟后　清晨
5. 3
6. 1 倍
7. 原发性肝癌
8. 10^9
9. 血清总胆红素测定
10. 筛选

三、判断题

题　序	答　案	解　析
1	√	发热期取血或骨髓涂片染色镜检或暗视野检查可发现螺旋体。
2	×	在乙型肝炎五项检查结果中，经常会看到有 HBsAg 阳性，这就是乙型肝炎表面抗原阳性，这是机体感染乙型肝炎病毒的标志物，仅仅这一项阳性，只能说明机体已经感染了乙型肝炎病毒，还需要进行乙型肝炎病毒 DNA 载量检测以及肝功能化验检查，需要结合临床表现，才能够判定是否患有乙型病毒性肝炎。

续表

题 序	答 案	解 析
3	√	老年人特别是60岁以上的高龄者，多因纤维蛋白原的增高而致ESR增快。在病理情况中可见于各种炎症（急慢性炎症，如结核病、结缔组织病、风湿热等），组织损伤和坏死，也可短期增加。恶性肿瘤中，尤其是恶性程度高，增长迅速的肿瘤更明显，多种高球蛋白血症均可见ESR增快。
4	×	尿糖定量检查时加入的防腐剂是甲苯，甲苯是一种化学制剂，它加入24小时的尿量中，既不会尿液变质，也不会对尿液中其他成分有损害，不影响检查结果。
5	×	对伤寒的诊断，要采取综合的诊断依据。首先是流行病学的特点，如果在伤寒的流行疫区，有伤寒病人的接触史。同时，在夏秋季节发病期间，有过污染的水源或食物的接触情况，另外，就是出现相对比较典型的临床症状及体征，如持续的发热，时间比较长，同时伴有全身的中毒症状。比如病人出现表情淡漠，食欲下降，腹胀、腹痛、腹泻，同时有相对缓慢玫瑰疹，以及肝脾大的体征。如果合并有肠穿孔，或者肠出血，对诊断有更大的帮助。最主要在还是实验室的检查，如果血液和骨髓培养阳性，我们就可以对伤寒进行确诊。另外，血常规的一些检查以及肥达反应，有辅助性的诊断价值。

四、名词解释

1. 尿渗透量：简称尿渗量，是指尿中具有渗透活性的全部溶质微粒的总数量，反映溶质和水的相对排泄速度。电解质和尿素是起决定作用的溶质。测定尿渗量比测定尿相对密度更能确切地反映肾脏浓缩能力，是反映肾脏浓缩功能的重要指标。
2. 尿管型：管型为尿沉渣中有重要意义的成分，它的出现往往提示有肾实质性损害。它是尿液中的蛋白质、细胞及其崩解产物在肾小管、集合管内凝固而形成的蛋白凝聚圆柱状物，故又称圆柱体。

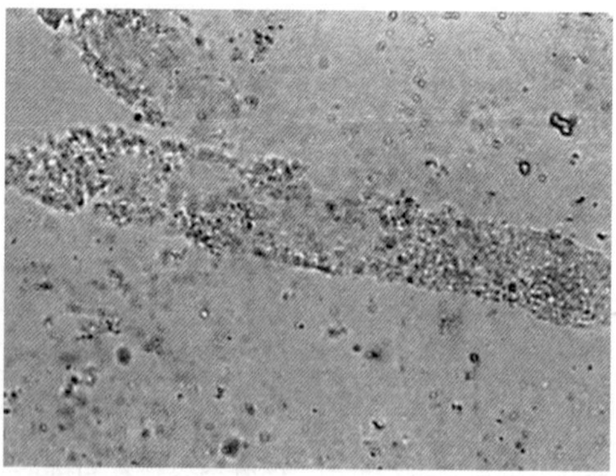

尿管型示意图

3. 漏出液：血管内的水分伴同营养物，通过毛细血管而滤出，这种在组织间隙或体腔内积聚的非炎症性组织液称为滤出液或漏出液。其形成常见的原因为：①血管内胶体渗透压下降。②毛细血管流体静脉压升高。③淋巴回流受阻。④水、钠潴留引起细胞外液增多。
4. 渗出液：由于炎症病灶内血管中的液体成分和细胞成分通过血管壁渗出，而进入组织或体腔的炎性积液称为渗出液。这是由于炎症时病原微生物的毒素、缺氧以及炎症介质作用使血管内皮细胞受损，血管通透性增加，致使血管内大分子物质如清蛋白甚至球蛋白和纤维蛋白原都能通过血管壁而渗出。

5. 室内质量控制：系各实验室为了监测和评价本室工作质量，以决定常规检验报告能否发出所采取的一系列检查、控制手段，旨在检测和控制本室常规工作的精密度，并检测其准确度的改变，以提高本室常规工作中批间和日间标本检测的一致性。

五、简答题

1. 临床检验结果为惯用单位改为国际单位，一般有下面几种变换方法：

(1) 凡一价元素（如 K^+、N^+、Cl^-）原来以 mEq/L 报告者，改为 mmol/L，其值不变。如多价者，即：mEq/L÷价数＝mmol/L。

(2) 除蛋白质（包括血红蛋白）及酶以外，所有临床化学项目，均以“mol/L”（因数值不一，可用“mmol/L”或“μmol/L”）报告。其换算方法是：

SI 制单位＝惯用单位×换算系数*

惯用单位＝SI 制单位÷换算系数*

换算系数*＝1/相对分子质量×10

如葡萄糖相对分子质量为 180，则葡萄糖换算系数为：1/180×10≈0.0555。

(3) 蛋白质类使用“g/L”或“mg/L”报告方式。

(4) 凡使用“%”者改为“0.××”。如白细胞分类中“N 60%”改为“N 0.60”。其他如蛋白电泳等均改为“0.××”。

(5) 血细胞和体液细胞计数过去报告为××/mm^3（或 μL），现改为 1 L（1 升）中细胞数，分子以×10^x表示，如 WBC 5600/mm^3 改为 5.6×10^9/L，RBC 520 万/mm^3 改为 5.2×10^{12}/L，血小板 20.5 万/mm^3 改为 20.5×10^9/L。

2. 将皮肤毛细血管刺破后，血液自然流出到自然停止所需的时间称为出血时间（bleeding time，BT）。BT 的长短主要受血小板数量和功能以及血管壁的通透性和脆性的影响，而血浆凝血因子影响较小。

BT 测定，以前用 Duke 法，因其虽操作简单，但穿刺深度、宽度难以标准化，且受穿刺部位毛细血管分布及血管收缩程度的影响，致使实验的敏感性很差，已停止使用。Ivy 法虽较 Duke 法敏感，但操作烦琐，皮肤切口大，不仅难以标准化，且创伤性大，影响因素也较多，因而难以推广。若临床怀疑血管异常所致出血性疾病（如血管性血友病、单纯性紫癜、过敏性紫癜等），应使用模板式刀片法（template bleeding time，TBT）测定出血时间。模板式刀片法参考值为（6.9±2.1）分钟。

BT 延长见于：①血小板明显减少，如原发性或继发性血小板减少性紫癜。②血小板功能异常，如血小板无力症和巨大血小板综合征。③严重缺乏血浆某些凝血因子所致疾病，如 vWD、DIC。④血管异常，如遗传性出血性毛细血管扩张症。⑤药物干扰，如服用阿司匹林、双嘧达莫等。

3. 白细胞计数增减的临床意义如下：

(1) 白细胞增多的临床意义：大部分化脓性细菌尤其是各种球菌所引起的感染，均可使白细胞升高；其次如中毒（尿毒症、糖尿病酮症酸中毒、汞中毒、铅中毒）、急性出血、急性溶血、术后、恶性肿瘤、粒细胞白血病等，白细胞亦可增加。

(2) 白细胞减少的临床意义：某些传染病包括病毒感染及某些血液病，如再生障碍性贫血、少部分急性白血病、粒细胞缺乏症、化学药品及放射损害，以及脾功能亢进等，白细胞数均可减少。

4. (1) 致淋巴细胞增多的因素：可见于某些病毒或细菌所致的急性传染病、某些慢性感染、急性淋巴细胞白血病及淋巴细胞性淋巴肉瘤、再生障碍性贫血及粒细胞缺乏症（淋巴细胞相对增多）、组织移植术后（排异前期）。

（2）致淋巴细胞减少的因素：主要见于接触放射线及应用肾上腺皮质激素或促肾上腺皮质激素者，亦可见于严重化脓性感染病人。由于中性粒细胞显著增多，淋巴细胞百分率减低，但绝对值仍在正常范围。

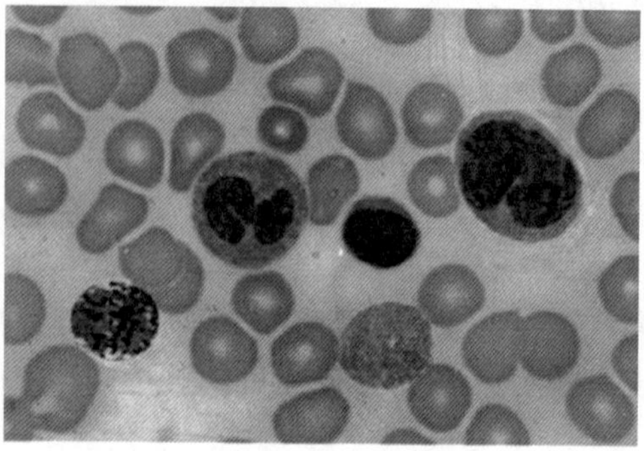

淋巴细胞示意图

5.（1）嗜酸性粒细胞增多：嗜酸性粒细胞绝对值$>0.5\times10^9/L$为增多或减少。在变态反应、某些皮肤病、寄生虫病及血液病等时增多，其他如猩红热、X线照射、脾切除及传染病恢复期等因素亦可使之增多。

（2）嗜酸性粒细胞减少：嗜酸性粒细胞少于$0.05\times10^9/L$为减少，主要见于传染病急性感染期、严重组织损伤时及应用肾上腺皮质激素、垂体或肾上腺功能亢进等。

计算嗜酸性粒细胞还可用于观察急性传染病和估计手术及烧伤病人的预后，以及测定肾上腺皮质功能。

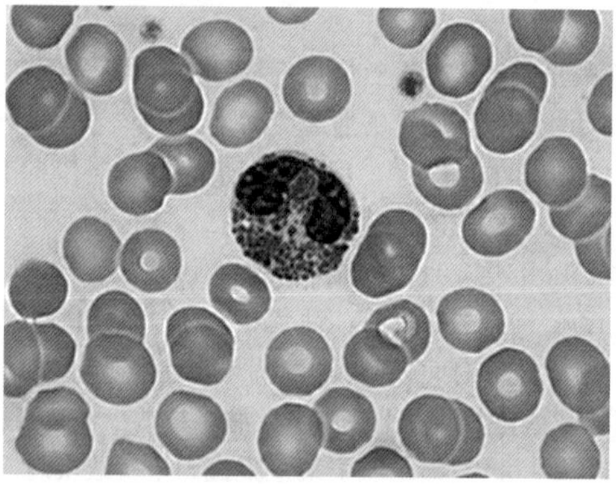

嗜酸性粒细胞示意图

6. 嗜碱性粒细胞增加的临床意义：外周血嗜碱性粒细胞$>0.1\times10^9/L$为增多，可见于过敏性反应及某些炎症和感染性疾病。如溃疡性结肠炎、荨麻疹、结核病、骨髓增殖性疾病，嗜碱粒细胞白血病及糖尿病等内分泌疾病，亦可见于重金属中毒及放射线照射等。

7. 红细胞沉降率测定的临床意义如下：

（1）生理性增高：妇女月经期和妊娠3个月以上至产后1个月，以及60岁以上老人，红细胞沉降率增高，此为生理性的。

（2）病理性增高可见于：①各种炎症。②恶性肿瘤。③高胆固醇血症。④组织损伤及坏死，如较大手术创伤和心肌梗死。⑤各种原因导致的高球蛋白血症，如亚急性感染性心内膜炎、系统性红斑狼疮等。⑥贫血。贫血病人红细胞数减少，下沉时受到摩擦阻力减少，致红细胞沉降率增高。

（3）红细胞沉降率减慢：意义较小，可因红细胞数明显增多或纤维蛋白原严重减低，见于各种原因所致的脱水血浓缩、真性红细胞增多症和弥散性血管内凝血等。

8. 尿相对密度测定的临床意义如下：

（1）增高：见于脱水、蛋白尿、糖尿、惊厥、肾脂肪变性、急性肾小球肾炎、心力衰竭、高热、周围循环衰竭、使用造影剂等。

（2）减低：见于慢性肾炎、急性肾炎多尿期、尿毒症多尿期、胶原疾患、使用利尿药等。

尿相对密度易受生理、病理、药物甚至混浊度影响，故用于对肾功能估计时连续测定比一次测定更有意义。测定尿相对密度还对鉴别糖尿病与尿崩症有意义。

9. 各种蛋白尿形成的原因如下：

（1）生理性蛋白尿或无症状性蛋白尿：指由于各种体内外环境因素对机体影响而导致的尿蛋白增多。①功能性蛋白尿：多见于青少年期，尿蛋白一般不超过（+），定量<0.5 g/24 h。②体位性蛋白尿：尿定性可达（++）～（+++），卧床时则为阴性。③偶然性蛋白尿：又称假性蛋白尿。由于尿中混入生殖系统排泄物，如精液、月经以及血液、脓汁等，导致尿蛋白定性试验阳性，肾脏本身并无损害。

（2）肾小球性蛋白尿：因肾小球滤过膜受到炎症、免疫、代谢等损害引起，尿蛋白常>2 g/24 h，为常见的一种蛋白尿。根据滤过膜损伤程度及尿蛋白的组分，可分为选择性蛋白尿和非选择性蛋白尿。

（3）肾小管性蛋白尿：因炎症或中毒引起近曲小管对相对低分子质量蛋白质的重吸收能力减退，而出现以相对低分子质量蛋白质为主的蛋白尿，常见于肾小管损害疾病。尿蛋白含量较低，通常为（+）～（++），一般<（1～2 g）/24 h。

（4）混合性蛋白尿：肾脏病变同时或相继累及肾小球及肾小管，相对低分子质量的 β_2M 及中分子质量清蛋白同时增多，大分子质量的蛋白质较少。

（5）溢出性蛋白尿：肾小球滤过和肾小管重吸收均正常，主要指血液循环中出现大量相对低分子质量蛋白质或阳性电荷蛋白，如本周蛋白、肌红蛋白等，超过肾小管重吸收的极限，以致出现于尿中。溢出性蛋白尿常见于多发性骨髓瘤，尿蛋白定性为（+）～（++）。

（6）组织性蛋白尿：主要由泌尿道炎症或药物刺激泌尿系统分泌引起，以 T-H 糖蛋白为主，尿蛋白定性（±）～（+），定量（0.5～1.0 g）/24 h。

10. 正常人及不同类型黄疸病人尿中尿胆原及胆红素反应情况列表比较如下：

正常人及不同类型黄疸病人尿中“三胆”比较表

人群	尿颜色	尿胆原	尿胆素	尿胆红素
正常人	浅黄	阴性（1∶20）	阴性	阴性
溶血性黄疸病人	加深	强阳性	阳性	阴性
肝细胞性黄疸病人	加深	阳性	阳性	阳性
阻塞性黄疸病人	加深	阴性	阴性	阳性

11. 尿液“妊娠试验”的方法及准确性如下：目前的尿液“妊娠试验”实际上是检查尿中绒毛膜促性腺激素（HCG）。妊娠时，胎盘绒毛膜产生大量 HCG，释放入血液，致使血中 HCG 浓度增高，由于其相对分子质量小，能通过肾小球的滤过屏障从尿中排出，以此诊断妊娠。但恶性葡萄胎、绒毛膜上皮癌及男性睾丸畸胎瘤等病人尿中 HCG 含量亦很高，故对于这些疾病，亦可检测尿中 HCG 来协助诊断。

此外肺癌、胃癌、肝癌、宫颈癌等的血液和尿中 HCG 亦可增高，因此解释阳性结果时，应结合临床分析。

检查尿中 HCG，曾经用生物学方法，如雄蟾蜍或雄青蛙做试验，此法已被淘汰。目前用免疫学方法，如胶乳凝集抑制试验、血凝抑制试验、电化学发光法、放射免疫试验、酶联免疫吸附试验、放射受体试验、β-HCG 试验及单克隆抗体胶体金纸片法等。单克隆抗体胶体金纸片法操作简便，灵敏度高，特异性强，是较理想的早期妊娠诊断法。

12. 随机尿不经离心沉淀，镜下难以见到红细胞。离心浓缩后，高倍视野可偶见。如每个高倍视野可见1～2个，即红细胞增多。如每个高倍视野＞3个，而尿不显红色，称镜下血尿。如 1 L 尿中有 1 mL 以上的血量，且肉眼可见到尿呈红色，称为肉眼血尿。

13. 血浆蛋白的生理功能如下：

(1) 维持正常的胶体渗透压：正常人血浆的渗透压由电解质、葡萄糖、脲等小分子物质所形成的晶体渗透压及血浆蛋白大分子所形成的胶体渗透压两部分来维持。

(2) 运输体内物质：体内许多物质与血浆蛋白结合在血流中运转，这是血浆蛋白的一种重要生理功能。

(3) 调节体内某些物质：血浆蛋白与一些物质结合后能调节被结合物质的生理作用。如激素与蛋白结合后不具活性，从而起到调节激素的作用，许多药物也都有类似情况。有些毒性物质，如游离铁具有较大的毒性，与血浆运铁蛋白结合后即失去毒性。

(4) 缓冲作用：血浆蛋白的等电点在 pH 4.0～7.3。正常情况下血液的 pH 为 7.35～7.45，大于蛋白质的等电点。故在生理 pH 值下，血浆蛋白带负电，为弱酸性，一部分以酸的形式存在，另一部分则形成弱酸盐，能接受氢离子或释放氢离子而起缓冲作用。

14. 诊断胰腺疾病的血清酶主要有 α 淀粉酶和脂肪酶。α 淀粉酶是诊断急性胰腺炎最常用的指标，一般在发病后 2～12 小时血清 α 淀粉酶活力开始上升，12～72 小时达高峰，4 天左右恢复正常。血清 α 淀粉酶升高常伴有尿淀粉酶增高，而且尿淀粉酶阳性率和升高程度都可高于血清淀粉酶，维持时间也较长。急性胰腺炎时，血清脂肪酶活力升高，其增高程度可大于淀粉酶，可高于正常上限 10 倍以上，且持续时间较长，特异性较高。

15. 糖尿病性糖耐量降低的表现有：①空腹葡萄糖浓度＞8.0 mmol/L。②葡萄糖峰值＞10.0 mmol/L 并出现糖尿。③延迟（2 小时后）才回复到空腹水平。

诊断是医师将所获得的各种临床资料经过分析、评价、整理后，对病人所患疾病提出的一种符合临床思维逻辑的判断。诊断疾病是医师最重要也是最基本的临床实践活动之一。诊断疾病的过程是一个逻辑思维过程，也是医师认识疾病、认识疾病客观规律的过程。只有正确的诊断，才可能有正确和恰当的治疗。能否正确及时地诊断疾病，反映了医师的水平、能力和素质。临床思维方法指对疾病现象进行调查研究、分析综合、判断推理等过程中的一系列思维活动，由此认识疾病、判断鉴别，做出决策的一种逻辑方法。本试卷内容涉及诊断疾病的步骤、临床思维的要素和方法及基本原则、循证医学的概念和特征等知识。

§7.5　诊断步骤和临床思维试卷

一、选择题

【A 型题】

1. 某病人长期发热，皮肤、关节、心、肝、肾各方面都有病态表现时，下列哪种诊断可能性最大　（　　）
A. 风湿　B. 结核　C. 肝炎　D. 系统性红斑狼疮　E. 肾脏疾病
2. 下述哪项不属诊断思维的注意问题　（　　）
A. 现象与本质　B. 主要与次要　C. 临床表现与主诉　D. 局部与整体　E. 典型与不典型
3. 一咯血病人，胸片示右上肺阴影，首先应考虑的诊断是　（　　）
A. 肺癌　B. 肺炎　C. 肺不张　D. 肺结核　E. 肺脓肿
4. 下述哪项不属常见诊断失误的原因　（　　）
A. 病史资料不完整、不准确　B. 体查不细致、不全面　C. 医学知识不足
D. 主观臆断　E. 病人欠合作

【X 型题】

5. 常见的误诊、漏诊的原因包括下面哪几种　（　　）
A. 病史资料不完整、不确切　B. 观察不细致或检验结果误差　C. 先入为主、主观臆断　D. 医学知识不足、缺乏临床经验　E. 疾病的临床表现不同
6. 临床思维的基本原则有　（　　）
A. 首先考虑器质性疾病的诊断，然后考虑功能性疾病的原则　B. 用发病率和疾病谱观点选择诊断的原则　C. 实事求是的原则，“一元论”原则　D. 首先考虑可治的疾

病的原则，简化思维程序的原则　　E. 见病见人的原则

7. 综合的临床诊断应包括 (　　)

A. 病因诊断　B. 病理解剖诊断　C. 病理生理诊断　D. 疾病的分型与分期

E. 并发症及伴发疾病诊断

8. 关于循证医学的概念下列哪项不符合 (　　)

A. 目前最可靠的循证医学证据来自临床指南　B. 制定卫生政策　C. 卫生技术评价

D. 指导临床实践　E. 药物研究与应用

9. 对住院病历病史采集要求的内容包括 (　　)

A. 一般项目　B. 主诉　C. 现病史　D. 既往史及系统回顾　E. 其他：个人史、婚姻史、月经史、家庭史等

10. 学习诊断学的要求，包括 (　　)

A. 能独立进行有针对性的问诊，并以规范化手法进行有序的体格检查　B. 熟悉常规实验室检查项目及临床意义　C. 熟悉正常心电图和异常心电图的图像分析　D. 能将问诊及体格检查资料进行系统整理　E. 能根据病史、体格检查、实验室及辅助检查、进行分析、作出初步诊断

二、填空题

1. 住院病历的现病史，记述病人患病后的全过程，即________、________、________和________。

2. 询问病人主要症状时应包括________、________、________、________、________或________的因素。

3. 在疾病诊断过程中，包括________、________、________和________是一不可分割的整体。

4. 疼痛的性质也应作有鉴别意义询问，如________、________、________、________以及________。

5. 并发症的诊断是指原发病的________，导致________、________进一步损害。

三、判断题

1. 临床思维方法是指对疾病现象进行调查研究、分析综合、判断推理等过程中的一系列思维活动，由此认识疾病、判断鉴别，做出决策的一种逻辑方法。 (　　)

2. 诊断疾病的步骤包括收集资料、分析综合资料及形成印象、验证或修正诊断 3 个步骤。 (　　)

3. 皮肤弹性检查，常检查手背及前臂内侧部位的皮肤。 (　　)

4. 疾病诊断过程中应尽可能以一种疾病去解释多种临床表现。 (　　)

5. 新病人入院记录应在入院后 24 小时完成。 (　　)

四、名词解释

1. 循证医学
2. 荟萃分析
3. 传统医学
4. 待诊
5. 个体化诊断

五、简答题

1. 试述伴发疾病的诊断。
2. 试述常见的误诊、漏诊的原因。
3. 试述临床上疾病常用的诊断方法。
4. 试述循证医学的主要应用。
5. 试述循证医学的基本特征。

参考答案

一、选择题

【A 型题】

题序	1	2	3	4
答案	D	C	D	E

【X 型题】

题序	5	6	7	8	9	10
答案	ABCD	ABCDE	ABCDE	ABCDE	ABCE	ABCDE

二、填空题

1. 发生　　发展　　演变　　诊治经过
2. 出现的时间　　部位　　性质　　持续时间和程度　　缓解　　加剧
3. 症状　　特征　　化验　　特殊检查结果
4. 灼痛　　绞痛　　胀痛　　隐痛　　持续时间
5. 发展　　机体　　脏器

三、判断题

题　序	答　案	解　析
1	√	临床思维方法指对疾病现象进行调查研究、分析综合、判断推理等过程中的一系列思维活动，由此认识疾病、判断鉴别，做出决策的一种逻辑方法。
2	√	诊断疾病的步骤：①收集资料，包括详尽、完整、真实可靠的病史，全面系统而又重点深入的体格检查，以及含血、尿、大便常规在内的各项实验室和特殊检查。②分析综合资料，形成印象。对上述资料进行综合归纳，分析比较，去粗取精，去伪存真，由表及里总结病人的主要问题，将可能性较大的问题罗列出来，形成假设、印象，也就是初步诊断。③验证或修正诊断。初步诊断经过临床实践的验证，并进一步研究、分析病情，对初步诊断进行验证或修正，以明确诊断。一时难于确诊的病例，进行实验性治疗也是一项公认可行的准则，但需十分慎重。
3	√	因身体皮肤的弹性最好是手部或者是上臂的内侧，这些部位的皮肤弹性具有比较好的代表性。如果检测这个部位的时候皮肤弹性是比较好的，那么说明身体的皮肤没有问题。相反，就说明皮肤的弹性出现了一定的障碍，应该及时进行调理。
4	√	疾病诊断过程中应简化思维程序的原则：医师参照疾病的多种表现，把多种多样的诊断倾向，归纳到一个最小范围中去选择最大可能的诊断。这种简化程序的诊断思维方式，有利于抓住主要矛盾，予以及时处理。
5	√	因住院病历完成时间规定：入院病历应于患者入院后 24 小时内完成。

四、名词解释

1. 循证医学：是 20 世纪 90 年代以来在临床医学领域内迅速发展起来的一门新兴学科，是一门遵循科学证据的医学，其核心思想是“任何医疗卫生方案、决策的确定都应遵循客观的临床科学研究产生的最佳证据”，从而制订出科学的预防对策和措施，达到预防疾病、促进健康和提高生命质量的目的。
2. 荟萃分析：又称汇总分析。这是一种将收集到的已完成临床研究的结果，进行系统、定量和定性的综合性统计分析的方法。
3. 传统医学：是以经验医学为主，即根据非实验性的临床经验、临床资料和对疾病基础知识的理解来诊断病人。
4. 待诊：有些疾病一时难以明确诊断，临床上常常用主要症状或体征的原因待诊作为临时诊断，如发热原因待诊、腹泻原因待诊、黄疸原因待诊、血尿原因待诊等。
5. 个体化诊断：将被检个体的基因背景及病理生理状态的综合分析的结果应用于该个体的预防、诊断和治疗上，这种诊断称为个体化诊断。

五、简答题

1. 伴发疾病是指同时存在的，与主要诊断的疾病不相关的疾病，其对机体和主要疾病可能产生影响。
2. 常见的误诊、漏诊的原因如下：

（1）病史资料不完整、不确切，未能反映疾病进程和动态以及个体的特征，因而难以作为诊断的依据。

亦可能由于资料失实，分析取舍不当，导致误诊、漏诊。

(2) 观察不细致或检验结果误差。临床观察和检查中遗漏关键征象，不加分析地依赖检验结果，是误诊的重要因素。

(3) 先入为主，主观臆断，妨碍了客观而全面地收集和分析资料。

(4) 医学知识不足，缺乏临床经验，对一些病情复杂、临床罕见疾病造成的误诊，是误诊的常见原因。

3. 临床上常用的诊断方法如下：

(1) 直接诊断：病情简单、直观，根据病史或体征，无须化验和特殊检查即能做出诊断。如荨麻疹、外伤性血肿、急性扁桃体炎、急性胃肠炎等。

(2) 排除诊断：临床症状、体征不具有特异性，有多种疾病可能性，经深入检查，稍加分析，容易发现不符之点，予以排除，留下 1～2 个可能的诊断进一步证实。

(3) 鉴别诊断：主要症状体征有多种可能性，一时无法确定诊断，需不断搜集多种资料予以鉴别。若新的资料不支持原有的诊断，应将原有的可能性剔除或提出新的诊断。

4. 循证医学的主要应用如下：

(1) 循证医学管理医疗：对同类病人的诊断、治疗方法进行规范化管理称为管理医疗（managed care）。管理医疗的实施将有效地提高医疗工作效率和减少医疗开支，而管理医疗就是根据循证医学的原则制定的。

(2) 卫生政策：美国、加拿大、澳大利亚等国均利用循证医学的系统评价结果，制定了癌症和一些其他疾病的治疗指南。

(3) 卫生技术评价：用系统评价的方法对卫生技术的有效性、安全性、经济性和社会影响进行综合分析评价，为卫生行政部门决策提供依据。

(4) 循证医学通过对资料的临床系统评价，按照特定的病种和疗法找出可靠的结论，指导临床实践。例如，丹麦根据系统评价结果，取消了对孕妇进行常规超声波检查的规定，有些国家还取消了术前常规进行胸部透视的规定，从而节约了大量的人力、财力、物力。

(5) 药物研究与应用：近年来，许多药厂和医院通过循证医学的方法了解药物研究的趋势，确定药物的临床疗效及科学使用方法，收到良好效果。

5. 循证医学的基本特征如下：

(1) 将最佳临床证据、熟练的临床经验和病人的具体情况这三大要素紧密结合在一起，寻找和收集最佳临床证据，旨在得到更敏感和更可靠的诊断方法，以及更有效和更安全的治疗方案，力争使病人获得最佳治疗结果。掌握熟练的临床经验旨在能够识别和采用那些最好的证据，能够迅速对病人状况做出准确和恰当的分析与评价。

(2) 重视确凿的临床证据，这是和传统医学截然不同的。传统医学主要根据个人的临床经验，遵从上级或高年资医师的意见，参考来自教科书和医学刊物的资料等为病人制订治疗方案。显然，传统医学处理病人的最主要的依据是个人或他人的实践经验。

基因诊断（gene diagnosis）是利用分子生物学技术，从 DNA/RNA 水平检测基因的存在，分析基因的结构变异和表达状态，从而对疾病做出诊断。本试卷内容涉及基因诊断的概念、分类、基本原理、基因异常和诊断方法等知识。

§7.6 基因诊断试卷

一、选择题

【A 型题】

1. 判定基因结构异常最直接的方法是 （　　）
A. PCR 法　B. 核酸分子杂交　C. DNA 序列测定　D. RFLP 分析　E. SSCP 分析
2. 不符合基因诊断特点的是 （　　）
A. 特异性强　B. 灵敏度高　C. 易于做出早期诊断　D. 样品获取便利　E. 检测对象仅为活体基因
3. DNA 指纹的遗传学基础是 （　　）
A. 连锁不平衡　B. DNA 的多态性　C. 串联重复序列　D. MHC 的限制性
E. MHC 的多样性
4. PCR 技术容易出现 （　　）
A. 假阴性结果　B. 假阳性结果　C. 灵敏度不高　D. 适用不广　E. 操作烦冗
5. 核酸分子杂交的原理是 （　　）
A. 磷酸化　B. 甲基化　C. 抗原抗体结合　D. 配体受体结合　E. 碱基互补配对

【B 型题】

问题 6～10

A. 确定被检核酸在组织或细胞中的定位
B. 同时对样品中多种类核酸进行检测和分析
C. 检测组织样品中的 RNA 种类和含量
D. 检测细胞基因拷贝数的变化或者 mRNA 含量的变化
E. 基因组 DNA 分析

6. Southern 印迹法主要用于 （　　）

7. Northern 印迹法主要用于 （ ）

8. 斑点印迹杂交主要用于 （ ）

9. 组织原位杂交主要用于 （ ）

10. DNA 芯片技术可以 （ ）

【X 型题】

11. 基因诊断的特点为 （ ）
    A. 特异性高 B. 灵敏度高 C. 稳定性高 D. 适用范围广 E. 针对性强

12. 内源基因结构突变的类型包括 （ ）
    A. 基因扩增 B. 缺失突变 C. 插入突变 D. 移码突变 E. 碱基置换突变

13. 基因突变的特点包括 （ ）
    A. 普遍性 B. 随机性 C. 低频性 D. 多害少利性 E. 不定向性

14. 合酶链反应（CPR）技术的特点包括 （ ）
    A. 灵敏度高 B. 特异性强 C. 操作相对简单 D. 省时 E. 不会出现假阳性

15. 基因诊断的医学应用主要包括 （ ）
    A. 诊断感染性疾病 B. DNA 指纹图谱的医学应用 C. 诊断遗传性疾病
    D. 诊断恶性肿瘤 E. 器官组织移植配型

二、填空题

1. 脱氧核糖核酸（DNA）又称________，是一种生物大分子，可组成遗传指令，引导生物发育与生命功能运作，其主要功能是________。
2. 带有遗传讯息的________片段称为________。
3. 引起基因疾病的原因包括________、________和________。
4. 基因检测标本包括________、________、________、________等。
5. 基因检测的分类包括________、________和________。

三、判断题

1. 不论男性或女性，体细胞染色体的构成都是一样的。 （ ）
2. 人类体细胞携带的遗传信息不会遗传给下一代。 （ ）
3. 人类的各种疾病都是由某一个基因异常引起的。 （ ）
4. 临床上基因诊断的标本必须是活体组织。 （ ）
5. 基因突变是可以人工诱发的。 （ ）

四、名词解释

1. 染色体
2. 基因

3. 基因突变
4. 生殖细胞
5. 体细胞
6. 脱氧核糖核酸（DNA）
7. 核糖核酸（RNA）
8. 基因诊断
9. 核酸分子杂交
10. 产前基因诊断

五、简答题

1. 简述基因检测的分类。
2. 试述基因诊断的基本流程。
3. 试述基因诊断的特点及基本技术。
4. 试述基因诊断在医学中的应用。
5. 试述基因组与人类基因组计划。

参考答案

一、选择题

【A 型题】

题序	1	2	3	4	5
答案	C	E	B	B	E

【B 型题】

题序	6	7	8	9	10
答案	E	C	D	A	B

【X 型题】

题序	11	12	13	14	15
答案	ABCDE	BCDE	ABCDE	ABCD	ABCDE

二、填空题

1. 去氧核糖核酸　　信息储存
2. DNA　　基因
3. 基因遗传　　基因变异　　外源性基因入侵

4. 外周血细胞　　活体标本　　沉淀细胞　　羊水细胞
5. 诊断性基因检测　　预测性基因检测　　个体化用药基因检测

三、判断题

题　序	答　案	解　析
1	×	人体的体细胞染色体数目为23对，其中22对为男女所共有，称为常染色体；另外一对为决定性别的染色体，男女不同，称为性染色体，男性为XY，女性为XX。
2	√	高等生物的细胞，除了精子和卵细胞之外，差不多都是体细胞。体细胞最终都会死亡，体细胞遗传信息的改变不会对下一代产生影响。
3	×	按致病基因的数量，基因疾病可分为单基因疾病和多基因疾病。单基因疾病是指一个基因的异常引起的疾病，如先天性聋哑、白化病等；多基因疾病是指疾病的发生与多个基因有关，常见疾病如糖尿病、某些癌症、老年性痴呆等。
4	×	临床上可用于基因诊断的标本，可以是来自活体的或非活体的任何有核细胞，包括血液、组织块、羊水和绒毛、精液、毛发、唾液和尿液等。
5	√	基因突变可以是自发的也可以是诱发的。自发产生的基因突变型和诱发产生的基因突变型之间没有本质上的不同，基因突变诱变剂的作用也只是提高了基因的突变率。

四、名词解释

1. 染色体：是细胞核中载有遗传信息的物质，在显微镜下呈圆柱状或杆状，主要由DNA和蛋白质组成，在细胞发生有丝分裂时期容易被碱性染料（如甲紫和醋酸洋红）着色，因此而得名。人体的体细胞染色体数目为23对，其中22对为男女所共有，称为常染色体；另外一对为决定性别的染色体，男女不同，称为性染色体，男性为XY，女性为XX。
2. 基因：带有遗传讯息的DNA片段称为基因，基因是产生一条多肽链或功能RNA所需的全部核苷酸序列。基因支持着生命的基本构造和性能。储存着生命的种族、血型、孕育、生长、凋亡等过程的全部信息。生物体的生、长、衰、老、死等一切生命现象都与基因有关，它也是决定生命健康的内在因素
3. 基因突变：基因组DNA分子发生的突然的、可遗传的变异现象称为基因突变。基因虽然十分稳定，但在一定的条件下基因也可以从原来的存在形式突然改变成另一种新的存在形式，就是在一个位点上，突然出现了一个新基因，代替了原有基因，这个基因称为突变基因，于是后代的表现中也就突然地出现祖先从未有的新性状。基因突变与诸如肿瘤、流行性感冒、畸形等多种疾病的发生与发展密切相关。
4. 生殖细胞：又称配子，是多细胞生物体内能繁殖后代的细胞的总称，包括从原始生殖细胞直到最终已分化的生殖细胞（精子和卵细胞）。生殖细胞均为单倍体细胞，其中包含一条性染色体。生殖细胞遗传信息的改变会延续至下代。物种主要依靠生殖细胞而延续和繁衍。
5. 体细胞：是一个相对于生殖细胞的概念，它携带的遗传信息不会像生殖细胞那样遗传给下一代。高等生物的细胞，除了精子和卵细胞之外，差不多都是体细胞。体细胞最终都会死亡，体细胞遗传信息的改变不会对下一代产生影响。体细胞的染色体数是经减数分裂得出的生殖细胞的两倍。例如在人类，体细胞是双倍体（具有两套完整的染色体组），而精子、卵子则是单倍体（具有一套完整的染色体组）。

在人类个体的体细胞中，通常含有来自亲代的1到22对体染色体，再加上来自母亲的X染色体，以及来自父亲的X或Y染色体，总共是46个（23对）染色体。

6. 脱氧核糖核酸（DNA）：又称去氧核糖核酸，是一种生物大分子，可组成遗传指令，引导生物发育与生命功能运作。主要功能是信息储存。其中包含的指令，是建构细胞内其他的化合物如蛋白质与核糖核酸所需。带有蛋白质编码的DNA片段称为基因。
7. 核糖核酸（RNA）：存在于生物细胞中的遗传信息载体。RNA是由核糖核苷酸经磷酸二酯键缩合而成长链状分子。一个核糖核苷酸分子由磷酸、核糖和碱基构成。
8. 基因诊断：是用分子生物学技术针对DNA和/或mRNA进行定性、定量分析，通过分析这些遗传信息分子的序列，从而在分子水平上确定疾病的病因，具高度特异性。
9. 核酸分子杂交：是利用碱基互补配对，以已知的核酸片段作为探针，检测样本中是否存在及有多少与其互补的核酸序列，这是基因诊断最基本的方法，又称为核酸分子探针技术。
10. 产前基因诊断：产前基因诊断又称“唐氏筛查”，是通过对胎儿羊水、绒毛或脐带血等来源的DNA进行基因型分析或染色体核型分析，达到诊断胎儿患唐氏综合征的风险程度。

五、简答题

1. 基因检测可分为诊断性基因检测、预测性基因检测和个体化用药基因检测：

(1) 诊断性基因检测：多数用于有症状单基因疾病诊断，单基因疾病症状出现前的诊断。

(2) 预测性基因检测：多数用于基因常见疾病的遗传风险预测。

(3) 个体化用药基因检测：用于指导临床药物治疗。

2. 基因诊断的基本流程包括：

(1) 样品采集和样品的核酸抽提。

(2) 目的序列的扩增。

(3) 核酸分子杂交。

(4) 信号检测。

3. 基因诊断的特点及基本技术如下：

(1) 基因诊断的特点：基因诊断的特点为特异性高，灵敏度高，稳定性高，诊断范围广，适用性强，临床应用前景好。

(2) 基因诊断的基本技术：基因诊断的基本技术包括核酸分子杂交技术、聚合酶链反应（PCR）、核酸序列分析（基因测序）和基因芯片技术等。

4. 基因诊断是一门新兴学科，医学范围正不断扩大，目前主要应用于以下几个方面：

(1) 诊断感染性疾病：每种病原生物都有各自特异的基因。直接检测病原生物的遗传物质可以大大提高诊断的敏感性。基因碱基配对原理的基因诊断可直接检测病原微生物的特异性遗传物质，所以基因诊断可准确诊断感染性疾病。目前，基因诊断已在病毒性肝炎、艾滋病等的诊断中发挥了不可代替的作用。

(2) 诊断遗传性疾病：遗传病是因生殖细胞中含有导致疾病的异常基因，因此遗传病的诊断最本质和最直接的是检测出异常的基因。基因诊断可用于遗传疾病（如糖尿病、高血压、阿尔茨海默病、肿瘤等）的诊断和遗传病患病风险评估（如唐氏综合征产前筛查）等。

(3) 诊断恶性肿瘤：基因诊断癌症是根据DNA杂交原理，探测某种基因的存在与否、有无变异，区别变异基因属良性或恶性，从而达到诊断癌症的目的。基因诊断癌症准确率高，甚至对某些人表现出患癌倾向性都能做出预测，但对不同的肿瘤要采用不同的基因诊断策略。

(4) 器官组织移植配型：器官移植（包括骨髓移植）的主要难题是如何解决机体对移植物的排斥反应。理想的方法是进行术前组织配型。基因诊断技术能够分析和显示基因型，更好地完成组织配型，从而提高了器官移植的成功率。

(5) 法医学应用：具有高度个体特异性的 DNA 指纹图谱，已成为目前最具吸引力的遗传标记，可用于个体识别、亲子鉴定和法医物证等诸多领域。

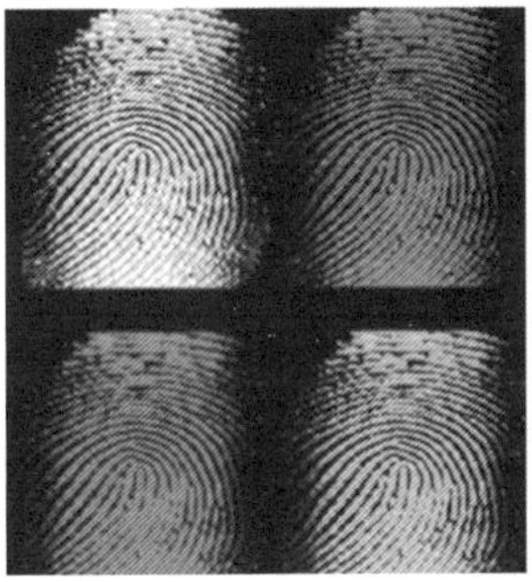

指纹

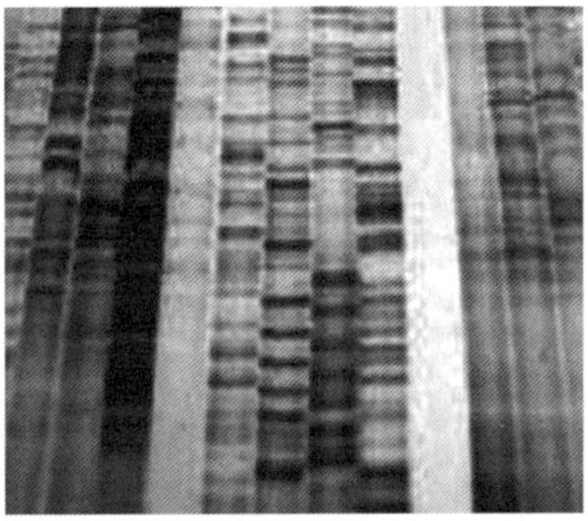

DNA 指纹图谱（基因身份证）

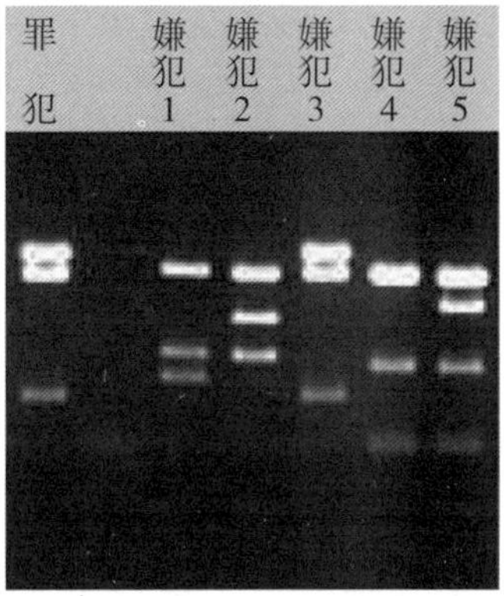

指纹图谱个体识别

5. 基因组与人类基因组计划分述如下：

(1) 基因组：是指细胞内所有遗传信息，这种遗传信息以核苷酸序列形式存储。细胞或生物体中，一套完整的单倍体的遗传物质的总和称为基因组。人类只有一个基因组，大约有 2.5 万个基因，包括 30 亿个碱基对的序列。

(2) 人类基因组计划：人类基因组计划于 1990 年正式启动，是由美国、英国、法国、德国、日本和我国科学家共同参与的人类科学史上一项伟大工程。按照这个计划的设想，在 2005 年，要鉴定出所有人类基因并搞清其在染色体上的位置，破译人类全部遗传信息，将人体内约 2.5 万个基因的 30 亿个碱基对的密码全部解开，同时绘制出人类基因的图谱，使人类第一次在分子水平上全面地认识自我。截止到 2003 年人类基因组计划的测序工作已经完成，被认为是人类基因组计划成功的里程碑。

§ 8

常用诊疗器械检查知识试卷

器械检查是辅助诊断的重要方法。随着医疗科技的不断进步，新的器械检查方法层出不穷，在医疗工作中发挥着越来越大的作用。本试卷内容涉及临床常用的心电图检查、肺功能检查、生物电检查和纤维内镜检查等知识。

一、选择题

【A 型题】

1. 关于胃镜检查的适应证，下列哪项不正确 （　　）
A. 上腹痛原因未明　B. 呕血原因未明　C. 胃溃疡性质未明　D. 咯血查因　E. 锁骨上淋巴结肿大查因

2. 关于胃镜检查的禁忌证，下列哪项不正确 （　　）
A. 严重心衰　B. 精神病不合作者　C. 溃疡病急性穿孔者　D. 吞腐蚀剂急性期　E. 食管癌有吞咽梗阻者

3. 下列哪项不宜做纤维支气管镜检查 （　　）
A. 原因不明的咯血　B. 原因不明的咳嗽　C. 原因不明的喉返神经麻痹　D. 痰检结核分枝杆菌阳性，X 线胸片肺无病灶　E. 肺心病并肺门肿大，原因未明，PaO_2 40 mmHg（5.3 kPa）

4. 有关纤维支气管镜检，下列哪项不正确 （　　）
A. 术前应禁食 4～6 小时　B. 术前应做 X 线胸片检查　C. 术前均应做肺通气功能检查及血气分析　D. 术前半小时注射阿托品及苯巴比妥　E. 术后应禁食 2 小时

5. 下列哪项不宜通过纤维支气管镜检进行治疗 （　　）
A. 取气管、支气管内异物　B. 肿瘤的电凝、电切或激光治疗　C. 病灶局部药物注射　D. 止血治疗　E. 气胸时经支气管抽气治疗

6. 有关纤维支气管镜检查，下列哪项不正确 （　　）
A. 可直接窥视 1～4 级支气管内肿块　B. 可发现叶、段支气管腔阻塞　C. 可进行选择性支气管造影　D. 可直接窥视肺野浸润性病灶　E. 可进行肺浸润性病灶或肺外周肿块的活检

7. 关于肺功能检查应用范围下列哪项是错的 （　　）
A. 确定肺功能障碍的程度　B. 判定肺功能障碍的类型　C. 可以发现肺部较小的病变　D. 可用以判断某些药物的疗效　E. 可以区别心源性呼吸困难和肺源性呼吸困难

8. 诊断心房颤动最重要的心电图证据是 （　　）
A. 出现异常的 P 波　B. P 波消失　C. QR 间期不规则　D. QRS 波群形态不一

致　E. 心室率快

9. 诊断急性心肌梗死最重要的心电图表现是　(　　)

A. 病理性 Q 波或 QS 波　B. ST 段弓背向上型上移　C. T 波倒置　D. 对应导联 ST 段下移　E. 多发室性期前收缩

10. 脑电图出现下述哪种波即可肯定病人处于轻睡期　(　　)

A. 高波幅 δ 节律　B. 无 α 节律　C. 额部 θ 活动较多　D. 阵发性短程 12～16 波/s　E. 颞部尖波

11. 脑电图检查每一病人应至少记录　(　　)

A. 10 分钟　B. 20～30 分钟　C. 1 小时　D. 2 小时　E. 24 小时

12. 精神运动性发作的脑电波异常波为　(　　)

A. 额叶棘波　B. 双侧对称同步 3 波/s 棘慢综合　C. 高幅失律　D. 颞叶放电　E. 各导多棘慢波综合

13. 同心针电极时肌电图能探测　(　　)

A. 针极周围 1 mm 左右范围内的电活动　B. 整块肌肉的电活动　C. 一个完整的运动单位范围的电活动　D. 一根神经纤维支配肌肉范围的电活动　E. 一根肌纤维的电活动

14. 束颤电位代表　(　　)

A. 肌纤维兴奋性增高　B. 肌束兴奋性增高　C. 运动单位兴奋性增高　D. 肌束兴奋性降低　E. 运动单位兴奋性降低

【X 型题】

15. 可以利用消化道内镜进行治疗的疾病有　(　　)

A. 电凝电切息肉　B. 胆道取石　C. 肝癌切除　D. 食管曲张静脉套扎　E. 食管曲张静脉碘化剂治疗

16. 纤维支气管镜检查的并发症有　(　　)

A. 出血　B. 并发感染　C. 心搏骤停　D. 喉返神经麻痹　E. 气胸

17. 心室率缓慢的心电图可见于　(　　)

A. 房性期前收缩二联律下传受阻　B. 窦性心动过缓　C. 心房颤动伴Ⅲ度 AVB 交界区自转性心律　D. 室性自转性心律　E. 非阵速室性自转性心律

18. 做脑电图前应要求受检者做好下列哪些准备　(　　)

A. 检查前 1 天用肥皂水洗头　B. 检查前应禁食　C. 检查前 1 天应停服镇静、安眠药　D. 检查前停用抗癫痫药 1～3 天　E. 穿衣质量不受限制

19. 以下哪些疾病可通过膀胱镜检查及尿路逆行造影明确诊断　(　　)

A. 输尿管肿瘤　B. 输尿管透 X 线结石　C. 输尿管狭窄　D. 先天性巨输尿管症　E. 肾囊肿

20. 以下哪些情况属于膀胱镜检查禁忌证　(　　)

A. 前列腺肥大症　B. 尿道狭窄　C. 急性膀胱炎、急性尿道炎　D. 膀胱肿瘤

E. 结核性挛缩膀胱

二、填空题

1. 早期胃癌是指癌细胞浸润至胃壁的________，中晚期胃癌浸润至________、________。
2. 纤维胃镜检查的并发症有________、________、________、________、________等。
3. 胆道镜检查主要的并发症有：________、________、________、________、________、________。
4. 膀胱镜检查的禁忌证有________、________、________、________等。
5. 选择性支气管造影是通过向某一肺叶或肺段注入________。
6. 结肠镜检查的禁忌证有：________、________、________、________、________、________。
7. 测定肺功能之前受检者必须________。
8. 心电图 ST 段上移可见于________、________、________、________。
9. 诊断二度房室传导阻滞心电图最重要的依据是________。
10. 做脑电图头皮电阻要求在________以下，最后________以下，如过高应________。
11. 脑电图在癫痫诊断中的价值有________、________、________、________。
12. 确定异常神经支配的检查方法是________。
13. 痫性放电包括________、________、________、________、________、________等波。
14. 脑电波按频率可分为________、________、________、________4 种波。
15. 正常成人脑电图基本节律 α 波波幅为________～________（单位）。儿童为________～________（单位）。

三、判断题

1. 纤维支气管镜检查能直视气管及各级支气管。 （　　）
2. 萎缩性胃炎活检发现中度不典型增生时，应于 3～6 个月后追踪观察以发现早期胃癌。 （　　）
3. 阴道镜检是宫颈癌辅助诊断的重要方法。 （　　）
4. 结肠纤维镜是目前发现大肠癌的最可靠的诊断方法。 （　　）
5. 12 岁儿童枕部脑电频率不应低于 6 次/s。 （　　）

四、名词解释

1. 动态心电图
2. 肺功能检查
3. 生物电检查
4. 诱发电位测定
5. 肌电图检查

五、简答题

1. 试述心电图的临床应用。
2. 试述心电图运动试验的适应证和禁忌证。
3. 试述心电图检查的临床应用。
4. 试述胃镜检查的适应证与禁忌证。
5. 试述脑电图检查的适应证。

参考答案

一、选择题

【A 型题】

题序	1	2	3	4	5	6	7	8	9	10	11	12	13	14
答案	D	E	E	C	E	D	C	B	A	D	B	D	A	C

【X 型题】

题序	15	16	17	18	19	20
答案	ABDE	ABCE	ABCD	ACD	ABCD	BCE

二、填空题

1. 黏膜下层　肌层　浆膜层
2. 食管损伤　胃穿孔　吸入性肺炎　心绞痛　喉头痉挛
3. 发热　窦道穿孔　胆道出血胆管撕裂　迷走神经反射性休克　腹泻或急性胰腺炎　导管脱出
4. 泌尿系有急性感染　月经期　尿道狭窄　骨关节畸形不能置截石位者
5. 对比剂
6. 结肠各种急性炎症　严重心肺功能不全　腹腔盆腔术后广泛粘连　疑有肠穿孔　严重高血压者　妊娠及月经期
7. 休息 15 分钟或 20 分钟
8. 急性心肌梗死　变异型心绞痛　急性心包炎　过早复极综合征
9. 有 QRS 波群的脱漏
10. 20 kΩ 以下　5 kΩ 以下　重新清洗头皮去脂
11. 帮助确诊　帮助分型　帮助确定原发性或继发性　疗效判断指导治疗
12. 运动神经传导检查
13. 棘波　尖波　棘慢综合波　多棘慢综合波　尖慢综合波　阵发性高波幅慢波
14. α　β　θ　δ

15. 10　　100 mV　　10　　150 μV

三、判断题

题　序	答　案	解　析
1	×	纤维支气管镜检查是利用一根下端安装有取相或摄像装置的，直径约 0.6 cm 的支气管镜，在施行咽喉局部麻醉后，通过受检者的鼻腔或口腔或者气管切开口，伸入肺内的各级支气管，通过上端的观察窗口，或通过与操作手柄用视频线连接的电脑显示器，观察深入肺内的支气管的病变情况。
2	√	萎缩性胃炎又称慢性萎缩性胃炎，以胃黏膜上皮和腺体萎缩，数目减少，胃黏膜变薄，黏膜基层增厚，或伴幽门腺化生和肠腺化生，或有不典型增生为特征的慢性消化系统疾病。常表现为上腹部隐痛、胀满、嗳气，食欲不振，或消瘦、贫血等，无特异性。是一种多致病因素性疾病及癌前病变。
3	√	诊断宫颈癌的辅助检查方法有阴道镜检查和子宫颈刮片检查。
4	√	肠镜检查是确诊大肠癌的金标准，在肠镜检查的过程中可以取病理组织。
5	√	12 岁儿童枕部脑电频率不应低于 6 次/s。

四、名词解释

1. 动态心电图：动态心电图（ambulatory electrocardiogram，AECG）是指连续记录 24 小时或更长时间的心电图。该项检查首先由美国学者 Holter 于 20 世纪 60 年代初期应用于临床，故又称 Holter 监测。动态心电图可提供受检查 24 小时动态心电活动信息，已成为临床上广泛使用的无创性心血管病诊断手段之一。
2. 肺功能检查：内容包括肺容积、通气、换气、血流和呼吸动力等项目。通过肺功能检查可对受检查者呼吸生理功能的基本状况做出质和量的评价，明确肺功能障碍的程度和类型。肺功能检查对研究疾病的发病机制、病理生理、明确诊断、指导治疗、判断疗效和疾病的康复、劳动力的鉴定以及评估胸腹部大手术的耐受性等都有重要意义。
3. 生物电检查：利用疾病发生时各种生物电变化而协助诊断的检查技术已广泛应用于临床，与活体组织检查及内镜检查不同的是，这些检查基本上是无创性的，并在一定程度上可以反映病变组织器官的功能性变化，因此对临床诊疗有着重要意义。目前在临床上应用较广泛的有脑电图检查、肌电图检查及诱发电位检查。
4. 诱发电位测定：诱发电位（EP）是中枢神经系统在感受体内外各种特异性刺激时所产生的生物电活动，可以了解各种感觉从外周感觉器官至中枢神经的传导系统的功能。目前常用的有视觉诱发电位、脑干听觉诱发电位、体感诱发电位检查 3 种。此外还有运动诱发电位检查，通过刺激脑的运动中枢引起相应的肌肉动作电位反映运动传导系统功能；还有事件相关电位检查，通过长潜伏时电位反应脑的认知功能。
5. 肌电图检查：肌电图（EMG）是记录神经和肌肉的生物电活动，用以判定神经、肌肉功能的一种检查方法。肌电图检查可用于肌萎缩、感觉障碍伴无力、运动功能障碍、脊髓前角病变、周围神经受累及肌肉病变等。

五、简答题

1. 心电图主要反映心脏激动的电学活动，因此对各种心律失常和传导障碍的诊断分析具有肯定价值。特征性的心电图改变和演变是诊断心肌梗死可靠而实用的方法。房室肥大、心肌受损和心肌缺血、药物和电解质紊乱都可引起一定的心电图变化，有助于诊断。对于瓣膜活动、心音变化、心肌功能状态等，心电图不能提供直接判断，但作为心动周期的时相标记，又是其他检查的重要辅助手段。
除了循环系统疾病之外，心电图已广泛应用于各种危重病人的抢救、手术麻醉、用药观察、航天、登山运动的心电监测等。

2. 心电图运动试验的适应证和禁忌证分述如下：
(1) 适应证：①对不典型胸痛或可疑冠心病病人进行鉴别诊断。②评估冠心病病人的心脏负荷能力。③评价冠心病的药物或介入手术治疗效果。④进行冠心病易患人群流行病学调查筛选试验。
(2) 禁忌证：①急性心肌梗死或心肌梗死合并心室壁瘤。②不稳定型心绞痛。③心力衰竭。④中、重度瓣膜病或先天性心脏病。⑤急性或严重慢性疾病。⑥严重高血压病人。⑦急性心包炎或心肌炎。⑧肺栓塞。⑨严重主动脉瓣狭窄。⑩严重残疾不能运动者。

3. 心电图检查的临床应用如下：
(1) 对心律失常和传导障碍的诊断具有肯定的价值。
(2) 对心肌梗死的诊断有很高的准确性，它不仅能确定有无心肌梗死，而且还可确定梗死的病期、部位、范围以及演变过程。
(3) 对房室肥大、心肌炎、心肌病、冠状动脉供血不足和心包炎的诊断有较大的帮助。
(4) 能够帮助了解某些药物（如洋地黄、奎尼丁等）和电解质紊乱对心肌的作用。
(5) 心电图作为一种电信息的时间标志，常和心音图、超声心动图、阻抗血流图等心功能测定以及其他心脏电生理研究同步描记，以利于确定时间。
(6) 心电监护已广泛应用于手术麻醉、用药观察、航天、体育等的心电监测以及危重病人的抢救。

4. 胃镜检查的适应证与禁忌证分述如下：
(1) 适应证：①凡有上消化道症状，经钡餐、B超等检查不能确诊者。②良性、恶性溃疡的鉴别。③疑为早期胃癌需确诊者。④上消化道出血病因未明者。⑤观察临床治疗疗效者。⑥治疗，包括夹取异物、电凝止血、切除息肉及导入激光治疗贲门和食管恶性肿瘤、硬化剂注射治疗食管静脉曲张破裂出血及食管曲张静脉的套扎术等。⑦已确诊的上消化道病变需随访复查或进行治疗者，上消化道手术后仍有症状需确诊者。
(2) 禁忌证：①严重心脏疾病或极度衰竭不能耐受检查者。②严重脊柱成角畸形或纵隔疾患如胸主动脉瘤等。③疑有溃疡急性穿孔或吞腐蚀剂的急性期。④精神病或严重智力障碍不能合作者。⑤严重高血压病人。

5. 脑电图检查的适应证如下：
(1) 鉴别脑器质性疾病和功能性疾病，如抽搐、心理障碍、聋、盲等器质性或功能性疾病。
(2) 各种脑部疾病辅助诊断、鉴别诊断及定位：常用于癫痫、脑瘤、脑外伤、颅内血肿、脑炎、脑寄生虫病、脑脓肿、脑血管病及其他各种脑病和昏迷病人。
(3) 了解全身疾病疑有脑损害者是否脑受累，如癌是否有颅内转移，感染、中毒、肝或肾性疾病等是否造成脑功能损害。
(4) 随访了解脑部疾病的变化，疗效，脑发育状况，帮助了解脑衰老及脑死亡。

§9

临床医技基本知识试卷

医学影像学（medical lmaging）是研究借助于某种介质（如 X 线、电磁场、超声波等）与人体相互作用，把人体内部组织器官结构、密度以影像方式表现出来，供诊断医师根据影像提供的信息进行判断，从而对人体健康状况进行评价的一门科学，包括医学成像系统和医学图像处理两方面相对独立的研究方向。本试卷内容涉及普通 X 线成像、数字 X 线成像、数字减影 X 线成像检查，以及计算机体层成像、磁共振成像、超声成像和介入放射学等内容。

§9.1 医学影像学试卷

一、选择题

【A 型题】

1. 口服胆囊造影宜选择下述哪种对比剂 （　　）

A. 碘化油　B. 碘番酸　C. 碘苯酯　D. 碘卡明　E. 碘化钠

2. CT 扫描与体层摄影相比较，其最大的优点是 （　　）

A. 密度分辨率高　B. 空间分辨率高　C. 对比度增高　D. 操作方法简单
E. 病人无痛苦

3. 枕骨骨折的最佳摄片位置是 （　　）

A. 颅骨前后位　B. 颅骨后前位　C. 水平侧位　D. 汤氏位　E. 颅底位

4. 左、右倾后斜位支气管体层摄影的目的是为了显示 （　　）

A. 气管分叉部　B. 左、右主支气管　C. 中叶或舌段支气管　D. 上叶支气管
E. 下叶支气管

5. 正常静脉肾盂造影、肾盂肾盏显影最浓的时间是静脉内注射对比剂后 （　　）

A. 1～2 分钟　B. 3～5 分钟　C. 6～10 分钟　D. 15～30 分钟　E. 60～120 分钟

6. 正常胆总管的宽度不超过 （　　）

A. 0.5 cm　B. 1.0 cm　C. 1.5 cm　D. 2.0 cm　E. 3.0 cm

7. 肺癌空洞常见于 （　　）

A. 鳞癌　B. 腺癌　C. 大细胞未分化癌　D. 小细胞未分化癌　E. 细支气管肺泡癌

8. 左侧位心脏照片上，心后缘与食管前间隙消失，提示 （　　）

A. 右心房增大　B. 右心室增大　C. 左心房增大　D. 左心室增大　E. 肺动脉主干扩张

9. 左心房增大最早出现的X线征象是 (　　)

A. 左心缘第三弓突出　B. 右心缘双边阴影　C. 右心缘双房影　D. 右前斜位食管吞钡左心房压迹增加　E. 左前斜位左主支气管变窄、抬高

10. 成人颅内压增高最常见的X线征象是 (　　)

A. 头颅扩大　B. 囟门增宽　C. 颅缝分离　D. 脑回压迹增多　E. 鞍背疏松脱钙

11. 脑膜瘤血管造影的特征表现是 (　　)

A. 肿瘤染色　B. 静脉早显　C. 颈外动脉供血　D. 肿瘤血管栏栅状排列　E. 血管弧形包绕移位

12. 下列哪种组织对超声传播阻碍最小 (　　)

A. 肌肉　B. 脂肪　C. 肝　D. 血液　E. 脾

13. 随着年龄增大，胰腺回声显示为 (　　)

A. 形状增大，回声强度降低　B. 形状缩小，回声增强　C. 形状增大，回声无变化　D. 形状增大，回声增强　E. 均无变化

【X型题】

14. 非离子型碘制剂是 (　　)

A. 泛影葡胺　B. 胆影葡胺　C. 磁显葡胺　D. 欧乃派克　E. 优维显

15. MRI成像与CT扫描相比较，具有的优点是 (　　)

A. 多参数成像　B. 可获取任何方位图像　C. “流空效应”使血管直接显影　D. 钙化病变显示清楚　E. 成像速度快

16. 金属异物严禁进入MRI扫描区，是为了避免 (　　)

A. 磁场对人体的损伤　B. 磁场强度减低　C. 磁场均匀度破坏　D. 磁共振信号过于增强　E. 幽闭恐怖症

17. 典型的胆囊结石图像表现 (　　)

A. 胆囊内出现强光团　B. 强光团后方有声影　C. 未粘连或嵌顿者强光团可随体位改变位置　D. 探头下存在压痛　E. 增厚的胆囊壁内出现小的囊泡状暗区

18. 二尖瓣狭窄的二维切面声像特征 (　　)

A. 瓣叶增厚　B. 开放受限呈“弓形”　C. 左心房右心室扩大　D. 二尖瓣前叶舒张期呈现城墙样改变　E. 瓣口狭小，有时可见左心房附壁血栓

19. 气胸的X线征象是 (　　)

A. 气胸部位高度透亮，其中无肺纹理　B. 被压缩的肺表面的脏层胸膜，显示为一层纤细的边缘　C. 肺组织被压缩向肺门，透亮度减低　D. 纵隔向患侧移位，膈肌位置上升　E. 纵隔向健侧移位，膈肌位置下降

20. 胆道系统超声检查，正确的是 (　　)

A. 检查前须禁食 8～12 小时　B. USG 是首选的诊断方法　C. 正常时，普通超声可观察到肝内三级以上的胆管　D. 胆总管位于门静脉的后方　E. 胆总管下段位于腔静脉前方

二、填空题

1. 影像诊断技术除传统 X 线检查方法如透视、摄片、体层摄影和造影检查外，尚包括________、________、________、________、________等现代成像技术在内。
2. 介入放射学是将________与________有机地结合，采用非手术治疗方式，为病人解除疾苦。
3. 非血管性介入治疗包括________、________、________、________和立体定位及 γ 刀治疗。
4. X 线通过人体后，在胶片上产生潜影，经过________、________和________等手续后，在胶片上形成不同灰度的黑白影像，称为 X 线摄影。
5. 颅骨病变应首选________检查，而颅内病变则以________为首选检查方法。
6. 增强 CT 扫描有助于发现病变，确定病变的________、________和________情况。
7. 胸片上正常成人的心胸比值不应大于________，右下肺动脉干宽度不大于________。
8. 剑突相当于________椎体平面，脐上 2 cm 相当于________椎体水平。
9. B 超诊断甲状腺瘤的依据除内部回声光点均匀外，还具备________。
10. 早期妊娠的超声表现为子宫体积________，并可见________。

三、判断题

1. 碘过敏试验阴性者，在造影检查过程中仍有出现严重反应的可能。（　）
2. 骨质疏松症是一种以骨量升高和骨组织微结构破坏为特征，导致骨脆性增加和易于骨折的代谢性骨病。（　）
3. 尿酸性肾结石可从无明显症状至肾绞痛、血尿、排尿困难、肾积水、肾盂肾炎或肾周围炎等表现不等。X 线摄片发现有结石。（　）
4. 超声成像适用于全身各系统疾病的检查、诊断。（　）
5. 增强 MRI 检查前需静脉注射对比剂 Gd-DTPA，因此检查前需做碘过敏实验。（　）

四、名词解释

1. DSA
2. MRCP
3. CTA
4. 超级影像
5. 多普勒效应

五、简答题

1. 何谓医学影像学？
2. 如何做好X线检查时的防护？
3. 简述磁共振成像（MRI）及其临床应用价值。
4. 试述何谓介入放射学？包含哪些内容？
5. 何谓PET-CT？

参考答案

一、选择题

【A型题】

题序	1	2	3	4	5	6	7	8	9	10	11	12	13
答案	B	A	D	C	D	B	A	D	D	E	C	D	B

【X型题】

题序	14	15	16	17	18	19	20
答案	DE	ABC	AC	ABC	ABCD	ABCE	ABE

二、填空题

1. CR　DR　CT　MRI　DSA
2. 影像诊断　介入治疗
3. 穿刺活检　抽吸引流　结石处理　髓核切吸
4. 显影　定影　冲洗
5. 颅骨平片　CT扫描
6. 性质　范围　供血
7. 0.52　15 mm
8. 第11胸椎　第3腰椎
9. 完整的纤维包膜
10. 增大　孕囊

三、判断题

题　序	答　案	解　析
1	√	碘海醇过敏反应病人和未过敏病人之间的年龄、高血压、过敏史及超剂量用药的结果存在显著差异，这提示高龄、合并高血压、存在过敏史、超剂量用药是病人发生碘海醇过敏反应的主要原因。所以，即使术前皮试阴性，术中使用时也有可能发生过敏反应。

续表

题　序	答　案	解　析
2	×	骨质疏松症是一种以骨量降低和骨组织微结构破坏为特征，导致骨脆性增加和易于骨折的代谢性骨病。
3	×	尿酸性肾结石可从无明显症状至肾绞痛、血尿、排尿困难、肾积水、肾盂肾炎或肾周围炎等表现不等。纯尿酸结石能被 X 线透过而不显影。
4	×	由于骨骼和肺、胃肠道内气体对入射超声波的全反射，会影响检查效果，限制了超声检查在骨科、胃肠道和肺部等方面的应用。
5	×	对比增强 MRI 检查所使用的对比剂为 Gd-DTPA，此对比剂并非碘制剂，故检查前不需做碘过敏实验。

四、名词解释

1. DSA：即数字减影血管造影（digital subtraction angiography），是应用计算机处理数字化影像信息技术，以消除骨骼和软组织影像，突出显示血管影像。它分为动脉法和静脉法两种。前者血管显影较清晰，对比剂用量减少，但需行动脉内导管术，病人有一定的痛苦。

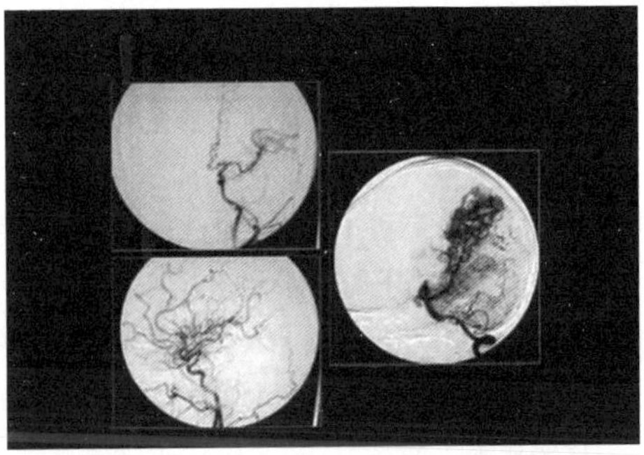

数字减影血管造影（DSA）

2. MRCP：是磁共振胆胰管成像（magnetic resonance cholangiopancreatography）的简称，它是采用重 T2WI 水成像原理，不需注射对比剂，无创性地显示胆道和胰管的成像技术，用以诊断梗阻性黄疸的部位和病因。
3. CTA：即 CT 血管成像（computed tomography angiography），是经静脉内注射对比剂，当含对比剂的血流通过靶器官时，行螺旋 CT 容积扫描并三维重建该器官的血管图像，是一种微创性血管成像方法。

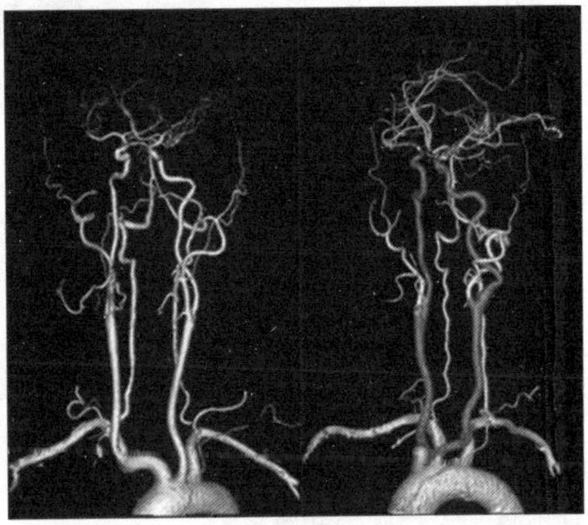

头颈部 CTA

4. 超级影像：又称过度显像，是指全身骨骼影像浓而清晰，软组织放射性很低，双肾及膀胱显影不明显，是弥漫性骨转移的一种表现，亦可见于甲状旁腺功能亢进症。
5. 多普勒效应：由于声源和接收体之间的相对运动，引起超声波回声频率发生改变，这种频移现象就称为多普勒效应。

五、简答题

1. 医学影像学是在放射诊断学基础上发展起来的，除传统 X 线检查法外，尚包括 CT、MRI、DSA、ECT、B 超和热像图等成像技术。这些成像的应用原理和方法虽不相同，但以影像诊断疾病是共同的，这些成像技术的关系非常密切，结合在一起可以取长补短，互相补充，进一步扩大了检查范围，提高了诊断质量，并且逐步形成了现代医学影像学体系。在医学影像学的推动下，还促进了介入性放射学的发展，使医学影像学和治疗学更加紧密地结合，扩大了影像学科的临床应用领域。
2. 将 X 线检查时的防护要点如下：
(1) 工作人员的防护：①充分利用各种防护器材，例如铅围裙、手套和防护眼镜等。②控制原发射线，例如选择适当的曝光条件，缩小照射野，透视前暗适应，间断透视缩短曝光时间等。③减少散射线，例如加强 X 线管的消散措施，按标准设计机房，扩大散射线的分散面并削弱其强度。④定期健康检查。
(2) 受检病人的防护：①皮肤至焦点距离不得少于 35 cm。②非投照野用铅橡皮遮盖，尤其是生殖腺和胎儿，避免对怀孕妇女进行腹部照射。③缩小检查野，减少照射次数，避免短期内多部位重复检查。
3. 磁共振成像（MRI）是利用原子核在磁场内所产生的信号经计算机重建图像的新一代成像技术，可使某些 CT 扫描不能显示的病变成像显影，当前 MRI 的临床应用日益广泛，其主要用途如下：
(1) 颅内疾病特别是鞍区、颅后窝和脊髓病变的显像明显优于 CT。
(2) 直接显示心脏大血管内腔，观察其形态学变化，可在无创伤条件下进行。
(3) 骨关节和肌肉系统疾病的显像比 CT 清楚。
(4) 对纵隔、腹部和盆腔疾病有一定的诊断价值，但对肺部和胃肠道疾病的诊断作用有限。
(5) 增强 MRI 能进一步提高其敏感性，造影剂可采用 Gd-DTPA。

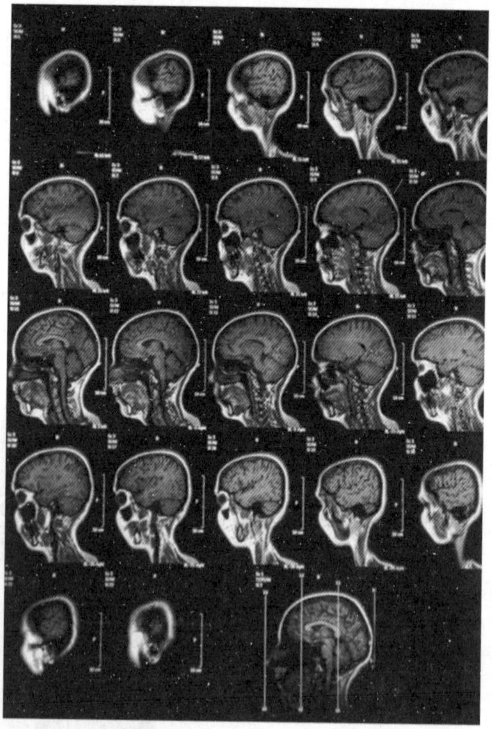

核磁共振成像，脑扫描

4. 介入放射学是在医学影像学基础上发展起来的新学科，由 Wallace 在 1976 年所倡导，其核心是将影像诊断和治疗有机地结合起来，应用非手术方式为病人解除疾苦。介入放射学分为血管介入法和非血管介入法两大类。
(1) 血管介入法：①经导管栓塞术，用以控制大出血、动静脉瘘、动脉瘤、血管畸形的治疗以及内科性脾、肾切除等。②经皮血管形成术（PTA），用以治疗动脉硬化、纤维肌发育不良、大动脉炎和肾移植术后动脉吻合口狭窄等。③血管内药物灌注，例如灌注血管收缩剂控制食管静脉曲张、胃和十二指肠溃疡以及结肠憩室炎的出血，灌注抗肿瘤药治疗恶性肿瘤。④心脏介入性治疗，如球囊导管扩张二尖瓣狭窄和肺动脉瓣狭窄，经导管栓塞动脉导管未闭和修补房间隔缺损等。⑤其他，例如经颈静脉肝内门腔内支架分流术（TIPSS），就是治疗门静脉高压的一种新方法，即在肝静脉与门静脉之间，放置支撑器，分流门静脉血流入体静脉。

(2) 非血管性介入法：①穿刺活检，用于胸腔、腹腔、骨骼、眼眶、甲状腺和乳腺等的活检。②抽吸引流，用于胆道和尿路阻塞、囊肿、脓肿和血肿引流，并可经引流管或造瘘口灌注药物治疗。③结石处理，如胆道和尿路结石的溶石、碎石和取石。④椎间盘突出症，如经皮髓核切吸术。⑤立体定位γ刀治疗等。

5. PET的全称是正电子发射计算机断层显像，PET-CT将PET与CT完美融为一体，由PET提供病灶详尽的功能与代谢等分子信息，而CT提供病灶的精确解剖定位，一次显像可获得全身各方位的断层图像，具有灵敏、准确、特异及定位精确等特点，可一目了然地了解全身整体状况，达到早期发现病灶和诊断疾病的目的。PET-CT的出现是医学影像学的又一次革命，受到了医学界的公认和广泛关注，堪称“现代医学高科技之冠”。PET-CT是最高档的PET扫描仪和先进螺旋CT设备功能的一体化完美融合，临床主要应用于肿瘤、脑和心脏等领域重大疾病的早期发现和诊断。

核医学是将核技术应用于医学领域的学科，是用放射性核素诊断、治疗疾病和进行医学研究的医学学科。临床核医学（clinical nuclear medicine）是一门利用开放型放射性核素诊断和治疗疾病及进行疾病研究的学科，包括诊断核医学和治疗核医学两大部分。本试卷内容涉及实验核医学和临床核医学两大部分，主要介绍临床核医学的相关内容。

§9.2 临床核医学试卷

一、选择题

【A型题】

1. 脑梗死、短暂性脑缺血发作（TIA）的早期诊断，应首选以下哪种诊断手段 （　　）
A. 局部脑血流断层核素显像　B. X-CT脑扫描　C. 磁共振脑部检查　D. B型超声诊断　E. X线脑血管造影

2. 核素治疗原理主要是利用哪种射线对病变进行局部照射而达到治疗目的 （　　）
A. γ射线　B. β射线　C. X射线　D. 中子　E. 质子

3. 甲状腺显像诊断最有独特价值的适应证是 （　　）

A. 甲亢的诊断　B. 甲状腺炎的鉴别　C. 甲状腺癌的判定　D. 甲状腺瘤的判别　E. 异位甲状腺的定位判断

4. 肝胆系统核素显像诊断对下述哪种疾病最有价值（　　）

A. 黄疸性肝炎　B. 肝硬化　C. 胆石症　D. 慢性肝炎　E. 急性胆囊炎

5. 核医学诊断的原理是（　　）

A. 放射性核素标记原理　B. 放射化学原理　C. 放射性示踪原理　D. 摄像原理　E. 生理生化原理

6. 放射性工作人员剂量限制，全身均匀照射年剂量当量不应超过（　　）

A. 100 mSV　B. 50 mSV　C. 20 mSV　D. 10 mSV　E. 5 mSV

7. 核素显像技术的优势是（　　）

A. 影像分辨率高　B. 价格便宜　C. 可显示脏器功能　D. 无辐射损害　E. 可断层显像

8. 在泌尿系统梗阻情况下，判断肾功能有无恢复可能主要依据肾图的哪项分析指标（　　）

A. 肾脏指数　B. 半排时间　C. 分浓缩率　D. 15 分钟残留率　E. 峰值差

9. 核素肺灌注显像主要诊断的疾病是（　　）

A. 急性肺栓塞　B. 慢性支气管炎　C. 肺结核　D. 肺内占位性病变　E. 呼吸道阻塞

【X 型题】

10. 核医学检查的特点是（　　）

A. 一种功能性显像，对疾病可进行早期诊断　B. 一种特异性显像方法　C. 既可显示解剖结构改变，又能进行动态功能的观察　D. 安全非创伤性检查　E. 主要缺点是价格昂贵

11. 放射性核素动态显像，其图像分析的要点是（　　）

A. 掌握受检脏器显像的顺序　B. 观察显像图像上放射性浓聚程度　C. 注意时相变化　D. 观察脏器的位置、大小和形态　E. 观察病变与周围组织对比情况

12. 骨骼核素显像的适应证有（　　）

A. 寻找恶性肿瘤的早期转移病灶　B. 判断骨肿瘤的部位、范围　C. 诊断外伤性骨折　D. 早期骨髓炎与蜂窝织炎鉴别诊断　E. 对关节疾病、代谢性骨病等早期判断

13. 放射免疫分析的必备条件是（　　）

A. 放射性核素标记的抗原　B. 标准品　C. 特异抗体　D. B 与 F 分离技术　E. 放射性测量仪器

14. ^{131}I 治疗甲亢的依据包括（　　）

A. 甲状腺能选择性摄取^{131}I　B.^{131}I 放射出 γ 射线，在组织内射程短，进行局部照射达到治疗目的。　C.^{131}I 治疗时甲状旁腺和周围组织受累不大。　D.^{131}I 在甲状腺组织内停留时间较长　E.^{131}I 治疗甲亢安全且无并发症

15. 外照射的防护方法包括 （　　）

A. 屏蔽防护　B. 增大照射距离　C. 大量服用维生素 E　D. 使用免疫调节药物

E. 适当缩短照射时间

二、填空题

1. 临床核医学包括________及________两大部分。
2. 诊断用的放射性核素以放射________射线、短半衰期者为宜。
3. 治疗用的放射性核素主要用半衰期较长的，并发射出________粒子的核素。
4. 泌尿系功能测定（肾图）主要应用意义在于了解________和________情况。
5. 急性心肌梗死做核医学显像检查，检出率最高的时间是在发病后________小时。

三、判断题

1. 放射性核素显像，不是单纯形态结构的显像，而是一种独特的功能性显像。 （　　）
2. 放射性核素显像诊断的优越性在于图像清晰、显示组织结构比 X-CT 和磁共振的图像要好。 （　　）
3. 放射性核素显像和放射免疫分析检测，是核医学的两项重要内容，它们都是利用核射线在体外进行检查的诊断方法。 （　　）
4. 凡进行核医学检查的病人，无须做任何准备，这是核医学检测的最大优点。 （　　）
5. 甲状腺具有选择性摄取和浓聚碘的功能，其摄取速度和数量以及碘在甲状腺的停留时间，从而可判断甲状腺的功能状态 （　　）

四、名词解释

1. 核医学
2. 核素
3. 同位素
4. 外照射
5. 放射性核素显像

五、简答题

1. 何谓 SPE-CT？其优点有哪些。
2. 甲状腺吸 ^{131}I 率测定的基本原理。
3. 简述心肌灌注显像的临床意义。
4. 试述骨髓显像的适应证。
5. 试述 β 射线敷贴治疗皮肤病的原理及适应证。

参考答案

一、选择题

【A 型题】

题序	1	2	3	4	5	6	7	8	9
答案	A	B	E	E	C	B	C	C	A

【X 型题】

题序	10	11	12	13	14	15
答案	ABCD	AC	ABCDE	ABCDE	ACD	ABE

二、填空题

1. 诊断核医学　　治疗核医学
2. 纯 γ
3. β
4. 分肾功能　　上尿路通畅
5. 12～72

三、判断题

题　序	答　案	解　析
1	√	放射性核素显像反映了脏器和组织的生理和病理变化，属于功能结构显像，其显像原理复杂，往往不能用单一的机制解释，而多数是综合性的。
2	×	放射性核素显像不但反映脏器形态，而且可显示脏器的生化或生理功能。例如，肝闪烁图反映肝细胞吞噬功能、脑闪烁图反映血脑屏障功能、肺扫描则反映肺灌注或通气功能。闪烁照相还能够对某一器官连续摄影，使医师能够对器官功能和病理变化进行动态观察。但与超声波和 X 线成像相比，放射性核素成像成本较高，诊断并不具体。
3	×	核医学是一门研究核素和核射线在医学中的应用及其理论的学科，即应用放射性核素及其标记化合物或生物制品进行疾病诊治和生物医学研究。核医学的分类包括实验核医学和临床核医学两部分。
4	×	核医学检查病人，根据不同部位的检查术前准备也有不同，大多数的核医学检查不需要特殊的准备，如果有需要的话，医师会提前告诉病人的。
5	√	甲状腺具有选择性摄取和浓聚碘的功能，其摄取速度和数量以及碘在甲状腺的停留时间，从而可判断甲状腺的功能状态。

四、名词解释

1. 核医学：是研究核技术在医学中的应用及其理论的科学。
2. 核素：是具有相同质量数、原子序数和核能态的一类原子的总称。
3. 同位素：具有相同原子序数，但质量数不同的核素称为同位素。
4. 外照射：辐射源处于体外对人体产生的辐射作用，如天然辐射源中的宇宙射线、地壳中放射性核素的γ光子、人工电离辐射源中各种辐射装置、封闭的放射性核素源、放射性污染、体内存在放射性核素的病人等，均可起到外照射的作用。
5. 放射性核素显像：放射性核素显像是以脏器内、外或脏器与病变之间的放射性浓度差异为基础的脏器或病变显像方法，用于显像的放射性核素或标记物称为显像剂。

五、简答题

1. 单光子发射型计算机断层成像（SPE-CT）能从不同的方向摄取体内放射性核素的分布图，经计算机综合处理，绘出核素在体内各截面的分布及立体重建图。其主要优点如下：①其图像不仅是解剖的，而且是生理、生化及病理过程的图像，是从体外测定器官或组织生理、病理变化的定量仪器。②其为断层图像，每张图像代表一层组织内的放射性分布，故将图像连起来，即可得到一个立体图像。③灵敏度高，统计涨落相对小。④成像快。⑤断层不受深度、脏器大小和厚度的影响，一些深层部位的病变也能探测到。⑥可进行静态和动态的全身平面显像。
2. 甲状腺吸^{131}I率测定的原理如下：

   （1）碘是甲状腺合成甲状腺激素的主要原料，故^{131}I能被甲状腺摄取和浓聚。甲状腺摄取^{131}I的量和速率与甲状腺的功能有关。

   （2）^{131}I能发出γ射线，用甲状腺功能测定仪，可于甲状腺部位测量服^{131}I后不同时间甲状腺的摄^{131}I率，即可得知甲状腺的功能状态。
3. 心肌灌注显像主要用于缺血性心脏病的鉴别诊断：

   （1）冠心病的诊断：心肌灌注显像可以提供心肌局部血流分布的资料，特别是通过介入试验和静息（再分布）两种显像资料的对比分析，对于判断心肌缺血、缺血程度与心肌梗死有较大的价值。

   （2）心肌梗死的定位诊断及范围大小判断。

   （3）评价心肌细胞的活力：鉴别心肌梗死与虽有严重缺血但仍然存活的心肌，对指导临床治疗及判断预后有意义。心肌代谢显像在这方面有更大的优势。

   （4）评价冠心病治疗效果。

   （5）室壁瘤和心肌病的辅助诊断。
4. 骨髓显像的适应证如下：

   （1）帮助选择骨髓穿刺及活体组织检查的位置。

   （2）评价白血病病人全身骨髓的分布和活性，观察化疗后骨髓缓解过程和外周骨髓有无残余病灶。

   （3）骨髓梗死、多发性骨髓瘤和骨髓肿瘤转移灶的定位诊断。

   （4）各种慢性溶血性疾病的鉴别诊断。

   （5）其他造血功能障碍疾病的诊断。

   （6）提供淋巴瘤病人分期的参考。

   （7）有助于对放射治疗及化疗反应提出警告。

(8) 真红细胞增多症的辅助诊断和疗效观察。

5. β射线敷贴治疗皮肤病的原理及适应证分述如下：

(1) β射线敷贴治疗皮肤病的原理：利用能发射β射线的磷-32（^{32}P）或锶-90（^{90}Sr）核素，对皮肤表浅病变照射，可导致局部微血管萎缩、闭塞等退行性改变，增生病变细胞分裂速度减慢抑制，或局部血管通透性改变，白细胞增加、吞噬作用加强，而使病变得以治愈或好转。

(2) β射线敷治疗的皮肤病的适应证：局限性慢性神经性皮炎、毛细血管瘤、瘢痕疙瘩、慢性湿疹等。对口腔黏膜和女阴白斑、角膜和结膜非特异性炎症、溃疡、翼状胬肉、角膜新生血管等均有肯定的疗效。

§9.3 临床病理学试卷

病理学（pathology）是研究人体疾病发生原因、发生机制、病理变化、结局和转归的医学基础学科。临床病理学（clinical pathology）是基础医学与临床医学之间的桥梁学科，在疾病的诊断、治疗、预后判断和法医鉴定等方面发挥了不可替代的重要作用。

本试卷内容包括病理学概述、组织细胞病理学类型等内容。

§9.3.1 临床病理学试卷一

一、选择题

【A 型题】

1. 下列哪种病变不属于细胞、组织的适应性变化 （　　）
   A. 萎缩　B. 变性　C. 化生　D. 肥大　E. 增生
2. 肝脂肪变是指 （　　）
   A. 肝内脂肪组织增多　B. 肝细胞质内出现脂滴　C. 肝细胞核内含脂肪成分
   D. 肝细胞变为脂肪细胞　E. 肝细胞内出现脂肪组织
3. 血管壁玻璃样变主要发生在 （　　）
   A. 大动脉　B. 中等动脉　C. 小动脉　D. 细动脉　E. 大静脉
4. 组织坏死合并不同程度的腐败菌感染称 （　　）
   A. 凝固性坏死　B. 液化性坏死　C. 脂肪坏死　D. 坏疽　E. 溶解坏死

5. 下列哪种细胞再生能力较弱 ( )

A. 腺上皮细胞 B. 纤维细胞 C. 神经细胞 D. 平滑肌细胞 E. 骨细胞

6. 属于病理性增生和肥大的是 ( )

A. 妊娠期子宫肥大 B. 哺乳期乳腺肥大 C. 高血压引起的心肌肥大 D. 运动员肌肉肥大 E. 长期体力劳动者的心室肥大

7. 支气管上皮鳞化属于哪种改变 ( )

A. 分化不良 B. 异型增生 C. 不完全再生 D. 癌前病变 E. 适应性改变

8. 不属于结缔组织玻璃样变的是 ( )

A. 纤维瘢痕 B. 瘢痕疙瘩 C. 动脉粥样硬化斑块 D. 结节性动脉周围炎 E. 脾周围炎包膜增厚

9. 细胞坏死主要表现在 ( )

A. 细胞膜 B. 细胞质 C. 细胞器 D. 细胞核 E. 细胞连接

10. 下列哪一项不是肉芽组织的特征 ( )

A. 新生的毛细血管 B. 新生的成纤维细胞 C. 再生的上皮细胞 D. 程度不等的炎症细胞 E. 新生的内皮细胞

11. 组织创伤由结缔组织取代的过程称 ( )

A. 化生 B. 完全性再生 C. 瘢痕修复 D. 不典型增生 E. 异型增生

12. 病毒感染时，病灶局部浸润的炎症细胞主要为 ( )

A. 嗜酸性粒细胞 B. 嗜碱性粒细胞 C. 中性粒细胞 D. 淋巴细胞 E. 浆细胞

13. 过敏性疾病病灶局部浸润的炎症细胞主要是 ( )

A. 中性粒细胞 B. 嗜酸性粒细胞 C. 嗜碱性粒细胞 D. 单核细胞 E. 淋巴细胞

14. 蜂窝织炎常见于哪种脏器 ( )

A. 脑 B. 肝脏 C. 肾脏 D. 阑尾 E. 脾脏

15. 以中性粒细胞浸润为主的炎症称为 ( )

A. 浆液性炎 B. 纤维素性炎 C. 化脓性炎 D. 出血性炎 E. 增生性炎

【B 型题】

问题 16～18

A. 稳定细胞

B. 不稳定细胞

C. 永久性细胞

D. 与瘢痕修复后抗拉力较正常组织弱有关

E. 与瘢痕收缩有关

16. 再生过程中的胃黏膜上皮细胞属于 ( )

17. 再生过程中的神经细胞属于 ( )

18. 再生过程中的心肌细胞属于（　　）

问题 19～22

A. 出血性梗死

B. 贫血性梗死

C. 心肌梗死

D. 凝固性坏死

E. 液化性坏死

19. 肾梗死时肾组织坏死为（　　）

20. 冠状动脉分支完全阻塞引起（　　）

21. 肠扭转可引起（　　）

22. 脑组织坏死属于（　　）

问题 23～26

A. 血行转移

B. 直接蔓延

C. 淋巴道转移

D. 种植性转移

E. 胃肠道管腔内转移

23. 直肠癌转移到肝为（　　）

24. 鼻咽癌转移到颈部多为（　　）

25. 胃癌转移到盆腔是（　　）

26. 克鲁根勃瘤（Krukenberg tumor）的发生是（　　）

【C 型题】

问题 27～29

A. 细胞间质物质沉积

B. 细胞内物质沉积

C. 两者均无

D. 两者均有

27. 细胞水肿（　　）

28. 玻璃样变性（　　）

29. 脂肪变性（　　）

【X 型题】

30. 常见的栓塞类型包括（　　）

A. 血栓栓塞　B. 气体栓塞　C. 羊水栓塞　D. 脂肪栓塞　E. 肿瘤细胞栓塞

31. 下列哪些肿瘤是恶性肿瘤（　　）

A. 髓母细胞瘤　B. 精原细胞瘤　C. 白血病　D. 肾母细胞瘤　E. 脂肪母细胞瘤

32. 下列哪些属于活体组织检查范围 （　　）

A. 痰液涂片　B. 内镜钳取病变组织　C. 子宫颈刮取物涂片　D. 穿刺取出病变组织　E. 手术切除病变组织

33. 下列哪些属于细胞学检查范围 （　　）

A. 胸腔积液、腹水　B. 痰液　C. 切取或钳取的组织　D. 子宫颈刮取物　E. 搔刮的组织

34. 不可逆性损伤包括 （　　）

A. 变性　B. 坏死　C. 坏疽　D. 机化　E. 细胞老化

二、填空题

1. 适应在形态上表现为________、________、________和________。
2. 常见可逆性损伤的类型有________、________、________和________等。
3. 细胞水肿的原因为________、________、________。
4. 坏死时，细胞核的病理表现为________、________、________。
5. 玻璃样变（玻变）常见的有________、________、________3种。
6. 坏死的类型有________、________、________、________。
7. 坏死的结局有________、________、________、________、________。
8. 凋亡的发生与________有关，又称为________。
9. 血栓形成的条件包括________、________、________。
10. 炎症的基本病理变化是________、________和________。

三、判断题

1. 可逆性损伤与变性是同义词。 （　　）
2. 形成肉芽组织的创面愈合，一定是瘢痕愈合。 （　　）
3. 坏死与凋亡是同义词。 （　　）
4. 膨胀性生长是恶性肿瘤的主要生长方式。 （　　）
5. 白血病不属于恶性肿瘤范畴。 （　　）

四、名词解释

1. 病理性萎缩
2. 细胞水肿
3. 玻璃样变性
4. 坏死
5. 栓塞
6. 梗死
7. 炎症

8. 蜂窝织炎
9. 脓肿
10. 炎性息肉

五、简答题

1. 试述病理学在临床医学中的地位。
2. 试述病理诊断的临床意义。
3. 何谓肉芽组织？简述其功能。
4. 试述化脓性炎症及其类型。
5. 试述恶性肿瘤细胞的异型性表现。

参考答案

一、选择题

【A 型题】

题序	1	2	3	4	5	6	7	8	9	10	11	12	13	14	15
答案	B	B	D	D	D	C	E	D	D	C	C	D	B	D	C

【B 型题】

题序	16	17	18	19	20	21	22	23	24	25	26
答案	B	C	C	D	C	A	E	A	C	D	D

【C 型题】

题序	27	28	29
答案	B	D	B

【X 型题】

题序	30	31	32	33	34
答案	ABCDE	ABCD	BDE	ABD	BCDE

二、填空题

1. 萎缩　　肥大　　增生　　化生
2. 细胞水肿　　脂肪变　　玻璃样变　　淀粉样变
3. 缺氧　　中毒　　感染
4. 核浓缩　　核碎裂　　核溶解
5. 血管壁的玻变　　结缔组织的玻变　　细胞内玻璃样变

6. 凝固性坏死　液化性坏死　纤维素样坏死　坏疽
7. 溶解吸收　分离排除　机化　包裹钙化　引起局部急性炎症
8. 基因调节　程序性细胞死亡
9. 心血管内皮细胞损伤　血流状态的改变　血液凝固性增加
10. 变质　渗出　增生

三、判断题

题　序	答　案	解　析
1	√	可逆性损伤旧称变性，是指细胞或细胞间质受损伤后，由于代谢障碍使细胞内或细胞间质内出现异常物质或正常物质异常蓄积的现象，通常伴有功能低下。多种原因导致可逆性损伤，如创伤、过敏、缺氧、代谢障碍、感染、中毒等，去除病因后可逆性损伤可完全恢复正常。可逆性损伤的病理分类包括细胞水肿、脂肪样变、玻璃样变、淀粉样变、黏液样变及病理性钙化。
2	√	组织缺损范围较大的创面或感染的创面，修复过程中会形成肉芽组织；肉芽组织的成分包括新生的毛细血管、丰富的成纤维细胞和多少不等的炎性细胞，最终形成瘢痕愈合（二期愈合）。
3	×	坏死是以酶溶性变化为特点的活体内局部组织细胞的死亡。坏死分为凝固性坏死、液化性坏死、纤维素性坏死、坏疽等。 凋亡又称程序性细胞死亡，系细胞衰老过程中各种细胞功能逐渐衰灭的结果，是由遗传因素决定的，多为散在的单个细胞发生凋亡，形成凋亡小体，不引起周围组织炎症反应和修复再生，但凋亡小体可被邻近细胞吞噬。
4	×	膨胀性生长是多数位于深部组织器官良性肿瘤的生长方式，周围纤维组织反应性增生形成包膜，与周围组织界线清楚。
5	×	恶性肿瘤命名通常根据其组织类型不同分为两种，来自上皮组织的恶性肿瘤称为癌，如皮肤癌、鳞状细胞癌、腺癌等；来自间叶组织的恶性肿瘤统称为肉瘤，如纤维肉瘤、横纹肌肉瘤、骨肉瘤等。另有一类是以多种不同方式对恶性肿瘤命名，如白血病、尤因肉瘤等。

四、名词解释

1. 病理性萎缩：萎缩是指已正常发育的实质细胞、组织或器官的体积缩小。常见的病理性萎缩包括营养不良性萎缩、压迫性萎缩、失用性萎缩和去神经性萎缩。
2. 细胞水肿：又称为细胞水变性，表现为细胞肿大，细胞质内有许多细微淡红色蛋白颗粒，肉眼观察时可见脏器肿大，失去光泽，苍白混浊。常见于心、肝、肾等器官的实质细胞，多由于感染、中毒、缺氧等原因引起。
3. 玻璃样变性：细胞内或间质中出现 HE 染色为均质嗜伊红半透明状的蛋白质蓄积，称为玻璃样变性。玻璃样变性包括细胞内玻璃样变、血管壁玻璃样变和结缔组织玻璃样变。
4. 坏死：是指机体（活体）局部组织或细胞死亡。常见坏死的类型有凝固性坏死、液化性坏死、纤维素样坏死和坏疽。

5. 栓塞：血管内出现的异常物质（栓子）随血流至远处阻塞血管的过程。
6. 梗死：任何原因出现的血流中断，导致局部组织的缺血性坏死。
7. 炎症：具有血管系统的活体组织对损伤因子所发生的防御反应称为炎症。
8. 蜂窝织炎：是指疏松结缔组织的弥漫性化脓性炎。主要由溶血性链球菌引起，多见于皮肤、肌肉、阑尾等部位。
9. 脓肿：是指局限性化脓性炎，组织发生坏死溶解形成充满脓液的腔。主要由金黄色葡萄球菌引起。
10. 炎性息肉：在致炎因子的长期刺激下，局部黏膜上皮和腺体及肉芽组织增生，形成突出黏膜表面的肿块，如宫颈息肉。

五、简答题

1. 病理学在临床医学中的地位如下：

(1) 病理学是基础医学与临床医学之间的桥梁：与解剖学、组织胚胎学、生理学和生物化学等是研究正常机体生理状态下的形态结构、功能及代谢的变化规律，而病理学是研究疾病状态下组织和病变的形态结构、功能代谢的改变，因此病理学起到了一个承上启下或“桥梁”的作用。

(2) 病理诊断在临床医学诊断中具有较高的权威性：病理诊断是在观测器官的大体（肉眼）改变、镜下观察组织结构和细胞病变特征而做出的疾病诊断，它比临床上根据病史、症状和体征等做出的分析性诊断和利用各种影像学资料所做出的诊断更具有客观性和准确性，因此被视为带有宣判性质的诊断，特别是对肿瘤的诊断和分期具有特殊的重要定位。由于病理诊断对设备和专业医师的要求较高，难于迅速普及是其不足之处，近年来远程病理会诊的逐步开展将有助于病理诊断的推广应用。

(3) 病理学在医学研究中的作用：现代病理学吸收了当今分子生物学的最新研究方法和取得的最新成果，使病理学的观察从器官、细胞水平，深入到亚细胞、蛋白表达及基因的改变，使病理学的研究渗透到各基础学科、临床医学、预防医学和药学等方面。

2. 长期以来，病理诊断被认为是疾病诊断的“金标准”，在医疗工作中发挥着举足轻重的作用，具有其他任何检查都不可替代的权威性。到目前为止，还没有一项检查手段或方法可以完全代替病理诊断。现以肿瘤病理诊断为例，简述病理诊断的重要意义。

(1) 提供临床正确诊断全方位信息：肿瘤病理诊断的内容是要对疾病的全面描述，如肿瘤起源、分类、分型、分化、侵袭、转移、激素受体表达、特异性酶活性、核分裂像等。

(2) 病理诊断为进一步临床治疗提供依据：正确的病理诊断能为病人采取最佳的治疗方案提供依据，如术后肺鳞癌宜放疗，腺癌宜化疗，小细胞癌宜放疗加化疗；乳腺癌 ER、PR 阳性者应辅以内分泌治疗。

(3) 对肿瘤病人提供病理诊断及预后信息：病理诊断不仅可区分良性肿瘤与恶性肿瘤，而且可对恶性肿瘤的分级与分期进行诊断，提供病人预后评估的基本信息。

3. 肉芽组织是由新生毛细血管、成纤维细胞、多少不等的炎性细胞所构成的新生结缔组织，鲜红色，质软似鲜嫩肉芽，故称肉芽组织。肉芽组织主要功能如下：

(1) 抗感染及保护创面。

(2) 机化血凝块、坏死组织及其他异物。

(3) 填补伤口及其他缺损。

4. 化脓性炎症是以中性粒细胞大量渗出为特征的炎症，常伴有不同程度的组织坏死和脓液形成，多由化脓菌引起。根据化脓性炎症发生的原因和部位的不同，可将其分为以下 3 类。

(1) 表面化脓和积脓：表面化脓是指浆膜或黏膜组织的化脓性炎症，当发生在浆膜或胆囊、输卵管的黏膜时，脓液则在腔内蓄积，称为积脓。

（2）蜂窝织炎：疏松组织中大量中性粒细胞弥漫性浸润称为蜂窝织炎。主要由溶血性链球菌引起。

（3）脓肿：为局限性化脓性炎症，主要特征为组织发生坏死溶解，形成充满脓液的腔，称为脓肿。

5. 恶性肿瘤细胞具有高度的异型性，表现为以下特点：

（1）恶性肿瘤细胞一般比正常细胞大。

（2）瘤细胞呈多形性，瘤细胞的大小和形态很不一致，有时出现巨瘤细胞。

（3）肿瘤细胞核体积增大，胞核与细胞质的比例（核质比）增高。

（4）肿瘤细胞核的大小、形状和染色差别大（核的多形性），细胞核体积增大，核大小形状不一，并可出现巨核、双核、多核或奇异形核。

（5）核仁明显，体积大，数目增多。

（6）核分裂象增多，出现病理性核分裂象。

本试卷内容包括病理组织学制片技术、数字化病理切片系统和远程病理会诊。

§9.3.2 临床病理学试卷二

一、选择题

【A 型题】

1. 下列哪种溶液被推荐为病理学涂片常规固定液　（　）
   A. 10%福尔马林液　B. 中性缓冲甲醛液　C. 95%乙醇　D. Zenker 固定液
   E. 乙醇乙醚混合固定液
2. 最常用的组织石蜡切片的透明剂是　（　）
   A. 乙醇　B. 丙酮　C. 乙酸　D. 二甲苯　E. 甲醇
3. 组织石蜡切片过程中透明的主要作用　（　）
   A. 脱去多余水分　B. 固定作用　C. 媒介作用　D. 使组织变硬　E. 使石蜡浸入到组织块内
4. 石蜡病理切片的厚度要求为　（　）
   A. 1～2 μm　B. 2～4 μm　C. 3～5 μm　D. 5～6 μm　E. 6～8 μm
5. 淋病奈瑟菌是革兰氏阴性菌，在革兰氏染色中呈哪种颜色　（　）
   A. 红色　B. 蓝色　C. 紫色　D. 绿色　E. 黄色

【X 型题】

6. 石蜡病理切片固定的目的包括 （　　）

A. 防止自溶和腐败　B. 凝固或沉淀细胞内物质　C. 去除异味　D. 硬化组织　E. 增加组织折光率

7. HE 染色评定标准包括 （　　）

A. 切片完整　B. 切片厚度 4～6 μm　C. 染色核浆分明　D. 染色红蓝适度　E. 染色透明洁净

8. HE 染色液中的染色剂包括 （　　）

A. 亚甲蓝　B. 伊红　C. 油红 O　D. 天狼星红　E. 苏木精

9. 免疫组织化学制片技术的特点包括 （　　）

A. 特异性高　B. 敏感性高　C. 方法较简单　D. 成本低廉　E. 定位准确

10. 远程病理会诊的会诊方应具备以下哪些条件 （　　）

A. 病理制片设备和技术　B. 互联网设备　C. 专业级电视摄像头（CCD）　D. 信息显示设备　E. 病理学专家

二、填空题

1. 组织学制片技术包括________、________和________。
2. 常规病理切片技术包括________、________、________、________、________、________、________等主要步骤。
3. 远程病理会诊的内容包括________、________和________。
4. 免疫组化制片标本包括________、________和________。
5. 数字化病理系统的应用最早始于 1985 年，从________年开始在世界范围内逐步推广，目前已达到________阶段，实现了________革命转变。

三、判断题

1. 常规病理切片中最常使用的脱水剂为不同浓度的乙醇。 （　　）
2. 常规病理切片的全部制片步骤均需手工完成。 （　　）
3. 革兰氏染色是人体病理切片染色的主要方法。 （　　）
4. 远程病理会诊的会诊方医院必须建立自己的数字切片库。 （　　）
5. 远程病理会诊的申请医院除互联网设备外，不需具备其他特殊条件。 （　　）

四、名词解释

1. 自然脱落细胞
2. 病理切片常规染色
3. 革兰氏染色
4. 核异质细胞

5. 数字切片库

五、简答题

1. 简述病理学的研究方法。
2. 试述病理学的观察方法。
3. 试述制作病理切片的要点。
4. 试述远程病理会诊的重要意义。
5. 试述细胞病理学检查的临床应用。
6. 试述革兰氏染色的方法与染色程序。

参考答案

一、选择题

【A 型题】

题序	1	2	3	4	5
答案	C	D	E	C	C

【X 型题】

题序	6	7	8	9	10
答案	ABDE	ABCDE	BE	ABCE	BDE

二、填空题

1. 切片技术　非切片技术　免疫组化制片技术
2. 取材　固定　脱水　包埋　切片　染色　封片
3. 远程病理咨询　远程病理讨论　远程病理诊断
4. 石蜡切片　冰冻切片　细胞涂片
5. 2000　较成熟的应用　病理学的数字化

三、判断题

题　序	答　案	解　析
1	√	常规病理切片中最常用的脱水剂为不同浓度的乙醇，包括 80%、95%和 100%乙醇。
2	×	按传统切片方法，全部病理切片步骤均需手工完成，但近十余年来病理切片技术取得了重大进展，全部病理切片步骤几乎均已由多种自动化设备完成。

续表

题　序	答　案	解　析
3	×	革兰氏染色法由丹麦病理学家 Gram 于 1884 年创立，是细菌学中很重要的鉴别染色法，通过此法染色可将细菌鉴别为革兰氏阳性菌（G^{+}）和革兰氏阴性菌（G^{-}）两大类。人体组织的石蜡切片染色通常用的是苏木精-伊红对比染色法，简称 H-E 染色方法。
4	×	数字切片库平台是一个公开平台，个人或单位都可以使用。该平台要能够实现病例管理、切片上传、分类管理、切片分享、评论管理等，应由国家卫生行政部门规划和建立。
5	×	申请病理会诊医院必须具备以下条件：①加入病理远程会诊试点单位。②必备硬件：包括病理切片制片设备和技术、全自动显微镜扫描系统、专业级 CCD 摄像头、自动进片系统。③必备软件：数字切片扫描系统、数字病理远程诊断系统、远程病理图像软件系统。④必备能力：申请会诊方需具备制作病理切片的能力和使用上述硬件和软件的能力。

四、名词解释

1. 自然脱落细胞：是指从上皮表面自然脱落的细胞，其采集方法包括咳出、排泄或导尿、挤压。常见的自然脱落细胞有女性生殖道脱落细胞、呼吸道脱落细胞和泌尿道脱落细胞等。脱落细胞采集后常需在离心或细胞滤膜过滤处理后再做涂片和染色处理。
2. 病理切片常规染色：石蜡切片的常规染色方法是苏木精-伊红染色，又称 HE 染色。苏木精染液为碱性，主要使细胞核内的染色质与胞质内的核酸着紫蓝色；伊红为酸性染料，主要使细胞质和细胞外基质中的成分着红色。HE 染色法是病理切片染色使用最广泛的方法。
3. 革兰氏染色：革兰氏染色（Gram staining）是用来鉴别细菌种类的一种方法，可将细菌分成革兰氏阳性菌与革兰氏阴性菌，对由细菌感染引起的疾病的临床诊断及治疗具有广泛用途。这一染色方法由丹麦医师汉斯·克里斯蒂安·革兰于 1884 年发明。革兰氏染色法一般包括初染、媒染、脱色、复染四个步骤。

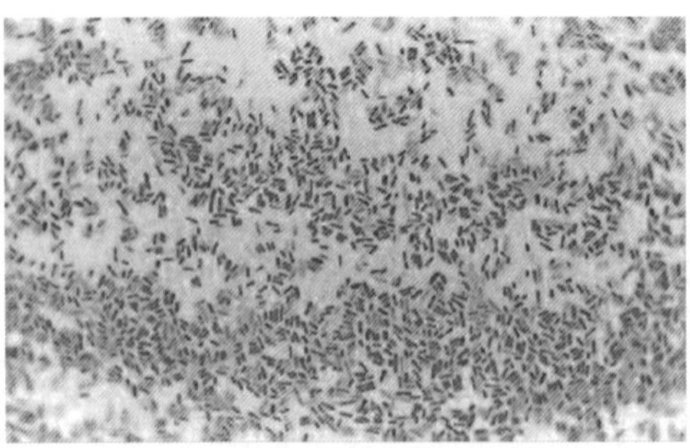

革兰氏染色阴性杆菌（红色）

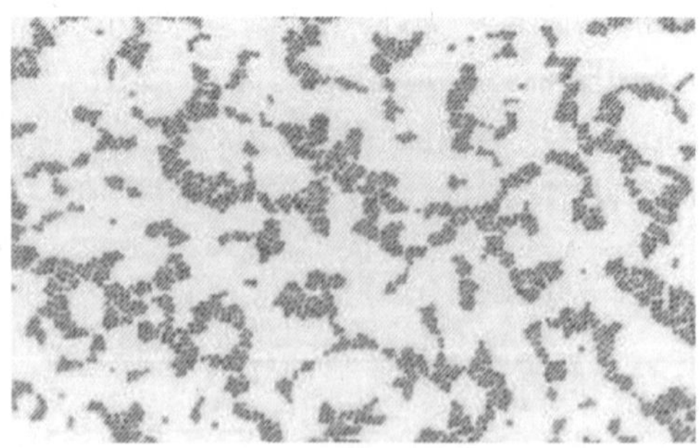

革兰氏染色阳性杆菌（紫色）

4. 核异质细胞：是指细胞核发生异常改变，但胞质分化正常的细胞。核异质表现为核的大小、形态异常，核染色质增多，分布不均，核膜增厚，边界不整齐等。核异质细胞形态上介于良性细胞和恶性细胞之间，所以又称间变细胞，相当于病理组织学上的不典型增生。核异质细胞常按细胞异型的程度，分为轻度、中度和重度核异质细胞。

5. 数字切片库：将大量的数字切片分类归档存储在服务器中，这样建立起的一个资源库，即为数字切片库。数字切片库空间平台是一个公开平台，个人或单位都可以使用。该空间主要能够实现病例管理、切片上传、分类管理、切片分享、评论管理等，为世界各地的病理医师提供了通过互联网实现病理学习讨论和研究的机会。

五、简答题

1. 病理学研究方法包括活体组织检查（活检）、细胞学检查和尸体解剖。

(1) 活体组织检查：可通过手术、细针穿刺、内镜等手段获取活体组织样品，制成病理切片，在显微镜下进行观察、诊断。

(2) 细胞学检查：利用活检拭子可取得子宫颈、鼻咽部及其他可探及部位的脱落细胞标本，制成抹片，在显微镜下进行观察、诊断。

(3) 尸体解剖检查：简称尸检，是通过对尸体的病理解剖，系统观察和发现死者各器官的病理形态变化，分析疾病的发生、发展过程，判断其直接死亡原因的一种重要检查方法。尸体解剖分为病理尸体解剖、法医尸体解剖、普通尸体解剖，不仅是诊断死亡原因最可靠的方法，也是司法鉴定的重要手段。

2. 病理学的形态观察方法包括大体标本肉眼观察、切片标本显微镜观察（组织学和细胞学观察）、超显微观察、免疫组织化学观察等。

(1) 大体标本肉眼观察：观察的内容包括标本及其病变的大小、形状、色泽、质量、质地、表面及切面、与周围组织的关系，并应做翔实客观记录。

(2) 切片标本显微镜观察：从大体标本上切取适当大小的病变组织，制成组织切片或直接采集病变部位的细胞制成抹片，用苏木精-伊红（HE）染色或特殊染色（如巴氏染色），在显微镜下观察组织病变特点和细胞变化特征。该方法是最常用的病理学研究方法和诊断方法。

(3) 超微结构观察：运用电子显微镜对细胞内部的超微结构进行观察，以了解亚细胞和分子水平上细胞的病理变化。

(4) 免疫组织化学观察：利用抗原、抗体特异性反应的原理，用已知的抗体去检查组织或细胞中未知的抗原物质（包括肿瘤蛋白、激素等），以适当的形式显示某种未知抗原物质的存在，并可进行定性、定量和定位的观察，临床上常用于肿瘤的诊断和鉴别诊断。

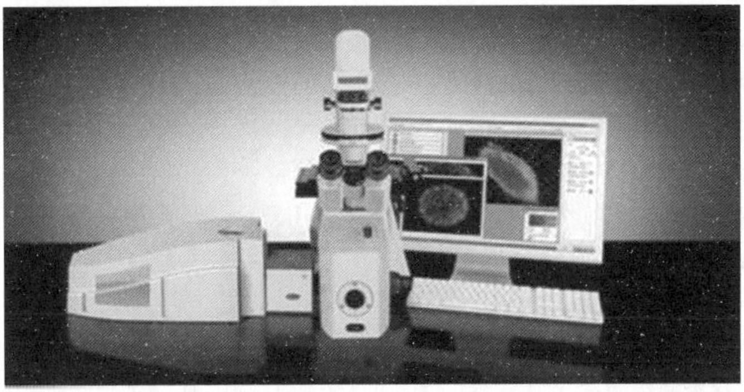

激光扫描共聚焦显微观察技术

(5) 其他观察方法：近十余年来各种新技术不断问世，扩大了病理学的观察视野，如组织和细胞的化学反应观察、激光扫描共聚焦显微观察技术、流式细胞学观察技术、分子生物学观察技术等。

3. 病理制片的质量直接影响着病理诊断的准确性，病理切片制作过程中应注意以下要点：

(1) 固定要及时：标本无论大小，离体后均应及时固定，这是切片成功的关键。

(2) 取材要规范：取材合格与否将直接影响组织的脱水、透明、浸蜡、切片等一系列环节，所取组织块应该大小适中、厚薄一致、形状规整。

(3) 各种试剂定期更换：制片过程中使用的固定液、脱水剂、透明剂、包埋剂（如乙醇、二甲苯、石蜡）等，使用一段时间后其浓度都会降低，从而导致组织处理不充分。为此，各种试剂要定期更换。

(4) 包埋要认真、合理：包埋时石蜡的温度要比组织稍高，操作应熟练快捷，组织块摆放位置应合理，保证组织的层次完整。

(5) 切片要完整：首先切片刀一定要锋利，最好使用一次性刀片。切片前调整切片刀的角度，一般应调至 5°～10°，避免机器松动，以防切片厚薄不一。如有多个小组织在一个蜡块上时，要把多个组织块都切到，保证切片完整。

(6) 贴片要恰当：粘贴切片时，水温要求在 40 ℃～50 ℃，要求定点和定向。所谓定点就是组织片应贴附在除去标签后玻片的中间；定向是一般组织应采取的横向粘贴。

(7) 染色要鲜艳：切片后应烘烤，一般以 65 ℃烘烤 30 分钟为宜，染色前最好将苏木素染液先行过滤，这样可避免氧化物沉淀在切片上。

(8) 封固要仔细：切片封固前必须经乙醇充分脱水、二甲苯透明，切片应湿封，不要等切片上二甲苯干了再封固。树脂胶不得过稠或过多，盖玻片使用前必须清洗，封固后不得有气泡。

(9) 贴号要端正：贴号关系到切片的外观和整体效果，要小心谨慎，要求字迹清楚、号码工整。

4. 发展远程病理会诊的目的是为了解决基层医院医疗资源短缺的实际难题。基层医院的病理科发展受到专业人员和病理设备缺乏等因素的制约，这对提高医疗质量和保障病人健康都是不利的，因此发展数字病理远程会诊对提高各级基层医院的医疗水平有着至关重要的意义。原国家卫生和计划生育委员会于 2015 年制定了《病理远程会诊试点管理办法》，成立了国家病理质控中心，并已在全国数百所基层医院开展了试点工作，取得了良好效果，现正逐步推广。

(1) 提高基层医院的病理正确诊断率：我国基层医院由于缺乏病理学专业人才，病理切片阅片的误诊率较高，急需得到专家的阅片会诊。

(2) 减少基层医院医疗事故和医疗纠纷：准确的病理诊断可为恰当的治疗打下良好基础，从而减少医疗事故的发生。

(3) 缓解大医院人满为患的问题，减少病人不断奔波于城市大医院的舟车劳顿。

5. 细胞病理学检查主要用于以下各种情况：

(1) 人群或癌症高发区的癌症普查。

(2) 癌症的早期诊断，并为早期治疗提供依据。

(3) 恶性肿瘤治疗后随访。

(4) 发现癌前病变。

(5) 恶性与良性病变的鉴别诊断。

6. 革兰氏染色的方法与染色程序如下：

(1) 涂片：用菌液标本制作涂片。

(2) 干燥：涂片后在室温下自然干燥，也可在酒精灯上略加温，使之迅速干燥，但勿靠近火焰。

(3) 固定：常用高温进行固定，即手持载玻片一端，标本面朝上，在酒精灯的火焰外侧快速来回移动

3～4 次，共 3～4 秒。要求玻片温度不超过 60 ℃，以玻片背面触及手背皮肤不觉过烫为宜，放置待冷后染色。

(4) 染色：①初染。加草酸铵结晶紫 1 滴，约 1 分钟，水洗。②媒染。滴加碘液冲去残水，并覆盖约 1 分钟，水洗。③脱色。将载玻片上的水甩净，并衬以白背景，用 95％乙醇滴洗至流出乙醇刚刚不出现紫色时为止，20～30 秒，立即用水冲净乙醇。④复染。用番红液染 1～2 分钟，水洗。

(5) 镜检：干燥后，置油镜下观察，革兰氏阴性菌呈红色，革兰氏阳性菌呈紫色。

§ 10

外科学试卷

§10.1 外科总论试卷

休克一词由英文 shock 音译而来。休克不但在战场上，同时也是内、外、妇、产、儿、传染科等专科常见的急性危重病症。本试卷内容包括休克的概念、分类、临床表现、诊断依据、监护内容和治疗方法等一般知识和休克病人护理评估要点，以及休克病人的一般护理措施等内容。

§10.1.1 休克试卷

一、选择题

【A 型题】

1. 休克的根本病因是 ( )
   A. 血压下降 B. 中心静脉压下降 C. 心排出量下降 D. 有效循环血量下降 E. 微循环障碍
2. 休克指数是指 ( )
   A. 脉率/收缩压 B. 脉率/舒张压 C. 脉率/脉压 D. 收缩压/脉率 E. 舒张压/脉率
3. 某病人严重创伤，血压降低，脉搏细速，面色苍白，诊断为休克，治疗时最应注意的是 ( )
   A. 急性肾衰竭的发生 B. 及时扩充血容量 C. 及时使用甘露醇 D. 避免使用血管收缩药 E. 药物对各脏器的毒性
4. 某人外伤后出血、烦躁、肢端湿冷、脉搏 105 次/min、脉压低。应考虑为 ( )
   A. 无休克 B. 休克早期 C. 休克中期 D. 休克晚期 E. DIC 形成
5. 休克时病人的体位应处于 ( )
   A. 半卧位 B. 头低足高位 C. 中凹卧位（头与下肢抬高 10°～30°） D. 头高足低位 E. 侧卧位
6. 休克经处理后，微循环改善的最主要的临床指标是 ( )
   A. 神志恢复清楚 B. 皮肤颜色转红 C. 肢体温度上升 D. 血压回升 E. 尿量增加

7. 抗休克治疗首要且基本的措施是（　　）

A. 补充血容量　B. 改善心功能　C. 纠正酸中毒　D. 改善周围血管张力　E. 防治急性肾衰竭

8. 血压下降在休克中的意义为（　　）

A. 是诊断休克的唯一依据　B. 是休克最常见的临床表现　C. 是估计休克程度的主要指标　D. 是组织细胞缺氧的主要指标　E. 是休克最早的临床表现

9. 女，45 岁。遭遇车祸致左季肋部撞伤脾破裂。血压 80/60 mmHg（10.6/8 kPa），神志尚清楚，脉搏 120 次/min，表情淡漠，口渴，面色苍白。估计出血量达（　　）

A. 400～500 mL　B. 600～700 mL　C. 800～1600 mL　D. 1700～2400 mL　E. ＞2400 mL

10. 某成人烧伤面积 50%，入院后经注射吗啡、头孢菌素类抗生素和补充生理盐水 800 mL 后仍有休克，应考虑为何种休克（　　）

A. 神经性休克　B. 感染性休克　C. 心源性休克　D. 低血容量性休克　E. 中毒性休克

11. 男，40 岁。腹痛、发热 48 小时，血压 80/50 mmHg，神志清楚，面色苍白，四肢湿冷，全腹肌紧张，肠鸣音消失。应诊断为（　　）

A. 低血容量性休克　B. 感染性休克　C. 神经源性休克　D. 心源性休克　E. 过敏性休克

12. 休克时少尿或无尿的主要原因为（　　）

A. 肾血流锐减　B. 酸中毒　C. 饮水量太少　D. 肾上腺分泌醛固酮增加　E. 血液黏度增加

13. 晚期休克并发皮肤及消化道出血疑有弥散性血管内凝血时，不宜使用下列哪种药物（　　）

A. EACA　B. 肝素　C. 双嘧达莫　D. 抗血纤溶芳酸　E. 止血剂

14. 休克代偿期是指（　　）

A. 微血管扩张期　B. 微循环收缩期　C. 昏迷前期　D. 微循环衰竭期　E. 低血压期

15. 微循环衰竭期（休克晚期）时病人会出现（　　）

A. 表情淡漠　B. 皮肤苍白　C. 尿量减少　D. 血压下降　E. 全身广泛出血

【B 型题】

问题 16～18

A. 中心静脉压很低，尿量多

B. 中心静脉压偏低，尿量少

C. 中心静脉压偏低，尿量多

D. 中心静脉压偏高，尿量多

E. 中心静脉压很高，尿量少

16. 提示血容量不足 (　　)

17. 提示血容量已补足 (　　)

18. 提示心功能不全 (　　)

【C 型题】

问题 19～20

A. 肺

B. 肾

C. 心脏

D. 肝

19. 休克代偿期儿茶酚胺分泌增加，但不减少对哪个脏器的血液供应 (　　)

20. 休克时很少发生不可逆变化的脏器 (　　)

【X 型题】

21. 常见的休克包括以下哪些类型 (　　)
A. 出血性休克　B. 过敏性休克　C. 心源性休克　D. 创伤性休克　E. 感染性休克

22. 休克的综合治疗包括以下哪些内容 (　　)
A. 一般紧急处理　B. 病因治疗　C. 扩充血容量　D. 纠正酸中毒　E. 血管活性药物的应用

23. 休克可能发生的并发症包括 (　　)
A. 心力衰竭　B. 急性呼吸衰竭　C. 急性肾衰竭　D. 脑功能障碍　E. 急性肝衰竭

24. 下列哪些疾病可引起休克 (　　)
A. 急性肠梗阻　B. 战伤　C. 异位妊娠和异常分娩　D. 小儿败血症　E. 药物注射过敏

25. 休克的治疗原则包括 (　　)
A. 去除病因　B. 恢复有效循环血量　C. 纠正微循环障碍　D. 改善心脏功能
E. 保护重要脏器功能

26. 低血容量休克的主要特点包括 (　　)
A. 低血压　B. 中心静脉压降低　C. 每搏输出量增加　D. 外周阻力增高
E. 心动过速

27. 下列哪些是抗休克治疗中常用的缩血管药物 (　　)
A. 阿拉明　B. 多巴胺　C. 多巴酚丁胺　D. 新福林　D. 去甲肾上腺素

28. 下列哪些是抗休克治疗中常用的扩血管药物 (　　)
A. 异丙肾上腺素　B. 酚妥拉明　C. 前列腺素 E_1　D. 妥拉苏林　E. 阿托品

29. 治疗感染性休克的主要目的包括 (　　)
A. 控制感染　B. 增强免疫力　C. 提高应激能力　D. 纠正血流动力学异常（治

疗休克）　E. 控制症状

30. 可供休克病人扩容治疗选用的液体包括　（　）

A. 全血　B. 血浆　C. 右旋糖酐　D. 离子平衡盐溶液　E. 高渗葡萄糖

二、填空题

1. 休克的本质是________，引起死亡的主要原因是________。
2. 休克根据发病的原因可分为________、________、________、________和________5类。
3. 维持有效循环血量主要依赖________、________和________。其中任何一个因素的改变超出人体代偿限度时，均可导致有效循环血量的急剧减少，而发生休克。
4. 外科常见的休克类型有________、________、________。
5. 休克早期最典型的改变是________，而________。
6. 休克病人补液首选________。
7. 休克病人急救措施有________、________、________、________、________等。
8. 护理休克病人时，应间歇给氧，流量一般为________。
9. 休克病人的一般观察指标有________、________、________、________、________等，其中最简单而有效的观察指标是________。
10. 休克病人的辅助检查项目有________、________、________、________、________等。

三、判断题

1. 肾上腺素为各类早期休克的首选治疗措施。　（　）
2. 休克病人应取头低脚高体位，以尽可能保证脑部供血。　（　）
3. 休克病人微循环扩张期相当于临床的休克期。　（　）
4. 弥散性血管内凝血（DIC）病人早期应用肝素进行治疗。　（　）
5. 休克晚期才会对肾功能造成影响。　（　）
6. 休克时血糖增高。　（　）
7. 应用皮质类固醇治疗严重休克时，一般主张小剂量多次给药。　（　）
8. 只要收缩压低于 90 mmHg，就可以诊断为休克。　（　）
9. 在抗休克治疗的全过程中，应该使用足量的缩血管药物。　（　）
10. 在抗休克治疗时，必须在充分扩容的前提下使用扩血管药物。　（　）

四、名词解释

1. 休克
2. 休克指数
3. 有效循环血量
4. 弥散性血管内凝血（DIC）
5. 多器官功能障碍综合征（MODS）

五、简答题

1. 试述休克的基本概念。
2. 试述休克按病情的临床分类及其特点。
3. 试述低血容量性休克的常见病因及其特点。
4. 试述血管扩张性休克的常见病因及其特点。
5. 试述心源性休克的常见病因及其特点。
6. 试述休克时引起心脏功能障碍的原因。
7. 试述休克的诊断标准。
8. 试述休克病人病情观察的主要内容。
9. 试述休克病人扩容治疗的检查依据和注意事项。
10. 试述休克早期、中期和晚期的主要临床表现。

参考答案

一、选择题

【A 型题】

题序	1	2	3	4	5	6	7	8	9	10	11	12	13	14	15
答案	D	A	B	B	C	E	A	C	C	D	B	A	E	B	E

【B 型题】

题序	16	17	18
答案	B	D	E

【C 型题】

题序	19	20
答案	C	D

【X 型题】

题序	21	22	23	24	25	26	27	28	29	30
答案	ABCDE	ABCDE	ABCDE	ABCDE	ABCDE	ABDE	ABCDE	AE	AD	ABCD

二、填空题

1. 有效循环血量锐减　　多器官功能衰竭
2. 低血容量性休克　　感染性休克　　心源性休克　　神经源性休克　　过敏性休克
3. 充足的血容量　　有效的心排血量　　良好的周围血管张力

4. 低血容量性休克　感染性休克　创伤性休克
5. 血压基本不变　脉压减小
6. 平衡盐溶液
7. 处理原发病因　保持呼吸道通畅　仰卧中凹位　注意保暖　吸氧
8. 4～6 L/min
9. 血压　神志　尿量　皮肤黏膜颜色　呼吸　尿量
10. 血常规　血气分析　中心静脉压　动脉血乳酸盐　血电解质

三、判断题

题　序	答　案	解　析
1	×	休克的治疗应根据发病原因采用相应的治疗方法，例如失血性休克应以保证气道通畅和止血、补液等为主的治疗。肾上腺素是一种激素和神经传送体，由肾上腺释放。肾上腺素会使心脏收缩力上升，使心脏、肝和筋骨的血管扩张，使皮肤、黏膜的血管收缩，主要用于过敏性休克、支气管哮喘及心搏骤停的抢救。
2	×	休克病人应采取中凹卧位，即头与下肢均抬高 10°～30°。中凹卧位适用于休克病人，抬高头胸部，有利于气道通畅，改善缺氧症状；抬高下肢，有利于下肢静脉血回流，增加回心血量。
3	√	休克病人微循环变化分为 3 期，即收缩期、扩张期、衰竭期。休克病人微循环缺血期相当于临床的休克早期（代偿期），微循环扩张期相当于临床的休克期（可逆性失代偿期），微循环衰竭期相当于休克的晚期（难治期）。
4	√	肝素是人体内正常抗凝物质之一，它对已形成的血栓没有作用，但在 DIC 早期（高凝期或消耗性低凝期）应用肝素可防止新的微血栓形成，可缓解病情和阻止疾病继续发展。但当 DIC 已处于继发性纤溶亢进期时则应慎用肝素。
5	×	休克早期即可导致功能性的急性肾衰竭，主要临床表现是少尿、氮质血症等。到了休克晚期，由于持续性肾缺血导致肾小管坏死而发生器质性肾衰竭，常出现严重的水、电解质和酸碱平衡紊乱。
6	√	休克时儿茶酚胺的释出能促进胰高糖素的生成，抑制胰岛素的产生和其外周作用，加速肌肉和肝内糖原分解，以及刺激垂体分泌促肾上腺皮质激素，故休克时血糖增高。
7	×	应用皮质类固醇治疗严重休克时，一般主张应用大剂量，但只用 1～2 次。
8	×	根据临床表现，并结合收缩压降至 90 mmHg 以下、脉压＜20 mmHg，即可诊断为休克。低血压不一定是休克，休克必须有微循环障碍和组织灌注不足的临床表现。

续表

题　序	答　案	解　析
9	×	缩血管药物主要用于部分早期休克病人，以短期维持重要脏器灌注为目的；也可作为休克治疗的早期应急措施，但不宜长久使用，用量也应尽量减小，以免造成重要脏器长时间缺血。
10	√	在使用扩血管药治疗休克时，前提是必须充分扩容，否则将导致血压明显下降，用量和使用浓度也应从最小剂量开始。

四、名词解释

1. 休克：是各种原因引起的有效循环血量锐减，组织器官缺血缺氧，造成细胞代谢紊乱和功能受损为共同特点的病理生理改变的临床综合征。根据临床表现，结合收缩压降至 90 mmHg（12 kPa）以下，脉压<20 mmHg（2.67 kPa），即可诊断为休克。
2. 休克指数：是用来评估休克严重程度的指标，等于脉率除以收缩压，正常为1/2，休克指数越大说明休克越严重。
3. 有效循环血量：是指单位时间内通过心血管系统进行循环的血量，但不包括储存于肝、脾和淋巴血窦中或停滞于毛细血管中的血量。
4. 弥散性血管内凝血（DIC）：是指在某些致病因子作用下，凝血因子或血小板被激活，大量促凝物质入血，凝血酶增加，广泛的微血栓形成，从而引起一个以凝血功能失常为主要特征的病理过程。主要临床表现为出血、休克、器官功能障碍和溶血性贫血。
5. 多器官功能障碍综合征（MODS）：是指机体在遭受严重创伤、休克、感染及外科大手术等急性疾病过程中，有两个或两个以上的器官或系统同时或序贯发生功能障碍，以至不能维持内环境稳定的临床综合征。

五、简答题

1. 休克（shock）是机体遭受强烈的致病因素侵袭后，由于有效循环血量锐减，组织血流灌注广泛、持续、显著减少，致全身微循环功能不良，生命重要器官严重障碍的综合症候群。此时机体功能失去代偿，组织缺血缺氧，神经-体液因子失调。其主要特点是：重要脏器组织中的微循环灌流不足，代谢紊乱和全身各系统的功能障碍。简言之，休克就是机体对有效循环血量减少的反应，是组织灌流不足引起的代谢和细胞受损的病理过程。多种神经-体液因子参与休克的发生和发展。所谓有效循环血量，是指单位时间内通过心血管系统进行循环的血量。有效循环血量依赖于充足的血容量、有效的每搏输出量和完善的周围血管张力 3 个因素。当其中任何一个因素的改变超出了人体的代偿限度时，即可导致有效循环血量的急剧下降，造成全身组织、器官氧合血液灌流不足和细胞缺氧而发生休克。在休克的发生和发展中，上述 3 个因素常都累及，且相互影响。
2. 休克按病情严重程度可分为早期、中期和晚期，各期的特点分别简要介绍如下：

   (1) 休克早期：在原发症状体征为主的情况下出现轻度兴奋征象，如意识尚清，但烦躁焦虑，精神紧张，面色、皮肤苍白，口唇甲床轻度发绀，心率加快，呼吸频率增加，出冷汗，脉搏细速，血压可骤降，也可略降，甚至正常或稍高，脉压缩小，尿量减少。

   (2) 休克中期：病人烦躁，意识不清，呼吸表浅，四肢温度下降，心音低钝，脉细数而弱，血压进行性降低，可低于 50 mmHg 或测不到，脉压小于 20 mmHg，皮肤湿冷发花，尿少或无尿。

(3) 休克晚期：表现为 DIC 和多器官功能衰竭。①DIC 表现：顽固性低血压，皮肤发绀或广泛出血，甲床微循环淤血，血管活性药物疗效不佳，常与器官衰竭并存。②急性呼吸衰竭表现：吸氧难以纠正的进行性呼吸困难，进行性低氧血症，呼吸促，发绀，肺水肿和肺顺应性降低等表现。③急性心力衰竭表现：呼吸急促，发绀，心率加快，心音低钝，可有奔马律、心律失常。如出现心律缓慢，面色灰暗，肢端发凉，也属心力衰竭征象，中心静脉压及肺动脉楔压升高，严重者可有肺水肿表现。④急性肾衰竭表现：少尿或无尿、氮质血症、高血钾等水、电解质和酸碱平衡紊乱。⑤其他表现：意识障碍程度反映脑供血情况。肝衰竭可出现黄疸，血胆红素增加，由于肝脏具有强大的代偿功能，肝性脑病发病率并不高。胃肠道功能紊乱常表现为腹痛、消化不良、呕血和黑便等。

3. 低血容量性休克为血管内容量不足，引起心室充盈不足和心排血量减少，如果增加心率仍不能代偿，可导致心排血量降低。常见的低血容量性休克包括失血性休克、烧伤性休克和创伤性休克，简要分述如下：

(1) 失血性休克：是指因大量失血，迅速导致有效循环血量锐减而引起周围循环衰竭的一种综合征。一般 15 分钟内失血少于全血量的 10%时，机体可代偿；若快速失血量超过全血量的 20%左右，即可引起休克。

(2) 烧伤性休克：大面积烧伤，伴有血浆大量丢失，可引起烧伤性休克。休克早期与疼痛及低血容量有关，晚期可继发感染，发展为感染性休克。

(3) 创伤性休克：这种休克的发生与疼痛和失血有关。

4. 血管扩张性休克通常是由于不同原因导致血管扩张、血管床扩大，造成的血管内容量相对不足，最终引发休克。血管扩张性休克时的循环血容量正常或增加，但心脏充盈和组织灌注不足。血管扩张性休克的常见病因包括感染、过敏和神经因素等。分别简要介绍如下：

(1) 感染性休克：是临床上最常见的休克类型之一，临床上以革兰氏阴性杆菌感染最常见。

(2) 过敏性休克：已致敏的机体再次接触到抗原物质时，可发生强烈的变态反应，使容量血管扩张，毛细血管通透性增加并出现弥散性非纤维蛋白血栓，血压下降、组织灌注不良可使多脏器受累。

(3) 神经源性休克：交感神经系统急性损伤或被药物阻滞可引起神经所支配的小动脉扩张，血容量增加，出现相对血容量相对不足和血压下降，这类休克预后好，常可自愈。

5. 心源性休克是指心脏泵功能受损或心脏血流排出道受损引起的心排血量快速下降而代偿性血管快速收缩不足所致的有效循环血量不足、低灌注和低血压状态。心源性休克包括心脏本身病变、心脏压迫或梗阻引起的休克。

6. 休克时引起心脏功能障碍的原因如下：

(1) 血压降低，特别是舒张压降低，使冠状动脉灌流量减少，心肌缺氧受损。

(2) 因组织灌注减少所致的代谢性酸中毒可能抑制心肌收缩力（如 pH 下降至 7.0，心排血量可降低 50%）。

(3) 高钾血症可使心肌收缩减弱。

(4) 胰腺细胞缺血、缺氧可产生心肌抑制因子，使心肌收缩无力。

(5) 心肌微循环内血栓可引起心肌局灶性坏死。

(6) 内毒素可引起中毒性心肌炎，使心肌收缩无力。

7. 休克的诊断标准：凡符合下述第（1）项以及第（2）、第（3）、第（4）项中的两项和第（5）、第（6）、第（7）项中的一项者，可诊断为休克。

(1) 有发生休克的原因。

(2) 有意识障碍。

(3) 脉搏细速，超过 100 次/min 或不能触知。

(4) 四肢湿冷，胸骨部位皮肤指压阳性（压迫后再充盈时间超过 2 秒），皮肤有花纹，黏膜苍白或发绀，尿量少于 30 mL/h 或尿闭。

(5) 收缩血压低于 80 mmHg（10.7 kPa）。

(6) 脉压小于 20 mmHg（2.7 kPa）。

(7) 原有高血压者，收缩血压较原水平下降 30%以上。

8. 休克病人病情观察的主要内容如下：

(1) 观察脉搏、呼吸和血压：根据病情 15～30 分钟测量 1 次。

(2) 观察体温：每 4 小时测 1 次，低于正常时要保温，高温时应给予物理降温，避免体温骤降，以免虚脱加重休克。

(3) 观察意识：当中枢神经细胞轻度缺氧时，病人表现烦躁不安或兴奋，甚至狂躁；随着休克加重，由兴奋转抑制，病人表现精神不振，反应迟钝，甚至昏迷，对此病人应适当加以约束以防意外损伤，亦可使用镇静药，但需注意血压。

(4) 观察皮肤：注意皮肤色泽及肢端温度，如面色苍白常表示有大出血，口唇或指甲发绀提示微循环血流淤滞；当胸前、腹壁或四肢出现瘀斑时，提示有弥散性血管内凝血（DIC）出现；如四肢厥冷表示休克加重，应予保温。

(5) 观察尿液：注意尿液颜色、相对密度、pH 值；病情重或尿少者应留置导尿管，每小时记录一次尿量，要求每小时尿量多于 20～30 mL，如每小时尿量在 15 mL 以下或尿闭，应及时报告医师处理，以防急性肾衰竭；保持尿管通畅，预防泌尿系逆行感染。

(6) 观察心率变化：如脉速，末梢发绀伴有颈静脉怒张，呼吸困难，咳血性泡沫痰，提示心力衰竭，应及时报告医师处理。

(7) 观察中心静脉压（CVP）：可作为调整血容量及心功能之标志。休克病人 CVP 在 10 cmH_2O（0.98 kPa）以下应补充血容量，不宜使其超过 12～15 cmH_2O（1.18～1.47 kPa），否则有发生肺水肿危险，如 CPV 高于 15 cmH_2O（1.47 kPa），而休克尚未纠正者，应给予强心药。

9. 休克病人扩容治疗的检查依据和注意事项：血压和中心静脉压数据是休克病人扩容治疗的重要依据，应根据血压和中心静脉压的状况指导补液。同时，还要注意有无急性肺水肿、急性心力衰竭的表现，以便及时调整补液的量和速度。

中心静脉压与补液的关系

中心静脉压	血压	原　因	处理原则
低	低	血容量严重不足	充分补液
低	正常	血容量不足	适当补液
高	低	心功能不全或血容量相对过多	给强心药物、纠正酸中毒、舒张血管
高	正常	容量血管过度收缩	舒张血管
正常	低	心功能不全或血容量不足	补液试验*

*补液试验：取等渗盐水 250 mL，于 5～10 分钟内经静脉注入。如血压升高而中心静脉压不变，提示血容量不足；如血压不变而中心静脉压升高 3～5 cmH_2O（0.29～0.49 kPa），则提示心功能不全。

(1) 观察尿量与尿相对密度，以判断有无急性肾衰竭、补液量是否足够、休克有无好转。

(2) 安置头胸及双下肢各抬高10°～30°卧位，以增加回心血量及心排出量，也有利于呼吸。

(3) 认真记录出入水量，为进一步治疗提供参考依据。

10. 休克早期、中期和晚期的主要临床表现：

(1) 休克早期：在原发症状体征为主的情况下出现轻度兴奋征象，如意识尚清，但烦躁焦虑，精神紧张，面色、皮肤苍白，口唇甲床轻度发绀，心率加快，呼吸频率增加，出冷汗，脉搏细速，血压可骤降等。

(2) 休克中期：烦躁，意识不清，呼吸表浅，四肢温度下降，心音低钝，脉细速而弱，血压进行性降低，可低于50 mmHg或测不到，脉压小于20 mmHg，皮肤湿冷发花，尿少或无尿。

(3) 休克晚期：表现为DIC的症状，如体表和脏器广泛出血，以及多器官功能衰竭。

重症监护（intensive care）是指对收治的各类危重病人，运用各种先进的医疗技术，现代化的监护和抢救设备，对其实施集中的加强治疗和护理，以最大限度地确保病人的生存及随后的生命质量。本试卷内容涉及重症监护相关知识。

§10.1.2 重症监护试卷

一、选择题

【A型题】

1. “见尿补钾”一般以尿量大于多少方可补钾 ( )
   A. 400 mL/d B. 500 mL/d C. 600 mL/d D. 800 mL/d E. 1000 mL/d
2. 气管切开护理时固定带适宜的松紧度为伸进 ( )
   A. 三横指 B. 四横指 C. 一横指 D. 二横指 E. 五横指
3. 治疗高钾血症最有效的方法 ( )
   A. 静脉注射10%葡萄糖酸钙 B. 静脉滴注4%苏打 C. 静脉滴注胰岛素
   D. 血液透析 E. 静脉滴注葡萄糖溶液+胰岛素
4. 脑死亡的诊断不包括 ( )
   A. 昏迷 B. 自主呼吸停止 C. 瞳孔固定 D. 脑干反射消失 E. 脑电波呈平波
5. 抗休克最基本的措施 ( )
   A. 输氧 B. 应用血管活性药物 C. 纠正代谢性酸中毒 D. 补充血容量
   E. 控制原发病

6. 休克时病人的体位应处于 （　　）

A. 半卧位　B. 头低足高位　C. 头与下肢分别抬高 10°～30°　D. 头高足低位
E. 侧卧位

7. 张力性气胸最有力的诊断依据是 （　　）

A. 广泛皮下气肿　B. 心率增快　C. 穿刺有高压气体冲出　D. 气管移位
E. 呼吸困难

8. 急性腹痛伴休克，最常见病因是 （　　）

A. 急性心肌梗死　B. 胃溃疡穿孔　C. 急性重症胰腺炎　D. 急性坏疽性胆囊炎
E. 急性肠梗阻

9. 男，20 岁。1 型糖尿病，2 天来出现恶心，面潮红，呼吸深快，渐发生神志模糊以致昏迷。最可能的诊断是 （　　）

A. 乳酸性酸中毒　B. 尿毒症酸中毒　C. 呼吸性酸中毒　D. 糖尿病酮症酸中毒
E. 高渗性高血糖状态

10. 女，22 岁。患糖尿病 7 年，一直用胰岛素治疗。1 小时前昏迷，检查皮肤湿冷，血压 120/80 mmHg，血糖 4.3 mmol/L，CO_2CP 22.0 mmol/L。最可能的诊断是 （　　）

A. 糖尿病酮症酸中毒昏迷　B. 高渗性高血糖状态　C. 乳酸性酸中毒昏迷
D. 低血糖昏迷　E. 脑血管疾病

11. 大量输血是指 （　　）

A. 紧急输血量超过病人血容量的 1.5 倍以上或者 1 小时内输血量相当于病人血容量的 1/2　B. 输血量超过病人血容量的 1 倍以上或者 1 小时内输血量相当于病人血容量的 1/3　C. 输血量超过 3000 mL　D. 紧急输血量超过 2000 mL　E. 输血量相当于病人血容量的 1/2

12. 对吞服强酸、强碱类腐蚀性物质的病人，治疗方法禁忌 （　　）

A. 止痛　B. 洗胃　C. 导泻　D. 灌肠　E. 输液

13. 休克指数为 1.0 时，估计失血量为 （　　）

A. 1500～2500 mL　B. 1000～1500 mL　C. 500～1500 mL　D. 2500～3500 mL　E. 血容量基本正常

14. 张某，66 岁，车祸撞伤脑部，出血后出现深昏迷，脑干反射消失，脑电波消失，无自主呼吸。病人以上表现应属于 （　　）

A. 濒死期　B. 临床死亡期　C. 生物学死亡期　D. 疾病晚期　E. 脑死亡期

15. 中心静脉压（CVP）的正常值为 （　　）

A. 5～8 cmH_2O　B. 5～12 cmH_2O　C. 10～15 cmH_2O　D. 10～20 cmH_2O
E. 3～5 cmH_2O

【B 型题】

问题 16～19

A. 颈内静脉

B. 贵要静脉

C. 股静脉

D. 周围静脉

E. 锁骨下静脉

16. 需短期监测 CVP 时应选择（　　）置管
17. 输液治疗只需 3～5 天应选择（　　）穿刺留置套管针
18. 只需行肠外营养治疗时应选择（　　）置管
19. 外周中心静脉导管（PICC）首选（　　）为置管静脉

【C 型题】

问题 20～21

A. 去甲肾上腺素

B. 地西泮

C. 酚妥拉明

D. 氨茶碱

20. 血管扩张药（　　）
21. 血管收缩药（　　）

【X 型题】

22. 目前我国设立较多的专科 ICU 有（　　）
A. 五官科 ICU　B. 新生儿 ICU　C. 心血管病 ICU　D. 烧伤 ICU　E. 内科 ICU
23. 正常成人动脉血血气指标为（　　）
A. pH 7.35～7.45　B. $PaCO_2$ 35～45 mmHg　C. BE（0±3.0）mmol/L　D. CO_2CP 16～20 mmol/L　E. SB 22～26 mmol/L
24. ICU 病人的压力因素有（　　）
A. 环境陌生　B. 经济因素　C. 与亲人隔离　D. 疾病折磨　E. 丧失独立自主性
25. 高钾血症在治疗护理上应注意（　　）
A. 观察病人 ECG 变化　B. 严格限制含钾液体　C. 勿使用库存血　D. 采用极化液，让 K^+ 进入细胞内　E. 严格限制含钾高的饮食（如香蕉）
26. 可出现少尿的情况包括（　　）
A. 大失血所致血容量不足　B. 心力衰竭　C. 肾衰竭　D. 抗利尿素（ADH）分泌减少　E. 亚低温治疗中

二、填空题

1. ICU 床位一般为医院总床位的________。
2. ICU 可分为________ICU、________ICU 和________ICU。

3. 外科 ICU、内科 ICU、麻醉科 ICU 属于________ICU。

4. 常见的异常呼吸包括呼吸增快、________、________、________和________。

5. 填写完成下面表格中空白格的内容：

中心静脉压（CVP）	血压（BP）	临床意义	处理原则
低	低	血容量不足	
低	正常	血容量相对不足	
高	低	心功能不全	
高	正常	容量血管过度收缩	

三、判断题

1. 我国在医院设置 ICU 始于 20 世纪 60 年代。（　　）
2. 多巴胺是一种血管扩张药。（　　）
3. 休克病人应采取头低脚高的斜坡卧位。（　　）
4. ICU 应备有麻醉机。（　　）
5. 病人使用机械通气设备时，医务人员决不能离开现场。（　　）

四、名词解释

1. 中心静脉压（CVP）
2. 血管活性药物
3. 缺血/再灌注损伤
4. 急性肾衰竭（ARF）
5. 多器官功能衰竭综合征（MODS）
6. 挤压综合征
7. 急性呼吸窘迫综合征（ARDS）
8. 新生儿呼吸窘迫综合征（NRDS）
9. 休克体位
10. 血液透析（HD）

五、简答题

1. 试述 ICU 的含义。
2. 试述 ICU 的主要工作内容。
3. 试述 ICU 的主要收治对象。
4. 简述血液透析的主要适应证。
5. 试述血管活性药使用注意事项。

参考答案

一、选择题

【A 型题】

题序	1	2	3	4	5	6	7	8	9	10	11	12	13	14	15
答案	B	C	D	A	E	C	C	C	D	D	A	B	C	B	B

【B 型题】

题序	16	17	18	19
答案	A	D	C	B

【C 型题】

题序	20	21
答案	C	A

【X 型题】

题序	22	23	24	25	26
答案	BCD	ABCE	ABCDE	ABCDE	ABC

二、填空题

1. 3%～6%
2. 综合　专科　部分综合
3. 部分综合
4. 呼吸困难　潮式呼吸　深大呼吸　间停呼吸
5.

中心静脉压（CVP）	血压（BP）	临床意义	处理原则
低	低	血容量不足	加速补液
低	正常	血容量相对不足	适当输液
高	低	心功能不全	减慢输液，用强心药
高	正常	容量血管过度收缩	用血管扩张药

三、判断题

题　序	答　案	解　析
1	×	我国医院设置 ICU 始于 20 世纪 80 年代。

续表

题　序	答　案	解　析
2	×	多巴胺是一种神经传导物质，用来帮助细胞传送脉冲的化学物质，主要用于治疗帕金森病。
3	×	休克病人宜取仰卧中凹位，此体位头、胸抬高有利于患者呼吸，而下肢抬高则有利于血液回流入心脏。
4	√	ICU 均为重症病人，有时需紧急手术而病人又不宜搬动，故综合 ICU 应备有麻醉机。
5	√	机械通气时，可因自动呼吸机设置不当或设备故障等原因，导致出现呼吸障碍等情况，故应有专人监视、护理。

四、名词解释

1. 中心静脉压（CVP）：是指右心房或靠近右心房的上、下腔静脉的压力，正常值为 4～12 cmH_2O（0.49～1.18 kPa）。中心静脉压是反映右心功能和血容量的常用指标。
2. 血管活性药：包括两种类型，即血管收缩药和血管扩张药。血管活性药是临床上常用的输注药物，能够通过对血管舒张和收缩状态进行调节而促进血管功能改善，并进一步促使微循环血流灌注改善，对于抢救重症病人具有至关重要的作用。
3. 缺血/再灌注损伤：遭受一定时间缺血的组织细胞恢复血流（再灌注）后，组织损伤程度迅速增剧的情况被称为缺血/再灌注损伤。缺血/再灌注后有大量钙离子内流，并生成大量氧自由基，是造成组织细胞广泛损伤的主要机制。与缺血/再灌注损伤有关的疾病包括脑梗死、急性心肌梗死、心肺复苏术后脑无再流现象、应激性溃疡、胰腺炎、烧伤、离体器官的保存和移植、肠缺血、坏死性小肠结肠炎、急性肾小管坏死、休克后肝衰竭及多系统器官功能衰竭等。
4. 急性肾衰竭（ARF）：是指肾小球滤过率突然或持续下降，引起氮质废物体内潴留、水电解质和酸碱平衡紊乱以及由此导致各系统的并发症，临床表现为血肌酐绝对值增加≥26.5 μmol/L（0.3 mg/dL），或者尿量<0.5 mL/（kg·h）持续超过 6 小时。急性肾衰竭的病因多种多样，可分为肾前性、肾性和肾后性 3 类。肾前性常见病因包括各种原因导致的血容量减少和肾动脉机械性阻塞等；肾后性急性肾衰竭的病因主要是急性尿路梗阻；肾性急性肾衰竭是指肾实质损伤，常见的是肾缺血或肾毒性物质损伤肾小管上皮细胞，也包括肾小球疾病、肾血管病和间质病变所伴有的肾功能急剧下降。
5. 多器官功能障碍综合征（MODS）：是指在多种急性致病因素所致机体原发病变的基础上，相继引发 2 个或 2 个以上器官同时或序贯出现的可逆性功能障碍，如病情恶化，其结果是多器官功能衰竭。MODS 的病因可以是严重感染、严重创伤、烧伤、休克、重症胰腺炎、缺血/再灌注损伤等，病情常危重，治疗因病因而异，但缺乏有效的特异治疗方法，病死率较高。

累及脏器数	死亡率
2	50%～60%
3	72%～100%
4	85%～100%
5	100%

6. 挤压综合征：是指人体四肢或躯干等肌肉丰富的部位遭受重物（如石块、土方等）长时间的挤压，在

挤压解除后出现身体一系列的病理生理改变，主要表现为以肢体肿胀、肌红蛋白尿、高血钾为特点的急性肾衰竭。

7. 急性呼吸窘迫综合征（ARDS）：是指在严重感染、创伤、休克等情况下，出现的以肺泡毛细血管损伤为主的临床综合征。临床特征为呼吸频速和窘迫，进行性低氧血症，X线呈现弥漫性肺泡浸润。
8. 新生儿呼吸窘迫综合征（NRDS）：即新生儿肺透明膜病，多见于早产儿，是由于肺成熟度差、肺泡表面活性物质缺乏所致，表现为生后进行性呼吸困难及呼吸衰弱，死亡率高。
9. 休克体位：是指休克时使病人处于中间部位较低，两端较高的中凹位，即头、胸抬高10°～20°，下肢抬高20°～30°。此体位中，头、胸抬高有利于病人呼吸，而下肢抬高则有利于血液回流入心脏。若病人发生休克，首先应取平卧位，再适当调整体位，抬高头、胸及下肢。
10. 血液透析（HD）：是急慢性肾衰竭病人肾脏替代治疗方式之一。它通过将体内血液引流至体外，经一个由无数根空心纤维组成的透析器中，血液与含机体浓度相似的电解质溶液（透析液）在一根根空心纤维内外，通过弥散、超滤、吸附和对流原理进行物质交换，清除体内的代谢废物、维持电解质和酸碱平衡，同时清除体内过多的水分，并将经过净化的血液重新回输给病人的整个过程称为血液透析。

五、简答题

1. ICU是英文intensive care unit的缩写词，即重症监护病房、加强监护病房，是随着医疗、护理、康复等专业的发展而出现的一种集现代化医疗、护理、康复技术为一体的医疗组织管理形式。ICU把危重症病人集中起来，在人力、物力和技术上给予最佳保障，以期得到良好的救治效果。ICU设有中心监护站，直接观察所有监护的病床。每个病床占面积较宽，床位间用玻璃或布帘相隔。ICU配有床边监护仪、中心监护仪、多功能呼吸机、麻醉机、除颤仪、起搏器、输液泵、微量注射器、气管插管及气管切开所需急救器材等设备。
2. ICU的主要工作内容是对重症病人的生理功能进行严密监测，收集临床资料；对临床资料进行综合分析以作出正确诊断；及时发现和预测重症病人的病情变化和发展趋势；针对病情采取积极有效的治疗措施，防止严重病情的发展，改善和促进器官功能的恢复，或进行生命支持治疗以便争取时间治疗原发病。经过适当治疗后，应及时对病情进行分析和判断，衡量治疗效果及其预后。ICU的具体工作内容主要包括：①循环系统监测与支持。②呼吸系统监测与支持。③肾功能监测与保护。④水、电解质和酸碱平衡的调控。⑤营养支持。
3. ICU的主要收治对象如下：

(1) 严重创伤、大手术后及必须对生命指标进行连续严密监测和支持者。

(2) 需要心肺复苏的病人。

(3) 脏器（包括心、脑、肺、肝、肾）功能衰竭或多器官功能衰竭者。

(4) 重症休克、败血症及中毒，物理、化学因素导致危急重症病人。

(5) 严重的多发伤、复合伤病人。

(6) 有严重并发症的心肌梗死、严重的心律失常、急性心力衰竭、不稳定型心绞痛病人。

(7) 各种术后重症病人或者年龄较大，术后有可能发生意外的危重症病人。

(8) 严重水、电解质、渗透压、酸碱失衡病人。

(9) 严重的代谢障碍病人，如甲状腺、肾上腺、垂体等内分泌危象病人。

(10) 脏器移植前后需监护和加强治疗者。病情好转后，又转回普通病房。

4. 血液透析的主要适应证如下：

(1) 急性肾衰竭。

（2）容量负荷过重导致的急性心力衰竭或药物难以控制的高血压。

（3）严重的代谢性酸中毒及不易纠正的高钾血症。

（4）高钙血症、低钙血症及高磷血症。

（5）慢性肾衰竭。

（6）药物或毒物中毒。

5. 血管活性药使用注意事项如下：

（1）除非病人血压极低，一时难以迅速补充血容量，可先使用血管收缩药暂时提高血压以保证重要脏器供血外，无论何种类型休克首先必须补足血容量，否则会加剧血压下降，甚至加重休克。

（2）必须及时纠正酸中毒，因为一切血管活性药在酸性环境下（pH<7.3）均不能发挥应有作用。

（3）使用血管收缩药用量不宜过大，以免血管剧烈收缩，加剧微循环障碍和肾缺血，诱发或加剧急性肾衰竭。

（4）使用升压药时切忌盲目加大剂量，并应密切观察静脉滴注速度和药物浓度，以免造成血压骤升骤降和剧烈波动现象。

（5）应用抗高血压药时应注意老年、长期高血压、心功能不全、有脑血管意外史及心率缓慢病人，降压宜缓慢进行，以免造成脑缺血等不良反应。

（6）应用血管扩张药的初期可能有血压下降（常降低 100～20 mmHg），若症状并无加重，可密切观察，通常微循环改善后血压多能逐渐回升，若经观察 0.5～1 小时血压仍偏低，应适当加用血管收缩药如多巴胺、间羟胺等提升血压。

外科感染是指发生在创伤后或手术后的感染，或需要外科治疗的感染性疾病。外科感染常分为非特异性感染和特异性感染，非特异性感染又称化脓性感染或一般性感染，常见致病菌有葡萄球菌、链球菌、大肠埃希菌等，可表现为疖、痈、丹毒、急性阑尾炎、急性乳腺炎等。特异性感染如破伤风、气性坏疽、结核病、念珠菌病等。本试卷内容涉及外科感染的病因、临床特点、发生机制、诊断和治疗等知识。

§10.1.3 外科感染试卷

一、选择题

【A 型题】

1. 下述哪项属特异性感染 （ ）

A. 金黄色葡萄球菌感染　B. 变形杆菌感染　C. 铜绿假单胞菌感染　D. 链球菌感染　E. 念珠菌病

2. 破伤风病人最先受影响的肌群是　(　　)

A. 面部表情肌　B. 四肢肌　C. 膈肌　D. 咀嚼肌　E. 颈肌

3. 上唇痈可并发　(　　)

A. 面部蜂窝织炎　B. 眼睑炎　C. 口腔炎　D. 牙龈炎　E. 化脓性海绵状静脉窦炎

4. 治疗下肢急性丹毒，首选抗生素是　(　　)

A. 四环素　B. 红霉素　C. 庆大霉素　D. 氯霉素　E. 青霉素

5. 预防破伤风最有效、最可靠的方法是　(　　)

A. 彻底清创　B. 应用青霉素　C. 注射 TAT　D. 注射人体破伤风免疫球蛋白　E. 注射破伤风类毒素

6. 大肠埃希菌感染时的脓液特点为　(　　)

A. 脓液稠厚，色黄，不臭　B. 脓液稀薄，淡红色，量多　C. 脓液稠，有粪臭　D. 脓液淡绿色，有甜腥臭　E. 脓液具有恶臭

7. 深部脓肿的特点是　(　　)

A. 局部波动感明显　B. 全身中毒症状不明显　C. 局部仅有红肿现象，但无压痛　D. 局部红肿，压痛明显，穿刺可抽到脓液　E. 局部红、肿、热、痛明显

8. 链球菌感染时的脓液特点为　(　　)

A. 脓液稠厚，色黄，不臭　B. 脓液稀薄，淡红色，量多　C. 脓液稠，有粪臭　D. 脓液淡绿色，有甜腥臭　E. 脓液具有恶臭

9. 毒血症　(　　)

A. 细菌仅在一个毛囊内产生的化脓性感染　B. 细菌进入血液中，大量繁殖，产生大量毒素，全身中毒症状严重者　C. 局部病灶内化脓的细菌栓子，间歇地进入血液循环，并在身体他处器官或组织内产生转移性脓肿者　D. 大量细菌毒素进入血液循环，产生全身中毒症状　E. 少量的细菌间歇侵入血液循环内，而又被人体防御系统所消灭，不引起全身中毒反应者

【X 型题】

10. 特异性感染包括　(　　)

A. 结核　B. 霉菌　C. 破伤风　D. 气性坏疽　E. 炭疽

11. 非特异性感染的演变，可能出现的结果是　(　　)

A. 炎症扩散　B. 炎症好转　C. 局部化脓　D. 转变为特异性感染　E. 转变为慢性炎症

12. 气性坏疽的处理原则是　(　　)

A. 彻底清创，广泛多处切开　B. 应用大量抗生素，首选为青霉素　C. 高压氧治疗　D. 支持疗法，包括输血及营养支持　E. 中药治疗

13. 破伤风病人较常见的并发症有 （ ）

A. 角弓反张 B. 窒息 C. 酸中毒 D. 高热 E. 循环衰竭

14. 外科感染的病原体包括 （ ）

A. 病毒 B. 细菌 C. 真菌 D. 寄生虫 E. 昆虫

15. 下列疾病属于外科感染的是 （ ）

A. 盆腔脓肿 B. 急性胆囊炎 C. 急性骨髓炎 D. 支气管肺炎 E. 阑尾脓肿

二、填空题

1. 丹毒是皮肤淋巴管网的急性感染，其致病菌为________。
2. 手部急性化脓性感染如甲沟炎、腱鞘炎等，致病菌主要是________。
3. 气性坏疽的治疗，除全身支持疗法外，主要措施有________、________和________。
4. 术前预防性抗菌药物的应用只需在________时静脉滴注，或在术前________小时肌内注射。
5. 外科感染病程在 3 周以内者称为________。

三、判断题

1. 非特异性感染又称化脓性感染。 （ ）
2. 气性坏疽最重要的治疗方法是早期使用气性坏疽抗毒血清。 （ ）
3. 治疗毛囊炎、疖、伤口表面感染等表浅、局限感染时，一般不需应用抗生素。 （ ）
4. 痈的发病年龄以儿童和青壮年为主。 （ ）
5. 脓毒症系指病原体毒素进入人体者。 （ ）

四、名词解释

1. 条件性感染
2. 创伤性多器官功能衰竭
3. 非特异性感染
4. 肠源性感染
5. 全身性外科感染

五、简答题

1. 试述外科感染的特点。
2. 何谓特异性感染？
3. 简述全身性外科感染的常见致病菌。
4. 试述破伤风的预防措施。
5. 试述气性坏疽的治疗原则。

参考答案

一、选择题

【A 型题】

题序	1	2	3	4	5	6	7	8	9
答案	E	D	E	E	E	C	D	B	D

【X 型题】

题序	10	11	12	13	14	15
答案	ACDE	ABCE	ABCD	BCE	ABCD	ABCE

二、填空题

1. 乙型溶血性链球菌
2. 金黄色葡萄球菌
3. 急症清创　　应用抗生素　　高压氧治疗
4. 手术开始　　2
5. 急性感染

三、判断题

题　序	答　案	解　析
1	√	非特异性感染又称化脓性感染或一般感染，如疖、痈、丹毒、急性乳腺炎、急性阑尾炎等。
2	×	气性坏疽对于身体的危害非常大，如不及时诊治，可丧失肢体或危及生命，气性坏疽的伤口处理方法有：紧急手术处理、抗生素治疗、全身支持疗法和高压氧疗法。高压氧疗法是治疗气性坏疽非常有效的治疗方法，通过这种治疗方法，不少患肢的功能可得以保留。
3	√	治疗毛囊炎、疖、伤口表面感染等表浅、局限感染时，一般并不需要应用抗生素治疗，每天可以反复用聚维酮碘擦拭，就可以有效的改善伤口的化脓感染。如果效果不明显，可以适当服用一些广谱的抗生素，如头孢类抗生素。
4	×	痈，为中医病名，是指发生在皮肉之间的急性化脓性疾病。本病的特点是局部光软无头，红肿疼痛（少数初起皮色不变），肿胀范围多在 6～9 cm，发病迅速，易肿，易脓，易溃，易敛，多伴有恶寒、发热、口渴等全身症状，一般不会损筋伤骨，也不会造成陷证。但一般都多发于项后、背部，而且以成年人，尤其是中年和老年病人为多。相当于西医的体表浅表脓肿、急性化脓性淋巴结炎。

续表

题　序	答　案	解　析
5	×	脓毒症（sepsis）是指由感染引起的全身炎症反应综合征（systemic inflammatory response syndrome，SIRS），临床上证实有细菌存在或有高度可疑感染灶。虽然脓毒症是由感染引起，但是一旦发生后，其发生发展遵循其自身的病理过程和规律，故从本质上讲脓毒症是机体对感染性因素的反应。

四、名词解释

1. 条件性感染：在人体局部和/或全身的抗感染能力降低的条件下，本来栖居于人体但未致病的菌群可以变成致病微生物，所引起的感染称为条件性或机会性感染。
2. 创伤性多器官功能衰竭（TMSOF）：是指严重创伤过程中序贯地并发一个以上系统和/或器官的急性功能障碍。例如，严重创伤后发生急性肾衰竭，继而或同时发生急性呼吸窘迫综合征，即为“TMSOF”。
3. 非特异性感染：又称化脓性感染或一般性感染，占外科感染的大多数。常见有疖、痈、丹毒、急性淋巴结炎、急性乳腺炎、急性阑尾炎、急性腹膜炎等。致病菌有金黄葡萄球菌、溶血性链球菌、大肠埃希菌、变形杆菌、铜绿假单胞菌（绿脓杆菌）等，可由单一病菌导致感染，也可由几种病菌共同致病形成混合感染。病变通常先有急性炎症反应，继而形成局部化脓。
4. 肠源性感染：肠道是人体中最大的“储菌所”和“内毒素库”。健康情况下，肠黏膜有严密的屏障功能。在严重创伤等危重的病人，肠黏膜屏障功能受损或衰竭时，肠内致病菌和内毒素可经肠道移位而导致肠源性感染。
5. 全身性外科感染：随着分子生物学的发展和对感染病理生理的进一步认识，当前国际通用的全身性外科感染是指脓毒症和菌血症。
   脓毒症是指因感染引起的全身性炎症反应，体温、循环、呼吸有明显的改变者，用以区别一般非侵入性的局部感染。
   菌血症是脓毒症中的一种，即血培养检出病原菌者。但其不限于以往多偏向于一过性菌血症的概念，如拔牙、内镜检查时血液在短时间出现细菌，目前多指临床有明显感染症状的菌血症。

五、简答题

1. 外科感染的特点有：①多为混合感染。②局部症状明显。③受累组织或器官愈合后形成瘢痕组织，影响功能。
2. 特异性感染在致病菌、病程演变及治疗处置等方面与一般感染不同。结核病、破伤风、气性坏疽、炭疽、念珠菌病等属特异性感染，引起感染的致病菌如结核分枝杆菌、破伤风梭菌、产气荚膜梭菌、炭疽芽胞杆菌、假丝酵母菌等的致病作用不同于一般性感染的病菌，可以引起较为独特的病变和临床表现。
3. 全身性外科感染的常见致病菌如下：
   (1) 革兰氏染色阴性杆菌：常见为大肠埃希菌、铜绿假单胞菌、变形杆菌，其次为克雷伯菌、肠杆菌等。该类感染一般比较严重，可出现三低现象（低温、低白细胞、低血压），较易发生感染性休克。
   (2) 革兰氏染色阳性球菌：金黄葡萄球菌感染倾向于血液扩散，可形成转移性脓肿。表皮葡萄球菌感染发病率明显增高。肠球菌感染一般耐药性较强。
   (3) 无芽孢厌氧菌：普通细菌培养无法检出无芽孢厌氧菌，近代由于厌氧培养技术的提高，发现腹腔脓肿、阑尾脓肿、肛旁脓肿、脓胸、脑脓肿、会阴部感染等，均常含有厌氧菌。常见的无芽孢厌氧菌有类杆菌属、梭杆菌属、厌氧葡萄球菌和厌氧链球菌。

（4）真菌：外科真菌感染以白假丝酵母菌、曲霉、毛霉、新生隐球菌等为常见，属于条件性感染。①长期使用广谱抗生素，可造成一般细菌感染后的二重感染。②重病者使用免疫抑制药、激素等，使免疫功能降低，易致真菌感染。③长期留置静脉导管。真菌可经血行扩散，一般血培养不易发现，易漏诊或误诊。真菌感染后易导致血管栓塞和组织进行性坏死。

4. 破伤风的预防措施如下：

（1）主动免疫：注射破伤风类毒素。①基础注射：3 次。第 1 次 0.5 mL，以后 2 次各为 1 mL。两次之间，间隔 4～6 周。②强化注射：第 2 年再注射 1 mL，以后每 5～10 年再重复强化注射 1 次。

（2）被动免疫：伤员过去若未曾做过主动免疫，应予被动免疫。注射破伤风抗毒素（TAT）1500 U，或注射人体破伤风免疫球蛋白 250～500 U。

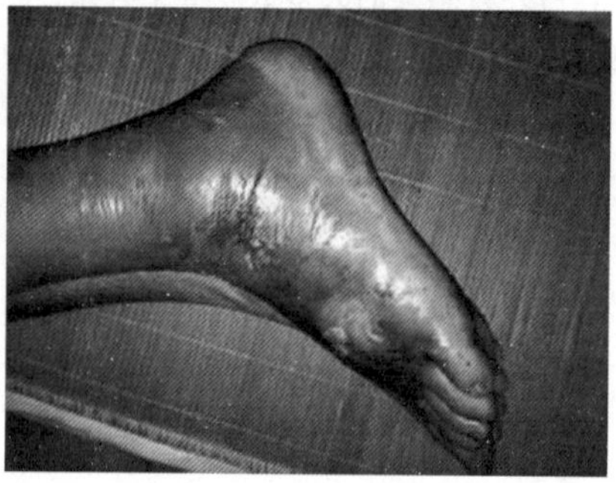

破伤风

5. 气性坏疽的治疗原则如下：

（1）彻底清创：切除所有坏死组织和无生活力的肌肉，彻底敞开伤口引流。

（2）高压氧治疗：可提高组织含氧量，抑制气性坏疽杆菌的生长繁殖，疗效显著。

（3）大剂量有效抗生素的使用：如青霉素 1000 万 U/d，甲硝唑 2 g/d。

（4）支持疗法：输血，纠正水、电解质代谢失调，给予高蛋白、高热量饮食。

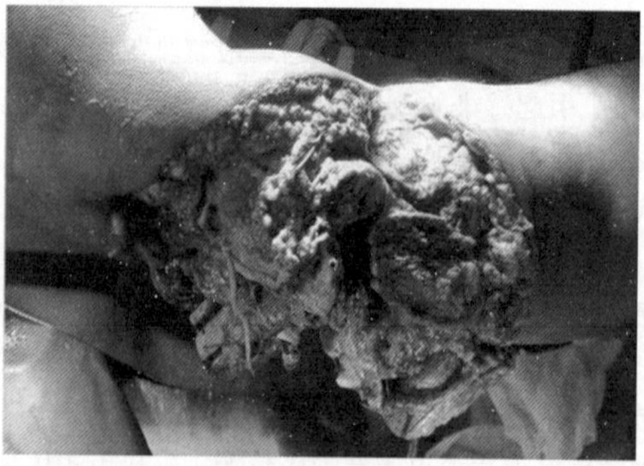

气性坏疽示意图

创伤（trauma）有广义和狭义之分，广义的是指机械、物理、化学或生物等因素造成的机体损伤；狭义的是指机械性致伤因素作用于机体所造成的组织结构完整性破坏或功能障碍。战伤（war wound）一般系指在战斗中由武器直接或间接造成的损伤以及因战斗或战争环境而造成的机体损伤。本试卷内容涉及创伤和战伤的概念和分类、病理和生理、组织修复等知识。

§10.1.4 创伤和战伤试卷

一、选择题

【A 型题】

1. 在手外伤的处理中，下列哪项是错误的（　　）
   A. 指骨骨折及脱位需复位及固定　B. 创缘皮肤应尽量保留　C. 清创应彻底　D. 创口张力过大，应将皮肤拉拢缝合闭合创面　E. 术后手部应固定于功能位
2. 下列哪种体征是骨折的专有体征（　　）
   A. 肿胀与瘀斑　B. 局部疼痛　C. 功能障碍　D. 反常活动　E. 局部压痛
3. 骨盆骨折最危险的并发症是（　　）
   A. 骨盆腔内出血　B. 膀胱破裂　C. 尿道断裂　D. 骶丛神经损伤　E. 直肠损伤
4. 上肢出血应用止血带时不应缚在（　　）
   A. 上臂上 1/3　B. 上臂中上 1/3　C. 上臂中 1/3　D. 上臂中下 1/3　E. 上臂下 1/3

【X 型题】

5. 下述哪些是常用的创伤急救技术（　　）
   A. 复苏　B. 通气　C. 止血　D. 包扎固定　E. 后送
6. 必须优先抢救的创伤急症包括（　　）
   A. 心搏、呼吸骤停　B. 窒息　C. 大出血　D. 张力性气胸　E. 休克
7. 创伤复合伤的特点包括（　　）
   A. 脏器损伤常见　B. 死亡率高　C. 休克发生率高　D. 感染发生率高　E. 截肢率高
8. 创伤早期清创的原则是（　　）

A. 彻底清除伤口内污物及异物　B. 彻底止血　C. 切除失活组织　D. 伤口内置引流物　E. 一期缝合

9. 创伤的并发症包括（　）

A. 器官功能障碍　B. 感染　C. 休克　D. 应激性溃疡　E. 脂肪栓塞综合征

10. 致命性创伤是指（　）

A. 大出血　B. 窒息　C. 开放性或张力性气胸　D. 休克　E. 颅脑损伤

二、填空题

1. 挤压伤常并发________，其发生与________、________有密切相关。
2. 创伤修复过程基本上可分________、________和________3 个阶段。
3. 常用的止血方法有________、________、________、________、________等。
4. 影响创伤修复的因素有________、________、________、________和药物影响等。
5. 在我国城市，创伤是第________位死因，在农村则为第________位死因。

三、判断题

1. “负氮平衡”现象是严重创伤后必然发生的代谢变化。（　）
2. 伴有严重组织损伤的病人容易发生急性肾衰竭、急性呼吸窘迫综合征等并发症。（　）
3. 脂肪栓塞综合征常见于多发性骨折后。（　）
4. 开放伤于 12 小时内注射破伤风抗毒素可起到预防作用。（　）
5. 创伤后预防破伤风最有效的方法是注射破伤风类毒素。（　）

四、名词解释

1. 创伤
2. 开放伤
3. 闭合伤
4. 伤员后送
5. 化学复合伤

五、简答题

1. 试述闭合性创伤与开放性创伤的主要区别。
2. 简述严重创伤后常见的重要并发症。
3. 简述创伤急救的原则。
4. 简述创伤治疗的主要原则和注意事项。
5. 试述战伤救治的基本原则。

参考答案

一、选择题

【A 型题】

题序	1	2	3	4
答案	D	D	A	C

【X 型题】

题序	5	6	7	8	9	10
答案	ABCDE	ABCDE	ABCD	ABCE	ABCDE	ABC

二、填空题

1. 急性肾衰竭　　血容量减少　　大量的红细胞、肌细胞破坏后产生的肾毒物质
2. 炎症期　　增生期　　塑形期
3. 加压包扎　　填塞压迫　　止血带　　手指压迫　　手术止血
4. 营养不良　　全身性疾病　　感染　　血液循环障碍
5. 五　　四

三、判断题

题　序	答　案	解　析
1	√	严重创伤后 7～10 天，蛋白质的分解多于合成，尿中排出的含氮物质增多，呈负氮平衡状态。在此期间病人每天可消耗肌蛋白 1000 g 以上，体重迅速减轻，此时因供给足量的能量和蛋白质或氨基酸，使负氮平衡逐渐转为正氮平衡。因此负氮平衡现象是严重创伤后必然发生的代谢变化。
2	√	严重创伤后由于组织和器官损伤，局部及全身器官功能和代谢紊乱，晚发生较多的并发症，可影响病人的伤情及病程。创伤常见的并发症有感染、休克、脂肪栓塞综合征和器官功能障碍等。其中器官功能障碍应激免疫功能紊乱及全身因素的作用，容易并发急性肾衰竭、急性呼吸窘迫综合征等严重内脏并发症。
3	√	脂肪栓塞综合征是指骨盆和长骨骨折后，24～48 小时以内出现呼吸困难、意识障碍和瘀点，很少发生于上肢骨折病人。脂肪栓塞综合征的病因是由于脂肪栓子进入血流，阻塞小血管，尤其是阻塞肺内毛细血管，使其发生一系列的病理改变和临床表现。
4	√	破伤风针注射的最佳时间是在受伤后 12～24 小时，如果超过 24 小时进行注射，效果会明显下降。

续表

题　序	答　案	解　析
5	×	受伤后防止破伤风的方法：正确的处理伤口，一般对于小的伤口，在家里可以先用自来水，就是流动的水，或者是一些深井水对伤口进行反复的冲洗，冲洗干净后，有条件时用消毒液，如乙醇、碘酊、聚维酮碘等进行消毒，然后在伤口上盖上干净的布，轻轻包扎后送医院进行处理，并注射破伤风抗毒素。

四、名词解释

1. 创伤：有广义和狭义之分，广义的是指机械、物理、化学或生物等因素造成的机体损伤；狭义的是指机械性致伤因素作用于机体所造成的组织结构完整性破坏或功能障碍。
2. 开放伤：有皮肤破损者称开放伤，如擦伤、撕裂伤、切割伤、砍伤和刺伤等。一般而言，开放伤易发生伤口感染，但某些闭合性伤如肠破裂等也可造成严重的感染。
3. 闭合伤：皮肤保持完整无开放性伤口者称闭合伤，如挫伤、挤压伤、扭伤、震荡伤、关节脱位和半脱位、闭合性骨折和闭合性内脏伤等。
4. 伤员后送：伤员后送是向上级救治机构运输伤员的过程和措施，是完成分级救治的重要手段，关系到救治工作的顺利进行及部队的作战和机动。后送所用的工具一般有担架、机动车辆、船只或飞机等。后送受战斗状态、地理环境、交通条件、运输工具等诸多因素的影响。因此，要严格掌握后送指征，坚持后送前复查制度，做好伤员后送途中的观察救护。同时，力争不因等待运输工具或战斗情况而耽误后送时间。
5. 化学复合伤：指毒剂中毒合并各种创伤，或创伤伤口被毒剂污染而造成的损伤。化学毒剂合并创伤时，两种因素可相互影响使病情加重，病程加快，恢复减慢，从而造成严重后果。

五、简答题

1. 闭合性创伤与开放性创伤的主要区别如下：

（1）闭合性创伤的受伤部位皮肤或体表黏膜仍保持完整；开放性创伤则相反，常是指体腔或骨与伤口相通，如开放性气胸、开放性骨折等。

（2）开放性创伤时，由于受伤部位的皮肤或黏膜丧失其屏障功能，故易受污染而致感染。闭合性创伤则否。

（3）对开放性创伤应争取早期施行清创和一期缝合伤口。

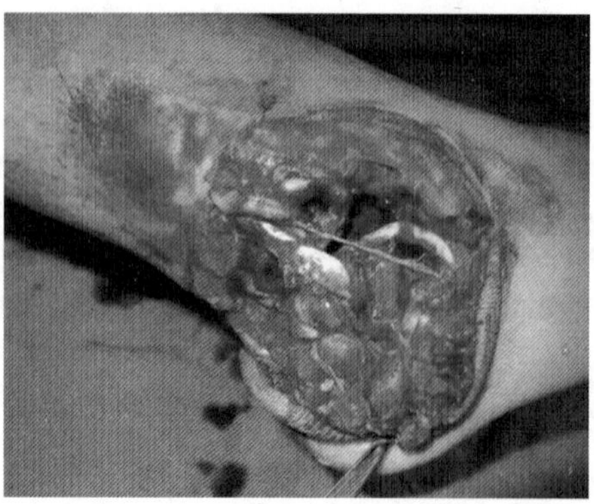

开放性创伤示意图

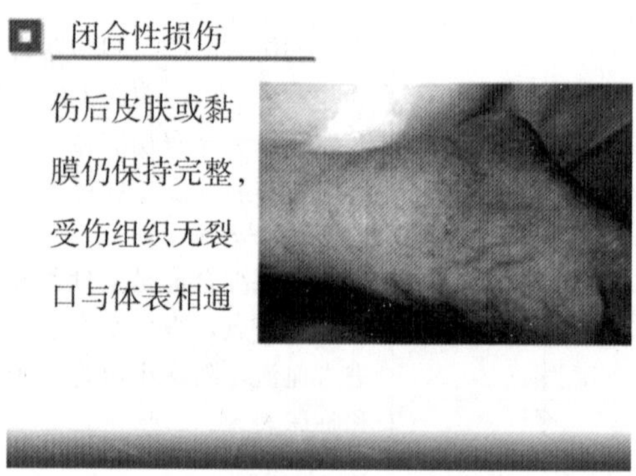

闭合性创伤示意图

2. 严重创伤后常见的重要并发症如下：

(1) 感染：除开放性创伤局部容易发生感染外，闭合性创伤由于局部抵抗力降低也可能并发感染。由于伤后误吸、呼吸道分泌物潴留、肺不张等，可继发肺部感染。伤后还可能发生破伤风或气性坏疽等特殊感染。

(2) 创伤性休克：由于伤后失血、失液或由于神经系统受强烈刺激，或因伤后心脏压塞、纵隔移位、摆动等导致有效循环血量减少和微循环障碍。

(3) 器官功能减退或衰竭：挤压伤常并发急性肾衰竭；颅脑伤或烧伤可并发“应激性溃疡”；多发伤或大管状骨骨折可并发急性呼吸窘迫综合征。严重时，甚至可发生多器官功能衰竭。

3. 创伤急救的原则如下：

(1) 抢救生命第一，确保伤员安全。

(2) 预防和及时治疗并发症。

(3) 用最简便和可靠的方法进行抢救，尽可能争取时间；避免因进行抢救而引起新的创伤。

4. 创伤治疗的原则和注意事项如下：

(1) 千方百计地抢救伤员生命，在保证伤员安全的前提下，为修复损伤的组织器官和恢复其生理功能积极创造条件。

(2) 重视并认真做好创伤的急救工作。在处理危重而复杂的创伤时，应优先解决危及生命安全的紧急问题，如心搏、呼吸骤停，大出血、窒息、休克、开放性气胸及腹内脏器损伤和脱出等。

(3) 一般应在改善全身情况后，或至少在全身治疗的同时进行必要的局部处理。

(4) 对多发性创伤和复合伤应分清主次，并按照轻重缓急进行相应的处理。

(5) 在处理危急创伤时，原则上应尽量采用最简单有效的手段和方法，避免过多地增加伤员的负担，对无须急于处理的问题，可留待适当的时机进行解决。

(6) 尽力防治并发症。

(7) 尽力修复损伤组织，促使恢复功能，重视并实施康复医疗。

5. 战伤救治的基本原则如下：

(1) 后勤组织方面应遵循以下原则：①定点保障与机动保障结合，立足于机动保障。②分级救治，治送结合，以现场急救与紧急医疗救治为重点。③救治与医学防护及安全防卫结合，优先预防。④军民结合，协同救治。

(2) 救治技术方面应遵循以下原则：①先抢后救。②全面检伤，科学分类。③连续监护与医疗后送相结合。④早期清创，延期缝合。⑤先重后轻，防治结合。⑥局部处理与整体功能调整相结合。

肿瘤（tumour）是指机体在各种致瘤因子作用下，局部组织细胞增生所形成的新生物，因为这种新生物多呈占位性块状突起，又称赘生物。研究发现，肿瘤细胞会出现不同于正常细胞的代谢变化，同时肿瘤细胞自身可通过糖酵解和氧化磷酸化（OXPHOS）之间的转换来适应代谢环境的改变。根据肿瘤对人体的影响，可分为良性与恶性，恶性者可转移到其他部位，治疗困难，常危及生命。本试卷主要涉及肿瘤的含义、病因、发生与发展、分类、诊断与治疗方法等内容。

§10.1.5 肿瘤试卷

一、选择题

【A 型题】

1. 我国男性病人中最常见的恶性肿瘤是 （　　）
A. 肺癌　B. 前列腺癌　C. 肝癌　D. 胃癌　E. 大肠癌

2. 对放射治疗低度敏感的肿瘤是 （　　）
A. 骨肉瘤　B. 多发性骨髓瘤　C. 乳腺癌　D. 小细胞肺癌　E. 性腺肿瘤

3. 皮肤交界痣疑有恶变时，妥善的处理方法是 （　　）
A. 硬化剂注射治疗　B. 完整切除送病理学检查　C. 冷冻治疗　D. 激光治疗
E. 化学药物烧灼治疗（点痣）

4. 可能自然消退的血管瘤是 （　　）
A. 皮下组织海绵状血管瘤　B. 女婴皮肤毛细血管瘤　C. 肝脏海绵状血管瘤
D. 四肢蔓状血管瘤　E. 青年女性面部毛细血管瘤

5. 下述体表肿瘤中哪一种是真性肿瘤 （　　）
A. 皮脂囊肿　B. 腱鞘囊肿　C. 皮样囊肿　D. 表皮样囊肿　E. 滑膜囊肿

6. 下列治疗肿瘤的药物中，哪一种是细胞周期非特异性药物 （　　）
A. 三苯氧胺　B. 氮芥　C. 阿糖胞苷　D. 长春新碱　E. 甲羟孕酮

7. 关于黑色素瘤，下列哪项正确 （　　）
A. 不受妊娠干扰　B. 恶性程度高　C. 早期可行冷冻治疗　D. 血行转移而常无淋巴转移　E. 早期局部切除可获根治

8. 小肝癌是指直径小于 （　　）
A. 1 cm　B. 2 cm　C. 3 cm　D. 4 cm　E. 5 cm

9. 最易引起再障的药物是 (　　)

A. 氯霉素　B. 磺胺类药　C. 抗肿瘤药　D. 保泰松　E. 他巴唑

10. 目前根治原发性肝癌的最好方法是 (　　)

A. 基因治疗　B. 肝动脉栓塞化疗　C. 阿霉素的应用　D. ^{60}Co 局部照射

E. 手术切除

11. 宫颈癌普查最常用的方法是 (　　)

A. 子宫颈刮片细胞学检查　B. 宫颈碘试验　C. 氮激光肿瘤荧光检查　D. 阴道镜检查　E. 子宫颈及子宫颈管活组织检查

【X 型题】

12. 对神经纤维瘤的描述，下列哪些是正确的 (　　)

A. 常为多发性　B. 常为对称性生长　C. 常伴有色素斑　D. 可有家庭聚焦倾向

E. 常伴有明显疼痛

13. 关于肿瘤的预防，下列哪些描述是正确的 (　　)

A. Ⅰ级预防是减少发生率　B. Ⅱ级预防是降低死亡率　C. Ⅲ级预防是提高生存质量　D. 癌症可用免疫预防，但不宜使用化学预防　E. 有 1/3 的癌是可以预防的

14. 下列关于肿瘤的叙述中，哪些是正确的 (　　)

A. 良性肿瘤常呈膨胀性生长　B. 肉瘤少有淋巴转移　C. 肿瘤的良、恶性确定依据病理切片　D. 肿瘤出现转移则不应行根治性手术　E. 对实体瘤的治疗常采用综合疗法

15. 肿瘤的实验室检查下列哪些叙述是正确的 (　　)

A. Bence-Jones 蛋白阳性提示有多发性骨髓瘤　B. 甲胎蛋白阳性提示有继发性肝癌

C. BRCA-1 基因阳性者易患卵巢癌和乳腺癌　D. 酸性磷酶增高可见于前列腺癌

E. 癌胚抗原增高是大肠癌术后复发的指标之一

16. 常有色素沉着的体表肿瘤是 (　　)

A. 基底细胞癌　B. 皮内痣　C. 神经纤维瘤　D. 蔓状血管瘤　E. 腱鞘囊肿

17. 肿瘤病人行化疗后常见的不良反应有 (　　)

A. 便血　B. 血尿　C. 毛发脱落　D. 免疫能力降低　E. 皮肤黏膜改变

18. 有关恶性肿瘤的临床表现，下列哪些是正确的 (　　)

A. 疼痛为初发症状　B. 常易出血和形成溃疡　C. 局部不一定扪及肿块　D. 可出现淋巴道和血道转移　E. 消瘦、乏力发热常为晚期表现

19. 恶性肿瘤主要危险因素包括 (　　)

A. 环境生活方式　B. 环境理化因素　C. 社会心理因素　D. 病毒因素

E. 饮食因素

20. 下列关于良性肿瘤的叙述中，哪些是正确的 (　　)

A. 永不威胁生命　B. 多呈膨胀性生长　C. 细胞分化程度高　D. 有包膜与周围

有明显界限　　E. 少数可以恶变

二、填空题

1. 恶性肿瘤的发生发展过程包括________、________及________。
2. 恶性肿瘤的转移方式分为________、________以及________三大类。
3. 请写出下述恶性肿瘤相关的癌前病变或其他因素：肝癌与________相关，鼻咽癌与________有关，宫颈癌与________有关，胃癌与________有关，大肠癌与________有关。
4. 我国最常见的恶性肿瘤，在城市依次是________、________、________、________与________。
5. 良性肿瘤一般称为________。恶性肿瘤来自上皮组织者称为________，来源于间叶组织者称为________。

三、判断题

1. 恶性肿瘤的病因消除后，肿瘤即可停止增生。（　　）
2. 我国农村最常见的恶性肿瘤是乳癌。（　　）
3. 50%左右的恶性肿瘤发病与食物有关。（　　）
4. 致癌病毒可分为DNA肿瘤病毒和RNA肿瘤病毒两大类。（　　）
5. 乳腺癌的主要转移途径是血行转移。（　　）

四、名词解释

1. 临界性肿瘤
2. 肿瘤免疫
3. 免疫逃逸
4. 肿瘤标志物
5. 生物治疗

五、简答题

1. 试述肿瘤发生的生物因素。
2. 试述肿瘤发生的内在因素。
3. 试述胃癌和大肠癌的癌前病变。
4. 试述放射线高度、中度和低度敏感的常见肿瘤。
5. 试述肿瘤的免疫治疗方法。

参考答案

一、选择题

【A 型题】

题序	1	2	3	4	5	6	7	8	9	10	11
答案	A	A	B	B	C	B	B	C	A	E	A

【X 型题】

题序	12	13	14	15	16	17	18	19	20
答案	ABCD	ABCE	ABCE	ACDE	ABCD	BCD	BCDE	ABCD	BCDE

二、填空题

1. 癌前期　原位癌　浸润癌
2. 直接蔓延　淋巴或血行转移　种植
3. 乙型肝炎　EB病毒反复感染　人乳头瘤病毒　萎缩性胃炎、慢性胃溃疡、胃息肉　肠道腺瘤性息肉
4. 肺癌　胃癌　肝癌　肠癌　乳癌
5. 瘤　癌　肉瘤

三、判断题

题　序	答　案	解　析
1	×	肿瘤是机体中正常细胞在不同的始动与促进因素长期作用下，所产生的增生与异常分化所形成的新生物。新生物一旦形成后，不因病因消除而停止增生。
2	×	我国最常见的恶性肿瘤，在城市依次为肺癌、胃癌、肝癌、肠癌和乳癌。在农村为胃癌、肝癌、肺癌、食管癌和肠癌。
3	×	25%～30%的肿瘤发病与食物有关，因为食物中黄曲霉毒素、亚硝胺类、铅等重金属元素，蔬菜、水果中残留的化肥、杀虫剂，某些食品中的添加剂、防腐剂等都是“隐形杀手”。
4	√	能使细胞癌变的病毒称为病毒致癌因子，致癌病毒可分为DNA肿瘤病毒和RNA肿瘤病毒两大类。
5	×	乳腺癌早期以淋巴转移为主，主要转移至附近区域如腋窝等处，血行转移一般较晚。

四、名词解释

1. 临界性肿瘤：在临床上除良性肿瘤与恶性肿瘤两大类以外，少数肿瘤，形态上属良性，但常浸润性生长，切除后易复发，甚至可出现转移，从生物行为上显示良性与恶性之间的类型，故称交界性或临界性肿瘤。诸如包膜不完整的纤维瘤、黏膜乳头状瘤、唾液腺混合瘤等。
2. 肿瘤免疫：是指具有间接或直接溶解肿瘤细胞的免疫效应功能。该功能分为固有的或获得性的两类，

前者为巨噬细胞、自然杀伤细胞（NK）及中性粒细胞分泌的肿瘤坏死因子，为特异效应细胞的介导，是一组抗体依赖性细胞毒性，以杀灭肿瘤。后者为T细胞、B细胞，为非特异效应细胞的介导。

3. 免疫逃逸：尽管存在肿瘤免疫机制，但机体也存在有免疫逃逸机制，如肿瘤无特异抗原表达，缺乏MHC分子，缺乏共刺激分子或存在免疫抑制因子，甚至发生T细胞凋亡。宿主本身的免疫缺陷；免疫抑制相关治疗；缺乏免疫提呈抗原细胞等均为肿瘤免疫效应功能匮乏的原因或免疫逃逸的基础。
4. 肿瘤标志物：是指表达或表达水平与肿瘤相关的分子。包括：①理化致癌物导致细胞癌变后的细胞产物。②病毒介导在正常细胞产生的表达特异的分子标记。③体细胞或生殖细胞突变的表达产物（分子标记）。肿瘤标志的分子多种多样，诸如蛋白质、酶、糖类、DNA、RNA、神经节苷脂、免疫球蛋白或糖蛋白等。
5. 生物治疗：肿瘤生物治疗是应用生物学方法治疗肿瘤病人，改善宿主个体对肿瘤的应答反应及直接效应的治疗。生物治疗包括免疫治疗和基因治疗两大类。

五、简答题

1. 肿瘤发生的生物因素有：①EB病毒（与鼻咽癌有关）。②单纯疱疹病毒（与宫颈癌有关）。③乙型肝炎病毒（与肝癌有关）。④C型RNA病毒（与白血病、霍奇金淋巴瘤有关）。⑤寄生虫，如埃及血吸虫可致膀胱癌，华支睾吸虫与肝癌有关，日本血吸虫与大肠癌可能有关。
2. 肿瘤发生的内在因素如下：

（1）遗传因素：如结肠息肉病综合征、乳腺癌等。

（2）内分泌因素：如雌激素和催乳素与乳腺癌有关。

（3）免疫因素：如丙种球蛋白缺乏症与白血病和淋巴网状系统肿瘤有关。

3. 胃癌的癌前病变有萎缩性胃炎、慢性胃溃疡、胃息肉。大肠癌的癌前病变有肠道腺瘤性息肉等。

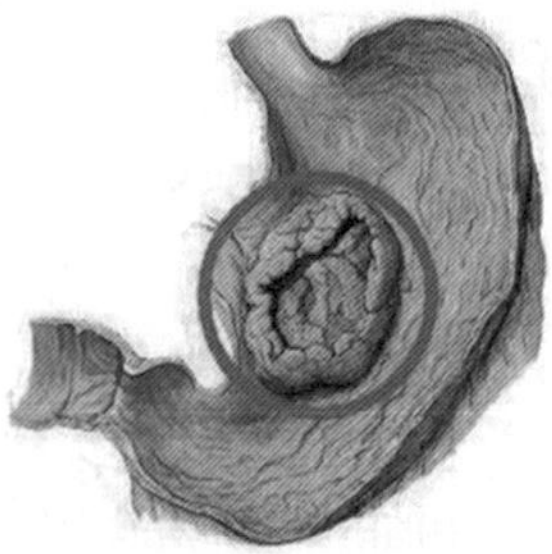

胃小弯胃癌示意图

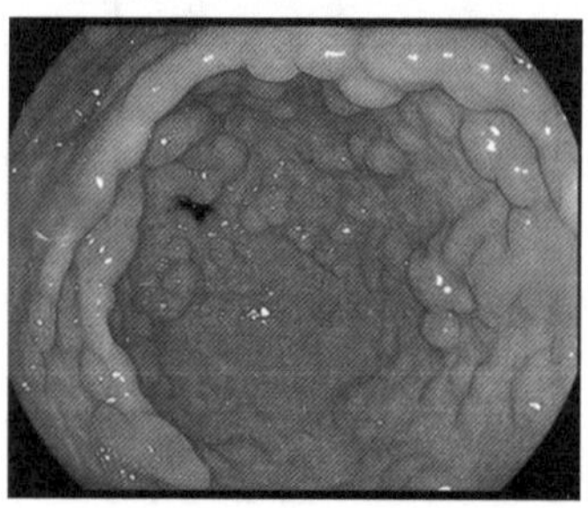

胃息肉示意图

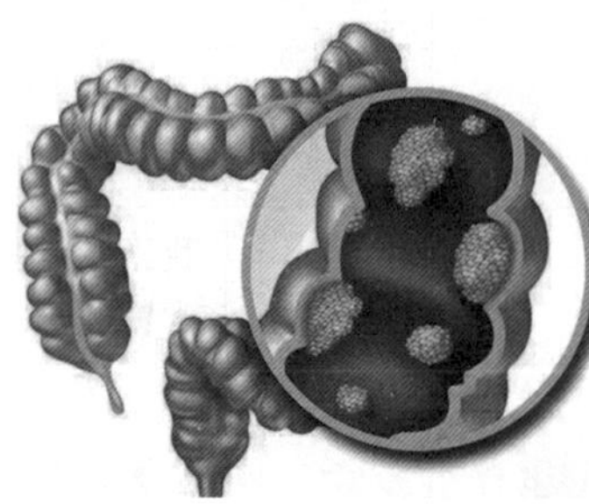

肠道腺瘤性息肉示意图

4. 放射线高度、中度和低度敏感的常见肿瘤如下：

（1）对放射线高度敏感的肿瘤：淋巴造血系统的肿瘤、性腺肿瘤、多发性骨髓瘤、肾母细胞瘤等。

（2）对放射线中度敏感的肿瘤：鳞状上皮癌、部分未分化癌（如基底细胞癌、宫颈鳞癌、鼻咽癌等）、乳腺癌、食管癌、肺癌等。

（3）对放射线低度敏感的肿瘤：胃肠道腺癌、软组织和骨肉瘤等。

5. 肿瘤的免疫治疗方法如下：

（1）非特异性免疫疗法：如卡介苗、短棒状杆菌、麻疹疫苗等主动免疫。此外还有转移因子、干扰素、左旋咪唑等。

（2）特异性免疫疗法：自身或异体的瘤苗、肿瘤免疫核糖核酸等。

移植（transplantation）是指将一个个体的细胞、组织或器官用手术或其他方法，导入自体或另一个个体的某一部分，以替代原已丧失功能的一门技术。

显微外科（microsurgery）是研究利用光学放大设备和显微外科器材，进行精细手术的学科。其中最重要的条件是利用光学放大设备手术。从广义来说，显微外科不是某个专科所独有，而是手术学科各专业都可采用的一门外科技术，甚至可以从该专业分出专门的分支学科，如妇科显微外科、泌尿显微外科、神经显微外科等。

介入放射学（interventional radiology）又称介入治疗学，是近年迅速发展起来的一门融合了影像诊断和临床治疗于一体的新兴学科。它是在数字减影血管造影、CT、超声和磁共振等影像设备的引导和监视下，利用穿刺针、导管及其他介入器材，通过人体自然孔道或微小的创口将特定的器械导入人体病变部位进行微创治疗的一系列技术的总称。

血液透析（hemodialysis，HD）是急慢性肾衰竭患者肾脏替代治疗方式之一。它通过将体内血液引流至体外，经一个由无数根空心纤维组成的透析器中，血液与含机体浓度相似的电解质溶液（透析液）在一根根空心纤维内外，通过弥散、超滤、吸附和对流原理进行物质交换，清除体内的代谢废物、维持电解质和酸碱平衡；同时清除体内过多的水分，并将经过净化的血液回输的整个过程称为血液透析。

本试卷内容涉及移植、显微外科、介入治疗和血液透析等知识。

§10.1.6　移植、显微外科、介入治疗和血液透析试卷

一、选择题

【A型题】

1. 器官移植病房的消毒下列哪项是错误的　（　　）
A. 每8小时用0.5%过氧乙酸擦拭　B. 每天用电子消毒器照射3次　C. 每次电子消毒器照射2小时　D. 病人所用的被服需高压灭菌　E. 保持室内干燥
2. 移植病人出院指导下列哪项最重要　（　　）
A. 定期复查　B. 饮食宜富含营养易消化　C. 长期坚持按时服用免疫抑制药
D. 注意适当休息　E. 注意保暖防感冒
3. 哪项不属于移植前组织配型检查　（　　）
A. 混合淋巴细胞培养　B. ABO血型相容试验　C. HLA配型　D. 检测PrA抗体水平　E. 术前各种生化检查
4. 不属于器官移植常用的免疫抑制药是　（　　）

A. 乳酸林格白蛋白　B. 环孢素　C. 肾上腺皮质激素　D. 抗淋巴细胞球蛋白　E. 环磷酰胺

5. 角膜移植病人出院时，告诉病人保护手术眼的注意事项，下列哪项是错误的　（　）
A. 戴护眼镜　B. 每天用氯霉素眼药水滴术眼　C. 每天用地塞米松眼药水滴术眼　D. 不揉擦术眼　E. 每天用阿托品眼药水滴术眼

6. 肾移植病人出现下列症状时应警觉有排斥反应，但除外　（　）
A. 寒战、发热　B. 疲乏无力　C. 移植肾区胀痛　D. 尿量减少　E. 尿量增加

7. 不属于栓塞疗法的药物或器械是　（　）
A. 甘油乳剂　B. 明胶海绵　C. 无水乙醇　D. 聚乙烯醇　E. 不锈钢圈

8. 下列哪种状况者不宜做血液透析　（　）
A. 严重休克低血压　B. 恶心　C. 呕吐　D. 嗜睡　E. 严重水肿

9. 血液透析时，动静脉瘘口的管理哪项是错误的　（　）
A. 保持局部伤口无菌　B. 造瘘肢体不能过度弯曲　C. 严禁在造瘘侧肢体抽血、输液，但可测量血压　D. 造瘘肢体不能受压　E. 避免包扎过紧

10. 血液透析病人的饮食，下列哪项不合适　（　）
A. 高蛋白　B. 高维生素　C. 适当限制钠盐　D. 高钾　E. 清淡易消化

11. 为预防血液透析后发生上行尿路感染，告诉病人养成定时排尿的习惯，具体时间为　（　）
A. 每 4～6 小时 1 次　B. 每 2～3 小时 1 次　C. 每 6～8 小时 1 次　D. 每 2 小时 1 次　E. 每 8～12 小时 1 次

【X 型题】

12. 移植病人的饮食应　（　）
A. 高蛋白　B. 高维生素　C. 高钙　D. 糖类　E. 高脂肪

13. 器官移植后各种体内插管的护理包括　（　）
A. 心导管及动、静脉切开管每天清洁创面 1 次，并更换敷料　B. 胸、腹、胃、膀胱等引流瓶（袋）每天更换消毒　C. 每天更换胸膜腔负压瓶内液体　D. 每天更换静脉输液管　E. 气管导管每班更换消毒

14. 放射介入治疗前准备包括　（　）
A. 治疗前 4～6 小时禁水　B. 做好碘过敏试验　C. 穿刺处备皮　D. 术前做好出、凝血时间测定　E. 停用显影效果的药物

15. 血液透析的适应证有　（　）
A. 急、慢性肾炎　B. 水中毒　C. 急性左心衰　D. 急、慢性肾衰竭　E. 毒物或药物中毒

二、填空题

1. 移植按供者与受者的关系可分为________和________；按组织学可分为________、________和________。

2. 目前常用的透析治疗方法有________和________。
3. 显微血管吻合有________吻合和________吻合，以________吻合最为常用。
4. 显微神经缝合有________缝合法和________缝合法。
5. 介入放射影像学的导向设备主要为X线和电视透视、________、________和________。

三、判断题

1. 病人肾移植术后6天，突然体温升高到40 ℃（腋温），并出现寒战、全身不适、烦躁不安、食欲下降、精神差、伤口渗血，临床上称此为超急性排斥。 （　　）
2. 目前常用的介入方法有栓塞法、血管成形法、区域性灌注法3种。 （　　）
3. 介入治疗病人术前1～2天应进少渣易消化食物，以防止术后便秘引起穿刺部位出血。（　　）
4. 目前，介入治疗仅能治疗某些心血管疾病和部分肿瘤。 （　　）
5. 显微外科基本手术技术包括显微血管、神经、淋巴管和肌腱等的吻合或缝合，其中显微血管吻合最为常见。 （　　）

四、名词解释

1. 器官移植
2. 血液透析
3. 排斥反应
4. 角膜移植
5. 介入疗法

五、简答题

1. 简述移植的分类。
2. 简述移植后临床排斥反应综合征的含义。
3. 作为免疫学方面的选择，移植前应做哪些检查？
4. 试述介入疗法在心血管疾病及肿瘤治疗中的应用。
5. 试述显微外科的发展概况。

参考答案

一、选择题

【A型题】

题序	1	2	3	4	5	6	7	8	9	10	11
答案	C	C	E	A	E	E	A	A	C	D	A

【X 型题】

题序	12	13	14	15
答案	ABD	ABCDE	ABCDE	BDE

二、填空题

1. 自体移植　异体移植　细胞移植　组织移植　器官移植
2. 血液透析　腹膜透析
3. 端端　端侧　端端
4. 神经外膜　神经束膜
5. 超声　CT　MRI

三、判断题

题　序	答　案	解　析
1	×	超急性排斥反应通常发生在异种移植上，就是不同种属的个体之间的移植。主要表现为供体的器官和受体的血管连接后，在 24 小时之内发生的各种免疫排斥反应。这种反应的特点是急、快并且严重，各种抗免疫排斥反应的药物均无明显效果，还常见于反复输血、多次妊娠、长期血液透析的个体。
2	√	目前常用的介入方法有栓塞法、血管成形法、区域性灌注法 3 种。
3	√	介入治疗是目前临床中常用的一种治疗手段，也是一种微创治疗手术，治疗时需要借助 CT 或者磁共振、超声等仪器的帮助。进入治疗期，术前需要做心理准备、饮食准备、保持充足的睡眠、做好术前体检。病人术前 1 周就应该保持饮食清淡，以容易消化的食物为主，少吃或不吃各种油腻、辛辣、生冷的食物。手术当天早晨应该保持空腹，在空腹的前提下完成整个手术，以免打麻醉药后做手术的过程中出现食物反流、呛咳等危险情况。
4	×	介入治疗是一种新型的医学，它是在数字减影血管造影、CT、磁共振或者是超声的监视和导引下，利用导丝、导管、穿刺针等技术，通过人体的自然腔道或者是微小创口，对人体进行疾病诊断和治疗的一种新型的医学。在临床上主要分外周介入、神经介入、心血管介入，适应证非常广泛。
5	√	显微外科基本手术技术包括显微血管、淋巴管吻合技术、神经、肌腱缝合技术。其中，前者要求最高，也最常用。这些器官和组织可以带着供血其血循环的血管，移植到身体另一部分，来代替受区的功能。吻合小血管手术是显微外科发展最为广泛的部分。

四、名词解释

1. 器官移植：是指采用手术方法将器官移植到自己体内或另一个体内。
2. 血液透析：是指血液与透析液在透析器（人工肾）内以半透膜接触，利用对流与弥散清除体内溶质及过多水分或向体内补给溶质的方法。
3. 排斥反应：器官移植中同种移植的排斥反应主要是供、受体的组织抗原（如 HLA 系统）不同所引起。移植物的抗原刺激宿主产生免疫反应，形成抗体及效应淋巴细胞，对移植物的抗原进行攻击，导致移植物的被排异。

4. 角膜移植：是指用健康的角膜置换混浊或病变的角膜，以达到提高视力或治疗角膜病变的手术。

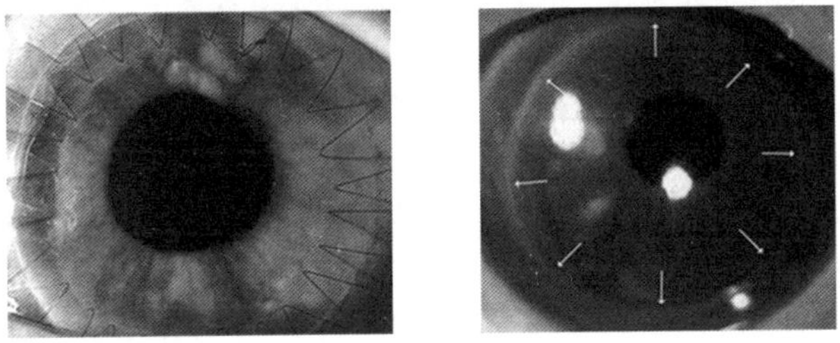

角膜移植示意图

5. 介入疗法：来自于介入影像学，介入影像学是医学影像学领域的一个新的分支学科，它是利用 X 线透视、CT 定位、B 型超声仪等医疗影像设备做导向，将特制的导管或器械经人体动脉、静脉、消化系统的自然管道、胆道或手术后的引流管道抵达体内病变区域，取得组织细胞、细菌或生化方面的资料，进行造影摄片获得影像学资料，或进行各种特殊的治疗。

介入疗法的特点是：①损伤小，安全易行。②定位准确，疗效发生快而确定。③副作用和并发症少。临床上习称的微创治疗实际上即为介入治疗。

五、简答题

1. 移植的分类如下：

(1) 按供者与受者的关系分类，分为自体移植和异体移植。

(2) 按供者与受者的遗传学关系分类，分为同基因移植、同种异体移植和异种移植。

(3) 按移植物组织学分类，分为细胞移植（如骨髓移植、胰岛移植和输血等）、组织移植（如皮肤和血管移植等）和器官移植（如肝移植和肾移植等）。

(4) 按移植物的解剖部位分类，分为原位移植（如心脏移植和断肢再植等）和异位移植（如异位肾移植等）。

(5) 按移植物是否保持活力，分为活体移植和支架移植。

2. 临床上把移植后的排斥反应分为超急性、加速血管、急性和慢性排斥反应 4 类。急性排斥反应经治疗后可能逆转。加速血管排斥反应也可以治疗。超级性排斥反应到目前还无法治疗，但大多数可以预防。慢性排斥反应的处理目前仍是一大难题。

3. 移植前应做以下免疫学检查：

(1) 血型：同种异体间的移植必须血型相同，或至少要符合输血原则。

(2) 淋巴细胞毒交叉配合试验：一般说来，如肾移植，淋巴细胞毒交叉配合试验必须小于 10%或阴性才能施行。

(3) HLA 配型：需测定供者与受者 HLA 6 个位点的相容程度。实际上，器官移植的配型主要涉及 HLAA、HLAB 和 DR 3 个位点，其他抗原配型的相容程度对移植器官的存活并无重要意义。

(4) 混合淋巴细胞培养：是将供者与受者的淋巴细胞放在一起培养，观察其转化率。淋巴细胞转化率如超过 20%～30%，说明供、受者的淋巴抗原不同，应放弃该项移植。

4. 介入疗法在心血管疾病及肿瘤治疗中的应用分述如下：

(1) 介入疗法在心血管疾病的应用：对于心血管疾病也可采用介入疗法治疗。如采用球囊扩张技术，改善二尖瓣狭窄，采用支架植入技术，解除胸主动脉狭窄等，这种疗法有旋切、封堵、溶栓、支架等措施，已被公认是治疗心血管疾病的一种新的可靠疗法。

(2) 介入疗法在肿瘤治疗中的应用：肿瘤的血管介入疗法按器械导入的部位，分为血管内介入和血管外介入两种。氩氦刀冷冻疗法即为血管外介入；血管内介入是指将导管插入支配肿瘤的血管内，注射化疗药物，或将血管阻断（栓塞），断其血供，“饿”死肿瘤。几乎对所有实质性癌肿，均可进行血管介入治疗。例如对肺癌，可将导管插至支气管动脉及其支配癌肿的分支，对子宫癌可将导管插入盆腔动脉或子宫动脉。临床上应用最多最成功的是肝动脉化学栓塞疗法治疗肝癌。

5. 显微外科是利用光学放大，即在放大镜或手术显微镜下，使用显微器材，对细小组织进行精细手术的学科。它是一种专门的外科技术，现已广泛地应用于手术学科的各个专业，如骨科、手外科、整形外科、神经外科、妇科、泌尿外科、耳鼻咽喉科和眼科，成为多学科的交叉和边缘学科。

1921 年，Nylen 首次使用手术显微镜为耳硬化的病人进行内耳手术。1960 年，Jacobson 在手术显微镜下对直径 1.6～3.2 mm 的小血管进行吻合获得了较高的通畅率，从而使显微外科进入崭新的发展阶段。1963 年，我国在世界上首次报道断肢再植成功。1966 年，杨东岳应用显微外科技术成功地进行了世界首例第二足趾移植再造拇指，使显微外科进入了重建外科的阶段。特别是 1972 年以来，吻合血管的游离皮瓣、肌肉、骨或骨膜和神经移植相继成功，使吻合血管的组织移植迅速得到全面发展。随着显微外科解剖学研究的进展，各种组织移植的供区不断发现，显微外科技术的临床应用范围日趋扩大。我国学者为显微外科的发展做出了重大贡献，在国际上一直处于领先水平。

外科是研究外科疾病的发生、发展规律及其临床表现，诊断、预防和治疗的科学，是以手术切除、修补为主要治病手段的专业科室。随着显微外科技术的应用，外科得到了较大的发展。各医院外科的专科设置原则与内科类同，通常与内科相对应。外科疾病分为五大类：创伤、感染、肿瘤、畸形和功能障碍。本试卷内容涉及外科分类、外科疾病、外科治疗、外科检查等知识。

§10.1.7 外科总论综合试卷

一、选择题

【A 型题】

1. 氨水洗手的浓度为　　（　　）

   A. 1∶500　B. 1∶1000　C. 1∶1500　D. 1∶2000　E. 1∶5000

2. 用物理方法杀灭细菌称　　（　　）

   A. 消毒法　B. 抗菌术　C. 灭菌术　D. 无菌术　E. 隔离术

3. 下列哪项违反了手术时无菌操作规则　　（　　）

A. 穿无菌手术衣后，手术者背部不能接触　B. 穿无菌手术衣后，手术者肩以上不能接触　C. 穿无菌手术衣后，手术者腰以下不能接触　D. 穿无菌手术衣后，手术者双手可交叉置于腋下　E. 不可在手术人员背后传递器械

4. 高压灭菌后的物品，超过下列时间不能使用　（　）

A. 3天　B. 5天　C. 7天　D. 10天　E. 14天

5. 关于缺水的叙述下列哪项是错误的　（　）

A. 高渗缺水时细胞内缺水＜细胞外缺水　B. 高渗性缺水时缺水＞缺钠　C. 等渗性缺水时水和钠成比例急剧丧失　D. 低渗缺水时细胞外缺水＞细胞内缺水　E. 低渗性缺水又称慢性缺水或继发性缺水

6. 高渗性缺水的治疗一般用　（　）

A. 单用等渗盐水　B. 等渗盐水和氯化钾　C. 5%葡萄糖注射液　D. 5%葡萄糖氯化钠注射液　E. 复方氯化钠注射液

7. 急性腹膜炎合并麻痹性肠梗阻所致的缺水为　（　）

A. 高渗性缺水　B. 低渗性缺水　C. 等渗性缺水　D. 原发性缺水　E. 继发性缺水

8. 关于等渗性缺水的补液原则，下列哪项是错误的　（　）

A. 先给含钠液体　B. 可给高渗氯化钠溶液　C. 可给平衡盐溶液　D. 可给等渗氯化钠溶液　E. 必须先补足血容量

9. 低渗性缺水的症状下列哪项是错误的　（　）

A. 疲乏、头晕　B. 手足麻木　C. 血压下降　D. 直立性晕倒　E. 常有口渴

10. 等渗性缺水输入大量等渗盐水，会出现　（　）

A. 高血钾　B. 高氯性酸中毒　C. 低氯性碱中毒　D. 低钾性碱中毒　E. 血钠过高

11. 重度低渗性缺水，已有休克，抢救时一般先输给下列何种液体　（　）

A. 5%葡萄糖注射液 200～300 mL　B. 0.45%氯化钠注射液 200～300 mL
C. 10%葡萄糖注射液 200～300 mL　D. 5%氯化钠注射液 200～300 mL
E. 0.9%氯化钠注射液 200～300 mL

12. 等渗性缺水纠正缺水后应注意补　（　）

A. 镁　B. 钠　C. 钙　D. 钾　E. 氯

13. 下列哪项心电图改变不是高钾血症的改变　（　）

A. T波高尖　B. QRS波延长　C. PR间期延长　D. U波出现　E. QT间隙延长

14. 病人经测定 $CO_2CP\downarrow$，$pH\downarrow$，$[HCO_3^-]\downarrow$。该病人有　（　）

A. 代谢性碱中毒　B. 呼吸性碱中毒　C. 代谢性酸中毒　D. 呼吸性酸中毒
E. 混合型碱中毒

15. 肠梗阻病人发病4天入院，血压75/52.5 mmHg（10/7 kPa），血钠130 mmol/L，血钾

3 mmol/L，CO_2CP 14 mmol/L。其治疗程序应首先（　　）

A. 纠正酸中毒　B. 补钾　C. 急诊手术　D. 补钠　E. 输全血

16. 代谢性酸中毒常见于（　　）

A. 长期静脉滴注葡萄糖　B. 幽门梗阻　C. 急性阑尾炎　D. 食管梗阻　E. 弥漫性腹膜炎

17. 代谢性酸中毒最突出的症状是（　　）

A. 呼吸深快，呼气时带酮味　B. 唇干舌燥，眼窝凹陷　C. 呼吸慢而浅，呼气时有烂苹果气味　D. 心率加速，血压降低　E. 疲乏，眩晕

18. 酸碱平衡的调节主要（　　）

A. 以呼吸系统调节为主　B. 肾脏功能调节　C. 以血液缓冲系统调节为主　D. 靠以上三者共同作用　E. 靠抗利尿激素与醛固酮的作用

19. 治疗呼吸性碱中毒主要是（　　）

A. 输2%氯化铵溶液　B. 输0.1 mol/L盐酸　C. 输平衡盐溶液　D. 积极处理原发病　E. 输等渗氯化钠溶液

20. 有效循环血量是指（　　）

A. 全身总血量　B. 单位时间内通过心血管系统进行循环的血量　C. 在动脉内的血量　D. 在微循环内的总血量　E. 在静脉内的血量

21. 什么病人术前用药应该酌增（　　）

A. 甲亢病人　B. 冠心病病人　C. 休克病人　D. 产科病人　E. 青壮年病人

22. 麻醉下产生高血压的原因是（　　）

A. 动脉血氧分压过低　B. 血容量不足　C. 术中的牵拉反应　D. 二氧化碳蓄积　E. 复合麻醉

23. 心搏骤停时最迅速有效的处理是（　　）

A. 口对口人工呼吸　B. 纯氧人工呼吸　C. 胸外心脏按压　D. 胸内心脏按压　E. 口对口人工呼吸同时进行胸外心脏按压

24. 不合作的病儿做颈部肿块活检，可选用下列哪种麻醉方法（　　）

A. 基础麻醉　B. 局部浸润麻醉　C. 在基础麻醉下加局部浸润麻醉　D. 区域阻滞麻醉　E. 颈丛阻滞麻醉

25. 术前注射阿托品主要目的是（　　）

A. 抑制胃肠道蠕动　B. 减少呼吸道分泌　C. 减少消化道分泌　D. 对抗麻醉药不良反应　E. 协助止痛

26. 破伤风病人静脉滴注大量TAT的目的是（　　）

A. 控制和解除痉挛　B. 抑制破伤风杆菌生长　C. 减少毒素的产生　D. 中和游离的毒素　E. 中和游离与结合的毒素

27. 治疗破伤风的中心环节是（　　）

A. 处理伤口　B. 大量破伤风抗毒素的应用　C. 控制痉挛　D. 纠正水、电解质

紊乱　　E. 预防并发症

28. 老年人因切割伤造成无名指端缺损，且有骨质外露，处理应选择 （　　）

A. 拉拢皮肤直接缝合　　B. 中厚皮片移植　　C. 带蒂皮瓣移植　　D. 缩短指骨缝合皮肤　　E. 断指再植

29. 开放性骨折清创术中哪项处理是错误的 （　　）

A. 对仍有血液供应的皮肤，只切除 1～2 mm 的污染区　　B. 若皮肤剥离面广，应将表面皮肤切开，显露皮下创腔或隧道　　C. 彻底切除失去活力的筋膜、肌肉和肌腱　　D. 彻底清除大小游离碎骨片　　E. 保留与骨膜和软组织有联系的小骨片

【X 型题】

30. 血胸的临床表现有下列哪些 （　　）

A. 面色苍白　　B. 脉搏细速　　C. 血压下降　　D. 末梢血管充盈不良　　E. 呼吸急促

31. 骨折早期并发症可能出现以下哪种情况 （　　）

A. 休克　　B. 脂肪栓塞综合征　　C. 重要内脏器官损伤　　D. 重要周围组织损伤　　E. 骨筋膜室综合征

32. 小肠破裂，在什么情况下，应采用部分小肠切除吻合术 （　　）

A. 裂口较大或裂口边缘部有肠壁组织挫伤　　B. 小段肠管有多处破裂伤　　C. 肠管大部伤或完全断裂者　　D. 肠管严重挫伤有血运障碍　　E. 肠壁内或系膜缘有大血肿者

33. 肥皂水刷手法，下列哪项是正确的 （　　）

A. 必须从指尖有顺序地刷洗双手　　B. 刷洗 2 遍共 5 分钟　　C. 刷洗肘关节以上至上臂 10 cm 处　　D. 刷洗完后穿无菌手术衣　　E. 不慎污染已刷洗部位应重新刷洗一遍

34. 手术室常用的化学消毒剂有 （　　）

A. 0.1%苯扎溴铵　　B. 10%甲醛溶液　　C. 器械溶液　　D. 95%乙醇　　E. 聚维酮碘

35. 高钾血症的处理原则是 （　　）

A. 积极防治心律失常　　B. 立即停止钾盐摄入　　C. 降低血清钾浓度　　D. 原发病治疗　　E. 改善肾功能

36. 等渗性缺水常见的病因有 （　　）

A. 肠瘘　　B. 大量呕吐　　C. 大创面慢性渗液　　D. 高热、大量出汗　　E. 腹腔内感染

37. 对休克病人的特殊监测项目包括 （　　）

A. 中心静脉压　　B. 肺动脉楔压　　C. DIC 检测　　D. 心排血量和心指数　　E. 动脉血气分析

38. 常见的手术后并发症有 （　　）

A. 术后出血 B. 切口感染 C. 肺部感染和肺不张 D. 尿路感染 E. 呃逆

39. 破伤风病人较常见的并发症有 ( )

A. 角弓反张 B. 窒息 C. 酸中毒 D. 高热 E. 循环衰竭

40. 对损伤修复的不利因素有 ( )

A. 感染 B. 低蛋白血症 C. 服用吲哚美辛 D. 糖尿病 E. 肝硬化

二、填空题

1. 正常人通过________、________和________3个途径摄入水分，通过________、________和________3个途径排出水分。成人每天出水量为________mL。
2. 人体主要通过________来维持体液平衡。一般先通过________系统维持体液的正常渗透压，然后通过________系统维持血容量。
3. 等渗性缺水多发生于________。
4. 血钾浓度________为低钾血症，血钾浓度________为高钾血症。
5. 人体维持酸碱平衡最重要的血液缓冲对为________。
6. 诊断水盐代谢和酸碱平衡失调必须明确有无缺水、________、________、________和________。
7. 各种休克的共同点均为________。
8. 休克的治疗原则是________、________、________、________和________。
9. 有效循环血量主要依赖________、________和________。
10. 局部麻醉药的不良反应有毒性反应和过敏反应之分，毒性反应又可分为________反应和________反应。
11. 挤压伤常并发________，其发生与________，________有密切相关。
12. 创伤修复过程基本上可分________、________和________3个阶段。
13. 临床常用的血浆代用品有________、________和________。
14. 在癌痛治疗中，弱阿片类的代表药物是________，强阿片类的代表药物是________。
15. 应激性溃疡常继发于________和________。
16. 少尿型急性肾衰竭病程分为两个不同的时期，即________和________。
17. 目前治疗心室颤动的唯一有效方法是________。
18. 低氧血症是指 PaO_2 低于________mmHg。
19. 急性肾衰竭（ARF）临床上分为少尿型和非少尿型。非少尿型急性肾衰竭24小时尿量为________mL以上。
20. 急性呼吸窘迫综合征（ARDS）临床表现以进行性呼吸困难和为________特征。

三、判断题

1. 高渗性缺水在外科最常见，又称急性缺水。 ( )
2. 大量出汗而引起的缺水应属等渗性缺水。 ( )
3. 低渗性缺水血清钠低于130 mmol/L。 ( )

4. 一般代谢性碱中毒主要依赖输注等渗盐水纠正。 （ ）
5. 休克病人的最佳体位是头低足高位。 （ ）

四、名词解释

1. 水中毒
2. 癌性疼痛阶梯疗法
3. 条件性感染
4. 丹毒
5. 应激性溃疡

五、简答题

1. 试述各种不同细菌感染的脓液特点。
2. 简述严重创伤后“负氮平衡”的临床意义。
3. 简述临床常见的意识障碍及其特点。
4. 简述瞳孔的观察要点及其临床意义。

参考答案

一、选择题

【A型题】

题序	1	2	3	4	5	6	7	8	9	10	11	12	13	14	15
答案	D	C	D	E	A	C	C	B	E	B	D	D	D	C	A
题序	16	17	18	19	20	21	22	23	24	25	26	27	28	29	
答案	E	A	D	D	B	E	D	E	C	B	D	C	D	D	

【X型题】

题序	30	31	32	33	34	35	36	37	38	39	40
答案	ABCDE	ABCDE	ABCDE	AC	ABCE	ABCDE	ABE	ABCDE	ABCD	BCE	ABCDE

二、填空题

1. 饮水　代谢内生水　食物中含水　尿、粪　皮肤蒸发　肺呼吸　2000～2500
2. 肾脏　下丘脑-神经垂体-抗利尿激素　肾素-醛固酮
3. 胃肠道消化液急性丢失
4. <3.5 mmol/L　>5.5 mmol/L
5. HCO_3^-/H_2CO_3

6. 缺水性质　　缺水程度　　有无低钾与高钾　　有无酸碱失衡
7. 有效循环血量的急剧减少
8. 尽早去除引起休克的原因　　尽快恢复有效循环血量　　纠正微循环障碍　　增进心脏功能　　恢复人体的正常代谢
9. 有充足的血容量　　有效的心排血量　　良好的周围血管张力
10. 逾量毒性　　高敏
11. 急性肾衰竭　　血容量减少　　大量的红细胞、肌细胞破坏后产生的肾毒物质
12. 炎症期　　增生期　　塑形期
13. 右旋糖酐　　羟乙基淀粉代血浆　　明胶类代血浆
14. 可待因　　吗啡
15. 危重病人　　大手术后
16. 少尿期　　多尿期
17. 电除颤
18. 80
19. 800
20. 顽固性低氧血症

三、判断题

题　序	答　案	解　析
1	×	高渗性缺水又称原发性缺水。缺水多于缺钠，血清钠高于正常范围，细胞外液呈高渗状态。
2	×	等渗性缺水常见的病因有：①消化液的急性丧失，如大量呕吐、肠瘘等。②体液体内转移，丧失在感染区或软组织内，如腹腔感染、肠梗阻、烧伤等，其丧失的体液与细胞外液成分基本相似。
3	×	低渗性缺水血清钠正常值为 135～145 mmol/L。
4	×	代谢性碱中毒的治疗方法如下：①治疗原发病。如果病因为休克导致的血容量不足，可进行血容量的补充治疗；如果病因为低钾血症，需要进行血钾的补充治疗；如果病因是高碳酸血症，则要降低二氧化碳的速度不可过快。②药物治疗。如应用氯化铵、稀盐酸、盐酸精氨酸等药物进行酸的补充治疗，通过碳酸酐酶抑制药，可增加碱的排泄，以平衡体内酸碱的平衡。③预防治疗。若需使用排钾利尿药进行治疗，则应进行预防性的补钾，避免造成低钾碱中毒。
5	×	休克病人的体位有两种，都要采取平卧位：第一种是抬高下肢 20°～30°。第二种是头和胸部抬高 20°～30°，下肢抬高 15°～20°。这两种体位都可以使回心血量增加，减轻呼吸负担，也能减轻心脏排血的负担。要保持安静，尽量避免多次搬动，因为多次搬动有可能会加重休克，严重还会造成死亡。注意必须要给病人保暖，有条件给予穿抗休克的裤子。

四、名词解释

1. 水中毒：又称稀释性低血钠，系指机体的摄入总量超过排出水量，以致水分在体内潴留，引起血浆渗透压下降和循环血量增多。
2. 癌性疼痛阶梯疗法：癌性疼痛剧烈而持续，对个人、家庭和社会均有很大影响。为此，WHO 推荐将癌性疼痛病人根据疼痛程度分为 3 个阶梯，并推荐每个阶梯的治疗药物，此即癌痛三阶梯疗法。
3. 条件性感染：在人体局部和/或全身的抗感染能力降低的条件下，本来栖居于人体但未致病的菌群可以变成致病微生物，所引起的感染称为条件性或机会性感染。
4. 丹毒：是皮肤淋巴管网的急性炎症感染，为乙型溶血性链球菌侵袭所致。好发部位是下肢与面部。病人常先有皮肤或黏膜的某种病损，如皮肤损伤、足癣、口腔溃疡、鼻窦炎等，发病后淋巴管网分布区域的皮肤出现炎症反应，引流区淋巴结也常累及，病变蔓延很快，全身反应较剧，但很少有组织坏死或化脓。治愈后容易复发。

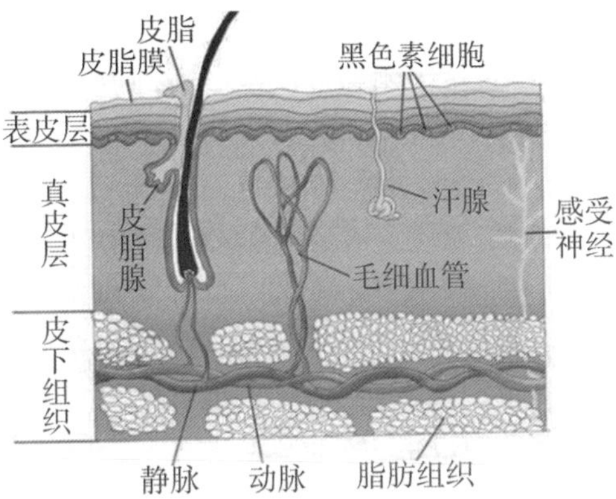

正常皮肤结构示意图

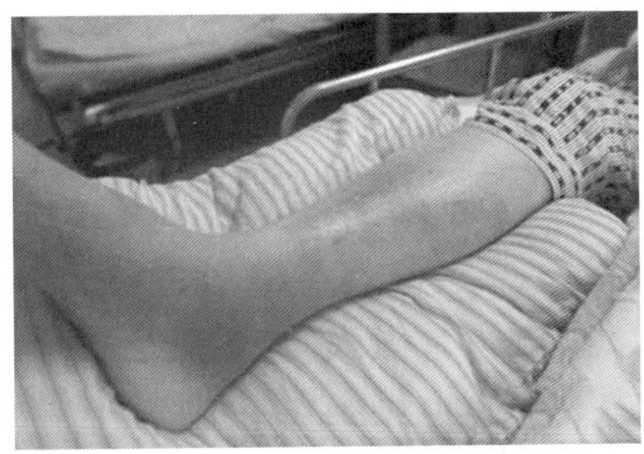

丹毒示意图

（丹毒侵犯的是真皮上层，而蜂窝织炎累及更深的真皮和皮下组织）

5. 应激性溃疡：是继发于创伤、烧伤、休克和其他严重的全身病变如心肌梗死等的种胃、十二指肠黏膜病变，病变过程可出现黏膜急性炎症、糜烂或溃疡，主要表现为消化道大出血或穿孔。此病可单独发生，也可作为 MODS 其中的一种病变。

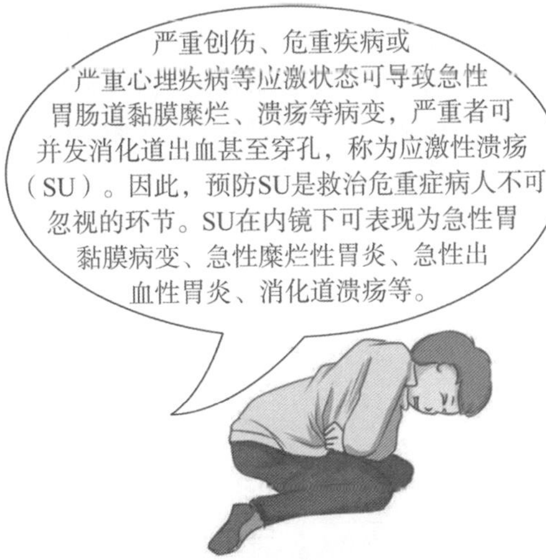

应激性溃疡防治

五、简答题

1. 不同细菌感染的脓液特点如下：

(1) 金黄色葡萄球菌感染：脓液稠厚、黄色、不臭，常发生转移性脓肿。

(2) 链球菌感染：脓液稀薄、淡红色、量多，易引起败血症，但一般不发生转移性脓肿。

(3) 大肠埃希菌感染：脓液稠厚、有粪臭。

(4) 铜绿假单胞菌感染：脓液淡绿色，有特殊的甜腥臭。

(5) 变形杆菌感染：脓液具有特殊的恶臭。

2. 负氮平衡的临床意义：严重创伤后 7～10 天，蛋白质的分解多于合成，尿中排出的含氮物质增多，呈“负氮平衡”状态。在此期间，伤员每天可消耗肌蛋白 1 kg 以上，体重迅速减轻。此时应供给足够的能量和蛋白质（或氨基酸），使“负氮平衡”逐渐转为“正氮平衡”。

“负氮平衡”现象是严重创伤后必然发生的代谢变化，不能在短时间内通过大量补充蛋白质的方法解决。因此，加强营养和补充蛋白应适度，不宜操之过急。

3. 临床常见的意识障碍及其特点如下：

(1) 嗜睡：病人处于持续睡眠状态，但能被言语或刺激唤醒，醒后能正确、简单而缓慢地回答问题，但反应迟钝，刺激停止又很快入睡，是轻度意识障碍。

(2) 意识障碍：表现定向力障碍，语言、思维不连续，可有错觉、幻觉、躁动不安、谵妄或精神错乱。

(3) 昏睡：病人处于熟睡状态，不易唤醒，接近不省人事状态，强烈刺激可唤醒。但答非所问，且很快又入睡。

(4) 昏迷：是病危的信号，为最重的一种意识障碍，其程度可分为浅昏迷、深昏迷。

(5) 谵妄状态：在意识清晰度降低的同时，常出现大量的错觉、幻觉，有的内容具有恐怖性，病人常产生紧张、恐惧情绪反应，出现不协调性精神运动性兴奋。思维不连贯，理解困难，有时出现片断妄想。病人的定向力全部或部分丧失，多数病人表现自我定向力保存而周围环境定向丧失。谵妄状态往往夜间加重，昼轻夜重。

4. 当病人患有颅内疾病，处于药物中毒、昏迷等状态时，其病情变化的一个重要指征就是瞳孔的变化。观察瞳孔的要点如下：

(1) 观察瞳孔的形状、大小和对称性：正常情况下，瞳孔呈圆形，位置居中，边缘整齐，两侧等大等圆。在自然光线下，瞳孔的直径一般为 2～5 mm，调节反射两侧相等，如果瞳孔直径小于 1 mm 称为针尖样瞳孔。①瞳孔缩小：单侧瞳孔缩小常可提示同侧小脑幕裂孔疝早期。双侧瞳孔缩小，见于有机磷农药、氯丙嗪、吗啡等中毒。②瞳孔散大：瞳孔直径大于 5 mm 称为瞳孔散大。一侧瞳孔扩大、固定，常提示同侧颅内血肿或脑肿瘤等颅内病变所致的小脑幕裂孔疝的发生。双侧瞳孔散大，常见于颅内压增高、颅脑损伤、颠茄类药物中毒及濒死状态。

(2) 观察对光反应：正常情况下，瞳孔对光反应灵敏，在光亮处瞳孔收缩，昏暗处瞳孔扩大。如果瞳孔大小不随光线刺激的变化而变化时，称瞳孔对光反应消失，一般见于危险或深昏迷病人。

普通外科（general surgery）是以手术为主要方法治疗肝脏、胆道、胰腺、胃肠、肛肠、血管疾病、甲状腺和乳房的肿瘤及外伤等其他疾病的临床学科，是外科系统最大的专科。普通外科简称普外科，一般综合性医院外科除普外科外还有骨科、神经外科、心胸外科、泌尿外科等。另外普外科与外科基础知识的联系非常紧密，如创伤修复、烧伤、冷伤、电损伤、动物咬伤、外科感染、肿瘤、休克、无菌原则、输血、体液平衡、肠内肠外营养、重要器官功能衰竭、ICU、移植、显微、整复、体表肿瘤等。本试卷内容涉及普外科疾病相关知识。

§10.2　普通外科疾病试卷

一、选择题

【A 型题】

1. 女，50 岁。右乳内上方可扪及 4 cm×5 cm×3 cm 硬块，呈结节状，与皮肤有粘连，右腋下可扪及 2 cm×3 cm×4 cm、融合成块状淋巴结，左锁骨上亦可扪及 4 cm×2 cm×3 cm 淋巴结，质硬。应诊断为（　　）
A. 乳腺结核　B. 乳腺癌Ⅰ期　C. 乳腺癌Ⅱ期　D. 乳腺癌Ⅲ期　E. 乳腺癌Ⅳ期
2. 下列有关疝的叙述，哪项是正确的（　　）
A. 未进入阴囊的疝为腹股沟直疝　B. 疝囊在精索前外方的疝为腹股沟直疝　C. 极易嵌顿的疝为腹股沟斜疝　D. 腹股沟周围呈半球状的腹外疝为直疝　E. 压住内环让病人站立咳嗽，疝块复现的疝为直疝
3. 判断腹内空腔脏器损伤最有价值的发现是（　　）
A. 腹膜刺激征　B. 脉率增快　C. 呕血　D. 有气腹　E. 腹胀
4. 男，40 岁。因十二指肠溃疡大出血住院，6 小时内已输血 600 mL，测血压 80/40 mmHg、脉率 120 次/min，肠鸣音活跃。此时宜（　　）
A. 输血＋甲氰明静脉滴注　B. 输血＋去甲肾上腺素　C. 输血＋冰盐水灌洗胃
D. 输血＋三腔双囊管压迫止血　E. 输血＋急症胃大部切除术
5. 男，35 岁。上腹饱胀、嗳气、呕吐、宿食 3 个月余。体格检查：上腹饱胀，未扪及肿块，无压痛，可见胃型及胃蠕动，且有胃震水音。临床诊断最可能是（　　）
A. 胃肠炎　B. 急性胃扩张　C. 胃溃疡　D. 慢性胃炎　E. 十二指肠溃疡瘢痕

性幽门梗阻

6. 男，30岁。2小时前劳动中无诱因突发上腹刀割样疼痛，迅速波及全腹。体格检查：舟状腹，呼吸运动受限，全腹有明显腹膜刺激征，肝浊音界消失，肠鸣音消失。初步诊断是 ( )

A. 阑尾穿孔腹膜炎 B. 胃和十二指肠溃疡穿孔腹膜炎 C. 胆囊穿孔腹膜炎 D. 绞窄性肠梗阻 E. 急性出血性胰腺炎

7. 急性胆囊炎术中发现胆囊内有多发绿豆大小的结石，治疗宜用 ( )

A. 胆囊造口术 B. 胆囊切除术 C. 胆总管T型管引流术 D. 括约肌切开术 E. 胆囊切除、胆总管探查T型管引流术

8. 急性梗阻性化脓性胆管炎最常见的梗阻因素为 ( )

A. 肿瘤或肿瘤压迫 B. 结石、蛔虫 C. 胆管狭窄 D. 慢性胰腺炎 E. 胆肠内引流后吻合口狭窄

9. 胆道感染最常见的致病菌是 ( )

A．金黄色葡萄球菌 B. 链球菌 C. 大肠埃希菌 D. 副大肠埃希菌 E. 铜绿假单胞菌

10. 胃切除术后最严重的并发症是 ( )

A. 血栓性静脉炎 B. 十二指肠残端破裂 C. 术后胃出血 D. 术后伤口感染 E. 术后低血糖综合征

11. 上消化道大出血一次出血量占总循环血量多少时，可出现休克 ( )

A. 6% B. 7% C. 10% D. 15% E. 20%

12. 脾切除的绝对适应证是 ( )

A. 脾亢 B. 脾肿瘤 C. 外伤性脾破裂 D. 遗传性球形红细胞增多症 E. 自体免疫性溶血性贫血

【X型题】

13. 急性化脓性腹膜炎手术治疗的指征 ( )

A. 腹腔内病变严重 B. 盆腔器官感染引起的腹膜炎 C. 腹膜炎严重，无局限趋势而病因不明者 D. 病人一般情况差，中毒症状严重，有休克表现 E. 经12小时保守治疗，腹膜炎症状加重者

14. 结肠手术前肠道准备 ( )

A. 术前2～3天进食流质 B. 术前2～3天服用抗生素 C. 术前2天服用泻剂 D. 术前1天禁食 E. 术前晚清洁灌肠

15. 右半结肠癌的临床表现为 ( )

A. 肠刺激症状 B. 便血 C. 全身中毒症状较明显 D. 腹部可扪及肿块 E. 有慢性肠梗阻表现

16. 门腔分流术有 ( )

A. 脾肾静脉分流术 B. 脾腔静脉分流术 C. TIPS D. 门腔静脉分流术

E. 肠系膜上、下腔静脉分流术

17. 急性梗阻性化脓性胆管炎（AOSE）临床表现为 （　　）

A. 腹痛　B. 寒热　C. 黄疸　D. 休克　E. 神经症状

18. 急性重症胰腺炎的诊断要点为 （　　）

A. 心率＞120 次/min，心律失常，低血压或休克　B. 血钙＞12 mmol/L，血糖＞11 mmol/L　C. 呼吸困难，呼吸率＞30 次/min，PaO_2＜13.3 kPa　D. 尿量＜40 mL/h，血尿素氮增高　E. DIC 发生

19. 下肢静脉曲张可出现的并发症有 （　　）

A. 肢体缺血坏死　B. 血栓性静脉炎　C. 曲张静脉破裂急性出血　D. 湿疹或溃疡形成　E. 干性坏疽

20. 下列哪些是胃癌的高危因素 （　　）

A. 胃息肉　B. 慢性萎缩性胃炎　C. 胃溃疡　D. 胃酸缺乏症　E. 慢性浅表性胃炎

二、填空题

1. 甲状腺次全切除术后发现病人发音音调低沉的原因多数是由于________。
2. 甲状腺次全切除术后病人手足搐搦，其原因为________。
3. 甲亢术后产生呼吸困难的原因是________、________、________、________。
4. 肠壁动、静脉血流障碍的疝称________疝。
5. 嵌顿的疝内容物为部分肠壁的疝称________疝。

三、判断题

1. 直疝多见于妇女。 （　　）
2. 外伤性肝破裂临床症状可有呕血和便血的表现。 （　　）
3. 胃和十二指肠溃疡并发出血均需外科治疗。 （　　）
4. 胃和十二指肠溃疡穿孔病人，症状轻、腹膜炎局限者可行非手术治疗。 （　　）
5. 阑尾周围脓肿均需手术治疗。 （　　）

四、名词解释

1. 急腹症
2. 深静脉血栓形成
3. 雷诺综合征
4. 血栓闭塞性脉管炎
5. 消化道大出血

五、简答题

1. 试述腹部损伤病人剖腹探查的指征。

2. 试述胃大部切除术后可发生的常见并发症。
3. 试述结肠手术前准备要点。
4. 试述小儿急性阑尾炎的特点。
5. 试述重症胰腺炎的早期并发症。

参考答案

一、选择题

【A 型题】

题序	1	2	3	4	5	6	7	8	9	10	11	12
答案	E	E	D	E	E	B	E	B	C	B	E	C

【X 型题】

题序	13	14	15	16	17	18	19	20
答案	ACDE	ABCE	ACDE	ABCDE	ABCDE	ADE	BCD	ABCD

二、填空题

1. 喉上神经外侧支损伤
2. 手术时甲状旁腺误被切除
3. 切口内出血　　压迫气管　　喉头水肿　　气管塌陷
4. 绞窄性
5. Richter

三、判断题

题　　序	答　　案	解　　析
1	×	疝气疾病尤其比较容易出现在男性身体上，男性的发病率明显高于女性，疝气疾病的发病人群主要是早产以及孕期营养不良者，尤其是早产儿发病率特别高。
2	√	外伤性肝破裂后，血液有时可通过胆管进入十二指肠且出现黑便或呕血，诊断应予注意。
3	×	胃、十二指肠溃疡合并出血较轻者，可采用药物进行针对性处理。例如，口服止血药物、使用抑酸药物、输血补液，冷 0.9%氯化钠注射液洗胃、补液对症等治疗，出血可停止。但也有 5%～10%的病人出血仍继续。用药物治疗期间，需时刻关注病人症状，若药物治疗无效，则需及时内镜下止血或手术治疗，以免病情加重而影响治疗效果。

续表

题　　序	答　　案	解　　析
4	√	非手术治疗适用于一般情况良好，症状体征较轻的空腹小穿孔；穿孔超过 24 小时，腹膜炎已局限者；或是经水溶性造影剂行胃十二指肠造影检查证实穿孔业已封闭的病人。
5	×	阑尾周围脓肿的治疗原则：①主要是保守治疗为主，包括禁食禁水、补液、抗感染、维持水和电解质平衡治疗。抗感染治疗主要是应用针对革兰氏阴性菌以及厌氧菌的抗感染药物治疗。另外，可以口服中药以及右下腹外敷芒硝等治疗。②在保守治疗过程中如果病人仍出现发热、寒战、腹痛加重等情况，就有可能需要急诊行手术治疗，行阑尾脓肿切开引流术。阑尾周围脓肿大多数是由于阑尾炎没有得到很好的控制，没有及时治疗而引起的阑尾穿孔以后形成局部的脓肿。

四、名词解释

1. 急腹症：是一类以急性腹痛为突出表现，需要早期诊断和及时处理的腹部疾病。其特点为发病急、进展快、变化多、病情重，一旦诊断延误，治疗方针不当，将会给病人带来严重危害甚至死亡。因此，急腹症的诊断和鉴别诊断是非常重要的。
2. 深静脉血栓形成：深静脉血栓形成（deep venous thrombosis，DVT）是指血液在深静脉腔内不正常凝结，阻塞静脉腔，导致静脉回流障碍，如未予及时治疗，将造成慢性深静脉功能不全，影响生活和工作能力，甚至致残。全身主干静脉均可发病，尤其多见于下肢。

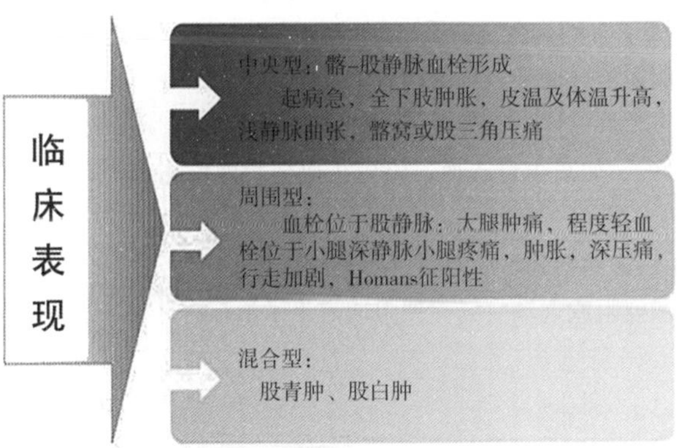

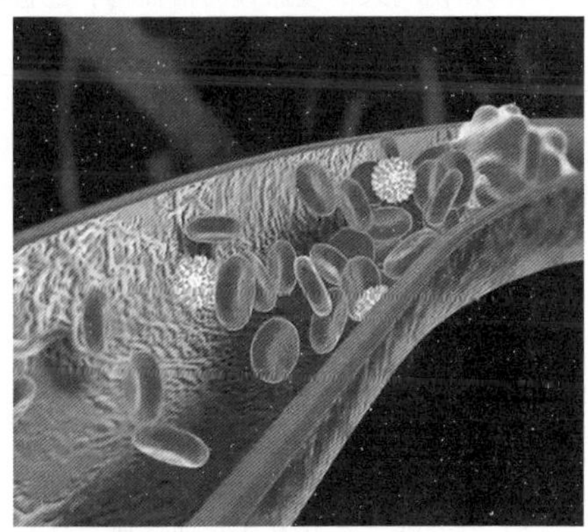

深静脉血栓示意图

3. 雷诺综合征：雷诺综合征（Raynaud syndrome）是指小动脉阵发性痉挛，受累部位程序性出现苍白及发冷、青紫及疼痛、潮红后复原的典型症状。常于寒冷刺激或情绪波动时发病。
4. 血栓闭塞性脉管炎：是一种累及血管的炎症性、节段性和周期发作的慢性闭塞性疾病。主要侵袭四肢中小动静脉，尤其是下肢血管。好发于男性青壮年，多数病人有吸烟史。

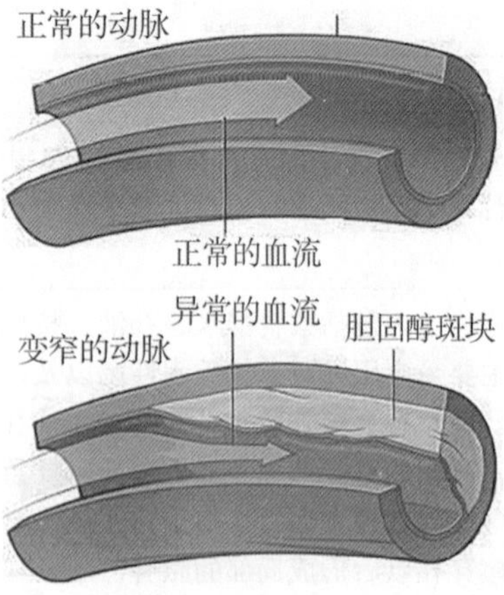

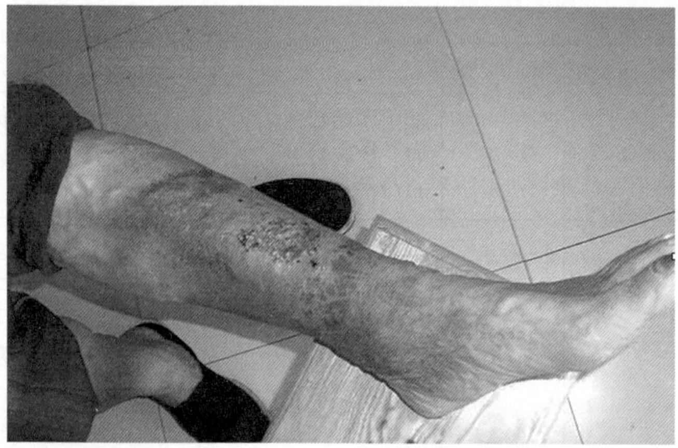

血栓闭塞性脉管炎

5. 消化道大出血：消化道大出血是常见病，在成年人，急性消化道出血一次失血量达 800 mL 以上，或约占总循环血量的 20%，当收缩压＜100 mmHg，脉率＞100 次/min 时，病人就会表现出低血压的症状和体征，如视物模糊、头晕、手足发冷、冷汗、直立位昏厥等。上消化道大出血表现为呕血，血色鲜红（新近出血）或呈棕褐色（稍前的出血），黑粪症并有恶臭。黑粪症通常表示出血来自上消化道，但也可见于结肠。消化道大出血的死亡率徘徊在 6%～12%。

五、简答题

1. 腹部损伤病人剖腹探查的指征为：①腹痛和腹膜刺激征进行性加重或范围扩大。②肠蠕动减弱、消失或出现明显腹胀。③全身情况明显恶化。④膈下有游离气体。⑤红细胞计数进行性下降。⑥血压不稳定或继续下降。⑦腹腔穿刺吸出气体、不凝固血液、胆汁或胃肠内容物。
2. 胃大部切除后的主要并发症如下：

   (1) 上消化道出血：一般发生在术后 24 小时内。如系少量渗血，应用止血药物即可止血，大量出血则需手术止血。

   (2) 十二指肠残端破裂：发生在术后 3～6 天，诊断明确后应及时手术治疗。

   (3) 梗阻性并发症：吻合口梗阻、近端空肠襻梗阻或远端空肠襻梗阻均需手术治疗。

   (4) 倾倒综合征。

   (5) 碱性反流性胃炎。

   (6) 营养缺乏性并发症：如贫血、体重减轻等。

   (7) 残胃癌：多发生在术后 20～25 年。
3. 结肠手术前准备如下：

   (1) 全肠道灌洗法：于术前 12～14 小时开始口服等渗平衡电解质 6000 mL，引起腹泻，达到清肠目的。此法对年迈体弱者不适用。

   (2) 术前 2～3 天开始进食流质并开始服用抗生素，如磺胺胍、新霉素和甲硝唑等。

   (3) 术前 2 天服用甘露醇、蓖麻油或硫酸镁等泻剂。

   (4) 术前晚清洁灌肠。
4. 小儿急性阑尾炎特点如下：

   (1) 病情发展较快而且严重，早期即出现高热和呕吐。

（2）右下腹体征不明显，但有局部明显压痛和肌紧张。

（3）穿孔率高，并发症和死亡率也较高。

5. 重症胰腺炎的早期并发症如下：

（1）休克：在发病早期或后期均可发生。

（2）化脓性感染：如胰周脓肿、腹膜炎、败血症等。

（3）多器官功能衰竭：多在休克和感染的基础上发生，如肾衰竭、急性呼吸窘迫综合征、中毒性脑病等。

神经外科（neurosurgery）是外科学中的一个分支，是在外科学以手术为主要治疗手段的基础上，应用独特的神经外科学研究方法，研究人体神经系统，如脑、脊髓和周围神经系统，以及与之相关的附属机构，如颅骨、头皮、脑血管脑膜等结构的损伤、炎症、肿瘤、畸形和某些遗传代谢障碍或功能紊乱疾病，如癫痫、帕金森病、神经痛等疾病的病因及发病机制，并探索新的诊断、治疗、预防技术的一门高、精、尖学科。神经外科是主治由于外伤导致的脑部、脊髓等神经系统的疾病，例如脑出血出血量危及生命，车祸致脑部外伤，或脑部有肿瘤压迫需手术治疗等。本试卷内容涉及神经外科疾病的各种原因引起的颅脑损伤、脑血管性疾病、脑和脊髓肿瘤、先天性畸形和中枢神经系统感染性疾病等知识。

§10.3　神经外科疾病试卷

一、选择题

【A 型题】

1. 急性外伤性颞顶部硬膜外血肿最常见的出血来源是　（　　）
   A. 颅骨板障静脉出血　B. 静脉窦破裂出血　C. 颅骨导静脉出血　D. 硬脑膜中动脉破裂出血　E. 脑表面血管出血
2. 诊断急性外伤性幕上硬膜外血肿最有诊断价值的临床表现是　（　　）
   A. 双侧瞳孔不等大　B. 生命体征的改变　C. 一侧肢体瘫痪　D. 出现大脑强直抽搐　E. 意识障碍有中间清醒期
3. 一青年人右侧颞部被石块击伤后昏迷 30 分钟，清醒 5 小时后又转入昏迷，伴右侧瞳孔逐渐散大、左侧肢体瘫痪和生命体征变化。临床诊断首先考虑是　（　　）

A. 脑挫伤　B. 脑内血肿　C. 脑水肿　D. 急性硬膜下积液　E. 急性硬膜外血肿

4. 从高空坠落左枕部着地伤后进行性意识障碍、右侧瞳孔逐渐散大。诊断上应首先考虑为（　）

A. 右侧顶枕部急性硬脑膜下血肿　B. 左侧顶枕部急性硬脑膜下血肿　C. 右侧额颞极挫伤伴急性硬膜下血肿　D. 左侧额颞极挫伤伴急性硬膜下血肿　E. 右侧颅后窝小脑血肿

5. 处理开放性颅脑损伤最主要的治疗原则是（　）

A. 及时包扎伤口、彻底止血　B. 注射抗生素和 TAT　C. 应用脱水利尿药　D. 应用镇静药和脑保护药　E. 及时彻底清创，缝合修补硬脑膜

6. 颅内压增高的三主征是（　）

A. 头痛、呕吐、眩晕　B. 头痛、呕吐、癫痫　C. 头痛、呕吐、视神经盘水肿　D. 头痛、呕吐、复视　E. 头痛、呕吐、精神症状

7. 急性枕骨大孔疝与小脑幕裂孔疝最主要的区别是（　）

A. 意识障碍发生较早　B. 呼吸骤停发生较早　C. 剧烈头痛　D. 频繁呕吐　E. Cushing 反应

8. 左侧小脑幕裂孔疝的典型临床表现是（　）

A. 昏迷、右侧瞳孔散大、左侧肢体偏瘫　B. 昏迷、左侧瞳孔散大、右侧肢体偏瘫　C. 昏迷、左侧瞳孔散大、左侧肢体偏瘫　D. 昏迷、右侧瞳孔散大、右侧肢体偏瘫　E. 昏迷、双侧瞳孔散大、去皮质强直发作

9. 颅内压增高的一般处理中，下列哪项是错误的（　）

A. 头痛头昏者用镇静止痛药　B. 呕吐频繁者用脱水药并暂禁食　C. 抽搐者用抗癫痫药　D. 便秘者用肥皂水高压灌肠　E. 昏迷痰多者可行气管切开术吸痰雾化

10. 抢救枕骨大孔疝（脑室系统扩大者）最有效的急救措施首选（　）

A. 20%甘露醇 250 mL 快速静脉滴注　B. 尽快行去骨瓣减压术　C. 快速椎颅钻孔穿刺脑室额角行脑脊液外引流术　D. 快速静脉滴注地塞米松 20 mg　E. 气管切开，保持呼吸道通畅

11. 对颅内压增高的处理中，下列哪项最危险（　）

A. 不限制出入水量　B. 不规则使用利尿脱水药　C. 未服用镇静止痛药　D. 侧脑室穿刺行脑脊液外引流　E. 腰穿放出脑脊液减压

12. 最易引起枕骨大孔疝的颅内占位性病变是（　）

A. 蝶鞍区肿瘤　B. 额顶叶肿瘤　C. 颞叶脑脓肿　D. 侧脑室肿瘤　E. 小脑半球肿瘤

13. 在下列颅内占位性病变中最易早期出现颅内压增高症状的是（　）

A. 第三脑室后部肿瘤　B. 枕叶肿瘤　C. 颅前窝底部肿瘤　D. 矢状窦旁肿瘤　E. 听神经瘤

14. 头部外伤后昏迷1小时即发现右侧肢体轻瘫，腰穿呈血性脑脊液，以后逐渐好转恢复。应考虑为 ( )

A. 脑震荡 B. 脑挫裂伤 C. 脑内血肿 D. 急性硬膜外血肿 E. 急性硬膜下血肿

15. 大型帽状腱膜下血肿首选的治疗措施是 ( )

A. 穿刺抽出积血，静脉滴注止血药物 B. 加压包扎，静脉注射止血药物 C. 静脉或肌内注射止血药物，待其自行吸收 D. 穿刺抽出积血和加压包扎 E. 切开引流和加压包扎

16. 格拉斯哥（GCS）计分法下列哪项是错误的 ( )

A. 总分最低3分，最高15分 B. 总分越低表示意识障碍越重 C. 总分越高则预后越好 D. 总分在8分以上表示已有昏迷 E. 总分由低分向高分转化，说明病情在好转之中

17. 诊断颅底骨折的确切依据是伤后出现 ( )

A. 鼻腔或外耳道流血 B. 鼻腔或外耳道有血性脑脊液外流 C. 皮下瘀血斑（眼睑或结合膜下或耳后） D. 颅神经损伤的症状与体征 E. 颅骨X线摄片有颅顶骨折线向颅底部延伸

【X型题】

18. 颅内压增高是神经外科常见的临床病理综合征，是以下疾病的共有征象 ( )

A. 颅脑损伤 B. 脑肿瘤 C. 脑出血 D. 脑积水 E. 颅内炎症

19. 急性颅内压增高常见于 ( )

A. 急性颅内血肿 B. 慢性硬膜下血肿 C. 颅内肿瘤 D. 蛛网膜下腔出血 E. 高血压脑出血

20. 脑疝的病因有以下几种 ( )

A. 颅脑外伤 B. 颅内感染性疾病如脑脓肿 C. 颅内肿瘤 D. 颅内寄生虫病及其他肉芽肿性病变 E. 颅内压增高病人不适当的腰穿放液

21. 造成婴儿脑积水的常见病因有 ( )

A. 产伤后颅内出血 B. 颅内感染 C. 蛛网膜下隙或蛛网膜颗粒粘连 D. 颅脑的先天畸形 E. 病因不明

22. 成年人的颅内肿瘤多为 ( )

A. 胶质瘤 B. 髓母细胞瘤 C. 脑膜瘤 D. 垂体瘤 E. 转移癌

23. 颅内肿瘤应与下列哪些疾病鉴别 ( )

A. 脑脓肿 B. 脑结核瘤 C. 慢性硬膜下血肿 D. 假性脑瘤 E. 先天性脑积水

24. 降低颅内压增高的综合治疗措施有 ( )

A. 冬眠低温或亚低温治疗 B. 激素的治疗 C. 限制水钠的输入量 D. 保持呼吸道通畅 E. 合理的体位

25. 伽马刀是利用立体定向技术与计算机辅助的放疗设备，它的主要特点是 （　　）
A. 治疗精度高　B. 照射能量大　C. 适用于所有的颅内肿瘤　D. 适用于脑内神经核团或神经通路的定向毁损　E. 适用于范围较局限的脑动静脉畸形

二、填空题

1. 头皮裂伤后活动性出血的急救措施是________。
2. 诊断脑震荡的主要临床依据是________。
3. 治疗急性外伤性硬膜外血肿最主要的治疗措施是________、________和________。
4. 原发性脑干损伤最大特点是________、________和________。
5. 治疗外伤性脑水肿，目前应用最广且疗效较好的药物是________和________。
6. 卧位腰穿成人正常颅内压是________。
7. 急性颅内压增高典型的库欣（Cushing）反应是________。
8. 颅内压增高最危险的结局是________。
9. 婴幼儿颅内压增高的主要临床表现是________、________和________。
10. 急性枕骨大孔疝的临床特点是________。

三、判断题

1. 椎管内肿瘤包括脊髓本身及其邻近组织的原发或转移性肿瘤。 （　　）
2. CT 诊断颅内肿瘤完全是依靠直接征象来判断的。 （　　）
3. 颅脑损伤后一侧瞳孔进行性散大，光反射迟钝或消失，伴对侧偏瘫与昏迷，是脑疝形成的临床征象。 （　　）
4. 颅内压升高持续超过 2.0 kPa 时可诊断为颅内压增高。 （　　）
5. 脑震荡是指头部外伤后引起短暂的脑功能障碍而无确定的脑器质改变。 （　　）

四、名词解释

1. 颅内动静脉畸形
2. 颅内动脉瘤
3. 蛛网膜下腔出血
4. 颅内压增高
5. 脑疝

五、简答题

1. 何谓脑挫裂伤？简述其主要临床表现。
2. 试述开放性颅脑外伤其处理原则。
3. 简述重型颅脑外伤病人瞳孔变化的临床意义。
4. 试述脑室持续引流的适应证其应用中的注意事项。
5. 试述颅内动静脉畸形（AVM）病人畸形血管破裂出血的临床表现和处理要点。

参考答案

一、选择题

【A 型题】

题序	1	2	3	4	5	6	7	8	9	10	11	12	13	14	15	16	17
答案	D	E	E	C	E	C	B	B	D	C	E	E	A	B	D	D	B

【X 型题】

题序	18	19	20	21	22	23	24	25
答案	ABCDE	AE	ABCDE	ABCDE	BCD	ABCDE	ABCDE	ABDE

二、填空题

1. 加压包扎止血
2. 头部外伤后有短暂的意识障碍和逆行性健忘
3. 开颅彻底清除颅内血肿　　彻底止血　　减压
4. 伤后即刻出现深昏迷　　去皮质强直发作　　双瞳孔大小多变
5. 20%甘露醇　　呋塞米
6. 70～200 mmH_2O（0.7～2.0 kPa）
7. 血压升高，脉搏徐缓及呼吸变慢加深
8. 脑疝形成
9. 患儿头颅进行性增大　　前囟未闭张力增高　　双眼球呈“落日征”
10. 意识障碍发生较晚，呼吸骤停发生较早

三、判断题

题　序	答　案	解　析
1	√	椎管内肿瘤可分为原发性和继发性；根据肿瘤的位置不同，又可分为硬膜外、髓外硬膜内以及脊髓髓内肿瘤。其中 2/3 的成人脊髓肿瘤位于髓外硬膜内，大多数硬膜内的肿瘤来源于脊髓和中枢的细胞成分、神经根以及硬脊膜，以神经鞘瘤和硬脊膜瘤为最常见。
2	×	对于颅内的肿瘤来说，如需确诊，首先要根据病人的症状、体征以及追问病史，包括体格检查和头颅 CT，或者磁共振的影像学检查来帮助判断，但通常情况下只能是作为辅助诊断的依据，想达到完全确诊的目的，还是建议通过手术的方式将颅内的肿瘤完整切除，手术以后留取少量的肿瘤组织做病理切片，根据病理切片的结果，来帮助判断是否为脑部的良性或者恶性肿瘤，以及肿瘤的良恶性程度，这才是最终的确认依据。

续表

题　　序	答　　案	解　　析
3	√	脑疝是颅内压增高的危象和引起死亡的主要原因，常见的有小脑幕切迹疝和枕骨大孔疝。小脑幕切迹疝典型的临床表现是颅内压增高的基础上，出现进行性意识障碍，患侧瞳孔最初有短暂的缩小，以后逐渐散大，直接或间接对光反射消失。病变对侧肢体瘫痪、肌张力增加、腱反射亢进、病理征阳性。严重者双侧眼球固定及瞳孔散大、对光反射消失，四肢全瘫，去大脑强直，生命体征严重紊乱，最后呼吸心跳停止而死亡。
4	√	颅内压增高（increased intracranial pressure）是神经外科常见临床病理综合征，是颅脑损伤、脑肿瘤、脑出血、脑积水和颅内炎症等所共有征象，由于上述疾病使颅腔内容物体积增加，导致颅内压持续在 200 mmH_2O（2.0 kPa）以上，从而引起相应的综合征。
5	√	脑震荡是指头部遭受外力打击后，即刻发生短暂的脑神经功能障碍。病理改变无明显变化，发生机制至今仍有许多争论。临床表现为短暂性昏迷、逆行性遗忘以及头痛、恶心和呕吐等症状，神经系统检查无阳性体征发现。它是最轻的一种脑损伤，经治疗后大多可以治愈。

四、名词解释

1. 颅内动静脉畸形：是一团发育异常的病态脑血管，其体积可随人体发育而生长。由一支或几支弯曲扩张的动脉供血和静脉引流而形成的一个血管团，小的直径不及 1 cm，大的可达 10 cm。畸形血管团内有脑组织，其周围脑组织因缺血而萎缩，呈胶质增生带，有时伴陈旧性出血。

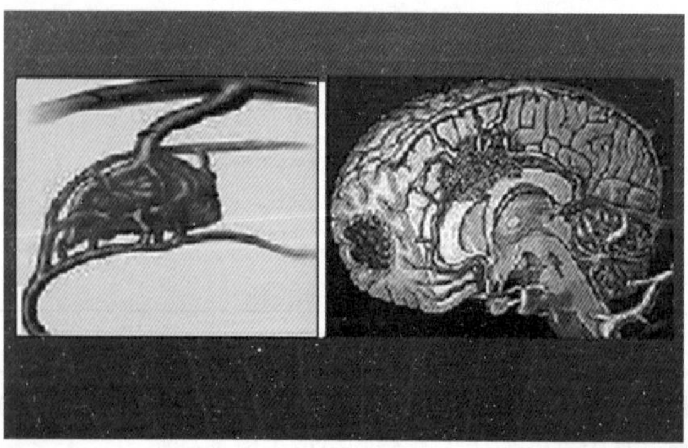

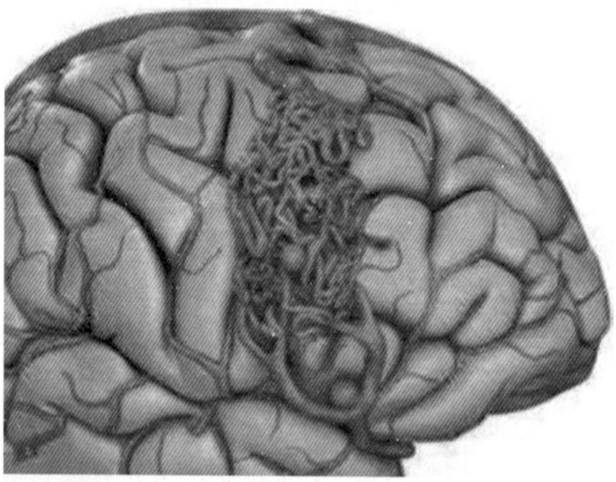

颅内动静脉畸形

2. 颅内动脉瘤：系颅内动脉壁的囊性膨出，是造成蛛网膜下腔出血的首位病因。在脑血管意外中，仅次于脑血栓和高血压脑出血，位居第三。本病好发于 40～60 岁中老年人，青少年少见。

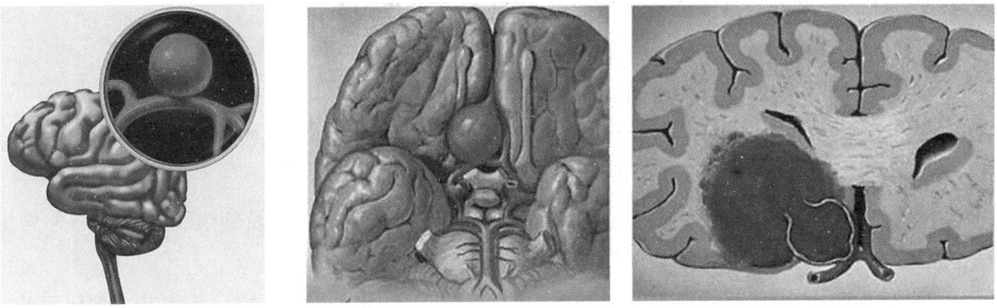

颅内动脉瘤示意图

3. 蛛网膜下腔出血：是各种原因引起的脑血管突然破裂，血液流至蛛网膜下隙的统称。它并非一种疾病，而是某些疾病的临床表现，其中70%～80%属于外科范畴。临床将蛛网膜下腔出血分为自发性和外伤性两类，自发性蛛网膜下腔出血常见的病因为颅内动脉瘤和脑（脊髓）血管畸形。
4. 颅内压增高：是神经外科常见临床病理综合征，是颅脑损伤、脑肿瘤、脑出血、脑积水和颅内炎症等所共有征象，由于上述疾病使颅腔内容物体积增加，导致颅内压持续在200 mmH_2O（2.0 kPa）以上，从而引起相应的综合征。颅内压增高会引发脑疝危象，可使病人因呼吸循环衰竭而死亡，因此对颅内压增高及时诊断和正确处理，十分重要。
5. 脑疝：当颅内某分腔有占位性病变时，该分腔的压力大于邻近腔的压力，脑组织从高压力区向低压力区移位，导致脑组织、血管及颅神经等重要结构受压和移位，有时被挤入硬脑膜的间隙或孔道中，从而出现一系列严重的临床症状和体征，称为脑疝。

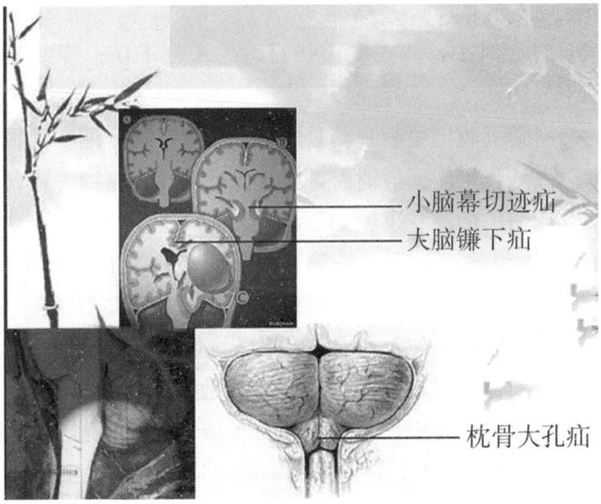

脑疝示意图

五、简答题

1. 脑挫裂伤指头颅受暴力伤后，脑组织有肉眼可见的器质性损伤。脑表面呈散在的点片状出血、脑水肿、软脑膜及脑实质破裂。主要临床表现如下：

(1) 意识障碍明显，伤后立即出现，症状超过半小时以上或持续数日、数周甚至更长时间，昏迷程度与脑外伤程度呈正相关。

(2) 生命体征变化波动明显。

(3) 常有蛛网膜下腔出血和脑膜刺激征。

(4) 可有偏瘫、失语等神经系统阳性体征。

(5) 头痛、呕吐等颅内压增高症状明显，持续时间较长。

(6) 头部CT扫描显示脑挫裂伤灶区为低密度水肿区，其中有点片状高密度出血灶，或伴小的硬膜下或脑内高密度血肿。

2. 开放性颅脑外伤是指外力作用使头皮、颅骨及硬脑膜均有破裂，并伤及脑组织，使之与外界相通的损伤。可分为火器伤与非火器伤两类。处理原则如下：

(1) 现场救护：主要是控制伤口出血和防止创面污染，可行简单清创、缝合头皮并予加压包扎。

(2) 保持呼吸道通畅，昏迷者行气管切开术。

(3) 纠正休克。

(4) 彻底清创：时间越早越好。一般伤后48小时，应彻底清创，修补硬膜，将开放性创口变成闭合性伤口。3～6天轻度感染亦应清创，并酌情全部或部分开放伤口。

(5) 应用破伤风抗毒素、抗生素防治感染。

(6) 用抗癫药物预防外伤性癫痫。

(7) 对大静脉窦损伤，在处理骨折片和清创术中必须慎重，要备足血源，术前摄X线片或CT扫描，以了解骨折片、金属异物的数目及其大小和位置，静脉窦损伤位置和脑水肿、颅内血肿的情况。

3. 重型颅脑损伤后瞳孔变化的意义如下：

(1) 伤后一侧瞳孔进行性散大，光反射迟钝或消失，伴对侧偏瘫与昏迷，这是小脑幕切迹疝的表现。

(2) 伤后一侧瞳孔立即散大，直接间接光反射消失，多为原发性动眼神经损伤或中脑损伤。前者伴有颅底骨折，后者伴深昏迷与对侧偏瘫。

(3) 伤后双瞳孔不等大，时大时小，伴去皮质强直，见于脑干伤；晚期双瞳孔散大固定，伴深昏迷，表示脑疝所致继发性脑干损伤。

(4) 双瞳孔缩小，多为蛛网膜下腔出血刺激动眼神经；双瞳孔极度缩小伴昏迷，见于桥脑损伤。

(5) 伤后一侧瞳孔立即散大，直接光反射消失，间接光反射存在伴视力障碍，多为原发性视神经损伤。

4. 脑室持续引流的适应证其应用中的注意事项如下：

(1) 脑室持续引流的适应证：①经脑室手术或脑室内肿瘤切除，术后应引流3～5天者。②脑室内出血或脑出血破入脑室不宜手术者。③开颅术或脊膜膨出修补术后脑脊液漏者。④颅后窝肿瘤病情严重(脑疝)，需改善病情，为手术创造条件者。⑤脑室系统内脑脊液循环通路梗阻者。

(2) 脑室持续引流的注意事项：①严格遵守无菌操作。放置脑室引流管应位置准确、深度适中并固定好，防止脱出，保持通畅。②预防感染，常规应用抗生素，每天更换引流瓶。③引流管一般高于脑室平面10～15 cm，并注意引流液色泽变化，记录每天的引流量。根据病人颅内压高低来选择高、中、低压型引流管。④引流时间一般不宜超过1～2周。⑤停止引流前可夹闭观察24～48小时，如颅内压仍高，可改行分流术。⑥要始终观察病情变化。主张采用闭式持续性控制性脑室外引流装置。

5. 颅内动静脉畸形血管破裂出血的临床表现及处理要点如下：

(1) 临床表现：畸形血管破裂可导致脑内、脑室内或蛛网膜下腔出血，出现意识障碍，头痛呕吐等症状，但小的出血临床症状不明显。出血多发生在脑内，有1/3引起蛛网膜下腔出血，占蛛网膜下腔出血的9%，次于颅内动脉瘤。

(2) 处理要点：对AVM出血形成血肿的急诊病人，有条件者应在术前完成脑血管造影，以明确畸形血管情况。病人已发生脑疝，无条件行脑血管造影，可紧急开颅手术，先清除血肿降低颅内压，抢救生命，待二期手术再切除畸形血管。未行血管造影贸然切除畸形血管是危险的。

胸部的骨性胸廓支撑保护胸内脏器，参与呼吸功能。创伤时骨折胸廓的损伤范围与程度往往表明暴力的大小。根据损伤暴力性质不同，胸部损伤可分为钝性伤和穿透伤。心胸外科还包含了心脏外科和普胸外科的疾病，心胸外科研究心脏大血管创伤、心包疾病、先天性心脏病、后天性心脏瓣膜病、缺血性心脏病、心脏肿瘤、大血管疾病、介入性治疗技术、心律失常的外科治疗、心脏起搏和植入式除颤复律器、动力性心肌成形术及心脏、肺和心肺移植等方面。本试卷涉及心胸外科疾病以上知识点。

§10.4　心胸外科疾病试卷

一、选择题

【A 型题】

1. 张力性气胸的主要诊断依据是　（　　）
A. 呼吸困难　B. 皮下气肿　C. 纵隔向健侧移位　D. 肺萎缩　E. 胸腔内压超过大气压

2. 开放性气胸的现场急救为　（　　）
A. 给氧、补液　B. 做胸穿抽气　C. 清创术　D. 立即用清洁物品填塞伤口
E. 镇静、止痛

3. 多根多处肋骨骨折，因反常呼吸导致呼吸困难时，主要救治措施是　（　　）
A. 肋间神经阻滞及骨折处封闭　B. 胸腔闭式引流术　C. 控制输液量，防止肺水肿
D. 固定胸壁消除反常呼吸　E. 使用呼吸兴奋剂

4. 闭式二尖瓣交界分离术最适用于　（　　）
A. 二尖瓣狭窄合并关闭不全　B. 隔膜型二尖瓣狭窄，心功能Ⅱ～Ⅲ级　C. 二尖瓣狭窄合并房间隔缺损　D. 先天性二尖瓣狭窄　E. 二尖瓣狭窄扩张术后再狭窄

5. 肺癌的好发部位在　（　　）
A. 左上肺　B. 左下肺　C. 右上肺　D. 右中肺　E. 右下肺

6. 中央型肺癌最常见的症状是　（　　）
A. 刺激性咳嗽　B. 反复大咯血　C. 胸痛　D. 发热　E. 气短

7. 下列哪一类肺癌对放射治疗最为敏感　（　　）
A. 鳞癌　B. 腺癌　C. 小细胞肺癌　D. 大细胞肺癌　E. 细支气管肺泡癌

8. 下列哪一型肺癌发病率最高　（　　）

A. 鳞癌　B. 腺癌　C. 小细胞癌　D. 大细胞癌　E. 混合型肺癌

9. 食管癌的早期临床表现是（　）

A. 进行性吞咽困难　B. 吐黏液样痰　C. 吞咽哽噎感　D. 乏力　E. 消瘦

10. 对早期食管癌的诊断，简单易行的方法是（　）

A. 典型病史　B. 用带网气囊采集器检查食管脱落细胞　C. 钡餐检查　D. CT 检查　E. 基因芯片检查

11. 有关食管癌描述，下列哪项是正确的（　）

A. 早期出现吞咽困难　B. 下段食管癌多见　C. 中段食管癌切除率低　D. 压迫颈交感神经节产生 Horner 综合征　E. 食管镜对中晚期食管癌，确诊率可达 100%

12. 缺氧性晕厥常见于（　）

A. 房间隔缺损　B. 室间隔缺损　C. 动脉导管未闭　D. 肺动脉瓣狭窄　E. 法洛四联症

13. 房间隔缺损典型杂音的产生是由于（　）

A. 经缺损的左到右分流　B. 经缺损的右到左分流　C. 缺损两侧的压力差　D. 肺动脉口狭窄，血流通过狭窄部　E. 肺动脉口相对狭窄，血流形成涡流

14. 法洛四联症常见的症状是（　）

A. 呼吸困难　B. 心悸气促　C. 杵状指趾　D. 发绀　E. 蹲踞

15. 室间隔缺损决定能否手术的主要因素是（　）

A. 年龄　B. 缺损大小　C. 缺损部位　D. 肺动脉压力　E. 肺血管阻力

16. 下列先天性心脏病中，无心内分流的是（　）

A. 房间隔缺损　B. 室间隔缺损　C. 动脉导管未闭　D. 法洛四联症　E. 房间隔缺损并肺动脉瓣狭窄

17. 缩窄性心包炎最常见的临床表现是（　）

A. 活动后心悸气促　B. 出汗，尿少　C. 纳差，恶心　D. 颜面浮肿　E. 颈静脉怒张、肝大、腹水

18. 冠心病心肌梗死最常发生在（　）

A. 左主干分布的区域　B. 左旋支分布的区域　C. 左前降支分布的区域　D. 右冠状动脉分布区域　E. 室间隔支分布的区域

【X 型题】

19. 闭式胸膜腔插管引流术的指征为（　）

A. 开胸手术者　B. 气、血胸经反复抽吸无效者　C. 脓胸、脓气胸经反复抽吸无效者　D. 中等量以上血胸　E. 脓胸并存支气管胸膜瘘者

20. 关于胸壁的恶性肿瘤，下述正确的是（　）

A. 肉瘤多见　B. 骨软骨瘤多见　C. 生长迅速　D. 表面血运丰富　E. 少见病理性骨折

21. 急性脓胸的治疗措施包括（　）

A. 抗生素治疗　B. 全身支持疗法　C. 控制原发病灶　D. 胸腔闭式引流术
E. 胸腔穿刺抽脓

22. 确诊肺癌的依据包括 (　　)
A. 咳嗽、痰中带血　B. 胸部 X 线平片　C. 胸部 CT 检查　D. 痰细胞学检查
E. 纤维支气管镜检查及活检

23. 早期食管癌的症状是 (　　)
A. 症状不明显　B. 吞咽困难　C. 持续胸背痛　D. 吞咽哽噎感　E. 吞咽食管内异物感

24. 关于胸腺瘤的描述，正确的是 (　　)
A. 多位于前上纵隔　B. 男女发病率相近　C. 恶性胸腺瘤多伴有重症肌无力
D. 恶性胸腺瘤病人术后应予放疗　E. 重症肌无力病人多伴有胸腺瘤或胸腺异常增生

25. 法洛四联症是指 (　　)
A. 室间隔缺损　B. 肺动脉口狭窄　C. 右心房肥大　D. 主动脉骑跨　E. 右心室肥大

二、填空题

1. 胸膜腔积血的 3 个来源是________、________、________。
2. 创伤性气胸可分为________气胸、________气胸和________气胸 3 类。
3. 胸膜腔内积血多不凝固，其原因是________。
4. 对于冷脓肿，穿刺部位应选在脓肿的________，避免垂直刺入而致脓液沿针道流出形成________。
5. 肺结核的肺叶切除术常见并发症包括________、________、________、________等。
6. 早期食管癌的诊断一定要根据病人________、________检查、________造影及________检查的结果综合分析，再确定诊断。
7. 食管癌常见的术后并发症是________和________。
8. 风湿性二尖瓣狭窄的典型杂音是________，二尖瓣狭窄典型的症状是________。
9. 反酸，剑突后灼痛，食管镜检查见食管下段黏膜充血糜烂，最可能的诊断是________。
10. 胸主动脉瘤最根本的治疗方法是________。

三、判断题

1. 最易发生肋骨骨折的部位是第 4～7 肋。 (　　)
2. 开放性气胸急救处理的原则是，立即将开放性气胸变为闭合性气胸。 (　　)
3. 早期食管癌是指病变小于 3 cm，且无转移。 (　　)
4. 缺氧性晕厥常见于法洛四联症。 (　　)
5. 创伤性窒息是钝性暴力作用于胸部所致的上半身广泛皮肤、黏膜、末梢毛细血管淤血及出血性损害。 (　　)

四、名词解释

1. 反常呼吸
2. 开放性气胸
3. 法洛四联症
4. 肺大疱
5. 体外循环

五、简答题

1. 试述胸壁反常呼吸运动的局部处理方法。
2. 试述胸腹联合伤处理要点。
3. 试述胸部外伤剖胸探查的指征。
4. 试述支气管扩张的手术适应证。
5. 试述风湿性二尖瓣狭窄的手术适应证。

参考答案

一、选择题

【A 型题】

题序	1	2	3	4	5	6	7	8	9	10	11	12	13	14	15	16	17	18
答案	E	D	D	B	C	A	C	A	C	B	E	E	E	D	E	C	E	C

【X 型题】

题序	19	20	21	22	23	24	25
答案	ABCDE	ACD	ABCDE	DE	ADE	ABCDE	ABDE

二、填空题

1. 肺组织裂伤出血　　肋间血管或胸廓内血管破裂　　心脏和大血管破裂出血
2. 闭合性　　开放性　　张力性
3. 肺、心和膈肌运动起着去纤维蛋白作用
4. 上方　　瘘管
5. 支气管胸膜瘘　　顽固性含气残腔　　脓胸　　结核播散
6. 症状　　细胞学　　食管钡餐　　食管镜
7. 吻合口瘘　　吻合口狭窄
8. 心尖可闻第一音亢进和舒张中期隆隆样杂音　　劳力性呼吸困难

9. 食管炎
10. 切除瘤体并置入人造血管

三、判断题

题　　序	答　　案	解　　析
1	√	第 4～7 肋骨比较长，并且比较暴露，所以极易在外伤后引起骨折的情况。
2	√	开放性气胸急救处理要点为：将开放性气胸立即变为闭合性气胸，赢得挽救生命的时间，并迅速转送至医院。使用无菌敷料如凡士林纱布、纱布、棉垫或清洁器材如塑料袋、衣物、碗杯等制作不透气敷料和压迫物，在伤员用力呼气末封盖吸吮伤口，并加压包扎。
3	×	食管钡餐检查可观察食管的蠕动状况、管壁的舒张度、食管黏膜改变、食管充盈缺损和梗阻程度。食管蠕动停顿或逆蠕动，食管壁局部僵硬不能充分扩张，食管黏膜紊乱、中断和破坏，食管管腔狭窄，不规则充盈缺损、溃疡或瘘管形成及食管轴向异常等均为食管癌的重要征象。低张双重造影对早期食管癌的检出较常规造影更有效。
4	√	缺氧性晕厥常见于法洛四联症，法洛四联症是属于心脏部位出现的病症，一般会导致呼吸困难或缺氧性发作，活动的耐受力会比较差，是在病儿当中比较常见的先天性心脏疾病，通过临床的检查能够判断病症，如心电图或实验室检查。
5	√	创伤性窒息是钝性暴力作用于胸部所致的上半身广泛皮肤、黏膜、末梢毛细血管淤血及出血性损害。

四、名词解释

1. 反常呼吸：多根多处肋骨骨折后，局部胸壁，尤其在前侧因失去肋骨的支撑而软化。吸气时，软化区的胸壁内陷，而不随同其余胸廓向外扩展。相反，呼气时，软化区向外膨出，是为反常呼吸。
2. 开放性气胸：刀刃锐器或弹片火器等穿破全层胸壁造成胸膜腔与外界相通的开口，以致空气可随呼吸而自由出入胸膜腔，是为开放性气胸。

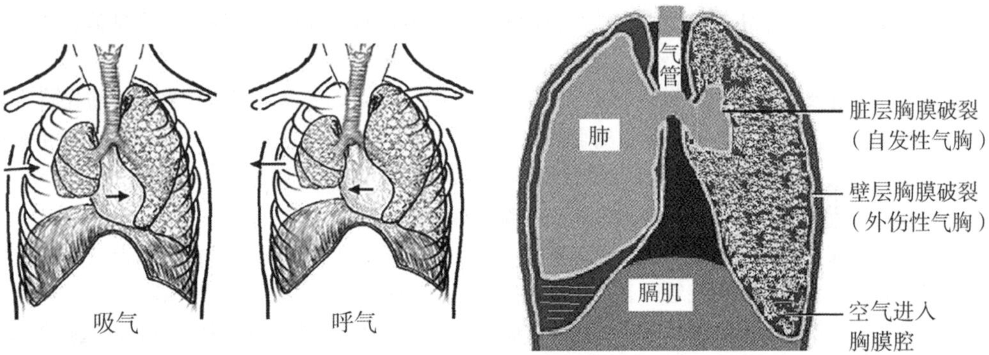

开放性气胸示意图

3. 法洛四联症：是指肺动脉口狭窄、室间隔缺损、主动脉骑跨和右心室肥大等联合心脏畸形。

4. 肺大疱：是因肺泡内压力升高，肺泡壁破裂互相融合，最后形成巨大的囊泡状改变。

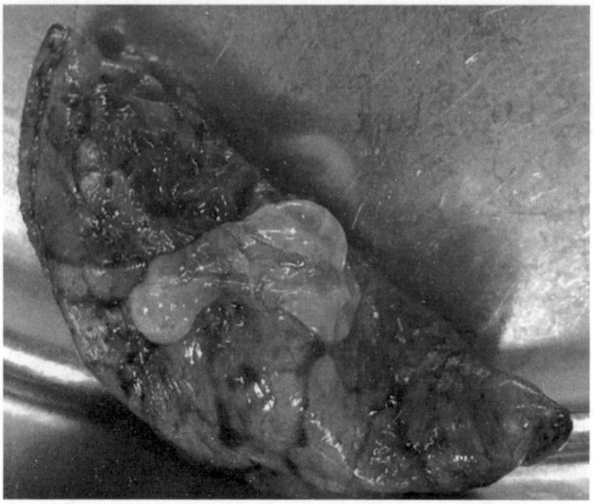

肺大疱示意图

5. 体外循环：是利用特殊人工装置将回心静脉血引出体外，进行气体交换、调节温度和过滤后，输回体内动脉的生命支持技术。由于特殊人工装置取代了人体心肺功能，又称心肺转流，这种人工装置称为人工心肺机。体外循环的目的是暂时取代心肺功能，维持全身组织器官的血液供应和气体交换，为施行心内直视手术提供无血或少血的手术野。

五、简答题

1. 胸壁反常呼吸运动的局部处理方法如下：
   (1) 包扎固定法：适用于现场或较小范围的胸壁软化。用厚敷料压盖于胸壁软化区，再粘贴胶布固定，或用多头胸带包扎胸廓。
   (2) 牵引固定法：适用于大块胸壁软化或包扎固定不能奏效者。局部麻醉下，用无菌巾钳经胸壁夹住中央处游离段肋骨，再用绳带吊起，通过滑轮做重力牵引，使浮动胸壁复位。牵引质量为 2～3 kg。固定时间为 1～2 周。此法不利于病人活动。另一种方法是在伤侧胸壁放置牵引支架，把巾钳固定在铁丝支架上，病人可起床活动。
   (3) 内固定法：适用于错位较大、病情严重的病人。切开胸壁，在肋骨两断端分别钻洞，贯穿不锈钢丝固定。
2. 胸腹联合伤处理要点：首先封闭胸部伤口。胸内有积气、积血，尤其是张力性气胸，需先行胸膜腔引流，以改善呼吸功能。腹部损伤需在输血补液纠正休克的同时迅速施行剖腹术，进行止血和修补破裂脏器。如胸腔内有大量积血或胸腔引流后仍不断有较多血液流出，则做剖胸探查止血，再切开膈肌，探查腹腔，进行止血或修补。倘暴露欠佳，可改行胸腹联合切口。
3. 胸部外伤剖胸探查的指征是：①胸膜腔进行性出血。②经胸膜腔引流后，持续大量漏气，呼吸仍很困难，提示有广泛肺裂伤或支气管断裂。③心脏损伤。④胸腹联合伤。⑤胸内异物存留。
4. 支气管碘油造影明确诊断的支气管扩张病人，无心、肝和肾脏器质性疾病，按下列情况选择手术方式。
   (1) 单侧一叶支气管扩张病变，行肺叶切除。
   (2) 单侧支气管扩张、病变范围超过一个肺叶，可做双叶或肺叶加肺段切除术。
   (3) 一侧肺各肺叶都有支气管扩张，对侧肺无明显病变，判定健肺有充分代偿功能时，可施行单侧全肺切除术。

(4) 病变累及双侧两肺叶，根据病人情况选用双侧肺叶同期切除或分期肺叶切除术。

(5) 支气管扩张并发大咯血病人，经药物治疗仍咯血不止时，紧急做支气管镜检查，若能明确出血来自病肺者，可施行急诊肺叶切除术。

5. 风湿性二尖瓣狭窄手术适应证为：①无症状或心功能属于Ⅰ级者，不主张施行手术。②心功能Ⅱ级以上者均应手术治疗。重度狭窄伴有功能性三尖瓣关闭不全的病例，施行闭式二尖瓣交界分离术后仍可获得较好疗效。③二尖瓣狭窄伴有关闭不全，以及二尖瓣狭窄伴有明显主动脉瓣病变，则不宜做闭式二尖瓣交界分离术。④妊娠期病人如心功能属于Ⅱ级、Ⅲ级，宜在妊娠早期施行手术，以防妊娠后期症状加重。

泌尿外科（urology）是主要诊断和治疗泌尿系统“外科”部分疾病的医院科室，主要治疗各种泌尿性疾病，例如泌尿系统结石、肾脏和膀胱肿瘤、前列腺增生和前列腺炎、睾丸附睾的炎症和肿瘤、睾丸精索鞘膜积液、各种泌尿系损伤、泌尿系先天性畸形如尿道下裂、隐睾、肾盂输尿管连接部狭窄所导致的肾积水等。本试卷基本未涉及泌尿外科护理的问题。

§10.5 泌尿外科疾病试卷

一、选择题

【A型题】

1. 闭合性肾损伤病人须绝对卧床的时间是　(　　)

A. 疼痛明显减轻　B. 血尿消失后　C. 腰部肿块不继续增大　D. 2～4周　E. 休克纠正后

2. 输尿管末端结石常伴有的症状是　(　　)

A. 无痛性全程肉眼血尿　B. 肾绞痛＋镜下血尿　C. 腰痛、尿急、尿失禁　D. 排尿困难　E. 膀胱刺激征

3. 膀胱结石的典型症状是　(　　)

A. 血尿、伴腰部绞痛　B. 脓尿　C. 夜尿增多，排尿困难进行性加重　D. 排尿困难，尿流中断改变体位又可排尿　E. 尿频、尿急及尿痛

4. 目前最常用的治疗前列腺增生的手术方式是　(　　)

A. 耻骨上经膀胱前列腺摘除术　B. 耻骨后前列腺摘除术　C. 经会阴前列腺切除术　D. 经尿道前列腺电切术　E. 前列腺激光切除术

5. 老年病人突发急性尿潴留的首要处理是（　）
A. 针灸治疗　B. 肌内注射药物　C. 耻骨上膀胱造口　D. 膀胱穿刺　E. 试行导尿并留置导尿管

6. 男，45 岁。突发右肾区绞痛 2 小时，疼痛向右下腹放射，难以忍受，伴恶心、呕吐。查：右下腹部深压痛，尿常规红细胞 10～15 个/HP。首先处理措施应该是（　）
A. 输液抗炎治疗　B. 中药排石治疗　C. 止痛解痉　D. CT 检查　E. 磁共振检查

7. 每次排尿开始有血尿，而排尿终末尿液正常，提示出血部位在（　）
A. 肾、输尿管　B. 膀胱底部　C. 膀胱颈部及三角区　D. 前尿道　E. 前列腺

8. 泌尿外科疾病中哪一类疾病常不伴有血尿（　）
A. 泌尿系肿瘤　B. 泌尿系统感染　C. 原发性醛固酮增多症　D. 泌尿系结石　E. 泌尿系外伤

9. 尿路梗阻伴残尿量增加，尿液不断从尿道流出，应属下列哪种情况（　）
A. 压力性尿失禁　B. 急迫性尿失禁　C. 真性尿失禁　D. 充溢性尿失禁　E. 混合性尿失禁

10. 有尿频、尿急症状，尿普通培养无菌生长，尿常规检查 pH 5，镜检大量脓细胞。该病人可能为（　）
A. 急性肾盂肾炎　B. 急性膀胱炎　C. 泌尿系结核　D. 急性前列腺炎　E. 急性尿道炎

【B 型题】

问题 11～13

A. 睾丸鞘膜积液
B. 精索鞘膜积液
C. 交通性鞘膜积液
D. 睾丸肿瘤
E. 腹股沟斜疝

11. 阴囊肿块，呈卵圆形，质软，无压痛，表面光滑，有弹性和囊样感，触不到睾丸和附睾，透光试验阳性（　）

12. 阴囊囊性肿块，站立时肿块明显增大，透光试验阳性，卧位时肿块缩小或消失，睾丸不能触及（　）

13. 位于腹股沟或睾丸上方的囊肿，透光试验阳性，囊肿与睾丸有明显分界（　）

【C 型题】

问题 14～15

A. 绝对卧床休息

B. 注意尿颜色的变化
C. 两者均是
D. 两者均否

14. 肾实质手术后　（　　）
15. 膀胱肿瘤电切术后　（　　）

【X 型题】

16. 尿路结石可能引起　（　　）
A. 尿路梗阻　B. 泌尿系感染　C. 肾功能不全　D. 癌变　E. 尿失禁
17. 排尿困难包括以下哪几项内容　（　　）
A. 尿线变细　B. 排尿时间延长　C. 排尿射程缩短　D. 不便滴沥　E. 尿失禁
18. 尿道膀胱镜检查可以　（　　）
A. 尿道膀胱有无结石、肿瘤　B. 测定分肾功能　C. 取膀胱异物及活检　D. 扩张狭窄尿道　E. 膀胱憩室
19. 证实有无残尿和测定残尿量，下列哪几项检查是正确的　（　　）
A. 排尿后插入导尿管　B. 排尿后膀胱区叩诊　C. 肛门直肠指诊　D. 排尿后膀胱区超声检查　E. 排尿后 KUB 检查
20. 疑为膀胱破裂可做哪几项检查确诊　（　　）
A. 导尿管做膀胱内注液试验　B. 尿道探子检查　C. 膀胱造影　D. 膀胱尿道镜检查　E. MRU 检查
21. 下列几种情况有排小便能自控，哪几种排尿异常不属于尿失禁　（　　）
A. 急性尿失禁　B. 阴道膀胱瘘　C. 输尿管异位开口　D. 压力性尿失禁
E. 充溢性尿失禁
22. 目前临床上常用的肾功能检查方法有　（　　）
A. 血肌酐、血尿素氮测定　B. 内生肌酐清除率测　C. 尿浓缩稀释联合检查
D. 肾小球滤过率和有效血液量测定　E. 排泄性尿路造影
23. 下列哪些疾病容易在尿液脱落细胞中查到癌细胞　（　　）
A. 肾盂癌　B. 肾癌　C. 肾母细胞癌　D. 膀胱癌　E. 肾上腺皮质癌
24. 下列哪几种方法可以帮助上尿路结石定位诊断　（　　）
A. 肾、输尿管　B. 超检查　B. 腹部平片（KUB）　C. 同位素肾图
D. MRU　E. 螺旋 CT 检查
25. 良性前列腺增生病人主要存在的护理诊断为　（　　）
A. 焦虑　B. 排尿模式改变　C. 镜下血尿　D. 尿路感染　E. 营养低于机体需要

二、填空题

1. 成年男性尿道长________，可分为________尿道、________尿道和________尿道。

2. 双侧输尿管结石先取________严重的一侧，如条件许可也可同时取出________。
3. 无痛性肉眼血尿，特别是中年以上者，应首先考虑为________。
4. 血尿伴尿频、尿急、尿痛多系________所致。若膀胱刺激症状逐渐加重，而普通细菌培养阴性，抗感染治疗无效，提示________。
5. 排尿中断伴剧烈疼痛，并放射至阴茎头部和远端尿道，多系________。

三、判断题

1. 泌尿科与泌尿外科是同义词。 ( )
2. 正常前列腺液检查，每高倍视野白细胞数应该少于 25 个。 ( )
3. 细菌培养用的尿标本应取中段尿。 ( )
4. 最常用于了解肾功能的影像学诊断手段是排泄性尿路造影。 ( )
5. 无痛性血尿最常见于慢性肾炎。 ( )

四、名词解释

1. 膀胱刺激征
2. 前尿道和后尿道
3. 终末血尿
4. 全程血尿
5. 肾肿瘤三联征

五、简答题

1. 试述肾损伤的紧急处理措施。
2. 试述尿道球部断裂的主要临床表现。
3. 试述乳糜尿的特征及其常见病因。
4. 试述肾移植排斥反应的症状及处理。

参考答案

一、选择题

【A 型题】

题序	1	2	3	4	5	6	7	8	9	10
答案	D	E	D	D	E	C	D	C	D	C

【B 型题】

题序	11	12	13
答案	A	C	B

【C 型题】

题序	14	15
答案	C	B

【X 型题】

题序	16	17	18	19	20	21	22	23	24	25
答案	ABCD	ABCD	ABCE	ABD	ACD	BC	ABCDE	AD	ABE	ABCD

二、填空题

1. 18～22 cm　　前列腺部　　膜部　　海绵体部
2. 梗阻　　双侧结石
3. 肾脏恶性肿瘤
4. 泌尿系感染　　泌尿系结核
5. 膀胱结石

三、判断题

题　序	答　案	解　析
1	×	泌尿外科不应该叫“泌尿科”，因为它不包括与尿有关的“内科”部分，如肾炎、糖尿病、尿崩症等，这应当加以区别而避免混淆。然而情况在变化，科学在前进，不断地有新的项目由内科范围转入泌尿外科中来，如肾血管性高血压、肾上腺的一些疾病等，所以也必须辩证唯物地看待问题。
2	×	正常前列腺液检查，每高倍视野白细胞数应该少于 10 个。
3	√	中段尿是尿液中最清洁的部分，正常人初始尿和终末尿均可能含有细菌，导致出现假阳性的培养结果。
4	√	排泄性尿路造影又称静脉肾盂造影，它是指含碘对比剂经静脉注射后经肾小球过滤、肾小管浓缩、集合管排泄后显影，间接显示含对比剂的尿液经过的肾脏、肾盂、输尿管和膀胱的内壁和内腔形态，也可了解双肾的排泄功能。在静脉注射含碘的对比剂后，需要首先压迫输尿管，减缓尿液排入膀胱的速度。在对比剂注射后 7 分钟、15 分钟、30 分钟后各摄片 1 次。如肾积水病人尿路显影不满意时，可延长时间摄片。

续表

题　　序	答　　案	解　　析
5	×	无痛性血尿最常见的原因是泌尿系统肿瘤，也是泌尿系统肿瘤一个比较典型的临床表现，如肾癌，肾盂癌以及膀胱癌，都会出现无痛性的血尿。另外，某些长期口服抗凝药物的人群也可能会出现无痛性血尿。需要及时去医院泌尿外科做泌尿系统的彩超、CT、造影以及凝血功能检查，明确引起无痛性血尿的具体原因，并给予相应的治疗。

四、名词解释

1. 膀胱刺激征：是指尿频、尿急、尿痛。正常人白天平均排尿 4～6 次，夜间 0～2 次，如果每天排尿次数>8 次称为尿频。尿急是指尿意一来就有要立即排尿的感觉。尿痛是指排尿时膀胱区及尿道口产生的疼痛，疼痛性质为烧灼感或刺痛。
2. 前尿道和后尿道：前尿道起于尿道口，止于尿道膜部；后尿道自尿道膜部起，至膀胱颈部为止，长约 4 cm。
3. 终末血尿：是指血尿出现在排尿终末，病变多在膀胱三角区、膀胱颈部或前列腺尿道部。
4. 全程血尿：是指血尿见于尿液全程，病变多在膀胱或其以上部位。
5. 肾肿瘤三联征：是指血尿、腰痛、肿块。

五、简答题

1. 肾损伤的紧急处理措施：有大出血、休克的病人须迅速建立静脉通路，观察生命体征变化、吸氧、进行输血以及各种抢救措施，同时明确有无合并其他器官损伤以及肾损伤程度，做好手术探查前准备。
2. 尿道球部断裂多为骑跨伤所致，主要有下列临床表现：
   (1) 外伤后多为骑跨伤尿道口滴血。
   (2) 排尿困难及急性尿潴留。
   (3) 会阴部肿胀及蝶形血肿。
   (4) 伤处疼痛，可放射到尿道外口。
   (5) 尿外渗、血肿并发感染可出现脓毒症。
3. 乳糜尿特征及其常见具体病因如下：乳糜尿是因乳糜液逆流进入尿中所致，外观呈不同程度的乳白色，做尿乳糜试验可阳性。如含有较多的血液则称为乳糜血尿。乳糜尿的特征是小便混浊如乳汁，或似泔水、豆浆，故名。乳糜尿的具体病因可分为寄生虫性和非寄生虫性两大类。如果乳糜尿不能缓解或者得到有效治疗，可能会导致反复肾绞痛、蛋白质丢失引起的营养问题，以及淋巴细胞尿引起的免疫抑制等。治疗采用针对病原、中医中药疗法、肾盂灌注、体外冲击波及手术治疗等。

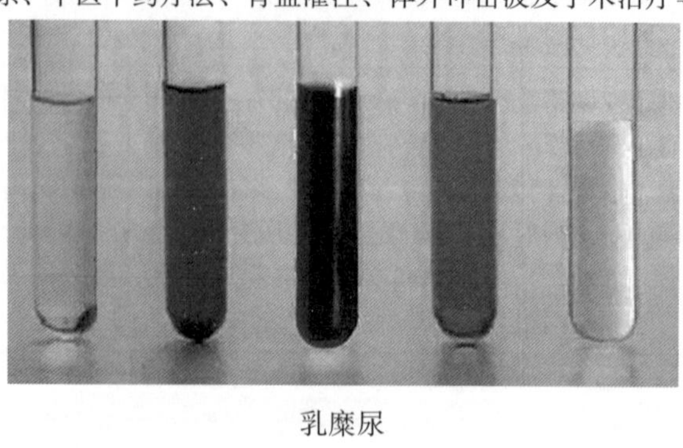

乳糜尿

(1) 寄生虫性：绝大多数由丝虫病所致。现今认为乳糜尿系班氏丝虫常见并发症，可发生于急性期及慢性期。由于丝虫进入淋巴管，造成淋巴管损害而成。国内资料证明马来丝虫病亦可有乳糜尿与鞘膜积液、精索炎等阴囊内并发症，但为数极少。

(2) 非寄生虫性：如结核、恶性肿瘤等广泛侵犯腹膜后淋巴管、淋巴结，造成破坏或阻塞，局部淋巴管炎症损害，致淋巴动力学改变，淋巴液进入尿路，发生乳糜尿。如果乳糜尿不能缓解或者得到有效治疗，可能会导致反复肾绞痛、蛋白质丢失引起的营养问题，以及淋巴细胞尿引起的免疫抑制等。治疗采用针对病原、中医中药疗法、肾盂灌注、体外冲击波及手术治疗等。

4. 肾移植排斥反应的症状及处理如下：

(1) 主诉：有腹胀、关节酸痛、疲倦、头痛、下肢水肿加重及某种无法表达的不适等，应加强观察，上述症状往往是排斥反应的先兆。

(2) 体温升高：往往表现为突然发热或清晨低热后逐渐升高，应增加测量体温的次数。

(3) 体重增加：每天测两次体重，若连续升高应考虑排斥的可能。

(4) 血压升高：若血压突然升高，应警惕排斥的发生，遵医嘱用药进行控制。

(5) 尿量减少：若尿量减少至原来的 1/3 时，应警惕排斥的发生。

(6) 体征：每天检查移植肾，注意有无肿胀、质地变硬、压痛等，如有异常，可做超声检查。

(7) 实验室检查：主要观察血肌酐有无上升，环孢素的血药浓度有无变化等。

(8) 同时应仔细进行体格检查及注意各种培养结果，以区别有无感染的存在。

骨科疾病包括创伤、感染、肿瘤，以及先天性骨科疾病等，本试卷除涉及上述各方面疾病外，还对某些由全身疾病如风湿病、类风湿病、脊柱炎等引起的骨科疾病及其护理进行了简要介绍。

§10.6 骨科疾病试卷

一、选择题

【A 型题】

1. 哪项是骨折的专有特征　（　　）

A. 肿胀　B. 功能障碍　C. 局部瘀斑　D. 反常活动　E. 局部压痛

2. 骨折的 X 线检查下述哪项是正确的　（　　）

A. X 线摄片须包括正侧位，含邻近关节　B. X 线摄片须包括正侧位　C. X 线摄片

须照特殊位　D. X线摄片须照健侧对比　E. X线摄片须照轴位片

3. 缺血性骨坏死最易发生于　(　　)

A. 股骨颈骨折　B. 髌骨骨折　C. 髋臼骨折　D. 胫骨下段骨折　E. 肱骨上段骨折

4. 下列哪项是肩关节脱位的特有体征　(　　)

A. 方肩　B. 上肢缩短　C. 上肢增长　D. 上肢肘关节屈曲　E. 功能障碍

5. 石膏绷带包扎完毕后，应用红色铅笔在石膏上标明　(　　)

A. 包石膏和预计拆石膏的日期　B. 受伤日期　C. 石膏的层次和石膏大小　D. 石膏的出厂地址　E. 石膏的出厂日期和失效期

6. 髌骨粉碎性骨折最常发生的并发症是　(　　)

A. 骨化性肌炎　B. 缺血性肌挛缩　C. 创伤性关节炎　D. 缺血性骨坏死　E. 骨折不愈合

7. 保存断肢最好的方法是　(　　)

A. 泡于冰水中　B. 用消毒液浸泡　C. 用抗生素溶液浸泡　D. 干燥冷藏　E. 冷冻

8. 小儿急性血源性骨髓炎最常见的致病菌是　(　　)

A. 金黄色葡萄球菌　B. 乙型链球菌　C. 白色葡萄球菌　D. 大肠埃希菌　E. 肺炎链球菌

9. 进行骨折复位，下述哪项操作是正确的　(　　)

A. 将远端骨折段对准近侧骨折段所指的方向　B. 将近侧骨折段对准远侧骨折段所指的方向　C. 应在肢体的中立位进行复位　D. 应在肢体的功能位进行复位　E. 原则上应以反折、回旋的手法进行复位

10. 在事故现场应将完全离断的断肢（指）　(　　)

A. 用清洁布包好放入塑料袋后置加盖容器中，四周放冰块　B. 冲洗后置塑料袋内，放入有冰块的容器中　C. 直接放入有冰块的容器中　D. 浸泡在冰水中　E. 用乙醇消毒后浸泡于冰水中

11. 股骨颈骨折晚期最常见的并发症是　(　　)

A. 创伤性髋关节炎　B. 髋关节僵硬　C. 坠积性肺炎　D. 压疮及泌尿系感染　E. 股骨头缺血性坏死

12. 关节脱位的专有体征是　(　　)

A. 畸形、反常活动、关节空虚　B. 畸形、反常活动、骨擦感　C. 关节空虚、畸形、弹性固定　D. 反常活动、弹性固定　E. 弹性固定、畸形

13. 骨与关节结核最常见的好发部位是　(　　)

A. 膝关节　B. 脊柱　C. 肘关节　D. 踝关节　E. 髋关节

【X型题】

14. 骨科外固定器材常用的有　(　　)

A. 小夹板　B. 外固定器　C. 石膏绷带　D. 钢板螺丝钉　E. 外展架

15. 关于手外伤的处理原则，以下哪些是正确的（　）
A. 早期正确的急救处理　B. 早期彻底清创　C. 早期修复一切深部组织损伤　D. 早期闭合伤口　E. 正确的术后处理

16. 跌倒手撑地，可能发生（　）
A. 柯雷骨折　B. 尺桡骨双骨折　C. 肩胛冈骨折　D. 锁骨骨折　E. 肩关节脱位

17. 手部清创时对伤口和深部组织损伤的处理为（　）
A. 创面新鲜清洁时，清创后同时修复深部组织损伤和缝合伤口　B. 创面污染重，清创后缝合伤口，二期手术修复肌腱、神经损伤　C. 创面污染重，清创后缝合伤，二期手术修复骨折和脱位　D. 尽管创面污染重，清创后也要同时处理手部骨折和脱位　E. 受伤时间较长，污染严重的伤口，清创后延期缝合伤口

18. 急性血源性化脓性骨髓炎治疗原则为（　）
A. 增加全身抵抗力　B. 联合使用大量抗生素　C. 局部外固定　D. 病灶清除　E. 病灶冲洗引流

19. 关于骨折合并神经血管损伤，下列哪项是正确的（　）
A. 腓骨颈骨折可合并腓总神经损伤　B. 股骨下段骨折可合并坐骨神经　C. 肱骨中段骨折可合并桡神经损伤　D. 胫骨上段骨折可合并腓动脉损伤　E. 股骨颈骨折可合并坐骨神经损伤

20. 下列哪些是骨折的早期并发症（　）
A. 休克　B. 感染　C. 神经损伤　D. 压疮　E. 脂肪栓塞

二、填空题

1. 创伤性骨折可以由________、________和________引起。
2. 不完全骨折按其形态可分为________和________。
3. 骨折的特有特征包括________、________、________。
4. 骨折愈合过程分为________期、________期和________期3个阶段。
5. 骨折治疗的三大原则是________、________和________。
6. Colles骨折指桡骨远端距腕关节________cm以内骨折，且骨折远端向________移位，可见的特殊畸形为________和________。
7. 化脓性关节炎多见于________，好发于________关节。

三、判断题

1. 骨软骨瘤是一种恶性肿瘤，一般均需手术治疗。（　）
2. 急性血源性骨髓炎于起病2周内X线检查，一般无异常发现。（　）
3. 在骨折急救中，开放外露的骨折端应尽量复位回纳。（　）

4. 闭合性锁骨骨折复位后，一般应予石膏固定。 (　　)
5. 柯雷骨折远端的典型移位是向桡侧及背侧移位。 (　　)

四、名词解释

1. 骨折延迟愈合
2. 脂肪栓塞综合征
3. 创伤性关节炎
4. 骨髓瘤
5. 转移性骨肿瘤

五、简答题

1. 试述骨折的定义及局部表现。
2. 试述骨折的急救措施。
3. 试述治疗骨折的原则。
4. 试述骨折的并发症。
5. 试述手外伤的处理原则。
6. 试述股骨颈骨折按X线表现的两种分型，并简要说明临床意义。
7. 试述关节脱位的特征。
8. 试述腰椎间盘突出的体征。
9. 试述急性血源性骨髓炎治疗的目的和方法。
10. 试述骨肿瘤的治疗原则。

参考答案

【A型题】

题序	1	2	3	4	5	6	7	8	9	10	11	12	13
答案	D	A	A	A	A	C	D	A	A	A	E	C	B

【X型题】

题序	14	15	16	17	18	19	20
答案	ABCE	ABDE	ABDE	ABE	ABCE	ABC	ABCE

二、填空题

1. 直接暴力　　间接暴力　　积累性劳损
2. 裂缝骨折　　青枝骨折
3. 畸形　　异常活动　　骨擦音或骨擦感

4. 血肿炎症机化　　原始骨痂形成　　骨板形成塑形
5. 复位　　固定　　康复治疗
6. 3　　桡背侧　　“银叉”畸形　　“枪刺”样畸形
7. 儿童　　髋、膝

三、判断题

题　　序	答　　案	解　　析
1	×	骨软骨瘤是儿童期常见的良性骨肿瘤，通常位于干骺端的一侧骨皮质，向骨表面生长，又称外生骨疣。本病可分为单发性和多发性，后者有遗传倾向，并影响骨骺发育或产生肢体畸形，称为骨软骨瘤病，又称干骺续连症。病变位于干骺端，以股骨远端、胫骨近端和肱骨近端最为多见。临床上骨软骨瘤无疼痛或压痛，压迫神经时产生相应症状。
2	√	从解剖学上看，在长骨干骺端有很多的终末小动脉，循环丰富，血流较慢，利于细菌繁殖。有的细菌如葡萄球菌，常积聚成团，在细小动脉内可形成栓塞，使该血管的末端阻塞，使局部组织坏死，利于细菌生长和感染的发生。临床上骨髓炎的发生常和外伤（扭伤、挫伤等）有关，局部损伤常为诱因，有利于细菌生长。病原菌以金黄色葡萄球菌为最多见（占80%～90%），其次为链球菌和大肠埃希菌。
3	×	骨折的分型，根据骨折处皮肤黏膜是否完整，可分为开放性骨折和闭合性骨折。根据骨折的程度和形态分类，可分为不完全性骨折，这种情况包括裂缝骨折、青枝骨折；再一种就是完全骨折，可分为横形骨折、斜形骨折、螺旋形骨折、粉碎性骨折、嵌插骨折、压缩性骨折等。根据骨折段移位，可分为成角畸形、侧方移位畸形、短缩畸形及旋转移位畸形。在骨折急救中，开放外露的骨折端应尽量复位回纳。
4	×	锁骨骨折多为间接暴力外伤所致，可表现为颈肩部肿胀、瘀斑、疼痛，多发生在儿童及青壮年，男性多见，保守治疗为主，一般采用绷带8字形包扎固定，通常2～4周即可痊愈。严重骨折则需要手术治疗。
5	√	Colles骨折多为间接暴力所引起，常见于跌倒（尤其是在像冬天这样雪后地面光滑，滑倒手掌着地），肘部伸展，前臂旋前，腕关节背伸，手掌着地致伤。应力作用于桡骨远端，使得这一脆弱部分发生骨折。疼痛、肿胀、典型畸形姿势，即正面看“枪刺样”畸形，侧面看“银叉样”畸形。压痛明显，腕关节活动障碍。检查局部压痛明显，腕关节因疼痛而活动受限。X线摄片可见骨折远端向桡背侧移位，近端向掌侧移位。

四、名词解释

1. 骨折延迟愈合：指骨折经治疗，超过一般愈合所需的时间，骨折断端仍未出现骨折连接，称为骨折延迟愈合。X线片显示骨折端骨痂少，轻度脱钙，骨折线仍明显，但无骨硬化表现。
2. 脂肪栓塞综合征：是骨折早期并发症之一，发生于成人，是由于骨折处髓腔内血肿张力过大，骨髓被破坏，脂肪滴进入破裂的静脉窦内，可引起肺、脑脂肪栓塞。

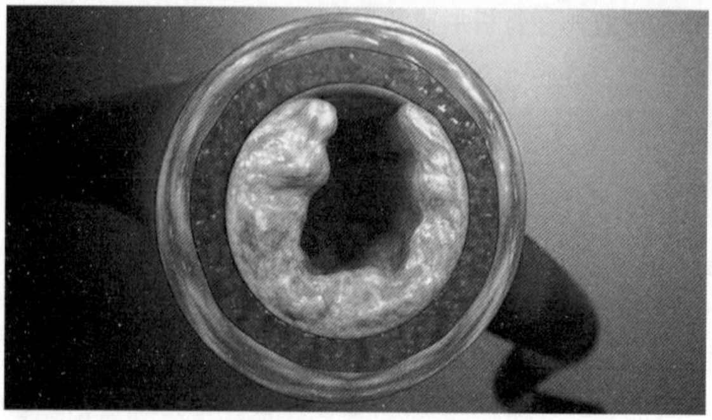

脂肪栓塞示意图

3. 创伤性关节关：是指关节内骨折，关节面遭到破坏，又未能准确复位，骨愈合后使关节面不平整，长期磨损易引起创伤性关节炎，致使关节活动时出现疼痛。
4. 骨髓瘤：是起源于骨髓造血组织，以浆细胞为主的恶性肿瘤，可以是孤立性，由于其产生多发性骨损害，故称多发性骨髓瘤。常见于 40 岁以上男性，好发部位依次为脊椎、骨盆、肋骨、颅骨和胸骨等。
5. 转移性骨肿瘤：是指原发于骨外器官或组织的恶性肿瘤，经血行或淋巴转移至骨骼并继续生长，形成子瘤。好发年龄 40～60 岁；儿童则多来自成神经细胞瘤。好发部位为躯干骨，常发生骨转移的肿瘤依次为乳腺癌、前列腺癌、肺癌、肾癌等。

五、简答题

1. 骨折即骨的完整性被破坏或连续性中断。骨折的局部表现可分为两类：

(1) 骨折的特有体征：①畸形。②异常活动。③骨擦音或骨擦感。

(2) 骨折的其他表现：①局部疼痛与压痛。②局部肿胀与瘀斑。③功能障碍。

2. 骨折的急救措施主要有：

(1) 一般处理：首先抢救生命，抢救休克。

(2) 包扎创口：用绷带压迫包扎止血或止血带止血。

(3) 妥善固定：就是用妥善方法将骨折的肢体固定，常用各种夹板，或牵引。固定伤肢时注意防止造成压迫。

(4) 迅速转运：尽快地送往最近的医院。

3. 治疗骨折的原则包括复位、固定、功能锻炼。

(1) 复位：是指将移位的骨折段恢复正常或接近正常的解剖关系，重建骨骼的支架作用。

(2) 固定：是指将骨折维持在复位后的位置，使其在良好对位情况下达到牢固愈合。

(3) 功能锻炼：是指在不影响固定的情况下，尽快恢复患肢肌肉、肌腱、韧带、关节囊等软组织的舒缩活动，减少肌肉萎缩、保持肌肉力量，防止骨质疏松、关节僵硬等并发症，并促进骨折愈合。

4. 骨折的并发症包括早期并发症和晚期并发症。

(1) 骨折早期并发症：①休克。②脂肪栓塞综合征。③骨筋膜室综合征。④重要内脏器官如肝、脾、肺、膀胱、尿道、直肠等损伤。⑤重要血管如动、静脉，胫后动、静脉，肱动、静脉等损伤。⑥重要周围神经如腓总神经、桡神经等损伤。⑦脊髓损伤。

(2) 骨折晚期并发症：①坠积性肺炎。②压疮。③深静脉血栓形成。④感染。⑤损伤性骨化。⑥创伤性关节炎。⑦关节僵硬。⑧骨萎缩。⑨缺血性骨坏死。⑩缺血性肌挛缩。

5. 手外伤的处理需特别重视以下问题：

（1）早期正确的急救处理，包括及时包扎、妥善固定等，术后将手固定于功能位。

（2）早期彻底清创：一般应争取在伤后 6～8 小时内进行，争取一期闭合创口。

（3）正确处理深部组织损伤。

（4）注射破伤风抗毒血清，应用抗生素。抬高伤肢，防止肿胀。

6. 股骨颈骨折按 X 线表现可分为内收骨折和外展骨折。

（1）内收骨折：Pauwel 角大于 50°，属不稳定骨折，容易变位，常需要内固定治疗。

（2）外展骨折：Pauwel 角小于 30°，属稳定骨折，常可用持续牵引治疗，处理不当可发生移位，转为不稳定型。

7. 关节脱位的特征包括：

（1）畸形。

（2）弹性固定。

（3）关节空虚。

（4）功能障碍。

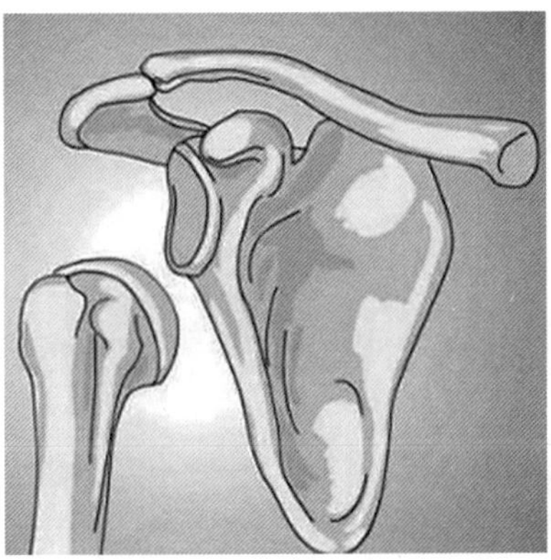

肩关节脱位畸形（方肩）

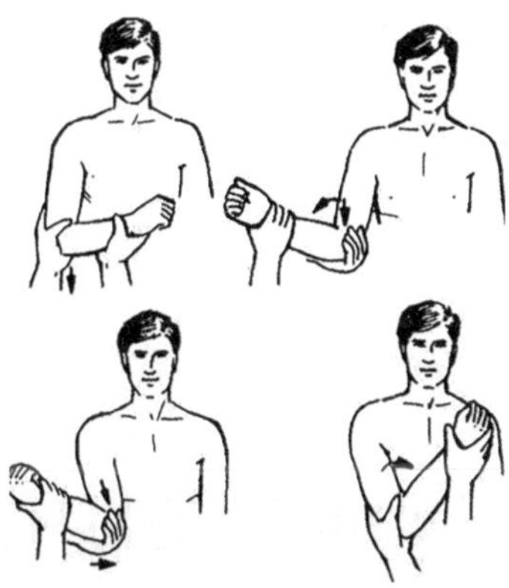

肩关节复位方法

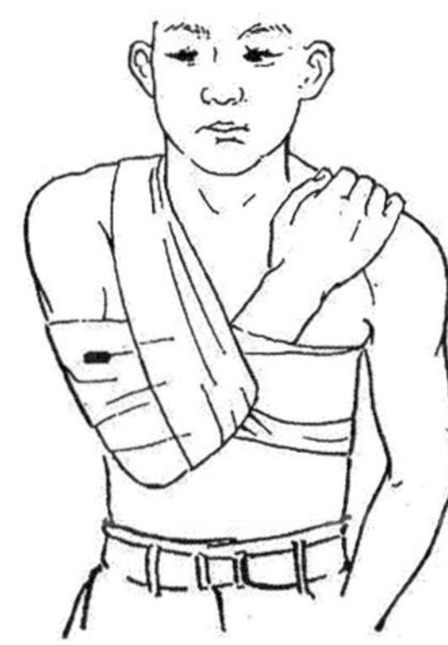

肩关节脱位固定法

肩关节脱位的治疗

8. 腰椎间盘突出的体征有：

（1）突出间隙的棘上韧带及椎旁有压痛。

（2）一侧椎旁肌痉挛，脊柱侧弯。

（3）椎旁叩击征阳性。

（4）俯卧时，循坐骨神经行程有压痛。

（5）直腿抬高试验和加强试验阳性。

（6）早期为痛觉过敏，稍后为减退。踝反射异常表示骶神经受压。

（7）其他：中央型椎间盘突出压迫马尾神经者，马鞍区感觉消失或减退。

9. 急性血源性骨髓炎治疗的目的是尽早控制炎症，使病变在急性期治愈，防止演变为慢性骨髓炎。急性血源性骨髓炎治疗要点如下：

（1）全身治疗：支持疗法和对症疗法。

（2）早期联合应用大剂量有效抗生素：最好能根据细菌培养和药敏试验结果选用，体温下降后须继续使用抗生素 2～3 周。

(3) 局部减压和引流：诊断明确后，如大剂量抗生素不能控制症状时，必须尽早切开，钻孔引流或开窗减压。

(4) 局部固定：早期应用持续牵引或石膏托固定于功能位，以利患肢休息，防止畸形和病理性骨折发生。急性炎症消退后应根据病情变化和治疗需要继续固定患肢。

10. 骨肿瘤治疗最主要的原则是明确诊断，截肢应极其慎重，不应做的截肢比担心遗漏恶性骨肿瘤更严重，不能对没有确诊的恶性骨肿瘤做截肢或使用化学治疗及放射治疗。现将良性骨肿瘤和恶性骨肿瘤的治疗原则分述如下：

(1) 良性骨肿瘤治疗原则：局部切除或刮除和植骨，一般不宜做放射治疗。

(2) 恶性骨肿瘤治疗原则：一般均采用以手术治疗为主的联合治疗。目前主要的治疗措施是截肢或关节解脱，并辅以化学治疗、放射治疗等措施。尽量做到既切除肿瘤又保全肢体。

近20年来伴随休克期复苏水平的提高，直接死于休克者已明显减少，但休克带来的问题还远没有解决好。本试卷主要涉及烧伤的病因、伤情判断、烧伤面积计算方法、烧伤的救治，以及电烧伤和化学烧伤的特点和烧伤休克的救治等内容。

§10.7 烧伤科试卷

一、选择题

【A型题】

1. 男，5岁。烧伤总面积为30%（Ⅱ度），其烧伤严重程度为　（　）

　A. 轻度　B. 中度　C. 重度　D. 特重度　E. 深度

2. 防治烧伤休克的主要措施是　（　）

　A. 保暖　B. 镇痛镇静　C. 创面处理　D. 补液治疗　E. 多饮水

3. 病人手指并拢一手掌面积为其本人体表面积的　（　）

　A. 0.5%　B. 0.75%　C. 1.0%　D. 1.25%　E. 1.5%

4. 老年人烧伤易发生休克和急性肾衰竭，且心功能差，输液时应注意维持尿量在　（　）

　A. 20～30 mL　B. 10～20 mL　C. 30～40 mL　D. 40～50 mL　E. 50 mL以上

5. 烧伤休克补液治疗，第1个8小时胶体、晶体输液量为第1个24小时胶体、晶体补液总量的　（　）

A. 1/4　B. 1/3　C. 1/2　D. 2/3　E. 2/5

6. 下列叙述哪项错误　（　）

A. 深Ⅱ度烧伤伤及真皮深层，2～3 周愈合　B. 浅Ⅱ度烧伤伤及真皮浅层，约 2 周愈合　C. Ⅰ度烧伤仅伤及表皮，3～5 天愈合　D. Ⅲ度烧伤伤及皮肤全层，甚至肌肉、骨骼等，一般需植皮才能愈合　E. 窄条状或小块Ⅲ度烧伤可由周围皮肤爬行修复

7. 下列哪项不属于热烧伤　（　）

A. 热水烫伤　B. 蒸汽烫伤　C. 火焰烧伤　D. 电烧伤　E. 沸油烫伤

8. 大面积烧伤现场急救时，下列哪种情况可暂不做气管切开而转送上一级医院　（　）

A. 中度以上吸入性损伤　B. 四肢烧伤面积 30％以下　C. 头面颈部深度烧伤　D. 上呼吸道梗阻者　E. 面颈部严重水肿者

9. 一名 30 岁男性，体重 70 kg，被汽油火焰烧伤全身多处，50％TBSA（深Ⅱ度），第 1 个 8 小时的胶体、晶体输液量为　（　）

A. 2625 mL　B. 2650 mL　C. 3292 mL　D. 3625 mL　E. 5250 mL

10. 适于采用包扎疗法的烧伤创面是　（　）

A. 面颈部浅度烧伤　B. 会阴部烧伤　C. 四肢浅Ⅱ度及深Ⅱ度烧伤　D. 四肢高压电接触伤　E. Ⅲ度烧伤

11. 烧伤休克的主要原因是　（　）

A. 大量红细胞丧失　B. 大量水分蒸发　C. 疼痛　D. 大量体液从血管内渗出　E. 创面感染

12. 烧伤后病人出现休克症状时，最早的治疗措施中，下列哪项是错误的　（　）

A. 立即转往有条件的医院治疗　B. 镇静止痛　C. 立即静脉输液　D. 保护创面，防止再损伤　E. 注意合并伤的诊断及处理

【B 型题】

问题 13～14

A. 失血性休克

B. 低血容量性休克

C. 感染性休克

D. 神经源性休克

E. 心源性休克

13. 烧伤早期多为　（　）

14. 烧伤并发感染时可发生　（　）

【C 型题】

问题 15～16

A. 血浆渗至第三间隙

B. 血浆自创面丢失到体外

C. 两者均有

D. 两者均无

15. 烧伤休克的原因有 （　　）

16. 组织水肿的原因有 （　　）

【X 型题】

17. 下列哪些属于烧伤的治疗原则 （　　）
A. 保护烧伤区，防止和清除外源性污染　B. 预防和治疗低血容量性休克　C. 防治局部及全身性感染　D. 促进创面愈合，减少瘢痕形成及功能障碍　E. 防治器官的并发症

18. 有关烧伤急救措施正确的有 （　　）
A. 迅速脱离致热原　B. 镇静止痛　C. 减少创面污染　D. 衣服着火应用手立即将火扑灭　E. 避免再损伤创面

19. 严重烧伤病人全身应用抗生素的原则 （　　）
A. 必须采取经验用药　B. 出现脓毒症早期表现时，无须等待血培养结果，考虑经验性用药　C. 发生脓毒症时，创面局部宜应用广谱抗生素　D. 抗生素联合应用过程中，应注意防止发生真菌感染　E. 创面分泌物培养阳性后方可应用抗生素

20. 关于大面积烧伤病人切痂植皮术正确的是 （　　）
A. 在严密监测下可以考虑休克期切痂植皮手术　B. 伤后 1 个月以后采取切痂植皮手术　C. 全身情况稳定后，应及早采取切痂植皮手术　D. 一次性切痂植皮手术的范围不超过 10%　E. 肢体行切痂手术时，禁止使用止血带

21. 符合中国新九分法计算方法的是 （　　）
A. 头面颈合计 9%　B. 躯体部 27%　C. 双下肢 46%　D. 双臀 9%　E. 双上臂 9%

22. 大面积烧伤病人建立人工气道的指征 （　　）
A. 极度烦躁　B. 面颈部烧伤　C. 合并吸入性损伤，有脱落的坏死黏膜，需反复吸引或灌洗者　D. 昏迷，伴有胃潴留者　E. 持续低氧血症，需行机械通气者

23. 烧伤病人休克期监测的项目包括 （　　）
A. 尿量　B. 中心静脉压　C. B 超检查　D. 动脉血气分析　E. 大便常规

24. 关于大面积烧伤病人切痂植皮术正确的是 （　　）
A. 在严密监测条件下可以考虑休克期切痂植皮手术　B. 伤后 1 个月以后采取切痂植皮术　C. 全身情况稳定后，应及早采取切痂植皮手术　D. 一次性切痂植皮手术的范围不超过 10%　E. 肢体行切痂手术时，禁止使用止血带

25. Ⅲ度烧伤面积达 80%的病人，创面处理建议采取 （　　）
A. 暴露疗法　B. 分次实施切痂植皮手术　C. 功能部位力争恢复功能　D. 肢体部位采取包扎疗法　E. 采取蚕食脱痂植皮疗法

二、填空题

1. 计算烧伤体表面积的常用方法是________法和________法，临床上常将以上两种方法配

合应用。

2. 烧伤严重程度分为________、________、________、________4类。
3. 据小儿头面部占体表面积大，腿短占体表面积小的特点，估计小儿烧伤面积为：头颈部为体表面积的________%，双下肢及臀部为体表面积的________%。
4. 成人特重度烧伤指烧伤总面积在________%以上或Ⅲ度烧伤面积在________%以上者。
5. 大面积烧伤病人应置于经彻底消毒的房间，房间墙壁、家具、地板每天用消毒液抹拖________次，空气消毒________次。

三、判断题

1. 男性病人，35岁。开水烫伤双下趾后局部肿胀明显，有大小不等水疱，创面红润、潮湿，诉有剧痛，诊断为开水烫伤7%（浅Ⅱ度）。（　）
2. 烧伤急救时，创面剧痛、烦躁者可酌情使用哌替啶（度冷丁）、地西泮等镇痛镇静，但应尽量减少镇静止痛药的使用，避免掩盖病情。（　）
3. 烧伤休克期，病人口渴明显，可予饮用大量白开水。（　）
4. 烧伤休克延迟复苏是指由于通信、交通或医疗条件等的限制，一些大面积深度烧伤病人伤后不能得到及时、有效的复苏治疗，入院时已发生明显休克，此时才开始给予液体复苏治疗。（　）
5. Ⅱ度烧伤创面如采用包扎疗法，若未见敷料湿透或感染，浅烧伤可在7～10天、Ⅲ度烧伤可在3～4天更换第一次敷料。（　）

四、名词解释

1. 浅度烧伤
2. 深度烧伤
3. 中度烧伤
4. 重度烧伤
5. 烧伤休克

五、简答题

1. 试述烧伤深度的识别方法。
2. 试述烧伤面积的计算方法。
3. 试述热力烧伤的分类。
4. 试述电烧伤的特点。
5. 试述热力烧伤的治疗原则。

参考答案

一、选择题

【A 型题】

题序	1	2	3	4	5	6	7	8	9	10	11	12
答案	D	D	C	A	C	A	D	B	A	C	D	A

【B 型题】

题序	13	14
答案	B	C

【C 型题】

题序	15	16
答案	C	A

【X 型题】

题序	17	18	19	20	21	22	23	24	25
答案	ABCDE	ABCE	BD	AC	ABC	CDE	ABD	AC	ABC

二、填空题

1. 新九分　　手掌
2. 轻度　　中度　　重度　　特重度
3. 3.0　　25.5
4. 50　　20
5. 3　　3

三、判断题

题　　序	答　　案	解　　析
1	√	Ⅱ度烧伤的特点是起水疱并伴明显疼痛，该病例符合上述特点。
2	√	不同深度的烧伤会出现不同程度的疼痛，慎用止痛药物，以免掩盖其他烧伤后的症状。
3	×	休克早期病人口渴，饮用大量白开水后一方面可以导致血液稀释，严重者可致水中毒。

续表

题　　序	答　　案	解　　析
4	√	烧伤休克延迟复苏是指烧伤休克已发生并持续了一段时间后才开始的液体复苏治疗。由于通信、交通或医疗条件等的限制，一些大面积深度烧伤病人伤后不能得到及时、有效的复苏治疗，入院时已发生明显休克，此时才开始给予液体复苏治疗。烧伤休克延迟复苏的快慢一般与烧伤的严重程度有关系，烧伤越严重，烧伤休克延迟复苏发生得越快。
5	√	烧伤化验的目的是为了处理感染创面，如果创面没感染就不必换药。

四、名词解释

1. 浅度烧伤：是指创面在伤后 21 天内自行愈合的烧伤，包括Ⅰ度烧伤和浅Ⅱ度及部分较浅的深Ⅱ度烧伤。
2. 深度烧伤：是指创面自行愈合需要 21 天以上的烧伤，包括较深或伴感染的深Ⅱ度烧伤、Ⅲ度烧伤和Ⅳ度烧伤，通常需要手术治疗。深Ⅱ度烧伤表皮发白或棕黄，去除坏死皮后，创面微湿或红白相间，感觉迟钝，可见粟粒大小的红色小点，一般需 3～4 周愈合，Ⅲ度烧伤局部表现可为苍白、黄褐色、焦黄，严重者呈焦灼状或炭化，皮肤失去弹性，触之硬如皮革，干燥无渗液，感觉差，需要手术植皮治疗，愈合后有瘢痕。
3. 中度烧伤：是指成人烧伤面积为 11%～30%（小儿为 5%～15%）或Ⅲ度烧伤面积在 10%以下（小儿 5%以下），并且无吸入性损伤或者严重并发症的烧伤。
4. 重度烧伤：是指成人烧伤面积为 31%～50%（小儿为 16%～25%）或Ⅲ度烧伤面积为 10%～20%（小儿 10%以下），或成人烧伤面积不足 31%（小儿不足 16%），但有下列情况之一者：①全身情况严重或有休克。②复合伤（严重创伤、冲击伤、放射伤、化学中毒等）。③中、重度吸入性损伤。④婴儿头面部烧伤超过 5%。
5. 烧伤休克：是指大面积烧伤的病人早期出现的休克症状，即因大面积皮肤组织损伤，导致大量血液进入组织间隙，造成组织水肿，有效循环血量减少导致脑、心脏、肾脏等重要器官缺血缺氧，所引起的临床征象。主要表现为：恶心呕吐、心率增加、血压下降、尿量减少、烦躁不安等。临床治疗中，一般采用烧伤补液计算公式，依据病人的体重、烧伤面积及深度，计算病人所需的补液量，以维持病人生命体征。

五、简答题

1. 烧伤深度的识别采用三度四分法，即分为Ⅰ度、浅Ⅱ度、深Ⅱ度和Ⅲ度。Ⅰ度、浅Ⅱ度烧伤一般称浅度烧伤；深Ⅱ度和Ⅲ度烧伤则属深度烧伤。

   (1) Ⅰ度烧伤：仅伤及表皮浅层，表面红斑状、干燥，烧灼感，3～7 天脱屑痊愈。

   (2) 浅Ⅱ度烧伤：伤及表皮的生发层、真皮乳头层。局部红肿明显，大小不一的水疱形成，水疱皮如剥脱，创面红润、潮湿、疼痛明显。如不感染，1～2 周内愈合，一般不留瘢痕，多数有色素沉着。

   (3) 深Ⅱ度烧伤：伤及真皮层，可有水疱，但去疱皮后，创面微湿，红白相间，痛觉较迟钝。如不感染，可融合修复，需时 3～4 周。但常有瘢痕增生。

（4）Ⅲ度烧伤：是全皮层烧伤甚至达到皮下、肌肉或骨骼。创面无水疱，呈蜡白或焦黄色甚至炭化，痛觉消失，局部温度低，皮层凝固性坏死后形成焦痂，触之如皮革，痂下可显树枝状栓塞的血管。因皮肤及其附件已全部烧毁，无上皮再生的来源，必须靠植皮而愈合。只有很局限的小面积Ⅲ度烧伤，才有可能靠周围健康皮肤的上皮爬行而收缩愈合。

2. 烧伤面积计算方法主要包括手掌法和中国新九分法。

（1）手掌法：手指并拢单掌面积为体表的1%。

（2）中国新九分法：详见下表。

中国新九分法标准

部　位			面　积	儿童面积
头颈	发部	3%	1×9%=9%	9%+（12−年龄）%
	面部	3%		
	颈部	3%		
两上肢	双上臂	8%	2×9%=18%	18%
	双前臂	6%		
	双手	4%		
躯干	躯干前面	13%	3×9%=27%	27%
	躯干后面	13%		
	会阴	1%		
	双臀	5%		
两下肢	双大腿	21%	5×9%+1%=46%	46%−（12−年龄）%
	双小腿	13%		
	双足	7%		

注：儿童因头部面积相对较大，两下肢相对软小，应根据年龄计算。

3. 热力烧伤通常是按照烧伤的面积和深度进行分类，包括：

（1）热烧伤、化学烧伤、电烧伤和由火焰、热水、蒸汽、爆炸、热气流、热液、电火花和直接接触热物（如火炉、沥青）所引起的损伤。此为我们通常所说的热烧伤。

（2）化学烧伤：是由于身体接触到坏死性化学物质而引起的损伤，主要是强酸强碱。由于酸很快使蛋白质凝固形成屏障，且易于被组织液中和，而碱则使蛋白水解、液化，继发感染，因此碱烧伤较酸烧伤更难处理。

（3）电烧伤：常引起广泛的组织凝固性坏死。组织的电阻强弱影响其受损的程度，电阻低的组织更易于受损。体内各组织电阻由小到大排列顺序为：血管、神经、肌肉、皮肤、脂肪、肌腱和骨组织。电烧伤的特点是电流入

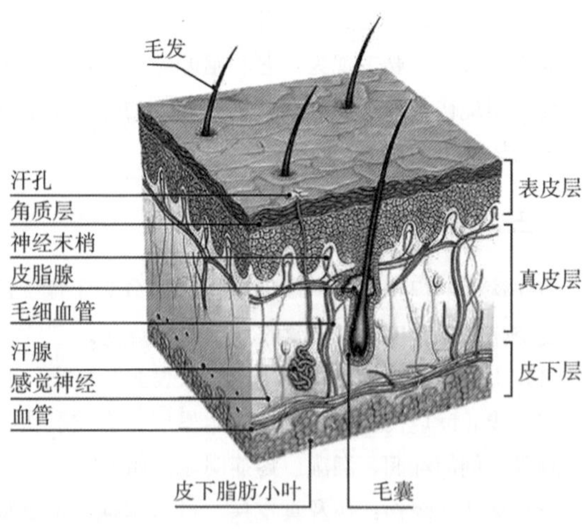

皮肤结构图

口和出口可能很小，但内部则有广泛的损害，易并发大出血。

(4) 放射性烧伤：战时，由于使用原子弹、氢弹，核爆炸时，落下的灰尘沾染皮肤，清洗不彻底、不及时而引起。平时，由于操作不当，不重视防护或意外事故的发生，都可以造成放射损伤，如 X 线、钴-60、加速器等。

(5) 激光烧伤：多见于激光玩具（如激光笔）灼烧眼睛，严重者可致盲。

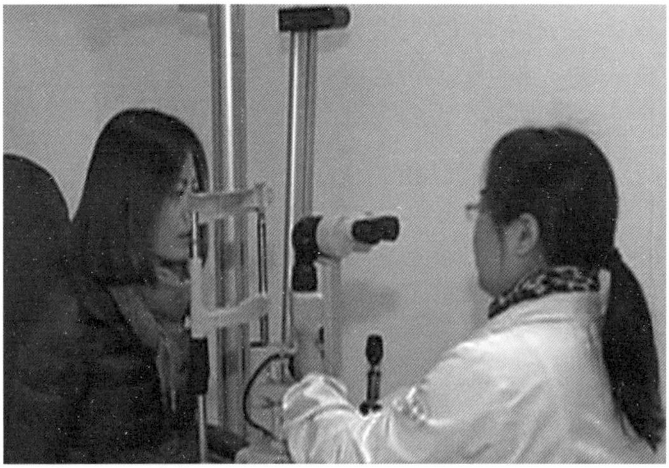

激光灼伤眼睛

4. 电烧伤的特点：当电流通过人体时，可产生热电效应、电生理效应、电化学效应和电弧、电火花等，致人体皮肤、皮下组织、肌肉、血管、神经、骨关节和内部脏器的广泛损伤。

触电、雷击均可引起电烧伤。皮肤角质电阻高，触电时产热而造成出、入口的电烧伤。电击伤轻者仅有一过性神志丧失、头晕、恶心、心悸、耳鸣、乏力等，不留后遗症；重者可发生电休克或呼吸、心搏骤停。此外，电火花或电弧使衣服燃烧，热力烧伤面积较大。

一般来说，电压愈高、通电时间愈长，损伤愈严重；如果电压相同，交流电要比直流电的危害大。

5. 热力烧伤的治疗，因创面面积大小、创面的深度、病情严重程度的不同而不同。对于小面积浅度创面的治疗，以非手术创面处埋为主，而小面积深度创面则以手术创面处理为主。对于大面积热力烧伤，因为伤在体表反应在全身，其治疗除了创面处理外，还应当有全身的综合治疗。

(1) 浅度烧伤：只采用各种手术和非手术的方式创造适合创面愈合的环境，达到尽快地封闭创面，完成再生皮化的目的。非手术处理包括冷疗、早期清创、包扎疗法、暴露疗法、半暴露疗法、湿敷、浸泡或浸浴等。

(2) 深度烧伤：处理包括削痂切开减张、磨痂术、切痂术和剥痂术，以及各类自体和异体的皮片、皮瓣移植术。

(3) 全身治疗：包括综合防治烧伤休克、抗感染以及免疫治疗和营养支持等。

§11

内科学试卷

心血管系统又称循环系统。由心脏、动脉、毛细血管和静脉等组成。它是一个密闭的循环管道，血液在其中流动，将氧、各种营养物质、激素等供给器官和组织，又将组织代谢的废物运送到排泄器官，以保持机体内环境的稳态、新陈代谢的进行和维持正常的生命活动。由心脏、动脉、毛细血管、静脉和流动于其中的血液组成的系统。本试卷内容涉及心血管系统疾病的原发性高血压、冠心病心绞痛、急性心肌梗死、扩张型心肌病、病态窦房结综合征、心律失常、心力衰竭等知识。

§11.1 心血管系统疾病试卷

一、选择题

【A 型题】

1. 男，28 岁。急起发热，胸痛和气促 6 天，叩诊心界明显扩大，吸气时脉搏变弱。1 小时前呼吸困难急剧加重，心率 124 次/min，律齐，心音低远，血压为 60/45 mmHg (8.0/6.0 kPa)，颈静脉怒张。最有效的抢救措施为 (　　)
   A. 静脉注射毛花苷 C　B. 肌内注射哌替啶　C. 静脉滴注多巴胺与间羟胺
   D. 持续高浓度吸氧　E. 心包穿刺减压
2. 病人近 3 个月以来夜间频发胸骨后疼痛，24 小时动态心电图示胸痛发作时胸导联 ST 段上移。选用下列何种药物治疗最为恰当 (　　)
   A. 毛花苷 C　B. 普萘洛尔　C. 双嘧达莫　D. 维拉帕米　E. 布桂嗪
3. 高血压心脏病病人，突发呼吸困难，咳吐粉红色泡沫痰，血压为 180/120 mmHg (24.0/16.0 kPa)。下列哪种药物可作为首选治疗用药 (　　)
   A. 利血平　B. 硫甲丙脯酸　C. 哌唑嗪　D. 硝普钠　E. 尼群地平
4. 男，22 岁。于主动脉瓣第二听诊区闻及舒张期吹风样杂音。下列哪项体征对其诊断最有帮助 (　　)
   A. 心尖区舒张期震颤　B. P_2 亢进并分裂　C. 交替脉　D. 心界向左侧扩大
   E. 血压为 154/40 mmHg (20.4/5.3 kPa)
5. 女，18 岁。患风湿性心脏病二尖瓣狭窄 4 年，近半个月游走性关节痛，气促。下列哪项最可能提示病人发生了风湿性全心肌炎 (　　)
   A. 心脏向双侧扩大　B. 心尖区收缩期Ⅲ级杂音　C. 心包摩擦音　D. 急性肺水肿发作　E. 心电图 PR 间期延长

6. 男，64 岁。上班时突起持续剧烈左胸痛 2 小时，心电图示 $V_1 \sim V_5$ T 波明显变为高尖，心室率 110 次/min，室性期前收缩 7 次/min，为安全起见将病人转送至某医院急救。下列哪项措施最为重要 （ ）

A. 静脉滴注硝酸甘油 B. 肌内注射哌替啶 C. 静脉注射利多卡因继以持续滴注 D. 吸氧 E. 滴注极化液

7. 诊断为梗阻性肥厚型心肌病的病人，一般不宜应用 （ ）

A. 地尔硫䓬 B. 普萘洛尔 C. 维拉帕米 D. 地高辛 E. 地西泮

8. 某窦性心动过缓病人近年晕厥 3 次，可选用下列哪项最安全而又简便的方法协助诊断 （ ）

A. 动态心电图 B. 心电图阿托品试验 C. 窦房传导时间测定 D. 希氏束电图 E. 窦房结恢复时间测定

9. 某病人发生尖端扭转型室性心动过速，宜选用以下哪种药物治疗 （ ）

A. 奎尼丁 B. 普罗帕酮 C. 胺碘酮 D. 利多卡因 E. 丙吡胺

10. 以下哪项检查为发现心肌缺血、诊断心绞痛最常用简便的方法 （ ）

A. 心电图 B. 心尖冲动图 C. 心脏 B 超 D. 冠状动脉造影 E. ^{201}Ti 心肌显像

11. 下列哪种情况不宜应用 β 受体阻滞药 （ ）

A. 二尖瓣脱垂 B. 肥厚型心肌病 C. 急性心肌梗死 D. 变异型心绞痛 E. 室性早搏

12. 我国发病率最高的先心病是 （ ）

A. 动脉导管未闭 B. 心房间隔缺损 C. 心室间隔缺损 D. 法洛四联症 E. 主动脉缩窄

13. 合并有支气管哮喘的高血压病人，下列哪种药物不宜使用 （ ）

A. 美托洛尔 B. 依那普利 C. 非洛地平 D. 拉西地平 E. 洛沙坦

14. 心肌梗死时最先出现的症状是 （ ）

A. 发热 B. 胃肠道症状 C. 心动过速 D. 心律失常 E. 心绞痛

【X 型题】

15. 较常见的高血压急性并发症有 （ ）

A. 脑出血 B. 肾衰竭 C. 脑梗死 D. 急性冠脉综合征 E. 急性左心室衰竭

16. 室性期前收缩常见于 （ ）

A. 冠心病 B. 心肌病 C. 风湿性心脏病 D. 二尖瓣脱垂 E. 高血压

17. 阵发性室上性心动过速的治疗，下列哪些是正确的 （ ）

A. 腺苷快速静脉注射 B. 米力农静脉注射 C. 洋地黄静脉注射 D. 艾司洛尔静脉注射 E. 维拉帕米静脉注射

18. 下列快速心律失常中哪些首选电复律 （ ）

A. 心室颤动 B. 心室扑动 C. 心房颤动伴预激及血压下降 D. 快速室性心动

过速伴血压下降　E. 室上性心动过速

19. 电复律的禁忌证有 （　）
A. 心室扑动　B. 心房颤动伴完全性房室阻滞　C. 持续室性心动过速　D. 病态窦房结综合征伴快速心房颤动　E. 心室颤动

20. 急性心肌梗死病人听诊心脏时，可有以下体征 （　）
A. 心包摩擦音　B. 胸骨左缘第 3～第 4 肋间收缩期杂音　C. 心尖区收缩中晚期喀喇音　D. 第四心音　E. 心尖区第一心音增强

21. 以下疾病常有晕厥发作并可能猝死 （　）
A. 预激综合征　B. 肥厚型心肌病　C. 室间隔缺损　D. 主动脉瓣狭窄
E. 室性心动过速

22. 恶性高血压的特点包括 （　）
A. 发病急骤，多见于中、青年　B. 头痛，视物模糊，眼底出血　C. 血压显著升高，尤以收缩压持续升高明显　D. 肾损害突出，可出现肾功能不全　E. 进展迅速，预后不佳

23. 能引起心绞痛的疾病有 （　）
A. 冠心病　B. 严重的主动脉瓣狭窄或关闭不全　C. 肥厚型心肌病　D. X 综合征　E. 高血压病

24. 肥厚型心肌病的治疗原则是 （　）
A. 弛缓肥厚的心肌　B. 防止心动过速　C. 维持正常窦性心律　D. 减轻左室流出道狭窄　E. 抗室性心律失常

25. 下列哪些是促进静脉血栓形成的因素 （　）
A. 手术　B. 长期卧床　C. 雌激素作用　D. 高凝状态　E. 静脉炎

二、填空题

1. 周围血管征包括________、________、________、________、________。
2. 急性心肌炎的死亡原因多为________和________。
3. 急性心肌梗死病人，发病后 7 小时所做的酶学检查，以________出现阳性结果最早也最敏感。
4. 急性广泛前壁心肌梗死病人，于起病后 3 天在心尖区听到Ⅲ级收缩期杂音，应考虑合并________。
5. 高血压危象病人，需迅速有效地控制血压，首选药物为________。
6. 梗阻性肥厚型心肌病病人的听诊发现，主要为在________部位闻及________期粗糙杂音；触诊常可于该区扪及________期________。
7. 收缩压的高低主要取决于________和________；舒张压则主要取决于________。
8. 心搏骤停最主要的特征是：________和________。
9. 病人于肌内注射青霉素后突然晕厥，皮肤湿冷，脉搏不可扪及，抢救时首先应用________。

10. 心肌氧耗的多少取决于________、________和________。

三、判断题

1. 心房颤动病人，心室率为42次/min，QRS波群波形宽大畸形，但节律整齐，可以诊断为心房颤动合并三度房室阻滞。 （　）
2. 某风湿性心脏病二尖瓣狭窄合并心房颤动病人，病史3年，心室率为70次/min，其心房颤动治疗可以考虑奎尼丁或电复律，也可以地高辛口服治疗。 （　）
3. 风湿性心脏病主动脉瓣关闭不全者最易并发感染性心内膜炎，而二尖瓣狭窄者则较少发生这种并发症。 （　）
4. 近年发现血液中高密度脂蛋白（HDL）及其亚组分HDL2降低者，冠心病的发生率升高，故这两种脂蛋白均为抗动脉粥样硬化性因子。 （　）
5. 某预激综合征病人突发阵发性室上性心动过速，可首选毛花苷C或普萘洛尔静脉注射治疗。 （　）

四、名词解释

1. 高血压急症
2. 溶栓疗法
3. 心肌病
4. 心电图负荷试验
5. 人工心脏起搏

五、简答题

1. 试述风湿性心脏病二尖瓣狭窄的并发症。
2. 试述洋地黄的主要适应证与禁忌证。
3. 试述原发性高血压的分型。
4. 试述变异型心绞痛的特点与治疗。
5. 试述目前临床上评价心功能常用的方法。

参考答案

一、选择题

【A型题】

题序	1	2	3	4	5	6	7	8	9	10	11	12	13	14
答案	E	D	D	E	C	C	D	B	D	A	D	B	A	E

【X 型题】

题序	15	16	17	18	19	20	21	22	23	24	25
答案	ABCE	ABCD	ACDE	ABCD	BD	ABCD	BD	ABDE	ABCD	ABCDE	ABCDE

二、填空题

1. De Musset 征　水冲脉　Traube 征　Duroziez 征　毛细血管搏动
2. 严重心律失常　心功能不全
3. 肌酸磷酸激酶（CPK）
4. 乳头肌功能不全
5. 硝普钠
6. 胸骨左缘第 3～第 4 肋间　收缩　收缩　震颤
7. 心肌收缩力　心搏量　外周血管阻力
8. 意识丧失　大动脉搏动消失（或心音消失）
9. 肾上腺素
10. 心肌张力　心肌收缩强度　心率

三、判断题

题　序	答　案	解　析
1	√	房颤全称为心房颤动，而三度房室阻滞致心率低于 55 次/min，一旦出现房颤合并三度房室阻滞，诊断主要是以心电图的诊断为标准，可以看到各个导联没有 P 波出现，心率没有节奏。另外心率偏慢，一般在 55 次/min 以下，即可诊断为房颤合并三度房室阻滞，病因有可能是心脏瓣膜的反流或者狭窄，以及冠心病导致冠状动脉管腔的狭窄，所以还可通过心脏彩超、冠状动脉 CTA 等明确所有的诊断，再给予积极的治疗。
2	×	二尖瓣狭窄特别容易并发心房颤动，出现心房颤动以后，观察是阵发性还是持续性，并进行心房颤动抗凝评分。CHA2DS2VASC 评分 1 分可以不抗凝或者口服阿司匹林；如果≥2 分，就要抗凝治疗，口服包括华法林（比较便宜）和新型抗凝血药（较贵），如果阵发性心房颤动是 48 小时之内发作的且未服用抗凝血药，可以药物转律或者电转律；如果超过 48 小时，不能转律，只能吃药控制心室率，减轻心悸。心房颤动也可以手术治疗，但是容易复发。
3	√	主动脉瓣关闭不全主要由主动脉瓣膜本身病变、主动脉根部疾病所致。其并发症是感染性心内膜炎较常见，常加速心力衰竭发生。而二尖瓣狭窄有一个常见并发症就是容易引发体循环栓塞。

续表

题序	答案	解析
4	√	抗动脉粥样硬化的因子是高密度脂蛋白，高密度脂蛋白在体内的作用是运载周围组织中的胆固醇，再转化为胆汁酸或直接通过胆汁从胆道排出。实验以及动脉的造影都能证明高密度脂蛋白胆固醇含量，与动脉管腔狭窄的程度呈负相关，也就是说高密度脂蛋白越高，管腔的狭窄程度越少，所以高密度脂蛋白是一种抗动脉硬化的血浆脂蛋白，也是冠心病的保护因子，俗称“血管清道夫”。高密度脂蛋白正因为以上的优势，所以被称为“好的”脂蛋白。
5	×	预激综合征合并心房颤动是一种比较严重的疾病，这一疾病的发生往往会出现心悸、心慌、乏力、气短的现象，严重威胁病人的生命健康，应及时进行药物治疗或手术治疗。治疗方法主要使用普萘洛尔、普罗帕酮、硝苯地平和射频消融术。

四、名词解释

1. 高血压急症：系指短期内血压急剧升高，并常伴有心、脑、肾功能障碍。主要有以下类型：①急进型高血压。②高血压危象。③高血压脑病。
2. 溶栓疗法：系从静脉或冠状动脉内注入溶栓剂，以溶解冠状动脉中的血栓，使冠状动脉再通。
3. 心肌病：系指除风湿性、冠状动脉性、高血压性、肺源性和先天性心脏病以外的以心肌病变为主的一组疾病，临床可分为原发性心肌病和特异性心肌病两大类。
4. 心电图负荷试验：是通过增加心脏工作负荷，诱发心肌出现相对缺血，通过观察心电图变化，以判断冠脉循环的功能。
5. 人工心脏起搏：是通过人工心脏起搏器发送人造的脉冲电流刺激心脏，以带动心搏的治疗方法，主要用于治疗快速和/或缓慢的心律失常及电生理检查。

五、简答题

1. 风湿性心脏病二尖瓣狭窄的并发症如下：

(1) 充血性心力衰竭：以右心衰为主，是本病最常见的并发症和死因。

(2) 急性肺水肿：是重度二尖瓣狭窄的严重而紧急的并发症，病死率较高。多发生于剧烈体力活动、情绪激动或心动过速时，妊娠期血容量增大更易诱发。

(3) 心律失常：以心房颤动较常见，常由房性早搏发展为房性心动过速、心房扑动、阵发性心房颤动，最后转为持久性心房颤动。

(4) 栓塞：以脑栓塞较常见，为体循环栓塞的2/3，其次为外周动脉栓塞和内脏。

(5) 亚急性感染性心内膜炎：较少见。

(6) 肺部感染：常见，往往诱发或加重心力衰竭。

2. 洋地黄的主要适应证与禁忌证如下：

(1) 适应证：①以心肌收缩功能不全为主的急性或慢性充血性心力衰竭。②阵发性室上性心动过速。③心房颤动尤其是快速性心房颤动。④心房扑动。

(2) 禁忌证：①洋地黄中毒或过量及其引起的心力衰竭加重与心律失常。②预激综合征伴心房颤动或扑动。③二度或高度房室阻滞。④梗阻性肥厚型心肌病而无心房颤动或明显心力衰竭者。

3. 凡高血压病因不明者称为原发性高血压，占高血压95%。约5%高血压系继发于某些疾病，称继发性高血压或症状性高血压。按病程进展和起病缓急原发性高血压可分为：

(1) 缓进型高血压：起病隐匿，进展缓慢，病程长达20～40年。

(2) 高血压急症：短期内血压急剧升高，并常伴有心、脑、肾功能障碍，主要有以下类型。①急进型高血压：3%～4%中度和重度缓进型高血压可发展为急进型高血压，也有少数起病即表现为本型者。病理改变主要为细动脉纤维素样坏死或增殖性变化，以肾脏改变最为突出。其临床征象主要为血压急剧升高，DBP≥130 mmHg (17.3 kPa)，眼底出血和视盘水肿（Ⅲ或Ⅳ级），肾功能不全，可有心、脑功能障碍。不及时治疗，多于半年以内死于肾衰竭、脑卒中或心力衰竭。本型以中青年为主，如不治疗，迅速发展为高血压脑病，称为恶性高血压。②高血压危象：高血压病人短期内血压明显升高，出现头痛、烦躁、心悸、多汗、呕吐和视物模糊等征象。SBP可达260 mmHg (33.8 kPa)，DBP达120 mmHg (15.6 kPa) 以上。其发生机制与交感神经活性亢进和血循环内儿茶酚胺过多有关。③高血压脑病：血压突然或短期内明显升高的同时，出现中枢神经功能的障碍，如严重头痛、眩晕、呕吐、神志改变，甚至发生抽搐、昏迷。系过高的血压突破脑血管的自身调节机制，导致脑血管扩张脑灌流过多，液体经血脑屏障漏出到血管周围脑组织而造成脑水肿。

4. 变异型心绞痛系自发性心绞痛的特殊类型，以发作时ST段抬高为特点，冠状动脉痉挛为其主要发病机制，如不治疗病人迟早会发生心肌梗死。变异型心绞痛多在休息、轻度活动或夜间发作，可呈周期性，常伴有心律失常和休息难于缓解疼痛。发作时除暂时性ST段抬高外，尚可出现T波振幅增高、变尖、对应导联ST段压低等改变。本症治疗应以钙拮抗药如地尔硫䓬或维拉帕米等为主，硝酸酯类药物疗效较差，不宜用β受体阻滞药。

5. 目前临床上评价心功能常用的方法有非创伤性及创伤性两大类。

(1) 非创伤性心功能检查法：包括超声心动图检查，用心机械图做心动周期内心室各时相的测定，放射性核素心血管造影术，心电图负荷试验（包括双倍二级梯运动试验及极量与次极量运动试验，即活动平板运动试验与蹬车运动试验），及经食管心房调搏进行心脏负荷试验。

(2) 创伤性心功能检查法：包括左心导管检查，做左心室造影，测定左心室的射血分数，以及行右心导管检查、插入漂浮导管至右侧心脏，用热稀释法测定心排血量等。

呼吸系统（respiratory system）是人体与外界空气进行气体交换的一系列器官的总称，包括鼻、咽、喉、气管、支气管及由大量的肺泡、血管、淋巴管、神经构成的肺，以及胸膜等组织。临床上常将鼻、咽、喉称为上呼吸道，气管以下的气体通道（包括肺内各级支气管）部分称为下呼吸道。本试卷内容涉及呼吸系统的解剖和生理特点、呼吸系统疾病的常见症状和体征、呼吸疾病的处理原则和常见呼吸急症的急救治疗等知识。

§11.2　呼吸系统疾病试卷

一、选择题

【A 型题】

1. 慢性肺心病肺动脉高压形成的最主要原因是（　　）
A. 肺气肿压迫及肺壁破坏使肺毛细血管床减少　B. 肺小动脉炎　C. 血液黏度增加　D. 缺氧引起肺小动脉痉挛　E. 血容量增加

2. 诊断中度慢性阻塞性肺疾病（COPD），FEV_1 占预计值百分比是（　　）
A. $FEV_1 \geq 80\%$　B. $50\% \leq FEV_1 < 80\%$　C. $30\% \leq FEV_1 < 50\%$　D. $FEV_1 < 30\%$　E. $FEV_1 < 20\%$

3. 肺炎链球菌肺炎炎症消散后常见的结果是（　　）
A. 肺部遗留纤维化　B. 肺泡受损产生局部肺气肿或肺大疱　C. 肺组织完全恢复正常　D. 造成胸膜粘连增厚　E. 支气管扩张

4. 严重的Ⅱ型呼吸衰竭病人，不能吸入高浓度氧，主要是因为（　　）
A. 缺氧不是主要因素　B. 可引起氧中毒　C. 兴奋呼吸中枢，促使 CO_2 排出过快，诱发呼吸性碱中毒　D. 诱发代谢性碱中毒　E. 避免引起氧中毒

5. 肺心病病人，测血气：pH 7.25，PaO_2 5.3 kPa，$PaCO_2$ 9 kPa，HCO_3^- 19 mmol/L，BE－6 mmol/L。应诊断为（　　）
A. 失代偿性呼吸性酸中毒　B. 呼吸性酸中毒合并代谢性酸中毒　C. 代谢性酸中毒　D. 呼吸性酸中毒合并代谢性碱中毒　E. 代偿性呼吸性酸中毒

6. 重度至危重度哮喘病人，痰液黏稠咳不出来，最有效的祛痰方法是（　　）
A. 抽吸痰液　B. 使用抗生素　C. 用综合剂或氯化铵　D. 输液纠正失水　E. 纠正酸中毒

7. 慢性支气管炎诊断标准中，对病程的规定是（　　）

A. 每年患病 3 个月，连续 2 年以上　B. 每年患病 2 个月，连续 2 年以上　C. 每年患病 1 个月，连续 3 年以上　D. 一年内患病持续 3 个月以上　E. 连续 3 年每患病 1 个月以上

8. 纠正呼吸性酸中毒，最主要的措施是　(　　)

A. 输碱性溶液，使 pH 值恢复正常　B. 纠正电解质紊乱　C. 改善通气　D. 使用脱水药减轻脑水肿　E. 给予呼吸兴奋剂

9. 吸入性肺脓肿最常见的感染菌是　(　　)

A. 金黄色葡萄球菌　B. 克雷伯菌　C. 化脓性链球菌　D. 真菌　E. 厌氧菌

10. 男，20 岁。近来感乏力、食欲不振、夜有盗汗，以往无慢性咳嗽史及肺结核史，X 线胸片检查发现右上肺一肋间有片状模糊阴影，内有小透亮区，痰涂片发现抗酸杆菌。应诊断为　(　　)

A. 右上肺原发型肺结核，涂（+），初治　B. 右上肺继发型肺结核，涂（+），初治　C. 右上肺原发型肺结核，涂（+），复治　D. 右上肺继发型肺结核，涂（+），复治　E. 血行播散型肺结核，涂（+），初治

【X 型题】

11. 慢性支气管炎可分为　(　　)

A. 单纯型　B. 气肿型　C. 喘息型　D. 混合型　E. 慢性迁延型

12. 下列哪些项目可作为诊断慢性肺心病的条件　(　　)

A. 慢性肺、胸疾病史　B. 左心室肥大或左心衰　C. 肺动脉高压表现　D. 右心室肥大或右心衰　E. 心律失常

13. 下列哪些项目符合渗出液改变　(　　)

A. 相对密度≥1.018　B. 蛋白质>30 g/L　C. 黏蛋白试验（Rillata 试验）阴性　D. 细胞数>200 个/μL　E. 胸液蛋白/血清蛋白<0.5

14. 下列疾病抗感染治疗的原则，哪些正确　(　　)

A. 肺炎链球菌肺炎首选青霉素 G 治疗，体温正常 3 天后可停药　B. 金黄色葡萄球菌肺炎选用苯唑西林或第一代头孢菌素、万古霉素治疗　C. 支原体、衣原体肺炎选用 β 内酰胺类抗生素治疗　D. 急性吸入性肺脓肿首选大剂量青霉素 G 治疗　E. 急性吸入性肺脓肿抗生素治疗至体温正常，咳痰基本消失时停药

15. 下列哪些药物具有舒张支气管作用　(　　)

A. β 受体阻滞药　B. 胆碱能受体激动药　C. 茶碱　D. β_1 受体激动药　E. β_2 受体激动药

二、填空题

1. 肺结核化疗的原则是________、________、________、________、________。
2. 按组织病理学分类，原发支气管肺癌可分为________和________两大类。
3. 支气管哮喘可引起________性呼吸困难；气管内肿瘤或异物可引起________性呼吸

困难。

4. 中央型肺癌是指生长在________的肺癌。

5. PaO_2 正常值是________，$PaCO_2$ 正常值是________，正常人血 pH 值是________。

6. 支气管哮喘是呼吸道________疾病。控制哮喘的根本措施是__________，首选药物是________。

7. 社区获得性肺炎最常见病原体是__________、__________、__________、_________、__________。

8. 多器官功能障碍综合征（MODS）是指________的器官或系统发生功能障碍。

9. 治疗真菌性肺炎常用药物有________、________、________。

10. 耐多药结核病指________。

三、判断题

1. 血性胸腔积液可以排除结核性渗出性胸膜炎。（　　）
2. 缺氧不一定有发绀，发绀不一定有缺氧。（　　）
3. 急性呼吸窘迫综合征是一种非心源性肺水肿。（　　）
4. 胸腔渗出性积液都是感染性积液。（　　）
5. 阻塞性睡眠呼吸暂停综合征呼吸暂停时，呼吸动力亦消失。（　　）

四、名词解释

1. 中心性发绀
2. 呼吸衰竭
3. 睡眠呼吸暂停综合征（SAS）
4. 渗出液与漏出液
5. 张力性气胸

五、简答题

1. 试述院内获得性肺炎和其主要感染病原体。
2. 试述癔症病人的呼吸困难的特点。
3. 试述急性上呼吸道感染常见病原体及主要临床表现。
4. 何谓肺性脑病？如何处理？
5. 试述耐多药结核（MDR-Tb）和超级耐多药结核（XDR-Tb）其耐多药结核的治疗原则。

参考答案

一、选择题

【A 型题】

题序	1	2	3	4	5	6	7	8	9	10
答案	D	B	C	E	B	D	A	C	E	B

【X 型题】

题序	11	12	13	14	15
答案	AC	ACD	ABD	ABD	CE

二、填空题

1. 早期　　联用　　适量　　规律　　全程
2. 非小细胞肺癌　　小细胞肺癌
3. 呼气　　吸气
4. 叶、段以上支气管
5. 12.7～13.3 kPa　　4.7～6 kPa　　7.35～7.45（平均 7.40）
6. 炎症性　　消除呼吸道炎症　　糖皮质激素
7. 肺炎链球菌　　支原体　　衣原体　　病毒　　流感嗜血杆菌
8. 两个或两个以上
9. 康唑类（氟康唑、伊曲康唑、伏立康唑）　　两性霉素 B　　卡泊芬净（假丝酵母菌及曲霉菌）
10. 至少耐异烟肼和利福平的结核病

三、判断题

题　　序	答　　案	解　　析
1	×	血性胸腔积液是肿瘤晚期的一个特征，如细胞学检测阴性需要考虑结核、结缔组织病等。结核性的胸膜炎的诊断主要是要结合临床症状，还有胸腔积液的腺苷脱氨酶检查以及其他的结合相关的检测。一旦明确诊断，就需要尽早地进行抗结核治疗。
2	√	发绀是缺氧的表现，但是发绀不一定就是缺氧。缺氧的病人是会表现为发绀的，发绀除了缺氧还可以见于以下两种情况：一种是红细胞增多症，另一种是雷诺现象。红细胞增多症是病人红细胞异常增多，从而可以导致临床上的发绀表现。雷诺现象的病人，则是由于血管的收缩导致的末梢循环障碍，从而临床上可以有发绀的表现。

续表

题　　序	答　　案	解　　析
3	√	非心源性肺水肿的原因有以下几点：①肺毛细血管流体静水压增高，除各种原因引起的左心衰之外，主要是见于输液过量、肺静脉闭塞性疾病。②肺毛细血管通透性增加，主要见于病毒性肺炎、急性呼吸窘迫综合征、尿毒症、吸入性肺炎、血循环毒素等，还有就是吸入有害气体、过敏性肺泡炎。③血浆胶体渗透压减低，常见于肝肾疾病、蛋白丢失性肠病、营养不良性低蛋白血症。④淋巴回流障碍，功能检查提示肺的顺应性下降，小气道闭合气量值增高，X线的表现是以肺门为中心的碟状或片状模糊阴影。
4	×	漏出性胸腔积液一般是由心力衰竭、肝衰竭、肾功能不全等，引起静水压增高所产生的积液。其治疗需要通过对因治疗，如纠正心力衰竭，积液可能会自然的消退。改善肝、肾功能不全的症状，积液会相应的减少。若积液量很大影响到呼吸，则需要通过胸腔穿刺抽液来改善病人症状。
5	×	阻塞性睡眠呼吸暂停综合征是呼吸睡眠障碍性疾病，其呼吸暂停的特点多是因为上气道阻塞而引起，呼吸暂停时鼻和口腔无气流，但胸、腹式呼吸仍然存在

四、名词解释

1. 中心性发绀：是由于心、肺疾病致动脉血氧饱和度降低而引起的发绀。其特点为全身性发绀，除四肢与颜面外，还累及黏膜与躯干的皮肤，但皮肤是温暖的。

中心性发绀和周围性发绀的区别

区　别	中心性发绀	周围性发绀
发绀部位	全身性（皮肤、黏膜）	肢体末梢，下垂部位
皮肤温度	温暖	冷
按摩或加温	无变化	消失
杵状指	常有	少见
红细胞数	增多	正常
动脉血氧饱和度	降低	正常

2. 呼吸衰竭：是指由于各种原因引起的肺通气或换气功能严重障碍，不能进行有效的气体交换，导致缺氧，并伴有（或不伴）二氧化碳潴留引起的一系列生理功能或代谢紊乱的临床综合征。明确诊断有赖于血气分析：PaO_2<7.89 kPa伴（或不伴）$PaCO_2$>6.65 kPa。
3. 睡眠呼吸暂停综合征（SAS）：是指睡眠中呼吸暂停（口和鼻气流停止）每晚反复发作30次以上，每次10秒以上，或睡眠呼吸暂停/低通气指数（呼吸气流降低超过正常气流强度的50%以上，并伴有4%血氧饱和度下降）大于或等于5次/h。
4. 渗出液与漏出液：渗出液是炎症性积液，可以由感染性（如结核性、化脓性胸膜炎）或非感染性（如肿瘤、结缔组织病）疾病引起。漏出液为非炎症性积液，多为全身性疾病所致，如心力衰竭时毛细血管内静水压升高，肾病、营养不良时低蛋白血症胶体渗透压下降引起胸腔内液体积聚。

5. 张力性气胸：是指胸膜的破裂口呈单向活瓣或活塞作用，吸气时瓣口张开，气体进入胸腔；呼气时瓣口关闭，气体只进不出，胸腔内气体越积越多，压力持续上升，可达 10～20 cmH_2O，肺脏压缩，纵隔移位，心脏血液回流受阻，病人常有极度呼吸困难、血压下降、虚脱、昏迷，可因呼吸循环衰竭死亡。

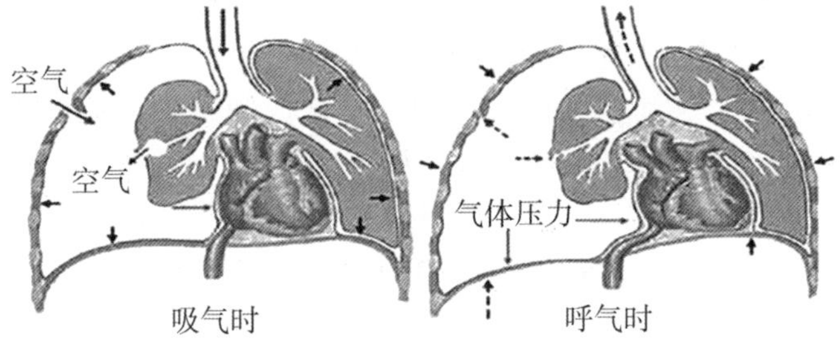

张力性气胸示意图

五、简答题

1. 医院获得性肺炎（HAP）又称院内感染性肺炎，是指病人入院时不存在，也不处于感染潜伏期，于入院 48 小时后在医院内（包括老年护理院、康复院等）发生的肺炎。感染病原菌与机体状态有关。无感染高危因素病人，常见病原体依次为肺炎链球菌、流感嗜血杆菌、金黄色葡萄球菌、大肠埃希菌、肺炎克雷伯菌、不动杆菌等；有感染高危因素者为铜绿假单胞菌、肠杆菌属、金黄色葡萄球菌等。
2. 癔症性呼吸困难的特点是呼吸非常频速（可达 60～100 次/min）和表浅，常因换气过度而发生呼吸性碱中毒，出现手足搐搦和胸痛。
3. 急性上呼吸道感染指鼻、咽喉部急性感染性炎症。70%～80%病原体是病毒，少数为细菌（以溶血链球菌多见）。临床主要表现为急性鼻炎及上呼吸道其他症状，如鼻塞、流涕、打喷嚏、咽干、咽喉痛、声嘶、咳嗽，可伴有畏冷、发热。
4. 肺性脑病是指由于呼吸衰竭导致机体严重缺氧及二氧化碳潴留出现的精神、神经症状综合征。早期有失眠、烦躁或躁动。病人夜间失眠，白天嗜睡，表情淡漠，肌肉震颤，可出现扑翼样震颤及间歇抽搐，严重者昏睡甚至昏迷。腱反射减弱或消失，锥体束征阳性。

   治疗肺性脑病主要是加强通气措施，改善缺氧及二氧化碳潴留。可适当应用脱水药减轻脑水肿。忌用镇静药、催眠药和抑制呼吸的药物。
5. 耐多药结核（MDR-Tb）指结核分枝杆菌至少耐异烟肼和利福平的结核病。在耐多药基础上，同时对≥3种二线抗结核药耐药，称超级耐多药结核病（XDR-Tb）。

   MDR-Tb 治疗至少应含 4 种可能敏感药物，疗程 18～24 个月。

内科学在临床医学中占有极其重要的位置。其中消化系统（digestive system）由消化道和消化腺两大部分组成。消化道包括口腔、咽、食管、胃、小肠（十二指肠、空肠、回肠）和大肠（盲肠、阑尾、结肠、直肠、肛门）等部。临床上常把口腔到十二指肠的这一段称上消化道，空肠以下的部分称下消化道。消化腺有小消化腺和大消化腺两种。小消化腺散在于消化管各部的管壁内，大消化腺有三对唾液腺（腮腺、下颌下腺、舌下腺）、肝脏和胰脏。消化系统是人体八大系统之一。本试卷内容涉及消化系统疾病的病史、体征、常规化验、临床表现及其他有关的辅助检查结果等知识。

§11.3　消化系统疾病试卷

一、选择题

【A 型题】

1. 下列哪项最能表现溃疡病的特征　（　）
A. 恶心呕吐　B. 腹胀嗳气　C. 出汗心悸　D. 上腹节律性痛　E. 明显反酸
2. 诊断消化性溃疡最可靠的依据是　（　）
A. 节律性上腹痛　B. 胃酸增高　C. 钡餐试验十二指肠球部激惹变形　D. 大便隐血试验阳性　E. 胃镜检查
3. 消化性溃疡病最常见的并发症是　（　）
A. 幽门梗阻　B. 溃疡穿孔　C. 癌变　D. 出血　E. 反流性食管炎
4. 原发性肝癌的早期诊断最有意义的是　（　）
A. 碱性磷酸酶增高　B. γ谷氨酰转移酶增高　C. 甲胎蛋白增高　D. 乳酸脱氢酶增高　E. 单胺氧化酶增高
5. 肝性脑病病人血氨增高，导致中枢神经系统功能紊乱最主要的机制是　（　）
A. 干扰大脑的蛋白质代谢　B. 干扰大脑的脂肪代谢　C. 干扰大脑的水盐代谢　D. 干扰大脑的能量代谢　E. 干扰大脑的微量元素的正常含量
6. 肝性脑病病人给予肠道消毒剂最主要的目的是　（　）
A. 清除致病菌的毒素　B. 减少真菌的繁殖　C. 抑制肠道细菌，减少氨的形成　D. 预防原发性腹膜炎　E. 防止继发性肠道感染
7. 下述哪项最能反映门静脉高压的特征　（　）
A. 脾大　B. 腹水形成　C. 食管静脉曲张　D. 腹壁静脉曲张　E. 痔核形成

8. 抑制胃酸药作用最强的药物是 (　　)

A. H_2 受体拮抗药　B. 抗胆碱药　C. 丙谷胺　D. 质子泵阻滞药　E. 前列腺素 E

9. 男，28 岁。间歇性右下腹痛半年伴腹泻，粪呈糊状，无脓血便。右下腹隐约可扪及边缘欠清的肿块。钡餐发现回肠末端及盲肠有多段肠曲肠腔狭窄，边缘不齐，病变之间肠曲黏膜形态正常。PPD-IgG（±），最可能的诊断是 (　　)

A. 克罗恩病　B. 肠结核　C. 右侧结肠癌　D. 阿米巴肉芽肿　E. 溃疡性结肠炎

10. 幽门梗阻严重呕吐时引起的电解质酸碱平衡紊乱是 (　　)

A. 高钾代谢性酸中毒　B. 低钾性碱中毒　C. 低氯低钾性碱中毒　D. 低氯高钾性酸中毒　E. 低氯性碱中毒

11. 我国大肠癌发生的部位最多见的是 (　　)

A. 直肠　B. 乙状结肠　C. 盲肠　D. 升结肠　E. 降结肠

12. 血清淀粉酶测定正确的是 (　　)

A. 发病后即刻升高　B. 起病后 6～12 小时开始升高　C. 淀粉酶的高低与病情的严重程度相一致　D. 超过正常值 2 倍即可确诊　E. 持续 1 周以上

13. 目前诊断上消化道出血病因的首选检查方法是 (　　)

A. X 线钡餐检查　B. 超声检查　C. 选择性动脉造影　D. 胃镜检查　E. 放射形核素扫描

【X 型题】

14. 尿胆原阳性可见于 (　　)

A. 肝细胞性黄疸　B. 中毒性肝炎　C. 溶血性黄疸　D. 胆总管癌　E. 再生障碍性贫血

15. 胃液分析结果为胃酸缺乏可见于 (　　)

A. 慢性浅表性胃炎　B. 慢性 A 型萎缩性胃炎　C. 慢性 B 型萎缩性胃炎　D. 胃癌　E. 胃溃疡

16. 幽门螺杆菌（Hp）感染相关性疾病有 (　　)

A. 慢性胃炎　B. 平滑肌瘤　C. 溃疡病　D. 血管瘤　E. 胃癌

17. 原发性肝癌伴癌综合征的表现有 (　　)

A. 伴高血糖　B. 伴红细胞增多症　C. 伴低钙血症　D. 伴高胆固醇症　E. 伴血小板增多症

18. 关于幽门螺杆菌的治疗正确的包括 (　　)

A. 主张联合用药　B. 单一抗生素能有效杀灭 Hp　C. 确定 Hp 是否根除应在治疗完成 4 周后进行　D. 难治性溃疡应确定 Hp 是否根除　E. Hp 相关性溃疡均应抗 Hp 治疗

19. 胃癌的 X 线表现包括 (　　)

A. 充盈缺损　B. 可示半月征　C. 可有环堤征　D. 龛影位于胃轮廓之内
E. 黏膜皱襞中断

20. 关于急性胰腺炎腹痛特点正确的是　(　)
A. 常在饮酒和饱餐后发生　B. 胃肠解痉药可缓解疼痛　C. 少数可无腹痛
D. 可向腰背部呈带状放射　E. 疼痛在进食后可减轻

二、填空题

1. 溃疡病病人上腹痛的特征有________、________、________。
2. 慢性胃炎按病变的解剖部位分型为________、________。
3. 质子泵抑制药目前市场有购的种类有：________、________、________、________。
4. 肾上腺皮质激素增多时可刺激胃酸分泌________，胃黏液________。
5. 溃性结肠炎病变分布的特点是________，克罗恩病病变分布的特点为________。
6. 食管静脉曲张破裂出血的内镜治疗，目前主要采用的方法是________、________。
7. 肝硬化腹水病人的基本治疗是________及________。
8. 肝肾综合征的主要临床表现是________、________、________、________。
9. 肝性脑病的临床分期是________、________、________、________。
10. 上消化道出血时出血量的估计如下：每天出血 5～10 mL 大便隐血试验阳性；每天出血________可出现黑便；胃内积血量在________可引起呕血；出血量超过 400～500 mL 可出现全身症状。

三、判断题

1. 溃疡病病人都有上腹痛，出现并发症后其疼痛的节律性丧失。　(　)
2. 慢性萎缩性胃炎病人均有慢性贫血的临床表现。　(　)
3. 阻塞性黄疸病人尿胆原、尿胆素均为阴性。　(　)
4. 上消化道出血最常见的病因是胃癌。　(　)
5. 胰腺癌的首发症状是黄疸。　(　)

四、名词解释

1. 黄疸
2. 肝肾综合征
3. 应激性溃疡
4. 肝性脑病
5. 上消化道出血

五、简答题

1. 试述功能性胃肠病及其主要临床表现。

2. 简述消化性溃疡的临床表现特点。
3. 简述原发性肝癌的临床表现。
4. 试述急性胰腺炎的诊断标准。
5. 试述大肠癌的临床表现及左右侧大肠癌临床表现的主要区别。

参考答案

一、选择题

【A 型题】

题序	1	2	3	4	5	6	7	8	9	10	11	12	13
答案	D	E	D	C	D	C	C	D	A	C	A	B	D

【X 型题】

题序	14	15	16	17	18	19	20
答案	ABC	BD	ACE	BDE	ACDE	ABCDE	ACD

二、填空题

1. 慢性　　周期性　　节律性
2. 慢性胃窦炎（B 型胃炎）　　慢性胃体炎（A 型胃炎）
3. 奥美拉唑　　兰索拉唑　　泮托拉唑　　雷贝拉唑
4. 增多　　减少
5. 弥漫性或连续性　　节段性或区域性
6. 硬化剂注射　　食管静脉套扎术
7. 限水　　限钠
8. 自发性少尿或无尿　　氮质血症　　稀释性低钠血症　　低尿钠
9. 前驱期　　昏迷前期　　昏睡期　　昏迷期
10. 50～100 mL　　250～300 mL

三、判断题

题　　序	答　　案	解　　析
1	×	溃疡病病人典型症状为上腹痛，性质可有钝痛、灼痛、胀痛、剧痛、饥饿样不适。其特点为：①慢性过程。②反复或周期性发作。③部分病人有与进餐相关的节律性上腹痛。④腹痛可被抑酸或抗酸剂缓解。

续表

题　　序	答　　案	解　　析
2	×	慢性萎缩性胃炎病人70%～80%可无任何临床表现，有症状病人主要表现为非特异病人性消化不良症状，如上腹痛、腹胀、餐后饱胀及早饱感，进食可加重或减轻。还可有食欲减退、嗳气、反酸、恶心等症状。部分病人还可出现消瘦、乏力、健忘、焦虑、抑郁等精神症状。还有可能诱发贫血，需多补充叶酸维生素 B_{12} 等促进铁的吸收减轻贫血的表现。
3	×	阻塞性黄疸的特征：皮肤呈暗黄、黄绿或绿褐色，伴皮肤瘙痒者多见，少数病人伴心动过缓；尿色深，似浓茶样，粪便颜色变浅，肝外胆道完全阻塞时粪便呈白陶土色；血清总胆红素增高，以结合胆红素增高为主；尿中尿胆原减少或缺如；尿中胆红素阳性。
4	×	上消化道出血最常见的病因是消化性溃疡、食管胃底静脉曲张破裂、急性糜烂出血性胃炎和胃癌。
5	×	胰腺癌最常见的首发症状是腹痛。最开始病人有不同程度的上腹部的隐痛，随着肿瘤的增大，疼痛会更加明确。如果侵犯到腹膜后的内脏神经，会出现非常明确的上腹部和腰背部的疼痛，而且这种疼痛会非常的剧烈。

四、名词解释

1. 黄疸：任何原因导致高胆红素血症，染黄巩膜、黏膜、皮肤、体液及其他组织，临床上称为黄疸。正常血清胆红素为1.7～17.1μmol/L，当血中胆红素大于34.2μmol/L时即可出现临床黄疸。
2. 肝肾综合征：又称功能性肾衰竭，系指肝硬化失代偿期大量腹水时，由于有效血容量不足，出现功能性肾衰竭。临床特征为自发性尿少或无尿、氮质血症、稀释性低钠血症和低尿钠，而无肾脏重要病理改变，故认为肾衰竭为非器质性损害。
3. 应激性溃疡：是指以胃黏膜糜烂和急性溃疡为特征，引起急性上消化道出血的黏膜病变。可见于严重烧伤、创伤、脑血管意外、颅内病变、败血症、肺气肿、肺源性心脏病、重症心力衰竭、休克、大手术后、恶性肿瘤和长期使用某些对胃有刺激性的药物及肾上腺糖皮质激素治疗等。
4. 肝性脑病：又称肝昏迷，指严重肝病引起以代谢紊乱为基础的中枢神经系统功能失调的综合征。由于肝衰竭时血氨增高，NH_3 通过血脑屏障进入脑细胞后影响大脑能量代谢，导致意识障碍，故临床以意识障碍和昏迷为主要表现。
5. 上消化道出血：指Treitz韧带以上的消化道，包括食管、胃、十二指肠或胰胆等病变引起的出血；胃空肠吻合术后的空肠病变出血亦属此范围。大量出血一般指在短期内的失血量超过1000 mL或循环血容量的20%。

五、简答题

1. 功能性胃肠病又称胃肠道功能紊乱，是临床上无法找到可解释症状的病理解剖学或生物化学异常，表现为慢性或复发性的胃肠症候群，多伴有精神因素的背景。其主要临床表现如下：

(1) 功能性消化不良：上腹痛、腹胀、早饱、嗳气、纳减等。

(2) 肠易激综合征：包括腹痛、腹泻、便秘及其他消化道症状，分为腹泻型、便秘型及腹泻便秘交替型。

(3) 功能性便秘：排除了器质性疾病而病人有排便困难或费力、排便不畅、粪便干结或便次太少等症状。

2. 消化性溃疡的临床表现特点为：①慢性过程呈反复发作，病史可达几年甚或十几年。②发作呈周期性，与缓解期相互交替。缓解期长短不一，短的只是几周或几个月，长的可几年。发作有季节性，多在秋冬和冬春之交发病，可因精神情绪不良或服 NSAID 诱发。③发作时上腹痛呈节律性。

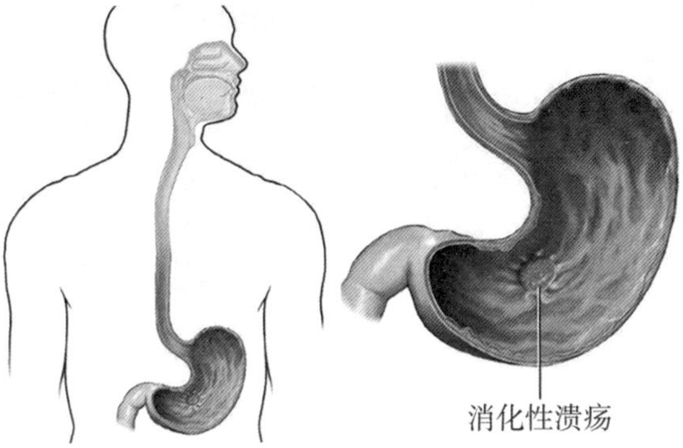

消化性溃疡示意图

3. 肝癌的临床表现有：①肝区疼痛。②肝大。③黄疸。④肝硬化征象，腹水、脾大、静脉侧支循环形成等。⑤恶性肿瘤的全身性表现，进行性消瘦、发热、食欲不振等。⑥转移灶症状，如发生肺、骨、胸腔等处转移，可产生相应症状。

4. 急性胰腺炎根据典型的临床表现和实验室检查，常可做出诊断。

(1) 水肿型病人有剧烈而持续的上腹部疼痛，恶心，呕吐，轻度发热，上腹部压痛，但无腹肌紧张，同时有血清和/或尿淀粉酶显著升高及 Cam/Ccr 百分比比值增高，据此可以诊断。

(2) 出血坏死型胰腺炎早期诊断有困难，有以下表现应拟诊：①全腹剧痛及出现腹肌强直、腹膜刺激征时。②烦躁不安、四肢厥冷、皮肤呈斑点状等休克症状时。③血钙显著下降到 2 mmol/L 以下。④腹腔诊断性穿刺有高淀粉酶活性腹水。⑤与病情不相适应的血尿淀粉酶突然下降。⑥肠鸣音显著降低、肠胀气等麻痹性肠梗阻。⑦Grey-Turner 征或 Cullen 征。⑧正铁血白蛋白阳性。⑨肢体出现脂肪坏死。⑩消化道大量出血。⑪低氧血症。⑫白细胞升高及血尿素氮＞14.3 mmol，血糖＞11.2 mmol/L（无糖尿病史）。

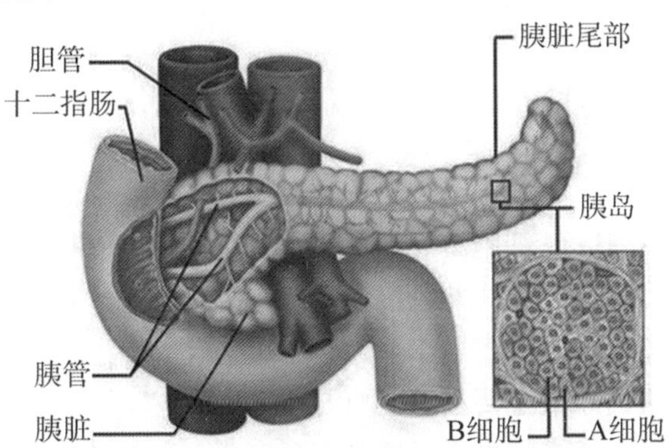

正常胰腺示意图

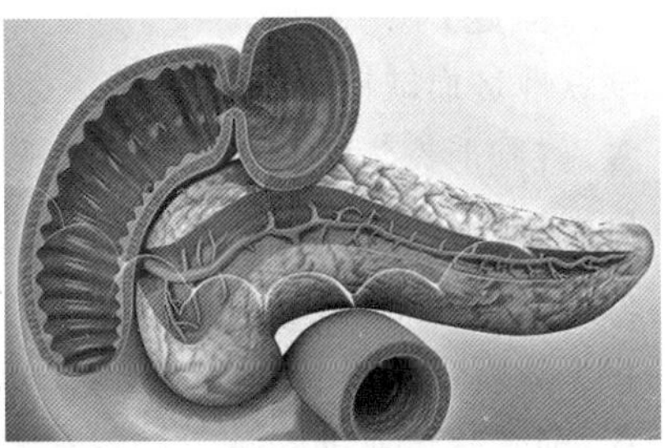

胰腺炎示意图

5. 大肠癌的临床表现：①排便习惯与粪便性状改变。②腹痛。③腹部肿块。④直肠肿块。⑤全身情况：可出现贫血和低热症状。右侧大肠癌可出现肠功能紊乱，腹部钝痛，粪便糊状，隐血阳性，右腹肿块，贫血。左侧大肠癌可出现肠梗阻，腹胀，腹绞痛，粪便形状变细，血便或脓血便，直肠指检多可扪及肿块。

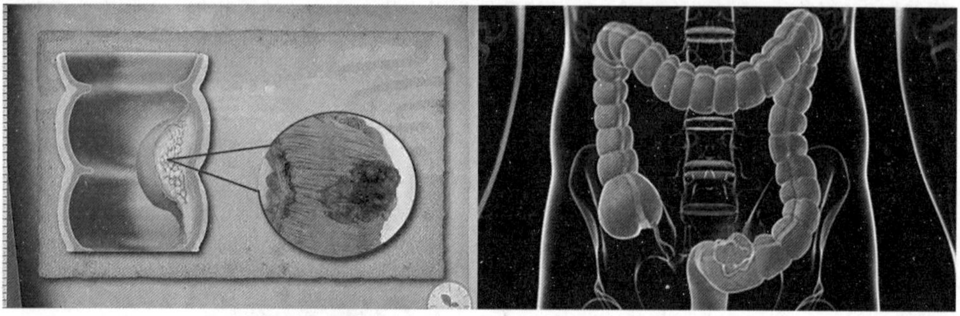

大肠癌示意图

血液系统为组成机体的系统之一，包括骨髓、胸腺、淋巴结、脾脏等器官，以及通过血液运行散布在全身的血细胞。负责血细胞的生成、调节、破坏。本试卷内容涉及血液系统疾病的血液循环系统、血液功能、种类、诊断、治疗等知识。

§11.4　血液系统疾病试卷

一、选择题

【A 型题】

1. 缺铁性贫血缺铁期的实验室改变是 (　　)
A. 红胞形态为小细胞低色素性贫血　B. 红细胞游离原卟啉增高　C. 转铁蛋白饱和度<15%　D. 血清铁蛋白浓度降低，或骨髓铁染色细胞外铁缺如，铁粒幼细胞减少或消失　E. 血清铁降低

2. 再生障碍性贫血与阵发性睡眠性血红蛋白尿最主要的鉴别点是 (　　)
A. 前者有全血细胞减少，后者无　B. 前者有血小板减少，后者无　C. 前者骨髓增生低下，后者无　D. 后者 Ham 试验阳性　E. 前者骨髓或外周血可发现 $CD55^{-}$

3. 血浆凝血酶原时间延长见于下列哪种因子缺乏 （　　）

A. FⅦ　B. FⅨ　C. FⅪ　D. FⅤ　E. FⅫ

4. 活化的部分凝血活酶时间（APTT）延长见于下列哪种凝血因子缺乏 （　　）

A. FⅨ　B. FⅤ　C. FⅦ　D. FⅡ　E. FⅩ

5. 正常止血过程决定于以下哪个因素 （　　）

A. 血小板质和量及血管壁的正常　B. 皮肤的完整性及凝血因素的正常　C. 血小板的质和量、血管壁及凝血因素正常　D. 血小板质和量正常，凝血因素正常　E. 凝血因素正常，骨髓正常，血小板质和量正常

6. 胚胎成形后造血干细胞主要位于的造血器官是 （　　）

A. 中胚层　B. 卵黄囊中的血岛　C. 胎肝　D. 胎盘　E. 骨髓

7. 缺铁性贫血常见病因为 （　　）

A. 慢性肠炎　B. 慢性胃炎　C. 慢性失血　D. 慢性肝炎　E. 慢性溶血

8. 再生障碍性贫血的主要原因是 （　　）

A. 造血干细胞缺陷　B. 骨髓造血功能衰竭　C. 无效红细胞生成　D. 造血原料缺乏　E. 红细胞破坏过多

9. 急性粒细胞白血病诊断的最主要依据是 （　　）

A. 外周血见到幼稚粒细胞　B. 骨痛　C. 肝脾大　D. 白细胞计数增高　E. 骨髓中原始及幼稚细胞比例明显增高

10. 淋巴瘤临床上最典型的特点为 （　　）

A. 肝脾大　B. 发热　C. 贫血　D. 无痛性淋巴结肿大　E. 恶病质

11. 特发性血小板减少性紫癜治疗首选 （　　）

A. 输血及血小板悬液　B. 糖皮质激素　C. 免疫抑制药　D. 血浆置换　E. 脾切除

12. 治疗血友病A最有效的药物是 （　　）

A. 库存全血　B. 白蛋白　C. FⅧ浓缩剂或克隆纯化FⅧ　D. 糖皮质激素　E. 达那唑

【X型题】

13. 溶血性贫血红细胞破坏过多的实验室根据为 （　　）

A. 血红蛋白血症　B. 血浆结合珠蛋白增高　C. 尿胆原排出增多　D. 血清中以直接胆红素增高为主　E. 网织红细胞计数增高

14. 周围血片中出现幼红细胞的疾病有 （　　）

A. 再生障碍性贫血　B. 急性粒细胞白血病　C. 脾功能亢进　D. 骨髓纤维化　E. 血友病

15. 通常认为以下哪些疾病与造血干细胞受损有关 （　　）

A. 再生障碍性贫血　B. 阵发性睡眠性血红蛋白尿　C. 骨髓增生异常综合征　D. 急性非淋巴细胞白血病　E. 原发性血小板增多症

16. 贫血常见的临床表现有 (　　)

A. 疲乏、软弱无力　B. 心悸、气短　C. 杵状指　D. 头晕　E. 耳鸣

17. 贫血的治疗方法包括 (　　)

A. 病因治疗　B. 药物治疗　C. 脾切除　D. 输血　E. 骨髓移植

18. 关于铁的吸收，下列哪几项正确 (　　)

A. 维生素 B_{12} 有利于铁吸收　B. 维生素 C 有利于铁吸收　C. 低铁比高铁易吸收

D. 动物食物铁易吸收　E. 各段小肠对铁均有很好的吸收力

19. 过敏性紫癜临床表现包括 (　　)

A. 皮肤紫癜　B. 恶心、腹痛　C. 游走性关节肿痛　D. 血尿　E. 蛋白尿

20. 有关静脉血栓形成，下列哪些正确 (　　)

A. 多为红细胞血栓或纤维蛋白血栓　B. 常见于深静脉　C. 血栓局部肿胀、疼痛

D. 血栓脱落引起肺梗死等　E. 早期多为血小板血栓

二、填空题

1. 特发性血小板减少性紫癜病人脾切除的适应证为________、________、________。
2. 血小板的功能有________、________、________、________、________。
3. 抗凝血酶的作用为________。
4. 出血时间延长可见于________、________、________、________、________。
5. 血液系统由________和________组成。
6. 外周血白细胞数持续低于正常值（成人）________时称白细胞减少。当中性粒细胞绝对值低于________时称为粒细胞减少症；低于________时称为粒细胞缺乏症。
7. 急性白血病的主要临床表现有________、________、________及________。
8. 淋巴瘤共同的临床表现是________，可伴发热、消瘦、盗汗及瘙痒等全身症状。
9. 多发性骨髓瘤 3 种 X 线表现为骨质疏松、________及________。
10. 特发性血小板减少性紫癜临床可分为急性型和慢性型，前者多见于________，后者好发于________。

三、判断题

1. 阵发性睡眠性血红蛋白尿的确诊试验是抗人球蛋白试验。 (　　)
2. 慢性粒细胞白血病周围血中性粒细胞碱性磷酸酶活性是增高的。 (　　)
3. 淋巴瘤是造血系统的恶性肿瘤。 (　　)
4. 缺铁性贫血病人口服铁剂时应忌茶。 (　　)
5. 白血病是一类造血干祖细胞的恶性克隆性疾病，因白血病细胞自我更新增强、增殖失控、分化障碍、凋亡受阻，而停滞在细胞发育的不同阶段。 (　　)

四、名词解释

1. 造血干细胞
2. 再生障碍性贫血
3. 阵发性睡眠性血红蛋白尿
4. 粒细胞缺乏症
5. 急性白血病

五、简答题

1. 简述造血干细胞移植。
2. 试述缺铁性贫血的治疗。
3. 试述巨幼细胞贫血的治疗。
4. 试述多发性骨髓瘤诊断依据。
5. 简述血友病临床出血特点。

参考答案

一、选择题

【A 型题】

题序	1	2	3	4	5	6	7	8	9	10	11	12
答案	D	D	D	A	C	C	C	B	E	D	B	C

【X 型题】

题序	13	14	15	16	17	18	19	20
答案	AC	BD	ABCDE	ABDE	ABCDE	BCD	ABCDE	ABCD

二、填空题

1. 糖皮质激素治疗 3～6 个月无效　用糖皮质激素有效但维持量大于 30 mg/d　对糖皮质激素治疗有禁忌
2. 黏附功能　聚集功能　分泌功能　促凝功能　血块收缩功能
3. 抑制凝血因子Ⅹa、Ⅸa、Ⅺa、Ⅻ
4. 血小板数量减少　血小板功能异常　血管异常　严重缺乏血浆凝血因子　药物影响
5. 血液　造血器官
6. 4×10^9/L　2×10^9/L　0.5×10^9/L
7. 贫血　发热　出血　器官和组织浸润

8. 无痛性淋巴结肿大

9. 溶骨性损害　　病理性骨折

10. 儿童　　40岁以下女性

三、判断题

题　序	答　案	解　析
1	×	临床上阵发性睡眠性血红蛋白尿的诊断性试验主要包括以下3个方面：①特异性血清学试验。酸溶血试验是这种疾病经典的确诊试验，特异性较高，敏感性较差。此外还有蛇毒因子溶血试验、热溶血试验以及蔗糖溶血试验等。②流式细胞术检测CD55和CD59。阵发性睡眠性血红蛋白尿时，粒细胞、单核细胞、红细胞、淋巴细胞膜上的CD55和CD59表达下降。③流式细胞术检测FLAER。FLAER是阵发性睡眠性血红蛋白尿检测的新方法，更敏感、更特异，特别是对检测微小阵发性睡眠性血红蛋白尿克隆敏感性较高，而且不受输血和溶血的影响。
2	×	中性粒细胞碱性磷酸酶可用于慢性粒细胞白血病与类白血病反应的鉴别：慢性粒细胞白血病的中性粒细胞碱性磷酸酶活性明显降低，积分值常为0。类白血病反应的中性粒细胞碱性磷酸酶活性极度增高。
3	×	淋巴瘤起源于淋巴结和淋巴组织，其发生大多与免疫应答过程中淋巴细胞增殖分化产生的某种免疫细胞恶变有关，是免疫系统的恶性肿瘤。
4	√	治疗性铁剂有无机铁和有机铁两类。应注意进食，谷类、乳类和茶等会抑制铁剂的吸收。
5	√	白血病是一类造血干祖细胞的恶性克隆性疾病，因白血病细胞自我更新增强、增殖失控、分化障碍、凋亡受阻，而停滞在细胞发育的不同阶段。

四、名词解释

1. 造血干细胞：指各种血细胞与免疫细胞的起源细胞，可增殖分化成为各种淋巴细胞、浆细胞、红细胞、血小板、单核细胞及各种粒细胞等。

2. 再生障碍性贫血：是一组由于化学、物理、生物因素及不明原因引起的骨髓造血功能衰竭，以造血干细胞损伤、外周血全血细胞减少为特征，临床上常表现为较严重的贫血、出血和感染。

3. 阵发性睡眠性血红蛋白尿：是红细胞的获得性缺陷引起的对激活补体异常敏感的一种慢性血管内溶血。

4. 粒细胞缺乏症：指外周血中性粒细胞绝对数低于$0.5\times10^9/L$。

5. 急性白血病：是造血干细胞的克隆性恶性疾病，发病时骨髓中异常的原始细胞大量增殖并浸润各

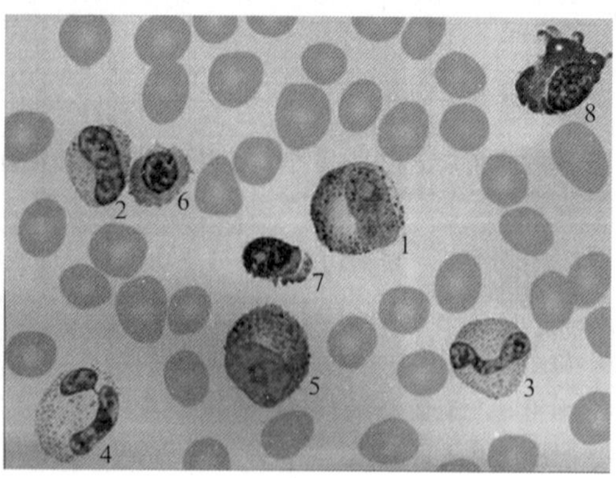

再生障碍性贫血骨髓象示意图

种器官、组织，正常造血受抑制，主要表现为肝脾大和淋巴结肿大，贫血、出血及继发感染等。

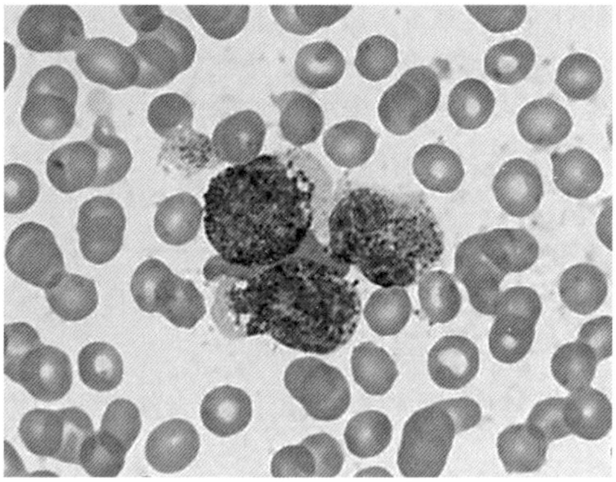

急性白血病示意图

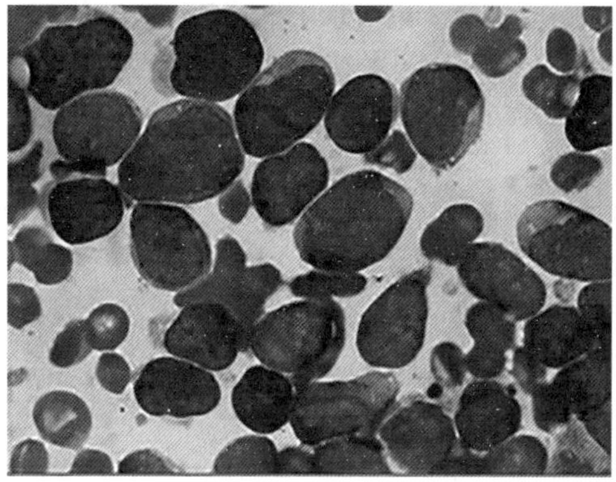

急性淋巴细胞白血病

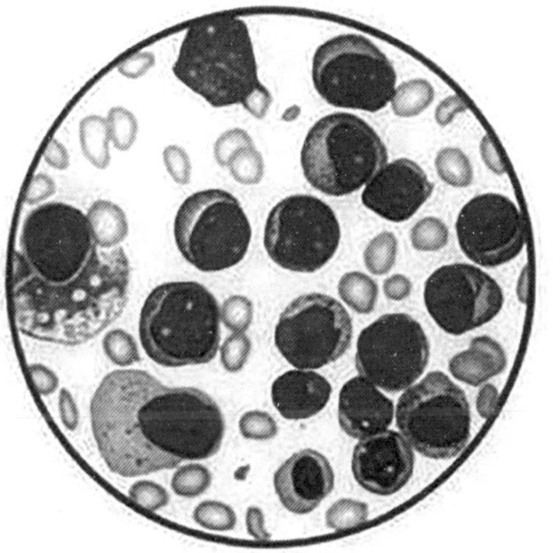

急性粒细胞白血病骨髓象

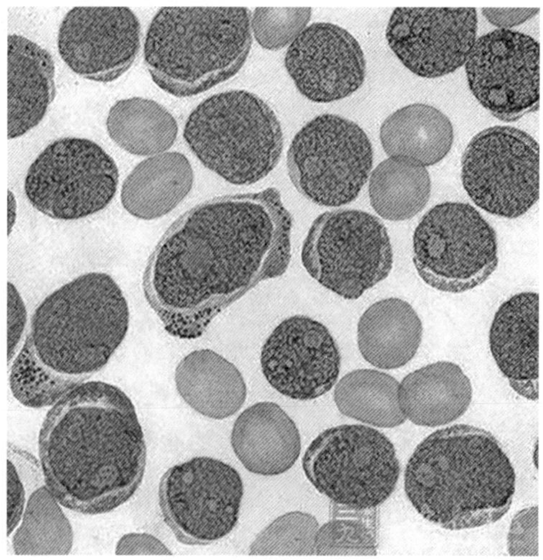

急性髓系白血病

五、简答题

1. 造血干细胞移植是指去除异常的骨髓造血组织，然后植入健康的造血干细胞，使之重建造血与免疫系统的综合性治疗方法。
2. 缺铁性贫血的治疗要点如下：

(1) 病因治疗：应尽可能去除导致缺铁的病因。

(2) 补充铁剂治疗：以口服铁剂首选，如琥珀酸亚铁和富马酸亚铁等，每天口服元素铁 150～200 mg，餐后服用，忌与茶同服，以免影响吸收。网织红细胞于服用后逐渐上升，7 天左右达高峰，血红蛋白 2 周后上升，1～2 个月恢复正常。此时继续补铁 3～6 个月，或血清铁蛋白＞50 μg/L 后停药。

对口服剂不能耐受者于胃肠外给药。用右旋糖酐铁或山梨醇铁肌内注射。总剂量计算法：所需补充铁 (mg) ＝［150－病人 Hb (g/L)］×体重 (kg) ×0.33，首次 50 mg，如无不良反应第 2 次 100 mg，以后每周 2～3 次，直到总量注射完。

3. 巨幼细胞贫血治疗要点如下：

(1) 治疗基础疾病，去除病因。

(2) 补充叶酸和维生素 B_{12}，缺什么补什么。①叶酸的补充：叶酸 5～10 mg 口服，每天 3 次。口服不能耐受者予四氢叶酸钙 5～10 mg 肌内注射，每天 1 次，直至血红蛋白正常。②维生素 B_{12} 的补充：维生素 B_{12} 100 μg，肌内注射，每天 1 次，直至血红蛋白正常。③注意钾盐及铁剂的补充：进食差及老年人有心脏病者对血红蛋白恢复后血清钾降低不能耐受，应补充钾。营养性叶酸、维生素 B_{12} 缺乏者常伴缺铁，应及时补充。

4. 多发性骨髓瘤的诊断依据为：①骨髓中浆细胞>15%，且有形态异常。②血清中有大量的 M 蛋白（IgG >35 g/L，IgM>15 g/L，IgD>2 g/L，IgE>2 g/L）或尿中本周蛋白>1 g/24 h。③溶骨病变或广泛的骨质疏松。

   诊断 IgM 型时一定要具备 3 项。仅有①、③两项者属不分泌型。如仅有①、②两项者须除外反应性浆细胞增多及意义未明单克隆免疫球蛋白血症。

5. 血友病出血的特点为：①多为自发性或轻度外伤后出血不止。②出生即有，伴随终身。③常表现为软组织或深部肌肉血肿。④负重关节反复出血最为突出，最终可致关节畸形，可伴骨质疏松、关节骨化及相应肌肉萎缩（血友病关节）。⑤重症病人可发生呕血、便血，甚至颅内出血。

人体由许多器官、组织和无数的细胞构成。它们不仅要完成各自的生物功能，还要应对外环境的变化和伤害。各器官、组织和细胞之间如何交流协调反应，维持生命活动的完整性和精确性是生物进化的重要内容。内分泌疾病是内分泌腺或内分泌组织本身的分泌功能和/或结构异常时发生的症候群，还包括激素来源异常、激素受体异常和由于激素或物质代谢失常引起的生理紊乱所发生的症候群。本试卷内容涉及内分泌和代谢疾病相关知识。

§11.5 内分泌和代谢疾病试卷

一、选择题

【A 型题】

1. 糖尿病神经病变中以何种神经受累最常见 （ ）

   A. 自主神经 B. 第Ⅲ对脑神经 C. 脊髓神经根 D. 周围神经 E. 脊髓前角

2. 下列哪项不是成人迟发性自身免疫性糖尿病的临床特点 （ ）

   A. 开始临床表现与 2 型糖尿病相似 B. 不肥胖 C. 开始用口服降血糖药可控制血糖，但 1 年以后易发生对磺脲类药物继发性失效 D. 血浆 C 肽水平低 E. 早期易

发生酮症酸中毒

3. 甲状腺功能亢进症用抗甲状腺药治疗后的停药指标中以哪项最好 (　　)

A. 血清总 T_3、总 T_4　B. 血浆 TSH 水平（放免法）　C. 血浆 TSAb 测定

D. TRH 兴奋试验　E. T_3 抑制试验

4. 下列甲状腺功能试验哪项受己烯雌酚的影响 (　　)

A. 甲状腺摄碘（^{131}I）率　B. 总 T_3 及总 T_4　C. TSH 测定　D. 游离的 T_3、T_4

E. T_3 抑制试验

5. 下列哪项不是糖皮质激素使用的绝对禁忌证 (　　)

A. 青光眼　B. 重度高血压　C. 活动性肺结核　D. 骨质疏松　E. 妊娠

6. 垂体肿瘤最常见的是 (　　)

A. 促性腺激素瘤　B. 催乳素瘤　C. 促甲状腺激素瘤　D. 生长激素分泌细胞瘤

E. 无功能瘤

7. 单纯性甲状腺肿最常见的原因是 (　　)

A. 缺碘　B. 桥本甲状腺炎后　C. 碘过多　D. 药物性甲状腺功能减退症

E. 先天性缺陷

8. 在抢救甲状腺危象时应首选下列哪种药物 (　　)

A. 甲巯咪唑　B. 丙硫氧嘧啶　C. 糖皮质激素　D. 复方碘液　E. 大剂量普萘洛尔

9. 认为下列是抗动脉粥样硬化的因子是 (　　)

A. 乳糜微粒　B. 极低密度脂蛋白　C. 中间密度脂蛋白　D. 低密度脂蛋白

E. 高密度脂蛋白

10. 对所有高脂血症病人，首要的、基本的，并需长期坚持的治疗措施应该为 (　　)

A. 饮食治疗　B. 体育锻炼　C. 药物治疗　D. 血液净化治疗　E. 外科治疗

【X 型题】

11. 糖尿病酮症酸中毒治疗中如果补碱过多过快，会出现哪些严重并发症 (　　)

A. 脑水肿　B. 加重组织缺氧　C. 碱中毒　D. 缺钾　E. 低血糖

12. 测定血清 TSH 的方法有 (　　)

A. 放射免疫学　B. 免疫放射学　C. 免疫化学发光法　D. 酶联免疫法

E. 时间分辨免疫荧光法

13. 关于生长激素缺乏性侏儒症正确的描述是 (　　)

A. 生长速度极为缓慢　B. 成年后多保持童年体型和外貌　C. 智力发育一般不正常　D. 成年身高一般不超过 130 cm　E. 青春期性器官仍不发育或明显延迟发育

14. 关于原发性甲状旁腺功能亢进症正确的描述是 (　　)

A. 多见于 20～50 岁成年人　B. 女性多见　C. 起病缓慢，临床表现多种多样

D. 血钙升高　E. 血磷升高

15. 关于痛风，下列叙述正确的有 (　　)

A. 血尿酸增高就会有痛风　B. 痛风石是痛风特征性损害　C. 痛风多见于体型肥胖的中老年人和绝经期妇女　D. 痛风肾病指明显的高尿酸血症引起的急性梗阻性肾病　E. 痛风肾病指尿酸盐沉积于肾髓质，导致的慢性肾间质炎症

二、填空题

1. 用胰岛素治疗的糖尿病病人，如果白天尿糖全部阴性，而空腹血糖增高，应考虑为________效应、________现象和________分泌不足 3 种可能。
2. 酮体包括________、________和________，引起酸中毒主要是________、________。
3. 糖尿病治疗中，饮食治疗的每天总热量是由________和________来决定的。
4. ^{131}I 治疗甲亢的机制是 ^{131}I 能释放出________射线破坏甲状腺滤泡上皮细胞。服药后常见的急性并发症为________，常见的慢性并发症为________。
5. 血糖正常值是：空腹________，餐后 2 小时血糖正常值________。
6. 生长激素过多在________引起巨人症，在________导致肢端肥大症。
7. 地方性甲状腺肿的最常见原因是________。
8. Graves 病眼征中________是重要而较特异的体征之一。
9. 库欣综合征的特征性表现是________，该病首选治疗方法是________。
10. 防治原发性骨质疏松的基本药物包括________和________。

三、判断题

1. 口服糖耐量试验异常加上尿糖阳性即可诊断为原发性糖尿病。（　）
2. 糖尿病病人尿酮体为阳性即可诊断为酮症酸中毒。（　）
3. 肥胖型 2 型糖尿病初发者可首选二甲双胍类或噻唑烷二酮类口服降血糖药。（　）
4. 血清总 T_3 和总 T_4 出现分离现象（即其中一个正常、一个升高或降低）只见于甲亢复发的早期。（　）
5. 口服避孕药对甲状腺摄 ^{131}I 率无影响。（　）

四、名词解释

1. 糖皮质激素的撤药症候群
2. 肥胖症
3. 尿崩症
4. 垂体性侏儒症
5. 肾上腺危象

五、简答题

1. 试述甲状腺危象的抢救原则。
2. 试述原发性醛固醇增多症临床表现的发展阶段。

3. 试述地方性甲状腺肿及其病因和发病机制。
4. 试述甲状旁腺功能减退症的临床特点。
5. 简述肥胖症的流行病学特点。

参考答案

一、选择题

【A 型题】

题序	1	2	3	4	5	6	7	8	9	10
答案	D	E	C	B	C	B	A	B	E	A

【X 型题】

题序	11	12	13	14	15
答案	ABCD	ABC	ABDE	ABCD	BCE

二、填空题

1. Somoygi　　黎明　　夜间胰岛素
2. 乙酰乙酸　　β-羟丁酸　　丙酮　　乙酰乙酸　　β-羟丁酸
3. 理想体重　　活动程度
4. β　　放射性甲状腺炎　　甲状腺功能减退症
5. ≥3.9～6.1 mmol/L　　≥3.9～7.8 mmol/L
6. 骨骺闭合之前　　骨骺闭合之后
7. 碘缺乏
8. 突眼
9. 向心性肥胖　　垂体微腺瘤切除
10. 钙剂　　维生素 D_3

三、判断题

题　　序	答　　案	解　　析
1	×	95%的糖尿病病人属于原发性糖尿病。糖尿病的诊断依据主要有以下 5 点，如果符合 1 点就能够诊断为糖尿病。第一，有“三多一少”的症状，并且随机血浆葡萄糖≥11.1 mmol/L。第二，两次空腹血浆葡萄糖≥7.0 mmol/L。第三，两次随机血浆葡萄糖≥11.1 mmol/L。第四，两次 OGTT 实验，2 小时血浆葡萄糖≥11.1 mmol/L。第五，一次空腹血浆葡萄糖≥7.0 mmol/L，及一次随机或者一次 OGTT 实验 2 小时血浆葡萄糖≥11.1 mmol/L。

续表

题　　序	答　　案	解　　析
2	×	酮症酸中毒多见于一些糖尿病病人，受自身感染，导致血液中的酸性物质蓄积过多时，可使血液变酸而引起酸中毒。尿酮体检查，对于糖尿病酮症酸中毒在尿常规检查时，如果出现糖尿病酮症酸中毒，会显示尿酮（+）、（++）或者（+++）。
3	√	肥胖型2型糖尿病病人首选二甲双胍，能够降低血糖，同时还能够有助于减肥。噻唑烷二酮类的药物可以单独或者是与其他降血糖药合用治疗2型糖尿病，尤其是胰岛素抵抗比较明显的肥胖病人。
4	×	诊断甲亢可以通过实验室检查和临床症状进行诊断，当甲状腺激素 T_3、T_4、FT_3、FT_4 明显升高，TSH下降，同时伴有其临床症状时即可诊断为甲亢。甲亢的伴随症状可以出现怕冷、怕热、体重减轻、多汗、心率增快、易激动，严重的可出现手颤、眼突等。患有甲亢的病人注意饮食，不要进食含碘较高的食物；应戒烟戒酒，避免喝浓茶、咖啡、碳酸饮料等，宜清淡饮食。
5	×	某些甲状腺肿、散发性克汀病、慢性肝病、肝硬化、肾病、肾功能不全、原发性高血压早期、绒毛膜上皮细胞癌、活动性风湿病、精神分裂症、肺结核病早期及使用甾体避孕药、胰岛素、促甲状腺激素、小剂量咖啡因、B族维生素、维生素C、利尿药、抗结核药、长期使用女性避孕药物等，都可使甲状腺摄 ^{131}I 曲线升高。

四、名词解释

1. 糖皮质激素的撤药症候群：是指在生长期每天分次服用药理剂量的糖皮质激素后，撤药过程中所出现的一组症状，包括：①肌肉僵硬和疼痛。②关节痛。③全身软弱无力。④食欲减退，恶心和呕吐。⑤直立性低血压或虚脱。⑥体重减轻。撤药症候群的发生系由于撤药过快使血循环中糖皮质激素急剧下降所致。
2. 肥胖症：当进食热量多于人体消耗量而以脂肪形式储存体内超过标准体重20%时，或体重指数［体重(kg)/身高^2（m^2）］＞24称肥胖症。如无明显病因可寻者称为单纯性肥胖症；具有明确病因者称为继发性肥胖症。

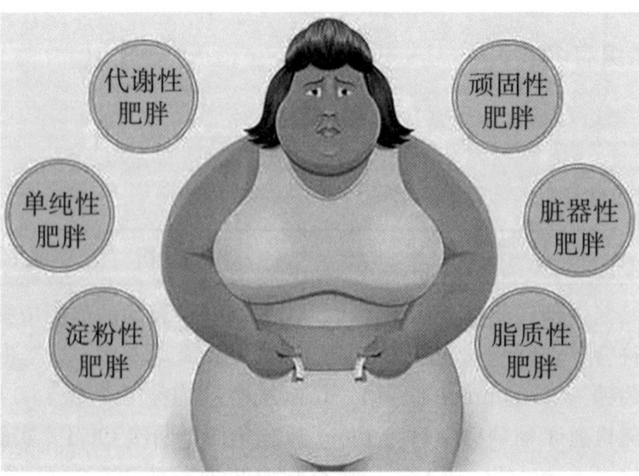

肥胖体质分类

3. 尿崩症：是由于抗利尿激素缺乏、肾小管重吸收水的功能障碍，从而引起以多尿、烦渴、多饮与低密度尿为主要表现的一种病症。本病是由于下丘脑神经垂体部位的病变所致，但部分病例可无明显病因。尿崩症可发生于任何年龄，以青年为多见。
4. 垂体性侏儒症：规范名词为生长激素缺乏性侏儒症，是指自儿童期起病的腺垂体生长激素缺乏而导致生长发育障碍。其病因可为特发性或继发性；可为单一性生长激素缺乏，但往往伴有促性激素缺乏，也可伴有腺垂体其他激素缺乏。本病大多见于男性，女性很少见，原因未明。
5. 肾上腺危象：为艾迪生病急骤加重的表现，常发生于感染、创伤、手术、分娩、过劳、大量出汗、呕吐、腹泻、失水或突然中断治疗等应激情况下，表现为恶心、呕吐、腹痛或腹泻、严重脱水、血压降低、心率快、脉细弱、精神失常，常有高热、低血糖症、低钠血症，血钾可低可高。

五、简答题

1. 甲状腺危象的救治原则如下：

(1) 抑制 TH 合成：首选 PTU，首次剂量 600 mg 口服，继用 PTU 20 mg，每天 3 次口服，待症状缓解后减至一般治疗剂量。

(2) 抑制 TH 释放：加用复方碘口服溶液，首剂 30～60 滴，以后每 6～8 小时 5～10 滴。

(3) 抑制组织 T_4 转化为 T_3 和/或抑制 T_3 与细胞受体结合：PTU、碘剂、受体阻滞药和糖皮质激素等。

(4) 降低血 TH 浓度：在常规治疗不满意时，可选用血液透析、腹膜透析或血浆置换等。

(5) 支持治疗：补充热量和维生素，纠正水、电解质和酸碱平衡紊乱。

(6) 对症治疗，包括供氧、防治感染等。

(7) 待危象控制后，应根据具体病情，选择适当的甲亢治疗方案，并防止危象再次发生。

2. 原发性醛固醇增多症临床发展阶段如下：

(1) 早期：仅有高血压，此时无低血钾症状，醛固醇分泌增多及肾素系统受抑制，导致血浆醛固醇/肾素比值上升。

(2) 高血压、轻度钾缺乏期：血钾轻度下降或呈间歇性低血钾或在某种诱因下出现低血钾。

(3) 高血压、严重钾缺乏：出现肌麻痹。

3. 甲状腺肿是指良性甲状腺上皮细胞增生形成的甲状腺肿大。单纯性甲状腺肿又称非毒性甲状腺肿，是指非炎症和非肿瘤原因，不伴有临床甲状腺功能异常的甲状腺肿。单纯性甲状腺肿病人约占人群 5%，女性发病率是男性的 3～5 倍。如果一个地区儿童中单纯性甲状腺肿的患病率超过 10%，称为地方性甲状腺肿。本病多见于山区和远离海洋的地区。

地方性甲状腺肿最常见的原因是碘缺乏病（IDD）。碘是甲状腺合成甲状腺激素的重要原料之一，碘缺乏时合成甲状腺激素不足，反馈引起垂体分泌过量的 TSH，刺激甲状腺增生肥大，形成甲状腺肿。

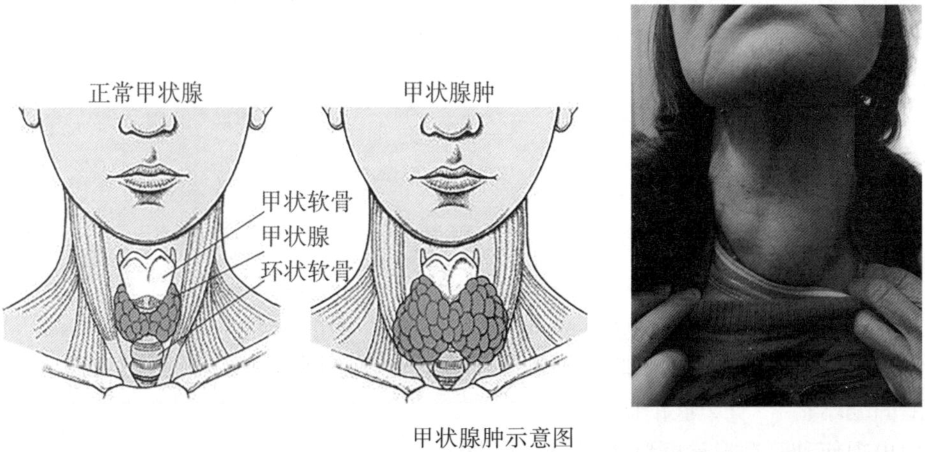

甲状腺肿示意图

4. 甲状旁腺功能减退症简称甲旁减，是指甲状旁腺素（PTH）分泌过少和/或效应不足而引起的一组临床综合征。其临床特点是手足搐搦、癫痫样发作、低钙血症和高磷血症。临床常见类型有特发性甲旁减、继发性甲旁减、低血镁性甲旁减和新生儿甲旁减，少见类型包括假性甲旁减等。长期口服钙剂和维生素D制剂可使病情得到控制。
5. 肥胖症指体内脂肪堆积过多和/或分布异常、体重增加，是遗传因素、环境因素、饮食因素等多种因素相互作用所引起的慢性代谢性疾病。超重和肥胖症在全球流行，已成为严峻的公共卫生危机之一。全球超重者近10亿人，肥胖症病人4.75亿人，每年至少有260万人死于肥胖及其相关疾病，在西方国家成年人中，约有半数人超重和肥胖。我国肥胖症患病率迅速上升，目前，我国成人超重率为32.1%，肥胖率为9.9%。肥胖症与多种疾病如2型糖尿病、血脂异常、高血压、冠心病、卒中、肿瘤等密切相关。肥胖症及其相关疾病可损害病人身心健康，使生活质量下降，预期寿命缩短。肥胖也可作为某些疾病的临床表现之一，称为继发性肥胖症，约占肥胖症的1%。

泌尿系统由肾脏、输尿管、膀胱、尿道及相关的血管、神经等组成。其主要功能包括滤过功能，重吸收和排泌功能，内分泌功能。肾脏是人体的重要器官，它的基本功能是生成尿液，借以清除体内代谢产物及某些废物、毒物，同时经重吸收功能保留水分及其他有用物质，如葡萄糖、蛋白质、氨基酸、钠离子、钾离子、碳酸氢钠等，以调节水、电解质平衡及维护酸碱平衡。本试卷内容涉及肾脏疾病的形态、位置、结构、功能和早期征兆等知识。

§11.6 肾脏疾病试卷

一、选择题

【A型题】

1. 血尿伴高血压最常见于下列哪种疾病（　　）
A. 流行性出血热　B. 肾结核　C. 肾肿瘤　D. 肾小球肾炎　E. 感染性心内膜炎
2. 肾病性水肿产生的主要因素为（　　）
A. 全身毛细血管渗透性增加　B. 肾小球滤过率下降　C. 低蛋白血症　D. 继发性醛固酮增多　E. 低钠血症
3. 尿中出现何种管型对诊断肾盂肾炎有帮助（　　）

A. 红细胞管型　B. 上皮细胞管型　C. 白细胞管型　D. 颗粒管型　E. 混合管型

4. 男，22岁。血压19/12 kPa，大量尿蛋白，血浆清蛋白25 g/L。下列何种疾病可能性大　(　)

A. 隐匿性肾炎　B. 高血压肾小动脉硬化　C. 急性肾炎　D. 肾病综合征
E. 慢性肾炎

5. 女，35岁。反复水肿3年，BP 21/13 kPa，Hb 80 g/L，尿蛋白（++），镜检RBC 2～4个/HP，BUN 10 mmol/L。该病人哪种疾病可能性大　(　)

A. 慢性肾盂肾炎　B. 隐匿性肾炎　C. 慢性肾炎　D. 肾病综合征　E. 高血压肾小动脉硬化

6. 男，15岁。3周前发热、咽痛，1周来眼睑轻度水肿，尿少。1天前突然剧烈头痛，呕吐，全身抽搐，意识不清。BP 170/110 mmHg，尿常规尿白（++），RBC（+++）/HP，可见红细胞管型。最可能的诊断是　(　)

A. 高血压并发高血压脑病　B. 颅内占位性病变　C. 慢性肾炎并发尿毒症脑病
D. 急性肾炎并发高血压脑病　E. 癫痫发作

7. 女，18岁。发现尿蛋白（+）～（++）、红细胞（+），多次于上呼吸道感染后出现肉眼血尿，无水肿，无血压增高，肾功能检查正常。其诊断最可能为　(　)

A. 慢性肾炎　B. 慢性肾盂肾炎　C. 隐匿性肾炎　D. 肾病综合征　E. 急进性肾炎

8. 男，22岁。高度水肿，尿蛋白（++++），血清白蛋白14 g/L，血胆固醇12 mmol/L，应用泼尼松50 mg/d治疗4周，尿量增加，水肿消退，尿蛋白（-）。下一步应如何治疗　(　)

A. 停用泼尼松　B. 加用环磷酰胺　C. 泼尼松开始减量　D. 泼尼松原剂量维持使用　E. 加用苯丁酸氮芥

9. 判断肾功能最常用的指标是　(　)

A. 放射性核素邻^{131}I马尿酸钠测定肾血浆流量　B. 静脉肾盂造影　C. 内生肌酐清除率　D. 经皮肾活检病理组织学检查　E. 菊粉清除率

10. 有关急性肾小球肾炎预后，下列哪项叙述是错误的　(　)

A. 绝大多数病人于1～4周出现利尿、消肿、降压，尿化验也常随之好转　B. 血清C_3在4～8周内恢复正常　C. 少数病人镜下血尿及微量尿蛋白有时可迁延半年至1年才消失　D. 小于3%的病人可因急性肾衰竭救治不当而死亡　E. 因急性肾衰竭救治不当而死亡的多为高龄病人

11. 肾病综合征诊断标准是　(　)

A. 尿蛋白超过3.5 g/d，血浆蛋白低于25 g/L　B. 尿蛋白超过3.0 g/d，血浆蛋白低于28 g/L　C. 尿蛋白超过3.5 g/d，血浆蛋白低于30 g/L　D. 尿蛋白超过3.5 g/d，血浆蛋白低于35 g/L　E. 尿蛋白超过4.0 g/d，血浆蛋白低于35 g/L

【X 型题】

12. 血红蛋白尿的临床表现为 ( )

A. 尿液静置后有红色沉淀 B. 尿色呈红葡萄酒色 C. 全身无溶血的表现 D. 显微镜检无红细胞或少数红细胞 E. 振荡时呈云雾状

13. 急进性肾炎与急性肾炎的鉴别是前者具有 ( )

A. 大量蛋白尿 B. 持续性少尿或无尿 C. 显著高血压 D. 迅速发生并加重的肾功能损害 E. 水肿

14. 肾脏的生理功能主要有 ( )

A. 排泄代谢废物 B. 调节水、电解质平衡 C. 内分泌功能 D. 调节酸碱平衡 E. 通过上述功能维持机体内环境的恒定

15. 以下有关慢性肾小球肾炎的描述哪些正确 ( )

A. 蛋白尿、血尿、高血压、水肿为基本表现 B. 病情迁延，病变缓慢 C. 最终发展为慢性肾衰竭 D. 是一组疾病 E. 疾病表现呈多样性

16. 慢性肾炎的治疗原则包括 ( )

A. 积极控制高血压 B. 限制食物中蛋白及磷入量 C. 应用抗血小板药 D. 避免加重肾脏损害的因素 E. 糖皮质激素及细胞毒性药物

17. 糖皮质激素治疗原发性肾病综合征的原则和方案一般包括 ( )

A. 起始足量：泼尼松每天 1 mg/kg，持续 8～12 周 B. 缓慢减药：足量治疗后每 1～2 周减原用量的 10%，当每天 20 mg 时减量更应缓慢 C. 长期维持：以每天 10 mg的剂量维持 6～12 个月或更长 D. 地塞米松比强的松的疗效更好 E. 有肝功能损害或泼尼松疗效不佳时可改为泼尼松龙口服或静脉注射

18. 长期应用激素的病人易出现 ( )

A. 感染 B. 药物性糖尿 C. 骨质疏松 D. 股骨头无菌性坏死 E. 皮肤紫癜

19. 尿路感染的确诊下列哪几项正确 ( )

A. 尿感的确诊只能确立在尿细菌定量培养的基础上 B. 只要清洁中段尿和导尿培养出有细菌生长，即可确诊 C. 只有膀胱穿刺尿做细菌定性培养，才能确诊 D. 如果 2 次中段尿培养均为 10^5/mL，且为同一菌种，即使无感染症状，也能确诊 E. 尿细胞培养含菌量≥10^4/mL，即可确诊

20. 下述哪些因素可促使肾功能受损 ( )

A. 血容量不足 B. 感染 C. 尿路结石 D. 心力衰竭 E. 肾毒性药物的使用

二、填空题

1. 血尿伴腰部包块可见于________、________和________。
2. 肾病综合征的临床特点为________、________、________和/或________。

3. 急性肾盂肾炎尿沉渣中________细胞增多，有时可有________管型，尿________检查阳性。
4. 肾盂肾炎的并发症可有________、________、________、________、________。
5. 肾炎综合征临床特点为________、________、________。

三、判断题

1. 尿三杯试验，如三杯尿中均有血液则提示血尿来自肾脏、输尿管或膀胱内弥漫性出血。（　）
2. 白细胞管型对肾盂肾炎的诊断有重要价值。（　）
3. 肾病性水肿主要原因是由于肾小球滤过率下降。（　）
4. 肾病综合征的临床特点是水肿、血尿和高血压。（　）
5. 慢性肾小球肾炎简称慢性肾炎，以蛋白尿、血尿、高血压和水肿为基本临床表现。（　）

四、名词解释

1. 肾炎性水肿
2. 血尿
3. 蛋白尿
4. 隐匿性肾小球肾炎
5. 急性肾衰竭

五、简答题

1. 试述血尿病人尿三杯试验的临床意义。
2. 如何鉴别慢性肾炎与慢性肾盂肾炎？
3. 哪些原因可以导致肾盂肾炎反复发作？
4. 尿毒症病人并发感染时，应如何选择使用抗生素？
5. 试述急性肾衰竭应用透析疗法的适应证。

参考答案

一、选择题

【A 型题】

题序	1	2	3	4	5	6	7	8	9	10	11
答案	D	C	C	D	C	D	C	D	C	D	C

【X 型题】

题序	12	13	14	15	16	17	18	19	20
答案	BD	BD	ABCDE	ABCD	ABCDE	ABCE	ABCDE	AD	ABCDE

二、填空题

1. 肾脏肿瘤　　肾结核　　多囊肾
2. 大量蛋白尿　　明显低蛋白血症　　高度水肿　　高脂血症
3. 白细胞　　白细胞　　细菌学
4. 肾盂积脓　　肾乳头坏死　　肾周围脓肿　　肾衰竭　　败血症
5. 血尿　　蛋白尿　　高血压

三、判断题

题　序	答　案	解　析
1	√	三杯皆混浊或出现血尿，提示病变部位在膀胱或膀胱以上部位，如肾盂肾炎、肾小球炎等。血尿如三杯尿呈均匀血色，镜检都有大量红细胞，多见于肾结核、肾结石、肾炎等；仅有前段血尿者，见于尿道损伤、肿瘤、前列腺炎以及尿道肉阜等；仅有后段（第三杯）血尿者，见于急性膀胱炎、膀胱结石或肿瘤、前列腺病变等。
2	√	白细胞管型（white cell cast）内含有白细胞，由退化变性坏死的白细胞聚集而成，可单独存在，或与上皮细胞管型、红细胞管型并存。可结合临床病人有无感染症状给予诊断，常见于急性肾盂肾炎、间质性肾炎等，有红斑狼疮肾炎病人亦可见到。管型内含有许多白细胞（或脓细胞），表示肾小管内有炎症变化。白细胞管型增多：见于急性肾盂肾炎，间质性肾炎，肾病综合征等。如白细胞变化称为脓细胞管型，见于化脓性炎症。白细胞管型有时见于急性肾炎。
3	×	肾脏是身体排出水分的主要器官，当肾脏患病时，致使水分不能排出体外，潴留在体内时称为肾性水肿，肾性水肿既是肾脏疾病的主要表现，又是诊断肾炎的重要线索。按照发生机制可分为肾炎性水肿和肾病性水肿。肾病性水肿是肾病综合征的四大特征之一，因组织间隙蛋白含量低，水肿多从下肢部开始，由于长期大量蛋白尿造成低蛋白血症所致的血浆胶体渗透压下降，液体从血管内渗入组织间隙产生水肿，是其发病的中心环节。
4	×	肾病综合征的典型症状为“三高一低”，即大量蛋白尿、高度消肿、高脂血症和低蛋白血症，以及其他代谢紊乱和伴随症状等。
5	√	慢性肾小球肾炎简称慢性肾炎，以蛋白尿、血尿、高血压和水肿为基本临床表现。

四、名词解释

1. 肾炎性水肿：主要是由于肾小球滤过率下降，而肾小管重吸收功能基本正常造成“球管失衡”和肾小球滤过分数下降，导致水钠潴留形成水肿。

2. 血尿：离心后尿沉渣镜检每高倍视野超过 3 个为血尿，1 L 尿含 1 mg 血即呈现肉眼血尿。
3. 蛋白尿：当尿蛋白超过 150 mg/d，尿蛋白定性阳性，称为蛋白尿。若尿蛋白量大于 3.5 g/d，则称为大量蛋白尿。

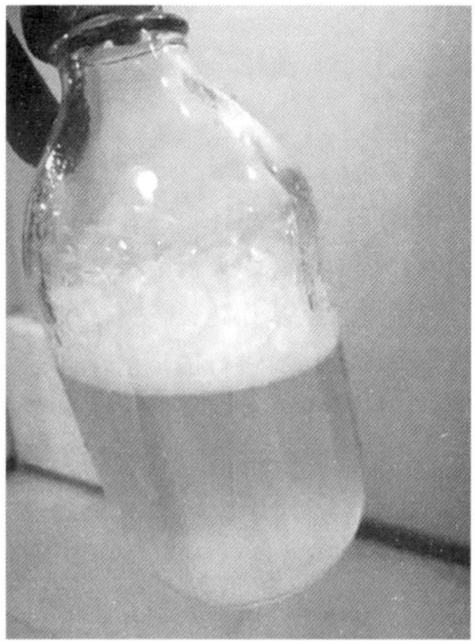

蛋白尿示意图

4. 隐匿性肾小球肾炎：表现为无水肿、高血压及肾功能损害，而仅表现为蛋白尿和/或肾小球性血尿的一组肾小球病。
5. 急性肾衰竭：是指由于各种病因引起肾功能在短期内（数小时或数天）急剧下降的临床综合征，其血肌酐平均每天增加大于或等于 44.2 μmol/L。

五、简答题

1. 尿三杯试验的临床意义如下：

（1）第一杯尿中含有血液，而其余两杯无血液或很少血液，提示血液来自尿道。

（2）第三杯尿中含有血液，提示血液来自膀胱颈部和三角区、后尿道或前列腺。

（3）如三杯均为血尿，提示血液来自肾脏、输尿管，或有膀胱内弥漫性出血。

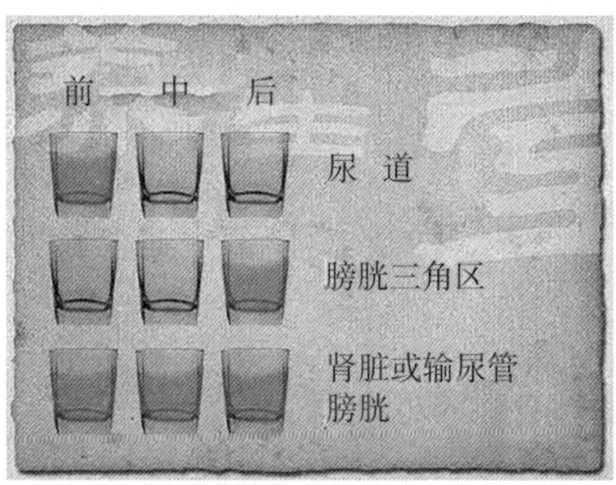

尿三杯示意图

2. 慢性肾炎与慢性肾盂肾炎鉴别如下：有泌尿系感染史，尿沉渣中白细胞经常反复出现，甚至有白细胞管型，尿细菌学检查阳性，X线检查示肾盂及肾盏变形，以一侧肾损伤为主，提示慢性肾盂肾炎。如尿蛋白量较多，且以肾小球源性蛋白为主，肾小球功能损害较肾小管功能损害为重，则提示慢性肾炎。

3. 导致肾盂肾炎反复发作的原因如下：(1) 泌尿系畸形，尿道口附近有病灶，病人抵抗力降低。

 (2) 尿路引流不畅。

 (3) 致病菌为耐药菌株，包括原浆型（L型）菌株。

 (4) 肾内瘢痕形成，致病菌不易被肃清。

4. 尿毒症并发感染时选用抗生素的原则如下：

 (1) 可按正常剂量使用的药物：青霉素G、氨苄西林、林可霉素、红霉素等。

 (2) 须按肌酐清除率减量使用的药物：羧苄西林、头孢菌素类。

 (3) 不宜使用的药物：多黏菌素、黏菌素、氨基苷类、磺胺、呋喃吡啶等。

5. 急性肾衰竭经保守疗法无效，出现下列情况者应进行透析治疗。①急性肺水肿。②血钾在6.5 mmol/L以上。③血尿素氮21.4 mmol/L以上或血肌酐442 μmol/L以上。④高分解代谢状态，血肌酐每天升高超过176.8 μmol/L或血尿素氮每天超过8.9 mmol/L，血钾每天上升1 mmol/L以上。⑤无明显高分解代谢，但无尿2天以上或少尿4天以上。⑥酸中毒，二氧化碳结合力低于13 mmol/L，pH＜7.25。⑦少尿2天以上，伴有下列任一情况者：体液潴留，如结膜水肿、心音呈奔马律、中心静脉压增高；尿毒症症状，如持续呕吐、烦躁、嗜睡；高血钾，血钾大于6.0 mmol/L，心电图有高钾改变。

§ 12

妇产科学试卷

妇产科学（obsterics and gynecology）是临床医学的重要组成部分，是与内科学、外科学和儿科学并列的四大临床必修课程和主干课程之一。妇产科学是专门研究女性生殖系统生理、病理变化以及生育调控的一门临床医学学科，由产科学和妇科学组成。本试卷内容涉及女性生殖器官疾病的病因、病理、诊断及防治，妊娠、分娩的生理和病理变化，高危妊娠及难产的预防和诊治，女性生殖内分泌，计划生育及妇女保健等知识。

一、选择题

【A 型题】

1. 维持子宫前倾的最主要韧带是　（　　）
A. 宫骶韧带　B. 圆韧带　C. 阔韧带　D. 主韧带　E. 卵巢固有韧带
2. 下述何项能最早最准确诊断妊娠　（　　）
A. B 超检查　B. 血 β-HCG 放射免疫测定　C. 黄体酮试验　D. 基础体温测定　E. 宫颈黏液检查
3. 下述何项非胎盘功能检查　（　　）
A. 尿 E_3 测定　B. 尿 E/C 比值　C. 血清 HPL 测定　D. 胎动计数　E. B 超观察胎盘成熟度
4. 下述何项系检查胎儿肺脏成熟度　（　　）
A. B 超测量胎儿双顶径　B. 羊水卵磷脂鞘磷脂比值（L/S）测定　C. 羊水肌酐测定　D. 羊水胆红素类物质测定　E. 羊水中脂肪细胞出现率
5. 保护会阴最主要的要点是　（　　）
A. 用手掌鱼际肌顶住会阴部　B. 按分娩机转及时协助胎头俯屈和仰伸　C. 指导产妇适时放松或采用腹压　D. 在阵缩间隙期娩出　E. 胎头娩出后仍不可放松保护
6. 关于早产，下述哪项叙述是错误的　（　　）
A. 妊娠满 28 周至不足 37 周终止者　B. 新生儿体重在 2500 g 以下者　C. 其中 15%在新生儿期死亡　D. 其中 8%留有智力障碍或神经系统后遗症　E. 围生儿死亡中，与早产有关者少见
7. 下列药物何种不加速胆红素代谢和排泄　（　　）
A. 泼尼松　B. 白蛋白　C. 苯巴比妥　D. 三黄汤　E. 地西泮
8. 处理宫缩乏力所致产后出血措施中，何者最迅速有效　（　　）
A. 按揉子宫　B. 注射宫缩剂　C. 填塞子宫　D. 结扎髂内动脉　E. 子宫切除
9. 下述哪项不是新生儿窒息的常见原因　（　　）
A. 胎儿宫内窘迫　B. 颅内出血　C. 胎儿宫内肺炎　D. 吸入羊水　E. 分娩前

使用过多镇静药

10. 关于外阴白色病变哪项描述是错误的 ( )

A. 外阴白色病变又称慢性外阴营养不良 B. 增生型病变区皮肤发白增厚似皮革 C. 苔藓型病变区皮肤萎缩变薄变白 D. 混合型病变区有增生与苔藓型两种病变 E. 萎缩型较易出现非典型增生

11. 下述5种法定性病中，何种系衣原体所致 ( )

A. 梅毒 B. 淋病 C. 软下疳 D. 性病性淋巴肉芽肿 E. 腹股沟肉芽肿

12. 下列何项不是子宫肌瘤的手术治疗指征 ( )

A. 子宫增大12周妊娠以上 B. 症状明显 C. 并发不孕或多次流产 D. 浆膜下子宫肌瘤 E. 伴肉瘤样变

13. 下列肿瘤标志物何种属卵巢内胚窦瘤 ( )

A. CA125 B. CEA C. AFP D. β-HCG E. LDH

14. 下述哪项不是卵巢功能检查方法 ( )

A. 阴道涂片检查 B. 宫颈黏液检查 C. 基础体温测定 D. 血中雌孕激素测定 E. 测定血清FSH、LH及PRL

15. 下述子宫畸形中，何种是两侧副中肾管未会合所致 ( )

A. 先天性无子宫 B. 双子宫 C. 单角子宫 D. 残角子宫 E. 纵隔子宫

16. 除正常月经外，引起阴道出血最多见的原因是 ( )

A. 卵巢内分泌功能失调 B. 与妊娠有关的子宫出血 C. 生殖器炎症 D. 生殖器肿瘤 E. 损伤、异物和药物

【X型题】

17. 重型胎盘早剥的处理是 ( )

A. 密切观察血压、脉搏、宫底高度等病情变化 B. 输液、输血纠正休克 C. 用止血药物止血 D. 人工破膜 E. 积极终止妊娠

18. 诊断葡萄胎的方法有 ( )

A. 病史、体征 B. HCG测定 C. AFP测定 D. 超声波检查 E. CA125测定

19. 产科病房母乳喂养的规定包括 ( )

A. 早吸吮 B. 24小时同室 C. 每天喂奶6～8次 D. 开奶前不喂食 E. 婴儿吸吮困难时用奶瓶喂

20. 关于子宫，正确的描述是 ( )

A. 未产妇的宫颈外口呈圆形 B. 成年妇女宫颈管长2.5～3.0 cm C. 子宫内膜基底层无周期性变化 D. 宫颈管黏膜层有许多腺体分泌酸性黏液 E. 子宫浆膜层为覆盖宫体底部及前后面的腹膜

21. 正常情况下妇女的白带是 ( )

A. 少量白色，稀糊状的液体 B. 一般无气味 C. 经期前白带增多属病理现象

D. 排卵期白带增多　　E. 妊娠期白带增多

22. 关于正常妊娠下述哪些描述是正确的　　(　　)

A. 早孕反应多出现在妊娠 6 周前后　　B. 孕妇自觉胎动多在第 18～20 周

C. Doppler 在停经 10 周即可听到胎心　　D. 胎心在妊娠 18 周可以用听诊器听到

E. 免疫学妊娠试验于妊娠第 8～10 周阳性率最高

23. 有关高危妊娠的描述，下列哪些是正确的　　(　　)

A. 以往有异常妊娠史或不良分娩史　　B. 年龄＞16 岁，＜35 岁　　C. 孕妇有严重并发症，如心脏病、糖尿病　　D. 各种妊娠并发症，胎位异常及骨盆狭窄　　E. 早孕期间用过对胎儿有影响的药物或接触放射线

24. 下列哪些是胎儿窘迫的临床表现　　(　　)

A. 胎心率大于 160 次/min 或小于 120 次/min　　B. 胎动每 12 小时少于 4 次

C. 头位羊水胎粪污染　　D. 催产素激惹试验（OCT）多次检查均为阴性　　E. 胎心率不规则

25. 下述哪些是新生儿窒息的常见原因　　(　　)

A. 胎儿宫内窘迫　　B. 颅内出血　　C. 胎儿宫内肺炎　　D. 吸入羊水　　E. 分娩前使用过多镇静药

26. 急性盆腔炎诊断需同时具备以下哪几项　　(　　)

A. 发热，体温＞38℃　　B. 下腹压痛，伴或不伴反跳痛　　C. B 超发现盆腔脓肿或炎性包块　　D. 子宫腔或子宫体举痛或摇摆痛　　E. 附件区压痛

27. 关于子宫肌瘤，下列哪些说法正确　　(　　)

A. 往往在绝经后有所缩小　　B. 是妇女最常见的良性肿瘤　　C. 可能与雌激素有关

D. 肉瘤变较多见　　E. 一般不引起症状而在盆腔检查时被发现

28. 卵巢上皮性肿瘤发病的高危因素包括　　(　　)

A. 遗传因素　　B. HPV 感染　　C. 环境因素　　D. 内分泌因素　　E. 持续排卵

29. 有排卵型功血可能有以下哪几种情况　　(　　)

A. 多发生在接近绝经期妇女　　B. 在月经中期可以出现 LH 高峰　　C. 用孕激素治疗有效　　D. 是育龄妇女容易发生的功血类型　　E. 大出血时可以用雌激素止血

30. 子宫肌瘤手术指征包括　　(　　)

A. 黏膜下肌瘤突出宫颈口者　　B. 子宫增大如孕 2.5 个月大小　　C. 肌瘤影响生育，病人要求生育　　D. 症状明显，导致贫血　　E. 肌瘤小，近绝经期无症状者

二、填空题

1. 胎盘的生理功能包括________、________、________及________。
2. 羊水的主要生理功能为________、________及________。
3. 临产后的主要产力为________，第二产程中的重要辅助产力为________，协助胎头内旋转及仰伸的产力是________。

4. 常见 5 种孕妇应禁用或慎用的药物为________、________、________、________及________。
5. 心脏病孕妇最危险的 3 个时期是________、________及________。
6. 预防乙型病毒性肝炎在围生期传播的主要措施为________、________、________、________。
7. 难产的常见原因是________、________及________。
8. 绒毛膜癌的诊断依据是________、________、________、________、________、________及________。
9. 女性尿瘘形成的原因有________、________、________及________。
10. 甾体避孕药的作用机制为________，________及________。

三、判断题

1. 会阴指阴道与肛门间的软组织，包括皮肤、肌肉及筋膜。 ( )
2. 为了从母体获得足够氧气、营养物质和排泄代谢产物，胎儿有一条脐动脉和两条脐静脉。 ( )
3. 自然流产最常见的原因为遗传因素。 ( )
4. 妊娠晚期无痛性出血是胎盘早剥的特征。 ( )
5. 妇科病普查应每 1～2 年 1 次，以普查生殖道癌为重点。 ( )

四、名词解释

1. 产褥感染
2. 巧克力囊肿
3. 产褥期抑郁症
4. 羊水栓塞
5. 胎位异常

五、简答题

1. 试述 10 种孕妇应禁用或慎用的药物及其危害性。
2. 试述新生儿窒息的常见原因。
3. 试述子宫肌瘤的手术指征。什么情况下宜行肌瘤摘除术?
4. 试述人工流产的并发症。
5. 产科病房母乳喂养的规定包括哪些内容?

参考答案

一、选择题

【A 型题】

题序	1	2	3	4	5	6	7	8	9	10	11	12	13	14	15	16
答案	B	B	E	B	B	E	E	A	C	E	D	D	C	E	B	A

【X 型题】

题序	17	18	19	20	21	22	23	24	25	26	27	28	29	30
答案	ABE	ABD	ABD	ABCE	ABDE	ABDE	ACDE	ABCE	ABDE	ABCDE	ABCE	ACDE	BCD	ABCD

二、填空题

1. 代谢功能　免疫耐受功能　防御功能　内分泌功能
2. 保护胎儿　保护母体　宫内诊断
3. 子宫收缩力　腹肌及膈肌收缩力　肛提肌收缩力
4. 反应停　抗肿瘤药　四环素　肾上腺皮质激素　链霉素
5. 妊娠 32～34 周　分娩第二产程　产后 24 小时
6. 加强营养　患乙型肝炎育龄妇女避孕 2 年　分娩期严格消毒隔离　主动及被动免疫
7. 产力异常　产道异常　胎儿异常
8. 有妊娠史　阴道流血及转移症状　子宫增大变软　阴道紫蓝色结节　妊娠试验（+）　胸片见转移灶　滋养细胞高度增生异形无绒毛结构
9. 分娩损伤　手术损伤　疾病损伤　各种外伤
10. 抑制排卵　改变宫颈黏液性质　干扰子宫内膜

三、判断题

题　序	答　案	解　析
1	√	女性外生殖器指生殖器的外露部分，又称外阴，位于两股内侧间，前为耻骨联合，后为会阴，包括阴阜、大阴唇、小阴唇、阴蒂和阴道前庭。
2	×	脐带是连接胎儿与胎盘的条索状组织，胎儿借助脐带悬浮于羊水中。脐带是母儿间气体交换、营养物质供应和代谢产物排出的重要通道。

续表

题 序	答 案	解 析
3	√	自然流产的病因包括胚胎因素、母体因素、父亲因素和环境因素。孕妇年龄偏大、既往有自然流产史、妊娠前体重过轻或过重等均是自然流产的高危因素。胚胎或胎儿染色体异常是早期流产最常见的原因，占 50%～60%，晚期流产约占 1/3，孕 28 周后胎儿丢失仅占 5%，染色体异常包括数目异常和结构异常，这种异常可能是由遗传所致，也可能与感染、药物等因素有关。
4	×	大多数胎盘早剥发生在妊娠中晚期和妊娠 34 周后，典型表现为阴道流血、腹痛、子宫强直性收缩、子宫压痛和胎儿心率的改变。有些不典型者或胎盘早剥发生的早期，临床症状不是很明显，仅表现为少量阴道流血或不规则腹痛。
5	√	18 岁以上，凡是有性生活的女性每年都应该做妇女病普查。妇女病普查包括妇科专科体检、乳房检查及相关辅助检查。妇科普查就是根据女性的生理结构，有针对性地对女性进行某些部位的健康检查。它是保证和提高妇女生殖健康的重要工作，主要检查女性生殖系统疾病，其中以检查各类炎症等常见病及子宫肌瘤、宫颈癌、乳腺癌为主，以做到早发现、早治疗，对于保障青春期后的女性健康具有极其重要的作用。

四、名词解释

1. 产褥感染：系指分娩及产褥期生殖道受病原体侵袭，引起局部或全身的感染。发病率为 6%。
2. 巧克力囊肿：子宫内膜异位症病变可发生在不同部位，其中以卵巢内异症最多见。约 80%的病人病变累及一侧卵巢，50%的病人同时波及双侧卵巢。病变早期在卵巢表面上皮及皮层中可见紫褐色斑点或小泡。随着病变发展，卵巢内的异位内膜可因反复出血而形成单个或多个囊肿，但以单个为多见，称为卵巢子宫内膜异位囊肿。囊肿内含暗褐色黏糊状陈旧血，状似巧克力液体，故又称卵巢巧克力囊肿。

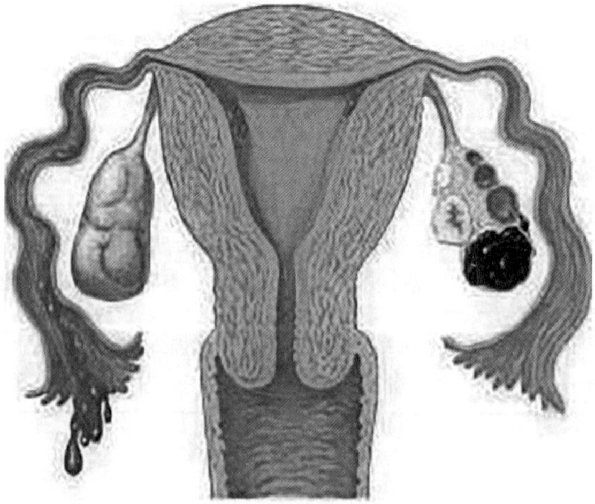

巧克力囊肿示意图

3. 产褥期抑郁症：是指产妇在产褥期内出现抑郁症状，是产褥期精神综合征中最常见的一种类型。有关其发病率，国内资料极少，国外报道发生率高达 30%。通常在产后 2 周出现症状，表现为易激惹、恐怖、焦虑、沮丧和对自身及婴儿健康过度担忧，常失去生活自理及照料婴儿的能力，有时还会陷入错乱或嗜睡状态。
4. 羊水栓塞：是指在分娩过程中羊水突然进入母体血循环引起急性肺栓塞、休克、弥散性血管内凝血(DIC)、肾衰竭或突发死亡的分娩严重并发症。发生于足月妊娠时产妇死亡率高达 70%～80%；妊娠早、中期流产亦可发生，但病情较轻，死亡少见。近年研究认为，羊水栓塞的核心问题是过敏反应，建议命名为“妊娠过敏反应综合征”。

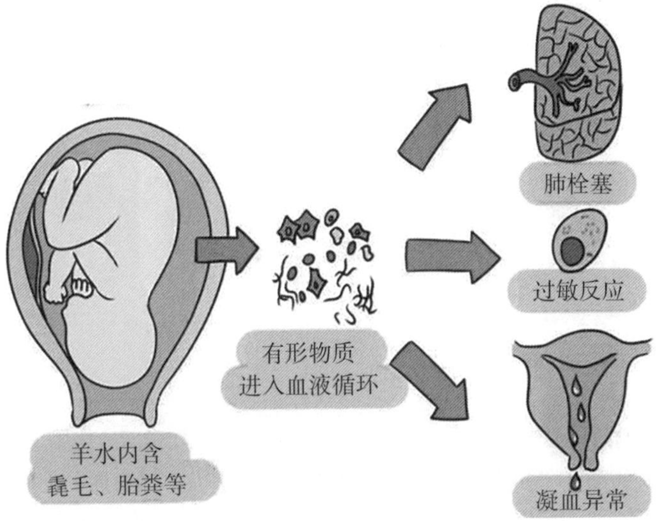

羊水栓塞示意图

5. 胎位异常：胎位异常是造成难产的常见因素之一。分娩时枕前位（正常胎位）约占 90%，而胎位异常约占 10%，其中胎头位置异常居多，占 6%～7%。胎产式异常的臀先露占 3%～4%，肩先露已极少见。此外还有复合先露。

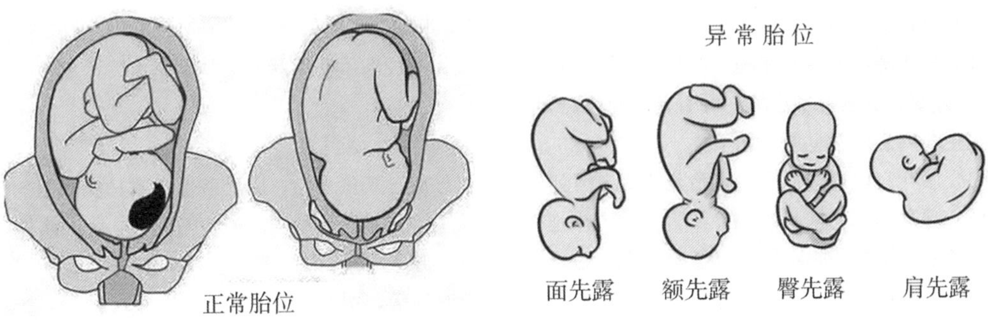

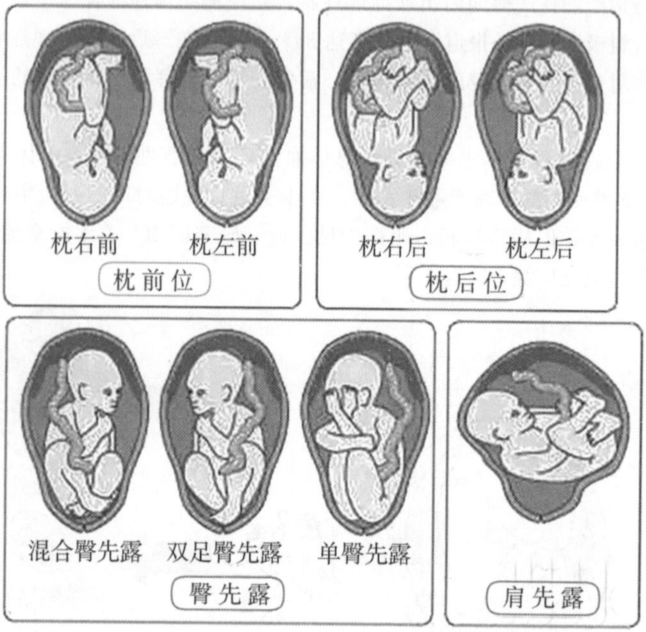

五、简答题

1. 孕妇应禁用或慎用的药物如下：

(1) 反应停（肽胺哌啶酮）：可引起无肢症、短肢畸形、无耳症、无眼症、缺肾、肛门闭锁及心脏畸形。

(2) 抗肿瘤药：烷化剂、抗代谢药、抗癌药、抗生素等均可引起流产、死胎或胎儿畸形。

(3) 己烯雌酚：可致阴道腺病或生殖器先天畸形。

(4) 雄激素：可引起女性胎儿男性化，如阴蒂肥大及阴唇融合等。

(5) 肾上腺皮质激素：可引起腭裂畸形。

(6) 四环素：对钙盐有亲和力，可抑制骨骼生长，导致乳齿黄染。

(7) 链霉素：可引起新生儿听力障碍。

(8) 氯霉素：引起新生儿“灰色综合征”，并抑制新生儿造血功能。

(9) 硫氧嘧啶或甲硫咪唑：抑制胎儿甲状腺素的合成，造成新生儿甲状腺功能减退。

(10) 双香豆素及华法林：可引起胎儿死亡和脑出血。

2. 新生儿窒息的常见原因如下：

(1) 胎儿宫内窘迫：出生前胎儿缺氧未得到纠正，如母血含氧量不足，胎盘脐带输氧功能障碍。

(2) 呼吸中枢受抑制或损害：胎儿颅内出血及脑部长时间缺氧，可使呼吸中枢受到损害。此外，麻醉药乙醚、镇静药吗啡等均可经胎盘进入胎儿体内，抑制呼吸中枢。

(3) 呼吸道阻塞：胎儿通过产道时，吸入大量羊水、黏液等，引起呼吸道阻塞。

(4) 其他：如新生儿溶血症、胎儿宫内肺炎、肺发育不良、肺膨胀不全、膈疝及心脏发育畸形等均可致新生儿窒息。

3. (1) 子宫肌瘤的手术治疗指征：①子宫增大在 3 个月妊娠以上。②症状明显，继发贫血者。③黏膜下子宫肌瘤。④肌瘤导致不孕或流产、死产者。⑤有肉瘤样变或红色变性，保守治疗无效。⑥浆膜小肌瘤并发蒂扭转。

(2) 子宫肌瘤摘除术指征：①年龄 40 岁以下。②尚未生育，要求保留生育功能者。③浆膜下或黏膜下子宫肌瘤或个数不多的壁间肌瘤。

4. 人工流产的并发症如下：

(1) 吸宫不全：术后出血达 10 天以上，对抗感染治疗无效者，应考虑为吸宫不全所致。

(2) 子宫损伤：子宫穿孔及子宫颈撕裂。

(3) 流产后感染：子宫内膜炎及附件炎。

(4) 术中出血：多发生于钳刮术。

(5) 人工流产综合征反应：表现为心动过缓、心律失常、面色苍白、大汗淋漓、头晕胸闷及血压下降，甚至发生昏厥和抽搐。

(6) 宫颈宫腔粘连：因内口创伤或感染所致。

(7) 月经失调：多表现在术后 3 个月内，常见无排卵周期或非典型分泌期内膜。

(8) 空气栓塞和羊水栓塞：较罕见，预后不良。

5. 产科病房母乳喂养的规定包括：①早吸吮。②24 小时母婴同室。③按需哺乳。④不用奶瓶。⑤开奶前不喂食。⑥帮助母亲使婴儿正确含接。⑦建立母亲喂奶的信心。

§ 13

儿科学试卷

儿科学（pediatrics）专业是以自胎儿至青春期儿童为研究对象，以保障儿童健康，提高生命质量为宗旨的学科。儿科学属临床医学的二级学科，其研究内容可分为以下4个方面：①研究儿童生长发育的规律及其影响因素，不断提高儿童体格、智力发育水平和社会适应性能力。②研究儿童各种疾病的发生、发展规律以及临床诊断和治疗的理论和技术，不断降低疾病的发生率和死亡率，提高疾病的治愈率。③研究各种疾病的预防措施，包括免疫接种、先天性遗传性疾病的筛查、科学知识普及教育等，这是现代儿科学最具有发展潜力的内容，将会占据越来越重要的地位。④研究儿童中各种疾病的康复可能性以及具体方法，尽可能地帮助这些儿童提高他们的生活质量乃至完全恢复健康。本试卷内容涉及儿童生长发育规律及影响因素、儿童疾病的发生及发展规律、临床诊断及治疗的理论和技术；儿童疾病的预防措施，免疫接种，先天性和遗传性疾病的筛查；儿童疾病的康复等知识。

一、选择题

【A 型题】

1. 5岁小儿，下列何者不正常　（　　）
   A. 体重20 kg　B. 身长105 cm　C. 乳牙20颗　D. 腕部骨化中心6个　E. 上部量与下部量相等
2. 下列哪项与母乳抗感染作用无关　（　　）
   A. 分泌型IgA抗体　B. 特异性抗体　C. 乳铁蛋白　D. 双歧因子　E. 乳白蛋白
3. 4：3：2溶液的组成成分是　（　　）
   10%葡萄糖注射液　0.9%氯化钠注射液　1.4%碳酸氢钠
   A. 4份　3份　2份　B. 4份　2份　3份　C. 3份　4份　2份　D. 2份　3份　4份　E. 2份　4份　3份
4. 新生儿败血症最常见的并发症是　（　　）
   A. 肺炎　B. 胸膜炎　C. 化脓性脑膜炎　D. 骨髓炎　E. 肝脓肿
5. 新生儿寒冷损伤综合征复温至正常的时间为　（　　）
   A. 1～3小时　B. 4～6小时　C. 6～12小时　D. 12～24小时　E. 36～48小时
6. 维生素D缺乏性佝偻病的主要病因是　（　　）
   A. 日光照射不足　B. 单纯母乳喂养　C. 生长过快　D. 疾病影响　E. 药物影响
7. 佝偻病临床表现主要是　（　　）

A. 生长中的骨骼改变，肌肉松弛和神经兴奋性改变　B. 神经症状，骨骼改变
C. 易激惹、烦躁、多汗、枕部秃发　D. 颅骨软化、鸡胸、“X”形腿、“O”形腿
E. 骨缝、前后囟门关闭及出牙延迟

8. 营养不良的早期临床表现是　(　　)
A. 面色苍白　B. 精神萎靡　C. 发育迟缓　D. 食欲减退　E. 体重不增或减轻

9. 川崎病亚急性期及恢复期最主要并发症是　(　　)
A. 急性冠状动脉损伤　B. 尿道炎　C. 无菌性脑膜炎　D. 肺炎　E. 肝炎

10. 右心房、右心室、肺循环、左心房血流量增多，而左心室、体循环血流量减少，这是下述哪一种先天性心脏病的血流动力学改变　(　　)
A. 动脉导管未闭　B. 室间隔缺损　C. 肺动脉狭窄　D. 法洛四联症　E. 房间隔缺损

11. 室间隔缺损伴明显肺动脉高压时，有下列表现，但除外　(　　)
A. 左心室显著增大　B. 原有心脏的杂音显著增强　C. 肺动脉瓣第二音明显亢进
D. X线显示肺动脉段明显突出　E. 右心室压力明显增高

12. 急性链球菌感染所致肾炎，下列哪项错误　(　　)
A. 多为A组β溶血性链球菌　B. 极少转为慢性　C. 痊愈后极少复发　D. 青霉素可提高治愈率　E. 贫血持续不好转预后不佳

13. 男，3 kg，初生1天。皮肤黏膜正常，心肺正常，肝肋下2 cm，脾未扪及，Hb 190 g/L，RBC 6.0×10^{12}/L，末梢血涂片可见少量有核红细胞及少量幼稚粒细胞，HbF 0.65。可能诊断是　(　　)
A. 新生儿败血症　B. 新生儿血红蛋白病　C. 新生儿红白血病　D. 正常新生儿
E. 新生儿溶血病

14. 分析结核菌素试验的结果，下述说法哪项错误　(　　)
A. 对未种过卡介苗者，年龄愈小，阳性反应愈表示体内有活动性结核病灶　B. 如近数月由阴性转为阳性，示近期有结核感染，且肯定为活动性结核病　C. 阳性程度与结核病变严重程度无关　D. 阴性反应不一定排除　E. 新近感染或活动性结核病常为强阳性

15. 麻疹最常见的并发症是　(　　)
A. 肺炎　B. 喉炎　C. 中耳炎　D. 脑炎　E. 结核播散或活动

16. 脊髓灰质炎脑脊液改变最常见于　(　　)
A. 前驱期　B. 瘫痪期　C. 瘫痪前期　D. 恢复期　E. 后遗症期

17. 提示原发型免疫缺陷病的最主要的是　(　　)
A. 体质弱、消瘦　B. 伴先天畸形　C. 体格发育迟缓　D. 经常反复感染
E. 神经系统异常

【X型题】

18. 关于水痘，下列说法哪些正确　(　　)

A. 水痘是一种传染性非常强的出疹性传染病　B. 与带状疱疹为同一病毒感染所致
C. 皮肤和黏膜相继出现斑丘疹，水疱疹和结痂同时存在　D. 皮疹呈向心性分布
E. 感染水痘后一般无永久免疫力

19. 腺病毒肺炎的临床特点是　（　）
A. 多为稽留热　B. 肺部体征出现较晚　C. 早期即有全身中毒症状　D. 喘憋，呼吸困难　E. 可并发渗出性胸膜炎

20. 小儿髓外造血表现为　（　）
A. 肝脾淋巴结肿大　B. 黄骨髓参与造血　C. 周围血象可见幼红细胞和/或幼稚粒细胞　D. HbF 明显升高　E. 周围血中出现异形淋巴细胞

21. 新生儿期发生惊厥应考虑哪些原因　（　）
A. 新生儿颅内出血　B. 先天性代谢异常　C. HIE　D. 化脓性脑膜炎
E. 高热惊厥

22. 关于小儿神经精神发育，下述哪些正确　（　）
A. 1 岁时能弯腰拾东西　B. 18 个月能表示大小便　C. 9 个月能模仿成人的动作
D. 2 岁能双脚跳　E. 3 岁能穿脱简单衣服

23. 佝偻病初期可有以下哪些症状与体征　（　）
A. 鸡胸　B. 多汗　C. 枕部脱发　D. 手镯征　E. 颅骨软化

24. 百日咳常见并发症有　（　）
A. 肺炎　B. 百日咳脑病　C. 结核病恶化　D. 感染性休克　E. 肝脓肿

25. 小儿腹泻的治疗原则包括　（　）
A. 调整饮食，合理用药　B. 应用广谱抗生素积极治疗　C. 预防和纠正脱水
D. 禁食至腹泻停止　E. 保护肠黏膜

二、填空题

1. ABO 血型不合所致新生儿溶血症，较常见于________型血母所分娩的新生儿。
2. 1～6 岁小儿体重计算公式为________。
3. 营养不良脂肪首先消减的部位是________。
4. 肺炎伴腹泻病儿静脉输液速度一般为每小时每千克体重________mL。
5. 拟诊白念珠菌肠炎的简便方法是大便涂片镜检发现________。
6. 风湿性舞蹈症系由于风湿病变累及________所致。
7. 结核性脑膜炎最易受累的颅神经为________。
8. 麻疹前驱期最有诊断价值的体征是________。
9. 脊髓灰质炎病人的隔离期为________。
10. 联合免疫缺陷病开始出现反复感染的时间是生后________。

三、判断题

1. 对于低渗性脱水病人第 1 个 24 小时内静脉输液成分宜用 2/3 张含钠液。　（　）

2. 对营养不良伴腹泻病人静脉补液宜按实际体重计算。（ ）

3. 佝偻病的早期预防措施是及早肌内注射维生素 D3 30 万 U，每周 1 次，共 3 次。（ ）

4. 小儿腹泻病程大于 3 个月者称为慢性腹泻。（ ）

5. 风湿性舞蹈症系风湿活动的主要表现。（ ）

四、名词解释

1. 计划免疫
2. 小儿肥胖症
3. 生理性黄疸
4. 缺氧缺血性脑病
5. 免疫重建

五、简答题

1. 简述预防接种的禁忌证。
2. 简述液体疗法的基本方法。
3. 简述锌缺乏症的临床表现。
4. 简述儿童 AIDS 的预防措施。
5. 简述小儿药物代谢特点。

参考答案

一、选择题

【A 型题】

题序	1	2	3	4	5	6	7	8	9	10	11	12	13	14	15	16	17
答案	E	E	C	C	C	A	A	E	A	E	B	D	D	B	A	C	D

【X 型题】

题序	18	19	20	21	22	23	24	25
答案	ABCD	ABCDE	AC	ABCD	ABDE	BC	ABC	ACE

二、填空题

1. O
2. 年龄（岁）×2+8
3. 腹部
4. 3～5

5. 厚膜孢子及假菌丝
6. 锥体外系
7. 面神经
8. 口腔麻疹黏膜斑
9. 40 天
10. 数月内

三、判断题

题序	答案	解析
1	×	低渗性脱水的首选补液方式为输注等张生理盐水。低渗性缺水，首先应纠正细胞外液容量，给予等张生理盐水静脉输注，如果容量状态判断不清，可以使用生理盐水 0.5～1 L 试验性治疗，同时应纠正引起容量丢失的原因。临床上低渗性缺水可分为轻度、中度和重度，根据临床缺钠的程度，估计需要补给的液体量，根据补钠公式计算出需补充的钠盐量，然后在当天补给一半。合并有休克的病，可以晶体液与胶体液同时应用，并补足血容量。尿量达到 40 mL/h 后，可以给予补钾治疗。
2	√	对营养不良伴腹泻病人静脉补液宜按实际体重计算。
3	×	维生素 D 缺乏及维生素 D 缺乏性佝偻病预防要从母孕妊娠期开始，胎儿期母亲妊娠期间多在户外活动，进食富含维生素 D、钙、磷的食物。在妊娠的后 3 个月，应该补充维生素 D，每天 800～1000 IU，口服钙剂，有条件可以监测血中 25（OH）-D_3 水平。出生后应尽早开始口服维生素 D，足月儿在出生后 1～2 周每天开始补充维生素 D 400 IU，1 岁以上每天补充维生素 D 600 IU。早产儿、双胞胎、低出生体重儿出生后开始每天补充 800～1000 IU 维生素 D，连续 3 个月后改为每天 400～800 IU。
4	×	慢性腹泻是一种常见临床症状，并非一种疾病，是指病程在两个月以上的腹泻或间歇期在 2～4 周内的复发性腹泻。病因较为复杂，病程迁延。根据病因不同，临床症状多样化，治疗原则各异。
5	√	风湿性舞蹈症又称风湿性舞蹈病、小舞蹈病。常发生于链球菌感染后，为急性风湿热的神经系统症状。病变主要影响大脑皮质、基底节及小脑，由锥体外系功能失调所致。临床表现为面、手和足快速舞蹈样不自主运动，伴肌张力降低，肌力减弱及精神症状为特征的疾病。本病多见于儿童和青少年，尤以 5～15 岁女性多见。

四、名词解释

1. 计划免疫：根据小儿的免疫特点和传染病发生的情况制定免疫程序，有计划地使用生物制品进行预防接种，以提高人群的免疫水平，达到控制和消灭传染病的目的。
2. 小儿肥胖症：体重超过同年龄、同性别、同身高正常儿均值 20%以上者。
3. 生理性黄疸：常于出生后 2～3 天出现，4～5 天达高峰；一般情况良好，足月儿在 2 周内消退，早产儿可延迟到 3～4 周消退；血清胆红素浓度的为 205.2～256.5 μmmol/L，以未结合胆红素为主，结合胆红素＜26 μmmol/L。

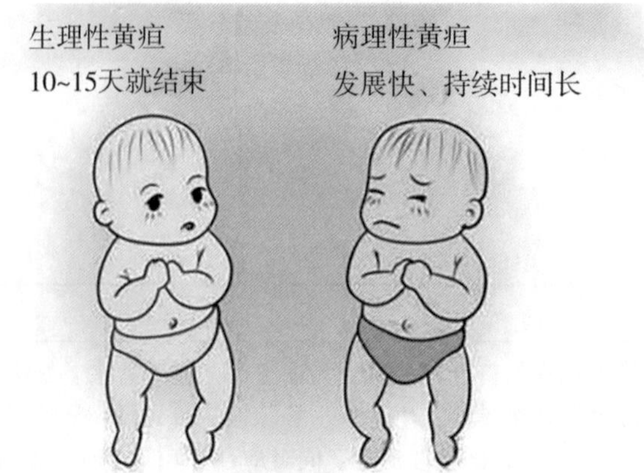

生理性黄疸示意图

4. 缺氧缺血性脑病：指由于围生期各种因素引起的缺氧和脑血流减少或暂停而导致胎儿和新生儿的脑损伤。
5. 免疫重建：通过免疫器官或组织移植术使病人恢复免疫功能的方法，称为免疫重建。

五、简答题

1. 预防接种的禁忌证如下：①患自身免疫性疾病、免疫缺陷病者。②有明确过敏史者禁接种白喉类毒素、破伤风类毒素、麻疹疫苗（特别是鸡蛋过敏者）、脊髓灰质炎糖丸疫苗（牛奶或奶制品过敏）、乙肝疫苗（酵母过敏或疫苗中任何成分过敏）。③患有结核病、急性传染病、肾炎、心脏病、湿疹及其他皮肤病者不予接种卡介苗。④在接受免疫抑制剂治疗期间，发热、腹泻和急性传染病期忌服脊髓灰质炎疫苗。⑤因百日咳菌苗偶可产生神经系统严重并发症，故本人及家庭成员患癫痫、神经系统疾病有抽搐史者禁用百日咳菌苗。⑥患有肝炎、急性传染病或其他严重疾病者不宜进行免疫接种。
2. 液体疗法包括补充累积损失量、继续损失量和生理需要量 3 个部分。

(1) 补充累积损失量：轻度脱水约 50 mL/kg，中度脱水 50～100 mL/kg，重度脱水 100～120 mL/kg；先按 2/3 量给予，学龄前期及学龄期小儿体液组成已接近成人，补液量应酌减 1/4～1/3。定输液种类，低渗性脱水应补给 2/3 张含钠液；等渗性脱水补 1/2 张含钠液；高渗性脱水补给 1/3～1/5 张含钠液。临床上判断脱水性质有困难时，可先按等渗脱水补充。定输液速度，补液速度取决于脱水程度，原则上先快后慢。重度脱水病儿开始应快速输入等渗含钠液，按 20 mL/kg（总量不超过 300 mL）于 30 分钟至 1 小时内静脉输入，其余累积损失量于 8～12 小时完成。

(2) 补充继续损失量：一般按 10～40 mL/kg 计算，用 1/3～1/2 张含钠液均匀地于 24 小时内静脉滴入。

(3) 补充生理需要量：供给液量为 70～90 mL/kg。生理需要量应尽量口服补充，不能口服或口服量不足者可静脉滴注 1/4～1/5 张含钠液。

3. 锌缺乏的临床表现如下：①消化功能减退。②生长发育落后。③免疫功能降低。④智力发育延迟。⑤反复口腔溃疡、创伤愈合延缓及夜盲症。
4. 预防获得性免疫缺陷综合征（AIDS，简称艾滋病）除了一般措施外，儿童 AIDS 的预防应特别注意以下几点：

（1）严格禁止高危人群献血，在供血员中必须除外 HIV 抗体阳性者。

（2）严格控制血液及各种血制品的质量，不从国外进口Ⅷ因子等血制品。

（3）加强宣传教育，普及 AIDS 知识，尤其对育龄期女性，让她们懂得自我保护，做好卫生消毒工作。

（4）HIV 感染者避免妊娠。

（5）HIV 抗体阳性母亲及其新生儿应服用 AZT，以降低母婴传播。

5. 小儿药物代谢特点如下：

（1）药物在体内的分布因年龄而异，如巴比妥类、吗啡、四环素在幼儿脑浓度明显高于年长儿。

（2）不同年龄对药物的反应不同，如吗啡对新生儿呼吸中枢的抑制作用明显高于年长儿；麻黄碱对未成年儿升高血压的作用很弱。

（3）肝脏的解毒功能不足，特别是新生儿和早产儿，肝脏酶系统发育不成熟。

（4）肾脏的排泄功能不足，新生儿特别是未成年儿的肾功能不成熟，排泄功能差。

（5）家庭中有遗传病史的病儿要慎用某些药物。

§ 14

传染病学试卷

传染病学（lemology）是研究各种传染病在人体中发生、发展、传播规律和诊断、治疗、预防方法的学科。传染病是指由病原微生物（病毒、细菌、立克次体、螺旋体、衣原体、支原体、真菌和寄生虫）感染人体后产生的有传染性、在一定条件下可造成流行的疾病。许多严重危害人类健康的传染病如霍乱、鼠疫、天花等已在我国得到基本控制，但诸如艾滋病、传染性非典型肺炎（SARS）、新型冠状病毒肺炎、人感染高致病性禽流感、埃博拉出血热、寨卡病毒病等传染病又相继出现与流行，必须引起人们的高度重视。本试卷内容涉及研究传染病在人体内发生、发展与转归的原因、规律及其的诊断和防治措施等知识。

§14.1　传染病学综合试卷

一、选择题

【A 型题】

1. 感染过程最常见的表现是　（　　）
A. 病原体被清除　B. 隐性感染　C. 显性感染　D. 病原携带状态　E. 潜伏性感染

2. 下列发疹性感染中，哪项的皮疹出现最早　（　　）
A. 水痘、风疹　B. 猩红热　C. 麻疹　D. 斑疹伤寒　E. 伤寒

3. 初次抗原刺激后，先产生的对传染病早期诊断有帮助的是　（　　）
A. IgG　B. IgA　C. IgM　D. IgD　E. IgE

4. 保护易感人群采用的各种免疫措施中最重要的是　（　　）
A. 转移因子等免疫激活剂　B. 高效价免疫球蛋白　C. 丙种球蛋白　D. 疫苗或菌苗　E. 药物预防

5. 下列哪项是提示乙型肝炎病毒活动性复制的指标　（　　）
A. HBsAg　B. 抗 HBs　C. HBeAg　D. 抗 HBe　E. 抗 HBc

6. 预防乙型肝炎的最佳措施是　（　　）
A. 隔离、治疗病人　B. 管理带病毒者　C. 严格消毒制度，加强血源管理
D. 疫苗预防　E. 免疫球蛋白注射

7. 流行性出血热早期休克的主要原因是　（　　）
A. 弥散性血管内凝血　B. 血管透性增加、血浆外渗、血容量锐减　C. 心肌损害
D. 肾功能不全　E. 腔道出血、继发感染

8. 钩体病最常见的临床类型是 （ ）

A. 流感伤寒型（感染中毒型） B. 黄疸出血型 C. 肺出血型 D. 肾衰竭型 E. 脑膜炎型

9. 流行性乙型脑炎的治疗重点是积极处理 （ ）

A. 高热、惊厥、循环衰竭 B. 高热、惊厥、呼吸衰竭 C. 高热、惊厥、昏迷 D. 昏迷、惊厥、呼吸衰竭 E. 高热、昏迷、休克

10. 确诊伤寒最有力的论据是 （ ）

A. 长程稽留高热、相对缓脉 B. 玫瑰疹 C. 血常规中白细胞减少，嗜酸性粒细胞消失 D. 肥达反应阳性 E. 血培养阳性

11. 流脑败血症期最具特征性的体征是 （ ）

A. 脑膜刺激征 B. 休克、循环衰竭 C. 瘀点、瘀斑 D. 唇周单纯疱疹 E. 巴氏征阳性

12. 抢救霍乱病人最关键的措施是 （ ）

A. 补充液体与电解质 B. 使用抗菌药物 C. 使用抑制肠黏膜分泌药 D. 利尿，防治肾衰竭 E. 使用血管活性药物

13. 下列传染病中，哪种属于甲类传染病 （ ）

A. 艾滋病 B. 鼠疫 C. 传染性非典型肺炎 D. 肺炭疽 E. 人感染高致病性禽流感

14. 反映肝细胞受损最重要的血清酶学指标是 （ ）

A. AST B. ALP C. ALT D. GGT E. LDH

15. 当 HBV 前 C 区 1896 位核苷酸基因突变导致终止密码出现时，可导致哪种抗原消失 （ ）

A. HBsAg B. HBeAg C. HBcAg D. HBxAg E. preS2

16. HBV 慢性感染者具有 HBsAg 阳性、HBeAg 阳性、抗 HBc 阳性、HBV-DNA 阳性，而 ALT 正常者，应诊断为 （ ）

A. HBeAg 阳性慢性乙型肝炎 B. HBeAg 阴性慢性乙型肝炎 C. 慢性 HBV 携带者 D. 非活动性 HBsAg 携带者 E. 隐匿性慢性乙型肝炎

17. 手足口病的好发季节是 （ ）

A. 1～2 月 B. 4～7 月 C. 8～9 月 D. 10～12 月 E. 全年

18. 人类免疫缺陷病毒（HIV）不能通过下列哪种途径传播 （ ）

A. 性接触 B. 输血 C. 母婴 D. 握手 E. 共用注射器注射

【X 型题】

19. 血常规检查中白细胞分类计数在传染病诊断中的正确概念是 （ ）

A. 白细胞数显著增多常见于流脑、败血症、猩红热 B. 伤寒、副伤寒与布氏菌病白细胞数正常或减少 C. 流感、登革热、病毒性肝炎时白细胞数常减少或正常 D. 寄生虫感染时嗜酸性粒细胞增多 E. 嗜酸性粒细胞减少见于伤寒、流脑

20. 下列哪项属于主动免疫制剂 （ ）

A. 疫苗　B. 菌苗　C. 抗毒素　D. 类毒素　E. 丙种球蛋白

21. 根据我国传染病防治法，对下列哪些疾病应采取甲类传染病的预防、控制措施（　）
A. 鼠疫病人及病原携带者　B. 霍乱病人及病原携带者　C. 艾滋病病人　D. 肺炭疽病人　E. 麻风病病人

22. 艾滋病的传播方式包括（　）
A. 性接触传播　B. 注射途径传播　C. 母婴传播　D. 器官移植传播　E. 人工授精传播

23. 可引起慢性病毒携带者的肝炎病毒是（　）
A. HAV　B. HBV　C. HCV　D. HDV　E. HEV

24. 可接种丙种球蛋白进行被动免疫预防的疾病是（　）
A. 甲型肝炎密切接触者　B. 麻疹密切接触者　C. 丙型肝炎密切接触者　D. 脊髓灰质炎密切接触者　E. 戊型肝炎密切接触者

25. 可从血培养获得病原体的是（　）
A. 败血症　B. 菌血症　C. 毒血症　D. 脓毒血症　E. 变应性亚败血症

26. 引起侵袭性腹泻，导致排黏液血便的病原体是（　）
A. 志贺菌　B. 空肠弯曲菌　C. 侵袭性大肠埃希菌　D. 葡萄球菌　E. 伤寒沙门菌

27. 引起分泌性腹泻，导致排水样便的病原体是（　）
A. 葡萄球菌　B. 霍乱弧菌　C. 产肠毒素性大肠埃希菌　D. 肉毒杆菌　E. 幽门螺杆菌

28. 禽流感流行病学接触史是指（　）
A. 发病前1周内曾到过疫点　B. 有病死禽接触史　C. 与被感染的禽或其分泌物、排泄物等有密切接触　D. 与禽流感病人有密切接触　E. 实验室从事有关禽流感病毒研究

29. 下列哪些消毒方法可以用于对 HIV 的消毒（　）
A. 56 ℃，30 分钟　B. 0.2%次氯酸钠　C. 0.1%甲醛　D. γ 射线　E. 紫外线

30. 按照我国现行规定应在哪些种类的学校中组织学生学习艾滋病防治知识（　）
A. 高等院校　B. 中等职业学校　C. 普通中学　D. 普通小学　E. 军队院校

二、填空题

1. 钩体病病原治疗的首选药是________，血吸虫病病因治疗的首选药是________，治疗肠内、肠外阿米巴病的首选药物是________。
2. 敏感株所引起间日疟的病因治疗最佳方案是联合应用________与________。
3. 血吸虫病的异位损害常见于________与________。
4. 溶组织阿米巴的致病型是________，传染型是________，在阿米巴肝脓肿的脓液中可找

到________，而不能找到________。

5. 对于 HBsAg 阳性母亲的新生儿，预防乙型肝炎的最佳方案是联合应用________与________。

6. 为了加强对脊髓灰质炎的监测，对于急性弛缓性瘫痪的儿童均应于瘫痪发生________天内，送验粪便________份，每份相隔________小时，冷藏运送至实验室进行病毒分离。

7. 在我国已列入儿童计划免疫的免疫制剂有________，________，________与________4 种。

8. 对于疑似艾滋病病人及 HIV 感染者的确诊，必须经过________两次阳性，再做________或________确诊试验而确定。

9. 流脑的确诊可采取________与________涂片行革兰氏染色检查，亦可取________与________行细菌培养。

10. HBV 复制与传染性的指标有________、________和________。其中对于判断病毒复制程度、传染性大小、抗病毒药疗效等有重要的意义的是________。

三、判断题

1. 乙型肝炎是全身性病毒感染，可出现肝外多脏器损害。 (　　)
2. B 超检查是阿米巴肝脓肿的确诊方法。 (　　)
3. 肥达反应对伤寒有确诊价值。 (　　)
4. 肝肺综合征是指慢性肝炎和肝硬化病人可出现气促、呼吸困难、肺水肿、间质性肺炎、胸腔积液和低氧血症等病理和功能改变。 (　　)

四、名词解释

1. 慢性 HBV 感染
2. 肝肺综合征
3. 炭疽
4. 禽流感疫区
5. 艾滋病行为干预措施

五、简答题

1. 试述传染病的分类。
2. 试述甲类传染病的处理。
3. 试述血常规检查在传染病诊断的价值。
4. 试述慢性乙型肝炎治疗的总体目标和关键性治疗措施。
5. 试述托幼机构及小学等集体单位的预防控制手足口病的措施。
6. 试述 HIV 职业暴露的传染源。
7. 试述艾滋病医护人员的防护要点。

参考答案

一、选择题

【A 型题】

题序	1	2	3	4	5	6	7	8	9	10	11	12	13	14	15	16	17	18
答案	B	A	C	D	C	D	B	A	B	E	C	A	B	C	B	C	B	D

【X 型题】

题序	19	20	21	22	23	24	25	26	27	28	29	30
答案	ABCE	ABD	ABCDE	ABCDE	BCD	ABD	ABCD	ABC	ABC	ABCDE	AB	ABC

二、填空题

1. 青霉素　　吡喹酮　　甲硝唑
2. 氯喹　　伯氨喹
3. 肺　　脑
4. 滋养体　　包囊　　滋养体　　包囊
5. 乙型肝炎疫苗　　高效价乙型肝炎免疫球蛋白
6. 14　　2　　24～48
7. 卡介苗　　乙型肝炎疫苗　　脊髓灰质炎三价混合疫苗　　百白破混合制剂
8. ELISA 初筛试验　　蛋白印迹试验　　固相放射免疫沉淀试验
9. 脑脊液　　瘀斑渗液　　血液　　脑脊液
10. HBeAg　　HBcAg　　HBV-DNA　　HBV-DNA

三、判断题

题　　序	答　　案	解　　析
1	√	乙型肝炎的肝外损伤主要由免疫复合物引起。急性乙型肝炎早期偶尔出现的血清病样表现很可能是循环免疫复合物沉积在血管壁和关节腔滑膜并激活补体所致，此时血清补体滴度通常显著下降；慢性乙型肝炎时循环免疫复合物可沉积在血管壁，导致膜性肾小球肾炎伴发肾病综合征，在肾小球基膜上可检出 HBsAg、免疫球蛋白和补体 C3；免疫复合物也可导致结节性多动脉炎。这些免疫复合物多是抗原过剩的免疫复合物。

续表

题　序	答　案	解　析
2	×	阿米巴肝脓肿是由于溶组织阿米巴滋养体，从肠道病变处经血流进入肝脏，使肝发生坏死而形成，为阿米巴结肠炎的并发症，但也可无阿米巴结肠炎单独存在，以长期发热、右上腹或右下胸痛、全身消耗以及肝大压痛、血白细胞增多等为主要临床表现，且易导致胸部并发症，回盲部和升结肠为阿米巴结肠炎的好发部位，该处原虫可随肠系膜上静脉回到肝右叶，故肝右叶脓肿者占绝大多数。诊断：①右上腹痛、发热、肝脏肿大和压痛。②X线检查，示右侧膈肌抬高，运动减弱。③超声波检查，显示肝区液平面，若肝穿刺，获得典型的脓液或脓液中找到阿米巴滋养体，或对特异性抗阿米巴药物治疗有良好效应，即可确诊为阿米巴肝脓肿。
3	×	肥达反应用已知的伤寒沙门菌的O、H抗原和甲、乙副伤寒沙门菌H抗原与不同稀释度的病人血清做定量凝集试验，从而测定病人体内抗体含量的多少和早期及恢复期抗体增长情况，以辅助诊断伤寒和副伤寒。
4	√	肝肺综合征（HPS）是在慢性肝病和/或门静脉高压的基础上出现肺内血管异常扩张、气体交换障碍、动脉血氧合作用异常，导致的低氧血症及一系列病理生理变化和临床表现，临床特征为：排除原发心肺疾患后的三联征——基础肝脏病、肺内血管扩张和动脉血氧合功能障碍。肺气体交换障碍导致的动脉血液氧合作用异常——肺泡气-动脉血氧分压差上升、低氧血症，是肝肺综合征的重要生理基础。肝肺综合征是终末期肝脏病的严重肺部并发症。

四、名词解释

1. 慢性HBV感染：有乙型病毒性肝炎或HBsAg阳性史超过6个月，现HBsAg和/或HBV-DNA仍为阳性者，可诊断为慢性HBV感染。
2. 肝肺综合征：是指慢性肝炎和肝硬化病人可出现气促、呼吸困难、肺水肿、间质性肺炎、胸腔积液和低氧血症等病理和功能改变。
3. 炭疽：是由炭疽芽孢杆菌引起的动物源性传染病。牛、羊、猪、犬等家畜极易受感染。通过接触受感染的动物及污染的畜产品和外周污染环境吸入而传染人类。

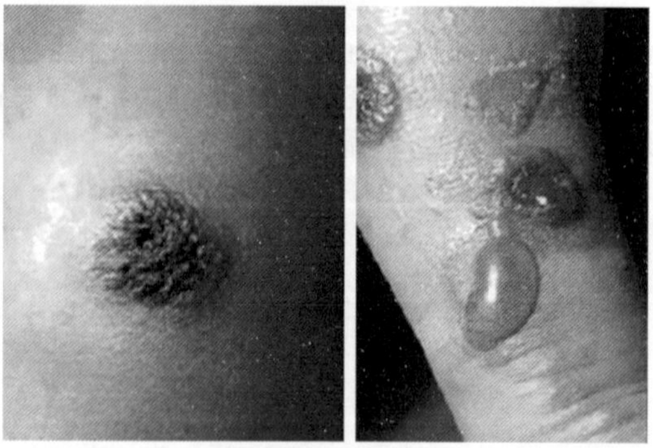

炭疽示意图

4. 禽流感疫区：是指高致病性禽流感疫点周围半径 3 km 的范围。
5. 艾滋病行为干预措施：是指能够有效减少艾滋病传播的各种措施，包括：针对经注射吸毒传播艾滋病的美沙酮维持治疗等措施；针对经性传播艾滋病的安全套推广使用措施，以及规范、方便的性病诊疗措施；针对母婴传播艾滋病的抗病毒药物预防和人工代乳品喂养等措施；早期发现感染者和有助于危险行为改变的自愿咨询检测措施；健康教育措施；提高个人规范意识以及减少危险行为的针对性同伴教育措施。

五、简答题

1. 传染病分为甲、乙、丙三类共 39 种。

(1) 甲类传染病：又称强制管理传染病，包括鼠疫、霍乱。

(2) 乙类传染病：又称为严格管理传染病，包括传染性非典型肺炎、艾滋病、病毒性肝炎、脊髓灰质炎、人感染高致病性禽流感、麻疹、流行性出血热、狂犬病、流行性乙型脑炎、登革热、炭疽、细菌性和阿米巴性痢疾、肺结核、伤寒和副伤寒、流行性脑脊髓膜炎、百日咳、白喉、新生儿破伤风、猩红热、布鲁菌病、淋病、梅毒、钩端螺旋体病、血吸虫病、疟疾、人感染 H7N9 禽流感。

(3) 丙类传染病：又称为监测管理传染病，包括流行性感冒、流行性腮腺炎、风疹、急性出血性结膜炎、麻风病、流行性和地方性斑疹伤寒、黑热病、包虫病、丝虫病，除霍乱、细菌性和阿米巴性痢疾、伤寒和副伤寒以外的感染性腹泻病、手足口病。

2. 甲类传染病的处理措施包括：卫生行政部门和防疫部门接到甲类传染病报告后，应立即对病人采取强制性隔离和治疗措施。拒绝隔离治疗或者隔离期未满擅自脱离隔离治疗的，可以由公安机关协助医疗机构采取强制隔离治疗措施。医疗机构发现乙类或者丙类传染病病人，应当根据病情采取必要的治疗和控制传播措施。医疗机构对本单位内被传染病病原体污染的场所、物品以及医疗废物，必须依照法律、法规的规定实施消毒和无害化处置。
3. 血常规检查在传染病诊断中的意义：血常规检查中以白细胞计数和分类的用途最广。白细胞总数显著增多常见于化脓性细菌感染，如流行性脑脊髓膜炎、败血症和猩红热等。革兰氏阴性杆菌感染时白细胞总数往往升高不明显甚至减少，例如布氏菌病、伤寒及副伤寒等。病毒性感染时白细胞总数通常减少或正常，如流行性感冒、登革热和病毒性肝炎等。原虫感染时白细胞总数也常减少，如疟疾、黑热病等。蠕虫感染时嗜酸性粒细胞通常增多，如钩虫、血吸虫、肺吸虫感染等。嗜酸性粒细胞减少则见于伤寒、流行性脑脊髓膜炎等。
4. 慢性乙型肝炎治疗的总体目标和关键性治疗措施如下：

(1) 慢性乙型肝炎治疗的总体目标：最大限度地长期抑制或消除 HBV，减轻肝细胞炎性坏死及肝纤维化，延缓和阻止疾病发展，减少和防止肝脏失代偿、肝硬化、肝细胞癌及其并发症的发生，从而改善生活质量和延长存活时间。

(2) 慢性乙型肝炎的治疗措施：主要包括抗病毒、免疫调节、抗炎保肝、抗纤维化和对症治疗，其中抗病毒治疗是关键，只要有适应证，且条件允许，就应进行规范的抗病毒治疗。

目前已应用于临床的抗 HBV 药物有：α 干扰素（IFN-α）包括普通干扰素和聚乙二醇干扰素；核苷（酸）类似物包括拉米夫定、阿德福韦酯、恩替卡韦、替比夫定等。

5. 托幼机构及小学等集体单位的预防控制手足口病的措施如下：

(1) 本病流行季节，教室和宿舍等场所要保持良好通风。

(2) 每天对玩具、个人卫生用具、餐具等物品进行清洗消毒。

(3) 进行清扫或消毒工作（尤其清扫厕所）时，工作人员应戴手套。清洗工作结束后应立即洗手。

(4) 每天对门把手、楼梯扶手、桌面等物体表面用漂白粉等进行擦拭消毒。

(5) 教育指导儿童养成正确洗手的习惯。

(6) 每天进行晨检，发现可疑病儿时，采取及时送诊、居家休息的措施。对病儿所用的物品要立即进行消毒处理。

(7) 病儿增多时，要及时向卫生和教育部门报告，根据疫情控制需要教育和卫生部门可决定采取托幼机构或小学放假措施。

6. 就医务人员而言，工作中常见的 HIV 暴露源包括：HIV 感染者或艾滋病病人的血液、含血体液、精液、阴道分泌物，含 HIV 的实验室样本、生物制品、器官等。艾滋病的潜伏期很长，HIV 感染者从外表无法辨认，却具有传染性。另外，因艾滋病没有特异的临床表现，病人常到各科（内科、皮肤科、神经科、口腔科等）就医，就诊时不易及时做出正确诊断，所以医务人员在临床工作中面对更多的是潜在的传染源。

   在医务人员的工作中，许多情况并不会直接接触 HIV 感染者的血液、有感染性的体液或含有 HIV 的其他体液而发生职业暴露，因此也不会感染 HIV。例如：在不直接接触血液和感染性体液的情况下给 HIV 感染者或艾滋病病人做常规体检；接触到 HIV 感染者或艾滋病病人的尿液或汗液，与艾滋病病人谈话、握手等均不会感染 HIV。

7. 医护人员接触艾滋病病人时需穿隔离衣，戴一次性手套。接触病人之后及接触另一个病人之前必须洗手。护士操作前应向病人做好解释工作，取得合作，对不合作的病人或污染危险性较大的操作应由技术熟练的两人配合，操作可尽量集中安排，并严格按照规范操作程序进行。当进行侵入性治疗及护理操作如手术、穿刺、注射等时，注意不要误伤自己。使用注射器时，要保证针头安牢在针管上，采血后不要将注射器针套套回去。有条件的单位最好使用真空采血管及相应蝶形针具等，以保护抽血者不直接接触血液标本。用过的利器必须放到特殊的容器中。如果手套被血液或体液污染，则必须及时更换手套或洗净手套，防止通过污染的手套将病毒传给其他病人；用后的针具应置于坚硬的厚塑料容器内，统一消毒毁形处理。

新型冠状病毒肺炎（corona virus disease 2019，COVID-19）简称新冠肺炎，世界卫生组织命名为2019冠状病毒病，是指2019新型冠状病毒感染导致的肺炎。2019年12月以来，全球陆续发现了多例不明原因肺炎病例，现已证实为2019新型冠状病毒感染引起的急性呼吸道传染病。2020年2月11日，世界卫生组织在瑞士日内瓦宣布，将新型冠状病毒感染的肺炎命名为COVID-19。2020年2月21日，国家卫生健康委员会发布了关于修订新型冠状病毒肺炎英文命名事宜的通知，决定将新型冠状病毒肺炎英文名称修订为COVID-19，与世界卫生组织命名保持一致，中文名称保持不变。截至2020年3月4日，国家卫生健康委员会发布了《新型冠状病毒肺炎诊疗方案（试行第七版）》。本试卷内容包括新冠肺炎的流行病学状况、各国发病和抗疫状况、疫苗研制情况，以及抗疫工作中存在的问题等。

§14.2 新型冠状病毒肺炎试卷

一、选择题

【A型题】

1. 正确戴口罩的方法是 （　）
A. 深色面朝内，浅色面朝外　B. 可以两面轮流使用　C. 将折面展开，完全包住嘴、鼻、下颌，使口罩与面部完全贴合　D. 将有金属条的一端戴在下方　E. 戴口罩是反复使用
2. 对于新冠肺炎的密切接触者，下列描述中错误说法的是 （　）
A. 医学隔离7～14天　B. 医学隔离1周　C. 医学隔离21天　D. 医学隔离1个月　E. 居家或集中进行医学隔离
3. 根据突发公共卫生事件性质、危害程度、涉及范围，突发公共卫生事件中Ⅰ级响应代表什么含义 （　）
A. 特别重大　B. 重大　C. 较大　D. 一般　E. 普遍
4. 医疗机构应加强日常环境表面清洁和消毒工作，有明显污染的情况下，应先去污，再实施消毒，可选用以下哪种含氯消毒液 （　）
A. 500 mg/mL　B. 1000 mg/mL　C. 2000 mg/mL　D. 1500 mg/mL　E. 2500 mg/mL
5. 新冠肺炎早期胸部影像表现为 （　）

A. 多发小斑片影及间质改变，外带明显　　B. 进一步发展为双肺磨玻璃影、浸润影
C. 严重者出现肺实变　　D. 单一小面积病灶　　E. 铺路石征

6. 目前对“新型冠状病毒肺炎”密切接触者医学观察期定为几天　　(　　)
A. 7 天　　B. 14 天　　C. 21 天　　D. 2～3 天　　E. 30 天

7. 平静状态下测量体温超过多少可判断为发热　　(　　)
A. 36.8 ℃　　B. 37 ℃　　C. 37.3 ℃　　D. 37.7 ℃　　E. 39 ℃

【X 型题】

8. 手卫生是预防疾病传播的重要手段，当手部有可见脏污，应当如何处理　　(　　)
A. 流动水洗手　　B. 纸巾毛巾擦拭　　C. 使用肥皂和流动水洗手　　D. 佩戴手套
E. 使用酒精或手清洁剂擦拭

9. 预防新型冠状病毒传染的方法包括　　(　　)
A. 勤洗手　　B. 常开窗　　C. 避免用手直接接触眼睛、鼻子和嘴巴　　D. 尽量减少前往人群聚集区域　　E. 佩戴医用口罩或 N95 口罩

10. 目前，新型冠状病毒感染的肺炎病人主要临床表现为　　(　　)
A. 发热　　B. 乏力　　C. 咳嗽　　D. 缺氧　　E. 肺部等器官衰竭

11. 预防新型冠状病毒肺炎，戴哪种口罩才有用　　(　　)
A. 活性炭口罩　　B. 普通棉布口罩　　C. 医用外科口罩　　D. N95 医用防护口罩
E. 含铅口罩

12. 怀疑自己有新型冠状病毒肺炎的症状时该怎么办　　(　　)
A. 佩戴口罩　　B. 与对方保持 1～2 m 以上社交距离　　C. 不与其他人同室居住
D. 不与其他人同桌进餐　　E. 不与外卖投送人员直接接触

13. 外出进门后需要　　(　　)
A. 脱衣服　　B. 摘口罩　　C. 洗手　　D. 洗澡　　E. 换鞋

14. 可以预防新型冠状病毒方法有哪些　　(　　)
A. 隔离传染源　　B. 自我保护　　C. 阻断传播途径　　D. 尽量减少外出门
E. 不要去人群聚集的地方

15. 我们应如何应对新型冠状病毒　　(　　)
A. 做饭要做熟　　B. 生熟要分开　　C. 慎摸动物　　D. 妥善放垃圾　　E. 人与人之间保持在 1 m 以上

二、填空题

1. 冠状病毒在________年从________的身体里被分离出来。
2. 目前所知，冠状病毒科只感染________，与人和动物的许多疾病有关。
3. 2019 年末，引发肺炎疫情的冠状病毒被世界卫生组织（WHO）命名为________的新型冠状病毒，是目前已知的第 7 种可以感染人的冠状病毒。引发重症急性呼吸综合征（SARS）的是 SARS-CoV，引发中东呼吸综合征（MERS）的是 MERS-CoV。

4. 新近暴发的2019新型冠状病毒肺炎（COVID-19）具有较高的传染性，其临床主要表现为新型冠状病毒肺炎（COVID-19）。________是临床筛检和诊断________的首选方式之一，正确认识COVID-19的CT表现对于明确诊断具有重要意义。
5. 冠状病毒仅感染________，可引起人和动物________、________和________疾病。

三、判断题

1. 新冠肺炎的传染源是昆虫。（　　）
2. 新冠肺炎属甲类传染病。（　　）
3. 新冠肺炎和人感染高致病性禽流感应按甲类传染病处理。（　　）

四、名词解释

1. 冠状病毒
2. 新冠肺炎核酸检测
3. 新冠肺炎抗体检测

五、简答题

1. 试述新冠肺炎的典型症状。
2. 试述正确的新冠肺炎防护手段。
3. 试述疑似新冠肺炎病例在就诊途中应该注意的事项。

参考答案

一、选择题

【A型题】

题序	1	2	3	4	5	6	7
答案	C	B	A	A	A	B	C

【X型题】

题序	8	9	10	11	12	13	14	15
答案	CE	ABCDE	ABCDE	CD	ABCDE	ABCE	ABCDE	ABCDE

二、填空题

1. 1965　鸡
2. 脊椎动物
3. SARS-CoV-2

4. CT　　COVID-19
5. 脊椎动物　呼吸道　　消化道　神经系统

三、判断题

题　　序	答　　案	解　　析
1	×	新冠肺炎的传染源是新型冠状病毒。
2	×	新冠肺炎按传染病分类属乙类传染病。
3	√	新冠肺炎和人感染高致病性禽流感按传染病分类应属乙类传染病，但国家规定这两种病应按甲类传染病处理。

四、名词解释

1. 冠状病毒：冠状病毒在系统分类上属套式病毒目，冠状病毒科，冠状病毒属。是自然界广泛存在的一大类病毒，是目前已知 RNA 病毒中基因最大的病毒。2019 新型冠状病毒（SARS-CoV-2，引发新型冠状病毒肺炎）是目前已知的第 7 种可以感染人的冠状病毒。其余 6 种分别是 HCoV-229E、HCoV-OC43、HCoV-NL63、HCoV-HKU1、引发重症急性呼吸综合征（SARS）的 SARS-CoV 和引发中东呼吸综合征（MERS）的 MERS-CoV。

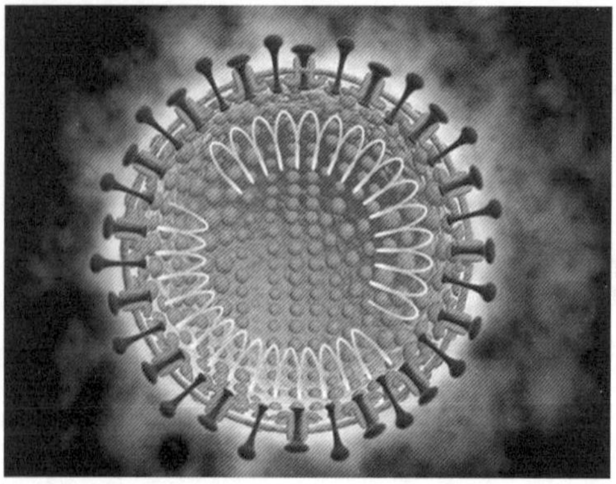

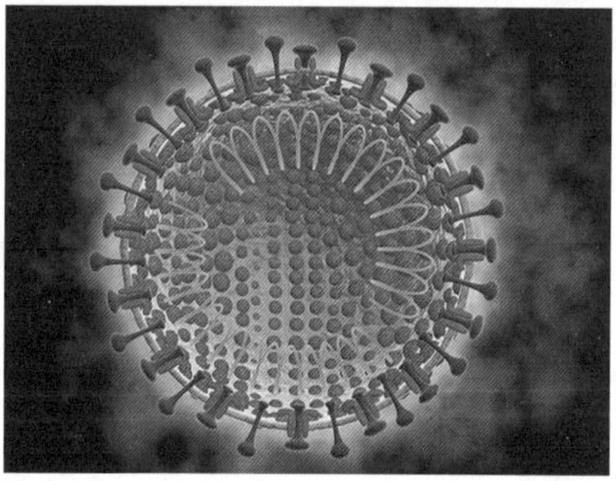

2019 新型冠状病毒

2. 新冠肺炎核酸检测：主要是依据每一个生物的核酸都是不一样的，都有特定的核酸序列以及 DNA 序列。病毒的特点就是形态非常之小，在普通的光学显微镜下是看不到的。但是可以根据每种病毒都有独特的基因序列来检测，只要检测出人体内有新冠病毒基因序列，并且采用荧光定量 PCR 的方法，把这个基因序列扩增后，带有病毒的病人会检测出荧光信号增强，这样就可以显示阳性的结果。如果检测样本中没有病毒，就不可能有靶基因的扩增，就检测不到荧光信号增强，这样的结果就属于新冠肺炎核酸检测阴性。
3. 新冠肺炎抗体检测：新型冠状病毒感染人体后可刺激人体的浆细胞产生特异性抗体，也就是 IgM 抗体和 IgG 抗体两类。通常情况下，IgM 抗体产生早，一经感染，快速产生，维持时间短，消失慢，血液中检测阳性，可作为早期感染的指标。IgG 抗体产生晚，维持时间长，消失慢，血液中检测阳性，可作为感染和既往感染的指标。

五、简答题

1. 新冠肺炎的典型症状如下：

(1) 以发热、乏力、干咳为主要表现。

(2) 少数病人伴有鼻塞、流涕、咽痛和腹泻等症状。

(3) 重症病人多在发病 1 周后出现呼吸困难和/或低氧血症，严重者快速进展为急性呼吸窘迫综合征。

(4) 脓毒症休克和难以纠正的代谢性酸中毒。

(5) 凝血功能障碍及多器官功能衰竭。

2. 正确的防护新冠肺炎方法可有效预防新型冠状病毒感染，其主要内容如下：

(1) 要保持基本的手和呼吸道卫生，如用肥皂水和清水勤洗手。

(2) 养成安全的饮食习惯，如烹调时彻底煮熟食物。

(3) 在可能的情况下避免与表现出呼吸道疾病症状（例如咳嗽和打喷嚏）的人密切接触。

(4) 避免在未加防护的情况下接触野生或养殖动物。

(5) 避免前往人多密集的场所。

3. 疑似新冠肺炎病例在就诊途中应注意以下事项：

(1) 前往医院的路上，病人应该佩戴医用外科口罩或 N95 口罩。

(2) 应避免乘坐公共交通工具前往医院，路上打开车窗。

(3) 时刻佩戴口罩和随时保持手卫生。

(4) 在路上和医院时，尽可能远离其他人，保持至少 1 m 的社交距离。

(5) 建议使用医用乙醇、含氯消毒剂或过氧乙酸对所有可能被呼吸道分泌物或体液污染的表面进行消毒。

五、简答题

§15

神经内科学试卷

神经病学（neurology）是研究神经系统疾病和肌肉疾病病因、发病机制、临床表现、诊断和鉴别诊断、预防和治疗以及康复等内容的一门临床学科。神经系统按解剖结构分为中枢神经系统（脑、脊髓）和周围神经系统（脑神经、脊神经）两部分。本试卷内容涉及神经内科学的血管性疾病、中枢神经系统感染性疾病、肿瘤、外伤、变性疾病、自身免疫性疾病、遗传性疾病等知识。

一、选择题

【A 型题】

1. 根据哪方面的临床表现来区别中枢性瘫痪和周围性瘫痪 （ ）
   A. 肌力的大小 B. 有无感觉障碍 C. 有无病理反射 D. 有无大小便障碍 E. 有无意识障碍
2. 浅昏迷最有价值的体征是 （ ）
   A. 对疼痛刺激有反应 B. 角膜反射消失 C. 无吞咽反射 D. 能执行简单的命令 E. 瞳孔对光反射消失
3. 下列情况中不符合急性脊髓炎的临床表现为 （ ）
   A. 病前常有呼吸道感染症状 B. 损害平面以下传导束型感觉障碍 C. 大小便障碍 D. 损害平面以下运动障碍 E. 急性起病，早期出现肌张力增高，腱反射亢进
4. 下列治疗措施中不适合急性脊髓炎急性期治疗者为 （ ）
   A. 糖皮质激素 B. B 族维生素类药物 C. ATP D. EACA 静脉滴注 E. 加强护理，防治并发症
5. 不属于小脑后下动脉闭塞的临床表现为 （ ）
   A. 突发眩晕 B. 眼球震颤 C. 双下肢瘫痪 D. 小脑性共济失调 E. 同侧面部及对侧半身痛温觉减退
6. 短暂性脑缺血发作的临床特征中不应出现 （ ）
   A. 发作突然 B. 恢复较快，一般仅遗留较轻的神经功能缺损 C. 持续时间短暂，症状和体征在 24 小时内应完全消失 D. 常反复发作 E. 用小剂量阿司匹林治疗有效
7. 治疗脑血栓形成最好的方法是 （ ）
   A. 急性期慎用血管扩张药 B. 抗凝治疗 C. 降纤治疗 D. 小剂量阿司匹林 E. rt-PA 静脉溶栓治疗
8. 蛛网膜下腔出血最常见的病因是 （ ）
   A. 血液系统疾病 B. 先天性颅内动脉瘤 C. 钩端螺旋体所致脑动脉炎 D. 烟

雾病　　E. 心脏病

9. 脑出血急性期的处理中哪项是错误的 (　　)

A. 控制脑水肿　　B. 降低颅内压　　C. 防止并发症　　D. 协助病人取半坐卧位　　E. 适当使用止血药

【X 型题】

10. 脑血栓形成在急性期的治疗方法可选用 (　　)

A. 抗血小板黏附聚集　　B. 尼莫地平拮抗细胞内钙超载　　C. 头部或全身亚低温治疗　　D. 降纤酶降纤治疗　　E. 用依达拉奉清除氧自由基

11. 深昏迷的临床表现包括 (　　)

A. 肌肉松弛　　B. Babinski 征阳性　　C. 生命体征无变化　　D. 角膜反射消失　　E. 腱反射存在

12. 根性感觉障碍表现 (　　)

A. 受损范围呈带状　　B. 出现感觉分离　　C. 投射性疼痛　　D. 症状在病变对侧　　E. 受损范围呈节段性

13. 腰穿的禁忌证为 (　　)

A. 小脑肿瘤　　B. 病毒性脑膜炎　　C. 腰椎外伤畸形并颅内感染　　D. 蛛网膜下腔出血　　E. 腰部局部皮肤发炎

14. 坐骨神经痛的临床表现是 (　　)

A. 沿坐骨神经经路的典型放射性疼痛　　B. 疼痛位于臀部，并向股后部、小腿后外侧、足外侧放射　　C. 呈持续性钝痛，并有阵发性加剧　　D. 可为刀割样或灼样痛，夜间常加重　　E. 病变多为单侧性

15. 原发性三叉神经痛的临床表现是 (　　)

A. 多发生于中老年人，女略多于男　　B. 疼痛限于三叉神经分布区的一支或两支，以第二、第三支最多见，三支同时受累者极为罕见　　C. 通常无预兆，开始和停止都很突然，间歇期可完全正常　　D. 病程可呈周期性，每次发作期可为数天、数周或数月不等　　E. 神经系统检查一般无阳性体征

16. 急性脊髓炎的临床表现 (　　)

A. 病前常有感染或疫苗接种史　　B. 急性起病，较早出现脊髓休克　　C. 损害平面以下传导束型感觉障碍　　D. 脑脊液压力增高明显　　E. 可有大小便功能障碍

17. 以下对脑血栓形成的描述不正确的是 (　　)

A. 活动中发病较多　　B. 发病年龄多在 60 岁以上　　C. 脑脊液无色透明　　D. 颅内压增高明显　　E. 因其起病速度较快，故多数病人意识障碍较重

18. 对高血压动脉硬化性脑出血急性期血压处理正确的是 (　　)

A. 首选氯丙嗪注射　　B. 快速降压　　C. 缓慢降压　　D. 降至正常血压数值　　E. 降压速度不宜过快，根据情况确定最佳水平

19. 血栓形成性脑梗死和脑出血最具有鉴别意义的是 (　　)

A. 发病年龄　B. 起病状态　C. 起病速度　D. 有无高血压病史　E. 神经体征

20. 病毒性脑膜炎常见的症状是 (　　)

A. 发热　B. 头痛　C. 脑膜刺激征　D. 全身中毒症状　E. 严重的脑实质受损的症状

21. 原发性癫痫的特点是 (　　)

A. 病年龄较小　B. 脑内未发现器质性病变　C. 以全面性发作为主　D. 以部分性发作为主　E. 因大脑半球病变引起的癫痫发作

二、填空题

1. 按 0～5 级分级法检查时，病人的肢体能对抗地心引力而抬离床面，但不能对抗阻力者，肌力为________级。
2. 昏迷病人伴有局灶性神经系统症状体征时，突然起病的常见原因为________和________。
3. 治疗三叉神经痛的首选药物为________。
4. 腔隙性脑梗死是指脑深部小血管闭塞后所致软化灶内的坏死组织被清除后而遗留下小的囊腔，此腔直径在________mm 以内。
5. 脑出血的病因主要是________。
6. 强直阵挛发作之癫痫在发作时瞳孔________，角膜反射________。
7. 癫痫持续状态的药物治疗首选________。
8. 重症肌无力的治疗药物中，常用的胆碱酯酶抑制药有________。
9. 脑电图检查对________的诊断最有价值。
10. 意识障碍分为________、________、________、________和________五级。
11. 脑出血急性期的治疗原则是________，________，________，________。
12. 脑出血病人治愈后多数留有不同程度的后遗症，如________、________、________等。

三、判断题

1. 原发性三叉神经痛为闪电样疼痛，每次发作时间仅数秒至 2 分钟，常伴有其他脑神经麻痹的症状和体征。 (　　)
2. 多发性神经病是指主要表现为四肢对称性末梢型感觉障碍、下运动神经元瘫痪及自主神经障碍的临床综合征。 (　　)
3. 脑血栓形成最常见的病因为脑动脉粥样硬化。 (　　)
4. 蛛网膜下腔出血病人的主要体征为脑膜刺激征。 (　　)
5. 有无偏瘫是区别蛛网膜下腔出血和脑出血的重要体征。 (　　)

四、名词解释

1. 脑卒中

2. 多发性硬化
3. 癫痫持续状态
4. 三偏征
5. 皮质盲

五、简答题

1. 何谓血管性痴呆?
2. 试述周围性面神经麻痹和中枢性面神经麻痹的区别要点。
3. 试述脑出血的手术适应证。
4. 试述脑血栓形成后超早期治疗的临床意义。
5. 常用的溶栓药物有哪些?试述其用法。
6. 试述脑出血的临床表现。
7. 试述脑出血的治疗基本原则。

参考答案

一、选择题

【A 型题】

题序	1	2	3	4	5	6	7	8	9
答案	C	A	E	D	C	B	E	B	D

【X 型题】

题序	10	11	12	13	14	15	16	17	18	19	20	21
答案	ABCDE	AD	AC	ACE	ABCDE	ABCDE	ABCDE	ADE	CE	BC	ABCD	ABCD

二、填空题

1. 3
2. 脑出血　　脑栓塞
3. 卡马西平
4. 20
5. 高血压
6. 散大　　消失
7. 静脉注射地西泮
8. 溴吡斯的明
9. 癫痫

10. 嗜睡　　昏睡　　浅昏迷　　中昏迷　　深昏迷
11. 防止再出血　　控制脑水肿　　维持生命功能　　防止并发症
12. 运动障碍　　认知障碍　　言语吞咽障碍

三、判断题

题　　序	答　　案	解　　析
1	×	三叉神经痛产生的原因是颅内三叉神经被附近迂曲延长的血管压迫，导致神经出现变性，从而产生颌面部疼痛。疼痛主要分布在三叉神经区域，疼痛性质呈闪电样或刀割样剧烈疼痛。疼痛严重时，病人甚至会出现不敢刷牙、不敢进食、不能洗脸的情况。疼痛突发突止没有任何预兆，可能一段时间之后又突然消失了，发作间期面部感觉不到麻木或其他问题。这一类病人往往通过卡马西平药物治疗能够获得比较好的效果。
2	√	多发性神经病是指主要表现为四肢对称性末梢型感觉障碍、下运动神经元瘫痪和/或自主神经障碍的临床综合征。
3	√	大部分脑血栓是由于脑血管本身存在病变如动脉粥样硬化，另外血液成分的改变也是脑血栓形成的因素。动脉粥样硬化是脑动脉血管壁最常见的病变，也是血栓形成的首要病因。
4	√	蛛网膜下腔出血典型临床表现为突然发生的剧烈头痛、恶心、呕吐和脑膜刺激征，伴或不伴局灶体征。
5	√	蛛网膜下腔出血是指脑浅表部位血管破裂后血液进入蛛网膜下腔导致，可由颅脑外伤引起。脑出血是脑实质内出血，两者出血部位不同。其区别可由有无偏瘫判断。一般蛛网膜下腔出血不会偏瘫，而脑出血会有，且多有高血压史，以 50 岁左右病人多见。CT 以及脑血管造影等可以明确诊断。

四、名词解释

1. 脑卒中：是指急性起病、迅速出现局限性或弥漫性脑功能缺失征象的脑血管性临床事件。

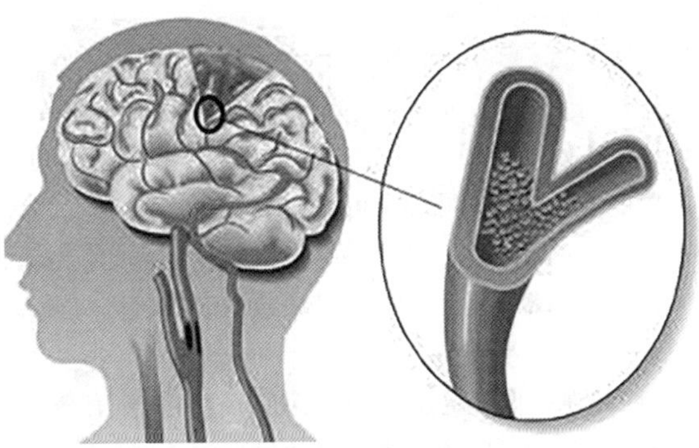

脑卒中示意图

2. 多发性硬化：多发性硬化（multiple sclerasis，MS）是以 CNS 白质脱髓鞘病变为特点，在遗传易感个体与环境因素作用下发生的自身免疫性疾病。多在成年早期发病，女性稍多于男性。主要临床特征为病灶的多发性和病程中的缓解和复发交替出现的脑、脊髓和视神经损害，主要累及脑室周围的白质、视神经、脊髓、脑干和小脑等。

3. 癫痫持续状态：是指癫痫连续发作之间意识尚未恢复又频繁再发，或癫痫发作持续 30 分钟以上不自行停止。

4. 三偏征：见于一侧内囊病变，可损害一侧整个锥体束，以及锥体束之后的丘脑辐射和视辐射，出现对侧均等性偏瘫、对侧偏身感觉减退及对侧同向性偏盲，称为三偏征。

5. 皮质盲：双侧视中枢病变所致的视力障碍又称皮质盲，与视神经病变引起的视力障碍不同，皮质盲不伴有瞳孔散大，光反射也不消失。

五、简答题

1. 血管性痴呆是一组由脑血管疾病导致的智能及认知功能障碍综合征，是老年性痴呆的常见病因之一。病人多有明显的脑血管意外病史，如脑出血、脑血栓形成等。虽然出现记忆力下降、智力下降，但日常生活能力、理解力、判断力以及待人接物的礼仪习惯等均能在较长时间内保持良好状态，人格也保持得较完整，所以又称局限性痴呆。

2. 周围性面神经麻痹和中枢性面神经麻痹的区别如下：

(1) 周围性面神经麻痹：面神经支配的全部面肌如额肌、眼轮匝肌、表情肌、颊肌和口轮匝肌瘫痪，表现为患侧额部皱纹变浅或消失、眼裂变大、鼻唇沟变浅、口角下垂、口角偏向健侧，皱额、皱眉、闭眼、露齿、吹口哨、鼓腮等动作不能，表情动作完全丧失，多见于面神经炎。

(2) 中枢性面神经麻痹：仅病灶对侧眼裂以下面肌瘫痪，表现为鼻唇沟变浅、口角下垂、口角偏向健侧。额支支配的面神经无瘫痪（系由两侧中枢支配），故皱额、皱眉和闭眼动作皆无障碍，但常合并有病灶对侧中枢性舌下瘫（皮质延髓束）及偏瘫（皮质脊髓束），多见于脑血管病、肿瘤等。

3. 脑出血的手术适应证如下：

(1) 脑出血病人颅内压增高伴脑干受压的体征，如心率变慢、血压升高、呼吸变慢、意识障碍加深等。

(2) 小脑半球血肿量＞10 mL 或蚓部＞6 mL，血肿破入第四脑室或脑池受压消失，出现脑干受压症状或出现梗阻性脑积水征象者。

(3) 重症脑室出血导致梗阻性脑积水。

(4) 脑叶出血，特别是 AVM 所致和占位效应明显者。

4. 脑血栓形成后超早期治疗的临床意义如下：

(1) 脑组织对缺血和缺氧特别敏感，阻断血流后 30 秒脑代谢就会发生改变，1 分钟后神经元功能活动停止，脑动脉闭塞致供血区缺血超过 5 分钟即可出现脑梗死，因此使闭塞的血管再通越早越好。

(2) 急性脑梗死病灶是由中心坏死区及周围的缺血半暗带组成。中心坏死区由于严重的完全性缺血，脑细胞已死亡；而缺血半暗带内因有侧支循环，可获得部分血液供应，尚有大量的神经元存活，如果血流迅速恢复，损伤仍是可逆的，脑代谢障碍可得到恢复，神经细胞仍可存活并恢复功能，但缺血半暗带只在一定的时间内存在动态变化过程，当血流尽快再通时，该区可转化为正常灌注区，但如若血流持久不通则缺血半暗带区转化为梗死区。

(3) 脑血流再通后并非脑组织缺血损伤一定能得到恢复，其存在一个有效的时间即再灌注时间窗问题。如果脑血流的再通超过了再灌注时间窗时限，则可以通过自由基的过度形成及“瀑布式”自由基连锁反应、神经细胞内钙超载、兴奋性氨基酸的细胞毒作用和酸中毒等一系列代谢影响，导致神经细胞的损伤加重。因此应积极的在治疗时间窗时限内尽快使血管再通，以减少再灌注损伤。

5. 常用的溶栓药物及用法如下：

(1) 尿激酶：目前我国应用最多的溶栓药。常用量是 25 万～100 万 U，加入 5%葡萄糖注射液或 0.85%氯化钠溶液中静脉滴注，30 分钟至 2 小时滴完，剂量应根据病人的具体情况来定，也可采用 DSA 监视下行超选择性介入动脉溶栓。

(2) 链激酶：是从β溶血性链球菌培养液中提纯精制而成的一种高纯度酶，具有促进体内纤维蛋白溶解系统的活力，使纤维蛋白溶酶原转变为活性的纤维蛋白溶酶，引进血栓内部崩解和血栓表面溶解。临床用于血栓性疾病治疗。初次剂量为 50 万 U，溶于 100 mL 生理盐水或 5%葡萄糖注射液中，静脉滴注，于 30 分钟滴完。维持量为 60 万 U，溶于 250～500 mL 生理盐水或 5%葡萄糖注射液中，加入氢化可的松 25～50 mg 或地塞米松 1.25～2.5 mg（以预防不良反应），6 小时滴完，4 次/d，24 小时不间断。疗程长短视病情而定，一般 12 小时至 5 天。治疗结束时，可用右旋糖酐 40 作为过渡，以防血栓再度形成。

(3) 重组的组织型纤溶酶原激活剂：有较高的选择性和有效性，每次用量是 0.9 mg，总量小于 90 mg，该药的使用应在发病 3 小时内进行。另外要积极、合理地使用神经元保护剂阻止缺血区的病理发展过程，为溶栓争取时间。

6. 脑出血的临床表现如下：

(1) 好发于 50～70 岁，多有高血压病史。

(2) 常于活动、精神紧张或体力劳动时突然发病，症状在数分钟至数小时达高峰。

(3) 50%病人出现剧烈头痛，常见呕吐，血压明显增高。

(4) 神经系统的局灶性定位症状和体征明显，依出血部位和出血量不同而异，基底核、丘脑、内囊出血引起轻偏瘫是常见的早期症状。

(5) 10%病例可出现痫性发作，常为局灶性。

(6) 重症者迅速转入意识模糊或昏迷。

7. 脑出血的治疗包括内科治疗和外科治疗，大多数病人以内科治疗为主，如果病情危重或发现有继发原因，且有手术适应证者，则应该进行外科治疗。脑出血的基本治疗原则包括：

(1) 脱水降颅内压，减轻脑水肿。

(2) 调整血压。

(3) 防止继续出血。

(4) 保护血肿周围脑组织。

(5) 促进神经功能恢复。

(6) 防治并发症。

§ 16

精神病学试卷

精神病学（psychiatry）是现代医学科学的一个重要组成部分，它主要研究人类精神发育障碍的病因、症状特点和临床咨询、临床诊断、收治康复、社会管理、司法鉴定、精神障碍等级评定等主要问题。现代精神病学包括各种精神病、神经症、心身疾病或伴随躯体疾病的精神障碍、沟通适应障碍、人格障碍、性心理偏异，以及诸多类别的儿童智能或品德发育障碍的诊治和矫正处置问题。精神病学在理论上涉及医学遗传学、心理发育学和社会科学，在临床实践上与心理咨询相结合。本试卷内容涉及精神障碍的病因、发病机制以及预防、诊断、治疗和康复等有关知识。

一、选择题

【A 型题】

1. 错觉是指 （ ）

A. 对未经历过的事物有熟悉感 B. 对客观事物能认知，但对其部分属性产生错误的感知和体验 C. 对已知的事物有陌生感 D. 对客观事物的歪曲知觉 E. 没有客观事物作用于器官时出现的知觉体验

2. 下列哪一项最常见于脑器质性精神障碍 （ ）

A. 诡辩性思维 B. 思维奔逸 C. 思维松弛 D. 病理性赘述 E. 被害妄想

3. 关于戒酒综合征，错误的说法是 （ ）

A. 与长期、大量饮酒有关 B. 症状出现于突然停止饮酒后 48～96 小时 C. 可有情绪障碍、思维障碍、意识障碍等表现 D. 为慢性中毒的表现形式之一 E. 可导致死亡

4. 酒精性震颤谵妄为 （ ）

A. 一次大量饮酒出现的精神障碍 B. 长期饮酒后出现的幻觉妄想状态 C. 慢性酒精中毒突然停饮后出现的急性精神障碍 D. 慢性酒精中毒后出现的 Korsakov 综合征 E. 慢性酒精中毒后出现的 Wernick 脑病

5. 阿尔茨海默病病人外出不知归家属于 （ ）

A. 行为紊乱 B. 记忆障碍 C. 意识清晰程度下降 D. 意志减退 E. 错觉

6. 精神分裂症最常见的幻觉形式是 （ ）

A. 视幻觉 B. 听幻觉特别是语言性幻听 C. 嗅幻觉与味幻觉 D. 内脏性幻觉 E. 触幻觉

7. 危害行为发生率最高的精神疾病是 （ ）

A. 精神分裂症 B. 躁狂症 C. 抑郁症 D. 反应性精神病 E. 偏执性精神病

8. 某病人，17 岁，既往学习成绩名列前茅，近半年来头痛、头昏、无力，上课注意力不集

中，成绩下降，经常闭门思索“人的尾巴的退化与大脑的发达有什么必然联系”的问题，拟著书立说，而对其母身患癌症毫不在意，被其父强迫来就诊。应考虑最可能的诊断为 （ ）

A. 强迫症 B. 神经衰弱 C. 精神分裂症 D. 抑郁症 E. 精神发育迟滞

9. 病人拇指和示指围成一圈表示大家都团结一致，这是 （ ）

A. 关系妄想 B. 思维破裂 C. 象征性思维 D. 知觉障碍 E. 语词新作

10. 精神科使用氯丙嗪主要是针对 （ ）

A. 抑郁 B. 兴奋躁动，幻觉妄想，思维障碍 C. 衰弱无力，精神萎靡 D. 情感淡漠，精神衰退 E. 记忆力减退，智能障碍

11. 心境障碍的病程常具有以下特点 （ ）

A. 反复发作，残留阴性症状 B. 反复发作，有可能自行缓解 C. 反复加重，从无缓解期 D. 一次发作，从不缓解 E. 一次发作，终身不发

12. 男，34 岁。近半年来情绪低落，对任何事物不感兴趣，对工作学习无信心，整日闷闷不乐，长叹短叹，自感身体乏力，不愿活动，纳差早醒，经常责怪自己成了废人，加重了家里负担，曾有厌世念头，曾上吊未遂，系统检查未见异常。该病人诊断应考虑为 （ ）

A. 神经衰弱 B. 精神分裂症 C. 抑郁症 D. 痴呆 E. 人格障碍

13. 情感高涨与欣快症的区别点，下列哪一项是错误的 （ ）

A. 前者对任何事都感兴趣，表现轻松愉快，洋洋自得；后者给人以呆傻、愚蠢的印象 B. 前者有较大的感染力；后者缺乏感染力，不能与正常人产生共鸣 C. 前者对知识和智力的利用增加；后者则下降 D. 前者与环境的协调性保持完整；后者与环境保持不协调 E. 前者是情感性精神病的症状之一；后者是精神分裂症症状之一

14. 下列哪项属于精神科危机干预的范围 （ ）

A. 木僵状态 B. 知觉妄想 C. 自杀、自伤、伤人、毁物 D. 情感淡漠 E. 意志减退

15. 电休克的禁忌不包括 （ ）

A. 急性全身感染、发热 B. 昏迷 C. 严重心、肝、肾、呼吸系统疾病 D. 精神分裂症木僵状态 E. 骨关节病、青光眼、视网膜脱离

16. 精神分析理论认为神经症最基本的核心症状是 （ ）

A. 焦虑 B. 强迫 C. 恐惧 D. 抑郁 E. 精神衰弱

17. 神经症病人常见的躯体不适症状不包括 （ ）

A. 头颈疼痛 B. 头昏 C. 心悸气促 D. 眩晕 E. 汗多、尿频

18. 某女，一般在细微的外界刺激甚至无明显原因的影响下情感容易引起波动，反应也迅速，有时也较强烈，常因无关紧要的事情而感动得伤心流泪或兴奋激动，无法克制。此女的症状属于 （ ）

A. 情感脆弱 B. 易激惹 C. 焦虑 D. 病理性激情 E. 病理性心境恶劣

19. 下述哪条不属强迫症状 ( )

A. 出门后反复检查门是否锁好 B. 穿衣服时需要先穿毛衣、外衣，再穿袜子、裤子，如次序打乱就烦躁不安 C. 总是怀疑自己听错了老师布置的作业，需反复向同学、老师验证才放心 D. 总是怀疑自己有病，虽然各种化验证实无病，仍不放心 E. 反复洗手，生怕手上有乙型肝炎病毒

20. 疑病观念的病人，关注自己身体的各种细微变化，过分地注意健康状态，这属于 ( )

A. 注意转移 B. 注意减退 C. 注意涣散 D. 注意狭窄 E. 注意增强

21. 哪项不属于假性痴呆的特点 ( )

A. 有明显的心理因素 B. 精神刺激后急性发病 C. 多有癔症性格特征 D. 智能障碍的严重程度与日常生活有分离现象，症状有夸张做作表现 E. 多有神经系统体征

【X 型题】

22. 器质性精神障碍的特点是 ( )

A. 有明显的器质性病因 B. 有明显的病理形态学改变 C. 有智能、记忆、人格、意识障碍 D. 精神刺激常是主要病因 E. 可包括脑外伤性精神障碍、躯体疾病所致的精神障碍、中毒性精神障碍

23. 下列哪些是导致精神分裂症预后差的因素 ( )

A. 有明显的阳性家族史 B. 有分裂样的性格特征（敏感多疑，依赖性强，离群孤独，固执任性） C. 发病年龄较早 D. 起病隐袭，反复发作 E. 早期发现，早期治疗

24. 精神分裂症青春型的特点有 ( )

A. 思维奔逸，情绪高涨，动作增多 B. 思维破裂离奇，令人难以理解 C. 情绪不稳，喜怒无常，行为紊乱，动作愚蠢 D. 性格改变，智力减退 E. 定向障碍

25. 情感淡漠是精神分裂症的常见症状，由于主要通过观察来判断，给临床工作带来一定的难度，但可通过以下方面来进行观察 ( )

A. 面部表情 B. 自主动作 C. 姿势性语言 D. 目光对视 E. 反应灵活性

26. 心境障碍中，常见的情绪障碍有 ( )

A. 情绪不稳 B. 情绪低落 C. 情感淡漠 D. 情绪高涨 E. 情感倒错

27. 抑郁症发作除典型的三联症外，常伴有下列症状 ( )

A. 兴趣缺乏 B. 精力不足，易疲劳 C. 言语少，动作迟缓 D. 自责和厌食 E. 性欲下降

28. 躁狂发作除了典型的三联症外，还可有 ( )

A. 自我评价过高 B. 易激惹 C. 睡眠需要减少 D. 食欲增加，性欲亢进 E. 爱管闲事

29. 神经衰弱的主要临床表现为 ( )

A. 精神易兴奋，脑力易疲劳　B. 头昏、头痛、睡眠障碍　C. 多种躯体不适感和焦虑的情绪　D. 有不同程度的意识障碍　E. 人格障碍

30. 下列哪些症状属广泛性焦虑症（　）

A. 过分的紧张、恐惧、心慌、意乱、惶惶不可终日　B. 局促不安，来回走动，搓手顿足，坐卧不宁　C. 思维迟缓，反应迟钝，无进取心　D. 胸闷、气促、尿频、尿急、口干、出汗、面红耳赤、胡思乱想　E. 反复的洗手、关门

二、填空题

1. 双重定向，即对周围环境的________、________、________出现双重体验，其中一种体验是正确的，而另外一种体验与妄想有关，是妄想性的判断或解释。
2. 人的正常精神活动包括认知运动、情感活动、意志和________活动。
3. 精神分裂症可分为单纯型、青春型、紧张型和________型。
4. 病人觉得周围人都在议论他，报纸和广播的内容也是讲他的情况，此症状是________。
5. 医师问病人：你住在什么地方？答：我眼睛不好，有两个问题不懂，参加运动会手指甲长了，爷爷坐飞机走了，对门是杏林商店，计算机病毒不知谁搞的鬼。此症状是________，多见于________。
6. 心境障碍包括________、________和________等几个类型。
7. 病人对于任何人要他执行的各种动作不予理解，给他做被动活动时仍坚持原状，此症状是________。
8. 神经症主要包括焦虑症、强迫症、恐惧症、神经衰弱和________。
9. 女，24 岁。与人争吵后突然精神失常，一阵哭，一阵笑，见人便叫叔叔、阿姨好，声称自己才 4 岁……是幼儿园的小宝宝。此症状是________。
10. 某演员与队员口角后，突然不能发声，只能用手示意，去喉科检查声带活动良好，情绪焦急，此症状为________，多见于________。

三、判断题

1. 病人本身没动却感到被人推动或自己动不起来了，此症状是感知综合障碍。（　）
2. 一位脑瘤病人，住院后常找不到自己的床位与厕所，也记不得当天进食的内容，此症状是逆行性遗忘。（　）
3. 阿尔茨海默病的首发症状为近记忆力障碍。（　）
4. 病人某夜回家把房前的小树看成是有人在监视他，此症状是幻觉。（　）
5. 三环类抗抑郁药的主要不良反应是锥体外系反应。（　）

四、名词解释

1. 感知综合障碍
2. 逆行性遗忘

3. 象征性思维
4. 人格障碍
5. 柯萨可夫综合征

五、简答题

1. 简述真性痴呆和假性痴呆的鉴别要点。
2. 试述谵妄状态的临床特点。
3. 试述长期使用抗精神病药物所致的迟发性运动障碍的临床表现及处理方法。
4. 何谓慢性器质性脑综合征？简述其症状及病因。
5. 长期大量饮酒可引起哪些精神、神经障碍及躯体损害？

参考答案

一、选择题

【A 型题】

题序	1	2	3	4	5	6	7	8	9	10	11
答案	D	D	B	C	B	B	A	C	C	B	B
题序	12	13	14	15	16	17	18	19	20	21	
答案	C	E	C	D	A	D	A	D	E	E	

【X 型题】

题序	22	23	24	25	26	27	28	29	30
答案	ABCE	ABCD	BC	ABCDE	BD	ABCDE	ABCDE	ABC	ABD

二、填空题

1. 时间　　地点　　人物
2. 行为
3. 偏执
4. 关系妄想
5. 思维破裂　　精神分裂症
6. 躁狂发作　　抑郁发作　　混合发作
7. 违拗症
8. 躯体形式障碍
9. 童样痴呆
10. 癔症性失音　　癔症

三、判断题

题　　序	答　　案	解　　析
1	×	感知综合障碍临床表现：①空间感知综合障碍，是指对事物大小比例，如空间结构的感知综合障碍，多见于癫痫和精神分裂症。②时间感知综合障碍，是指时间体验的综合障碍，多见于颞叶癫痫和精神分裂症。③运动感知综合障碍。病人感到周围的一切似乎是不活动的，静止的，甚至是僵死硬的，或感到静止的物体正在运动，这类病人往往同时伴有空间和时间的感知综合障碍，常见于精神分裂症、中毒性和颅脑损伤所致的精神障碍。④形体感知综合障碍。病人感知到自己体型发生明显改变，多见于某些神经系统疾病、癫痫、躯体疾病所致精神障碍、脑器质性精神障碍和精神分裂症。
2	×	逆行性遗忘指回忆不起在疾病发生之前某一阶段的事件，过去的信息与时间梯度相关的丢失。逆行性遗忘是一个与药物镇静催眠作用相关的一种副作用。逆行性遗忘是在服药后不能记忆信息。所有的镇静催眠药物都有逆行性遗忘副作用，其遗忘程度与药物种类及药物的血浆浓度有关，也就是接受的信息决定与遗忘的程度，即药物剂量越高，其血中浓度越高，遗忘也越严重，其机制是第二级记忆发生扰乱。
3	√	阿尔茨海默病首发症状会出现记忆力减退，还可能伴有认知障碍，要到正规医院进行药物控制，来改善认知功能，延缓病情的发展，尽量保持情绪稳定，如果近期出现异常要及时地使用抗焦虑、抗抑郁的药物，饮食上也要注意尽量少吃高胆固醇、高糖类的食物，可以多吃一些清淡的蔬菜，适量的吃一些水果以及坚果类的食物。
4	×	幻觉是在没有客观刺激作用于身体感受器官的时候，仍然存在体会的感知觉异常症状。如周围没有人，但是却能听见有人讲话或明明没有什么味道，但是却闻到特殊的气味等情况。
5	×	大多数三环类抗抑郁药的不良反应较新型抗郁药重，发生的频率及严重程度与剂量和血药浓度呈正相关，同时，也有病人的躯体状况有关系。其中，抗胆碱能不良反应（如口干、便秘、视物模糊、尿潴留、肠麻痹）是三环类抗抑郁药治疗中最常见的不良反应。还有中枢神经系统不良反应（如镇静、睡前幻觉等）、心血管不良反应（如直立性低血压、心动过速、头晕等）、性方面的不良反应（如阳痿、性兴趣降低等）、体重增加、过敏反应等。

四、名词解释

1. 感知综合障碍：是指病人对客观事物能感知，但对某些个别属性如大小、形状、颜色、距离、空间、位置等产生错误的感知，多见于癫痫，亦见于精神分裂症，常见的感知综合障碍有视物变形症、空间知觉障碍、时间感知综合障碍、非真实感等。
2. 逆行性遗忘：是指病人回忆不起疾病发生之前某一阶段的事件，多见于脑外伤、脑卒中发作后。
3. 象征性思维：属于概念转换，以无关的具体概念代替某一抽象概念，不经病人解释，旁人无法理解，多见于精神分裂症。

4. 人格障碍：是指明显偏离正常且根深蒂固的行为方式，具有对环境适应不良的特点，其人格在内容上、性质上或整个人格方面异常。由于上述原因，病人自己遭受痛苦和/或使他人遭受痛苦，给个人和社会带来不良影响。
5. 柯萨可夫综合征：又称器质性遗忘综合征，发生于长期饮酒的人，起病缓慢，或紧接着震颤谵妄后发生。其临床特点为近事遗忘，常伴错构和虚构，定向障碍和欣快感，病人常记不住自己的房号和床位，对刚发生的事和见过的人转身即忘，但表情怡然自得，神经系统方面常伴有不同程度的多发性神经炎。

五、简答题

1. 真性痴呆与假性痴呆的鉴别要点如下：真性痴呆是指大脑发育基本成熟，智能发育正常者，由于后天各种有害因素，如感染、中毒、头部外伤、内分泌异常或缺氧等因素引起大脑器质性损害，导致智力、记忆和人格的全面受损，抽象、理解、判断推理能力下降，记忆力、计算力下降，后天所获得的知识技能丧失，甚至生活都不能自理，并伴有行为和精神症状，但这类病人没有意识障碍；假性痴呆是指在强烈的精神创伤后产生一种类似痴呆的表现，而大脑组织结构无任何器质性损害，如刚塞综合征、童样痴呆等，多见于癔症及反应性精神障碍。
2. 谵妄状态是一种特殊形式的意识障碍，可出现在症状性精神病（如躯体疾病所致精神障碍及中毒性精神病）时，发作时有以下特点：①意识模糊，大量的错觉或鲜明生动具有恐怖性场面性视幻觉。②不协调精神运动性兴奋。③思维不连贯，喃喃自语。④情绪不稳，紧张恐惧。⑤病情常呈昼轻夜重的表现。⑥精神症状常随原发疾病的消长而平行。⑦意识恢复后对病中症状可有部分遗忘或全部遗忘。
3. 迟发性运动障碍是一种常见的锥体外系反应，持续使用抗精神病药几年或几个月后发生。用药时间越长，发生率越高，女性多于男性，以不自主的、有节律的刻板式运动为特征。最早的体征常是口、舌、唇轻微震颤，渐渐出现肢体不自主、无目的地抽动，全身躯干运动不协调，姿势古怪或颈肌、腰肌无力，不能抬头，行走时迈不开步等，其严重程度波动不定，睡眠时消失，情绪激动时加重。目前尚无有效治疗药物，关键在于预防，使用最低有效量或换用锥体外系反应低的药物如氯氮平。抗胆碱药会促进和加重迟发性运动障碍，应避免使用。早期发现，早期处理，有可能逆转迟发性运动障碍。
4. 慢性器质性脑综合征又称痴呆综合征，其症状主要有3个方面：①记忆减退。②智能障碍。③人格改变。引起慢性脑器质性综合征的常见原因是中枢神经系统退行性疾患（如阿尔茨海默病）、颅内占位性病变、脑外伤、脑炎、脑血管件疾患、代谢障碍、慢性中毒、缺氧与维生素缺乏等。
5. 长期大量饮酒可对酒产生依赖（包括精神依赖及躯体依赖），停止饮酒后出现下列症状和损害：

(1) 戒断症状：如全身虚弱，恶心呕吐，腹泻便秘，失眠噩梦，心悸出汗，手颤抖，情绪低落，焦虑紧张，恶毒凶狠，惹是生非。尚可出现震颤谵妄，癫痫发作等，重者可威胁生命。

(2) 精神障碍：包括精神病样状态（幻觉、妄想等）、嗜酒性人格改变、痴呆（脑萎缩所致）。由于营养缺乏，可导致柯萨可夫综合征及威尼克脑病。

(3) 神经障碍：包括多发性神经炎及癫痫发作。

(4) 躯体损害：包括慢性胃炎、消化不良、脂肪肝、肝硬化、动脉硬化、高血压、性功能减退等。

§ 17

皮肤性病学试卷

皮肤性病学是涉及面广、系统性强的临床二级学科，既具有相对独立的专业知识体系，又涵盖其他各临床学科，是临床医学的重要组成部分。皮肤性病学包括皮肤病学和性传播疾病。皮肤病学（dermatology）是研究皮肤及其相关疾病的科学，其内容包括皮肤、皮下组织及皮肤附属器相关疾病的病因、发病机制、临床表现、诊断、治疗及预防等；性传播疾病学（sexually transmitted disease，STD）简称性病，是研究性传播疾病的科学，其内容包括各种性传播疾病的致病微生物、发病机制、传播途径、临床表现、诊断、治疗及预防等。本试卷内容涉及皮肤病、性病学的银屑病、遗传性皮肤病、性传播性疾病、皮肤激光医学、麻风病等知识。

一、选择题

【A 型题】

1. 急性渗出性湿疹选择哪种剂型最好 （　　）

A. 溶液　B. 洗剂　C. 霜剂　D. 软膏　E. 酊剂

2. 以下叙述哪项正确 （　　）

A. 角化不全常见于银屑病　B. 棘层松解见于湿疹　C. 基层液化见于天疱疮　D. 表皮内水疱见于舟状红斑狼疮　E. 表皮内水疱见于大疱性类天疱疮

3. 下列哪项是慢性盘状红斑狼疮的特征 （　　）

A. 贫血、白细胞减少　B. 面部蝶形红斑，毛囊性角栓，基底层液化变性，真皮附属器周围淋巴细胞浸润　C. 血小板减少　D. 补体减少　E. 红斑狼疮细胞检查阳性

4. 皮肌炎活动期中，下列叙述哪项是错误的 （　　）

A. 尿中肌酸增加　B. 血清肌酸磷酸激酶（CPK）减少　C. 肌电图示肌原性损害　D. 乳酸脱氢酶增高　E. 尿肌酐排出量减少

5. 下列哪种属结缔组织病 （　　）

A. 自身敏感性皮炎　B. 湿疹　C. 银屑病　D. 系统性红斑狼疮　E. 天疱疮

6. 下列哪种疾病不属性传播疾病 （　　）

A. 尖锐湿疣　B. 生殖器疱疹　C. 疥疮　D. 阴虱病　E. 外阴湿疹

7. 有关银屑病的叙述以下哪项是错误的 （　　）

A. 角化不全　B. 好发于头皮与四肢伸侧　C. Nikolsky 征（棘层松解征）阳性　D. Auspitz 现象（点状出血现象）　E. 进行期易发生同形反应

8. 脂溢性皮炎典型损害为 （　　）

A. 暗黄红色丘疹或斑片，边缘清楚，表面被覆油腻性鳞屑　B. 红色丘疹或斑块，边缘不清楚，表面有黄色厚痂　C. 暗黄红色丘疹或斑片，边缘清楚，表面被覆干燥灰白

色鳞屑　D. 红色丘疹或斑块，边缘不清楚，表面有灰白色鳞屑　E. 红斑和丘疹，边缘清楚，表面被覆银白色鳞屑

9. 对于淋菌性尿道炎描述错误的是 (　　)

A. 多有尿频、尿急、尿痛等尿路刺激症状　B. 潜伏期平均3～5天　C. 尿道分泌物量多，为浆液性稀薄黏液　D. 全身症状偶见　E. 女性病人症状较轻

【X 型题】

10. 根据侵犯部位不同，假丝酵母菌可分为哪几种类型 (　　)

A. 肺念珠菌病　B. 内脏念珠菌病　C. 皮肤念珠菌病　D. 肠道念珠菌病　E. 黏膜念珠菌病

11. 梅毒血清试验目前较常用的方法为 (　　)

A. VDRL 法　B. USR 法或 RPP 法　C. TPPA 法　D. FTA-ABS test 法　E. Kahn test 法和 Wasserman test 法

12. 根据临床特点，下列有关几种疾病分型的叙述哪些是正确的 (　　)

A. 皮肌炎分为3型　B. 红斑狼疮分为3型　C. 足癣分为3型　D. 银屑病分为4型　E. 天疱疮分为5型

13. 重型药疹包括哪几种 (　　)

A. 固定型药疹　B. 麻疹样药疹　C. 重症多形红斑型药疹　D. 大疱性表皮松解型药疹　E. 剥脱性皮炎型药疹

14. 荨麻疹的特点有 (　　)

A. 由真皮浅层急性水肿引起　B. 边缘规则　C. 常伴剧痒　D. 时起时消　E. 消后不留瘢痕

15. 外用药物治疗应注意 (　　)

A. 用药应根据病人性别、年龄、病损部位而有所不同　B. 刺激性强的药物不宜用于婴儿面部或褶皱处　C. 外用药物浓度应由低而高　D. 向病人或家属详细告知用法　E. 询问病人有否药物过敏史

16. 以下哪些疾病是糖皮质激素的适应证 (　　)

A. 过敏性休克　B. 系统性红斑狼疮　C. 皮肌炎　D. 天疱疮　E. 重症药疹

17. 长期应用糖皮质激素的副作用有 (　　)

A. 感染　B. 消化道出血　C. 高血压　D. 骨质疏松　E. 胃和十二指肠溃疡或穿孔

18. 多见于儿童的病毒性皮肤病有 (　　)

A. 水痘　B. 手足口病　C. 尖锐湿疣　D. 带状疱疹　E. 丝状疣

19. 头癣的综合治疗方法包括 (　　)

A. 剪发　B. 洗发　C. 搽药　D. 服药　E. 消毒

20. 临床上易引起药疹的药物有 (　　)

A. 抗生素及解热镇痛类　B. 镇静催眠药及抗癫痫药　C. 异种血清制剂及疫苗

D. 某些中药及制剂　　E. 放射造影剂

二、填空题

1. 变态反应常分为________型、________型、________型、________型、________型。
2. 过敏性接触性皮炎属第________型变态反应。
3. 寻常型银屑病病程一般分________期、________期及________期。
4. 寻常型天疱疮水疱位于________，大疱性类天疱疮水疱位于________。
5. 炉甘石洗剂是由________、________、________、________组成。

三、判断题

1. 急性湿疹的糜烂渗出期，外用药的剂型宜采用洗剂。（　　）
2. 牛皮癣（银屑病）和体癣、手足癣一样，也是一种癣，皮屑镜检真菌阳性。（　　）
3. 淋病、尖锐湿疣、阴虱都属性传播疾病。（　　）
4. 斑贴试验的目的是测验病人皮肤是否对某物质具有过敏性。（　　）
5. 白癜风和花斑癣的鉴别要点是前者可以查到真菌。（　　）

四、名词解释

1. 自身敏感性皮炎
2. 玫瑰糠疹
3. 带状疱疹
4. 黏膜白斑
5. 麻风反应

五、简答题

1. 何谓角化不全？常见于哪些皮肤病？
2. 试述白塞综合征（Behcet syndrome）的诊断要点。
3. 试述痤疮的发病机制。
4. 简述斑贴试验的目的及其操作方法。
5. 何谓非淋菌性尿道炎？

参考答案

一、选择题

【A 型题】

题序	1	2	3	4	5	6	7	8	9
答案	A	A	B	B	D	E	C	A	C

【X 型题】

题序	10	11	12	13	14	15	16	17	18	19	20
答案	BCE	ABCD	BCDE	CDE	ACDE	ABCDE	ABCDE	ABCDE	AB	ABCDE	ABCDE

二、填空题

1. 立刻过敏反应　细胞溶解　免疫复合物　刺激　迟发
2. Ⅳ
3. 进行　静止　退行
4. 表皮内　表皮下
5. 炉甘石　氧化锌　甘油　水

三、判断题

题　序	答　案	解　析
1	×	急性湿疹无渗液或渗出不多者可用糖皮质激素霜剂，渗出多者可用3%硼酸溶液或0.1%依沙吖啶溶液等冷湿敷以消毒、抗炎、收敛，渗出减少后再用糖皮质激素霜剂与油剂交替使用。
2	×	牛皮癣其实并不是癣。所谓癣，医学上是指由于真菌感染引起的一些皮肤病，例如头癣、体癣、手足癣、指甲癣等。将这些癣局部的皮屑放在显微镜下常能发现真菌菌丝或真菌的孢子，使用抗真菌药进行治疗常能取得良好的疗效。而牛皮癣则不是真菌感染引起的，医学上将其称为银屑病。它的发病原因很复杂，用抗真菌药物进行治疗往往无效。
3	√	性传播疾病主要包括淋病、梅毒、生殖器疱疹、尖锐湿疣、非淋菌性尿道炎、软下疳等。不同的性病临床表现并不一致，如淋病和非淋菌性尿道炎，可能表现为尿频、尿急、尿痛，尿道口有分泌物；尖锐湿疣表现为生殖器部位出现菜花状的增生；生殖器疱疹表现为生殖器部位出现针头大小的小水疱；软下疳表现为疼痛性溃疡和腹股沟淋巴结的肿大。需要根据不同的临床症状做相应的检查，以明确诊断，制订治疗方案。

续表

题　　序	答　　案	解　　析
4	√	斑贴试验的目的是测验病人的皮肤是否对某项物质具有过敏性，适用于接触过敏性皮炎、职业性皮炎、手部湿疹、化妆品皮炎等。
5	×	白癜风在临床上表现为大小不等、形态不一的色素脱失斑，数目不定，边缘清楚，有的白斑外围正常皮肤处色素增加，在医学上称为周边色素加深现象。白斑上的毛发可变白，也可不变。白斑可发生于全身任何部位，但以面部、颈部、手背等暴露部位及外生殖器等皱褶处皮肤多见。多数为限局性，孤立存在，也可呈对称分布，或沿神经呈带状分布，还可以泛发全身，只剩少数正常皮肤。发现病情后要第一时间去医院进行科学治疗，对症治疗。由于白癜风是顽疾，有很多治疗白癜风的小偏方和小广告，白癜风患者要保持清醒头脑，不要盲目乱治疗，以免加重病情，给白癜风的治疗增加难度。

四、名词解释

1. 自身敏感性皮炎：是指在某种皮肤病的基础上，由于处理不当或理化因素刺激，使病人对自身组织所产生的某些物质敏感性增高，产生更广泛的皮肤炎症反应。

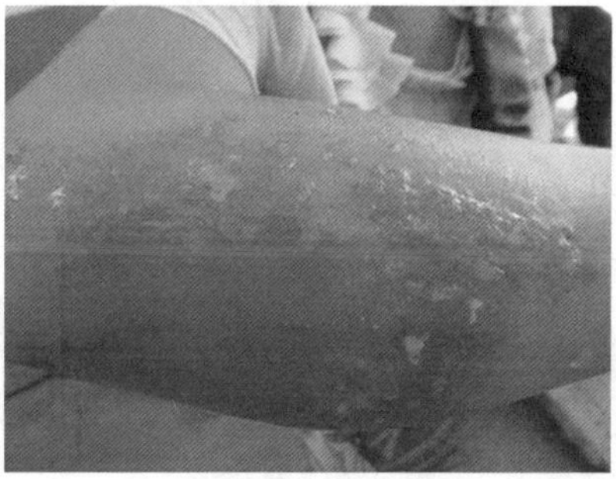

自身敏感性皮炎示意图

2. 玫瑰糠疹：是常见的炎症性皮肤病，好发于躯干和四肢近端，大小不等，数目不定，玫瑰色斑片，其上有糠状鳞屑，自觉瘙痒，有自限性，本病春秋季节好发，多见于青少年，一般 4～8 周可自行痊愈，很少复发，但少数病人病情迁延难愈。因为本病有自限性，故治疗的目的是为了减轻症状和缩短病程。

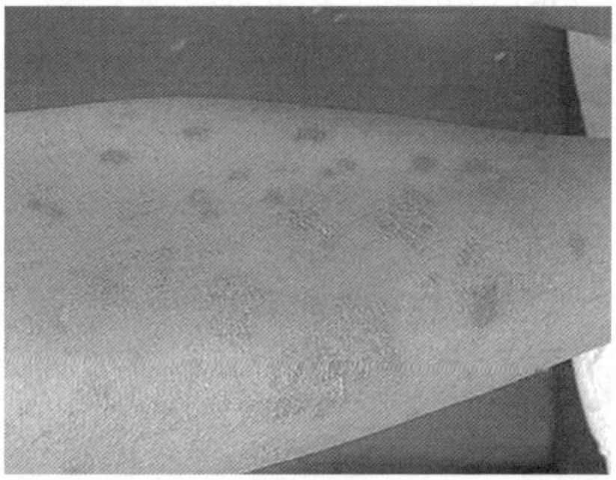

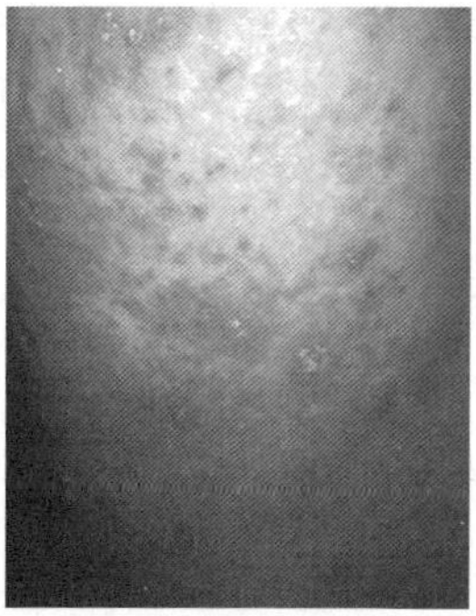

玫瑰糠疹示意图

3. 带状疱疹：是由水痘-带状疱疹病毒引起的病毒性皮肤病。一般临床表现为单侧分布的皮肤群集性小水疱或丘疱疹，沿神经走向呈带状分布，一般不超过躯干中线，有明显的神经痛。处理原则为抗病毒、保护神经、防感染、止痛及对症治疗。

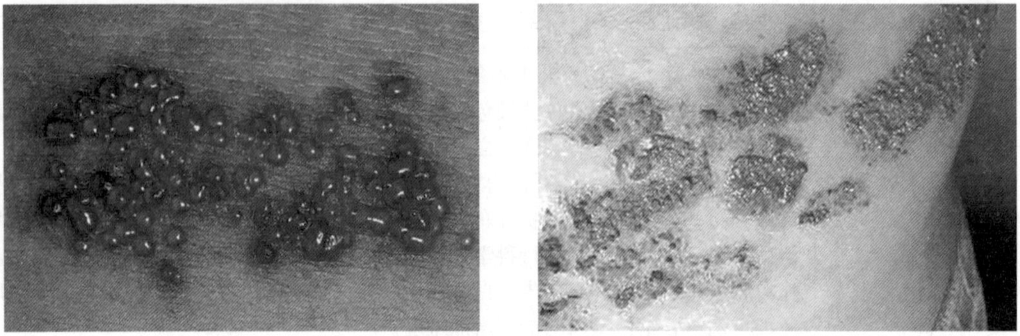

带状疱疹示意图

4. 黏膜白斑：是指发生在口腔和外阴黏膜的增生性、白色角化性损害，因可继发鳞癌，通常认为是一种癌前病变。

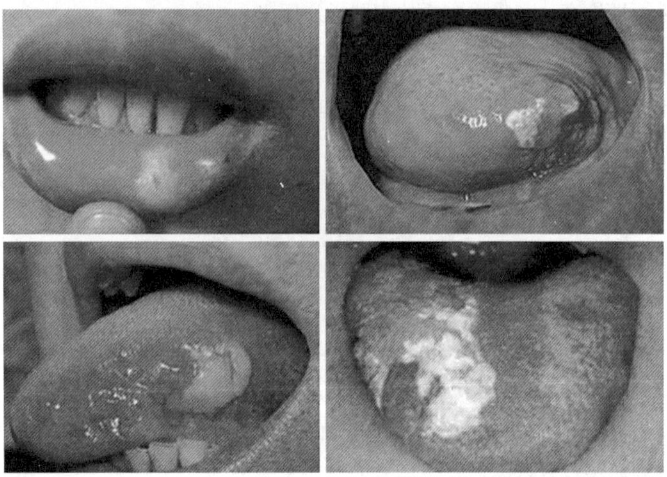

黏膜白斑示意图

5. 麻风反应：是指因免疫平衡紊乱所致的对麻风分枝杆菌抗原变态反应性炎症过程。在病程中突然发生症状活跃，原有皮损或神经炎加剧，出现新皮损和神经损害，伴畏寒、发热、乏力等症状。药物、精神因素、手术等均可诱发。

五、简答题

1. 正常发育的角质层细胞无细胞核，角化不全是指角质层内仍残留有细胞核，常伴颗粒层变薄或消失，常见于银屑病及亚急性皮炎等。

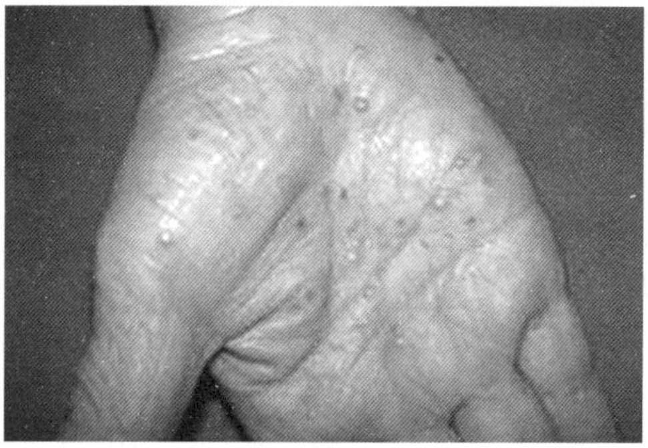

脓疱性角化不全示意图

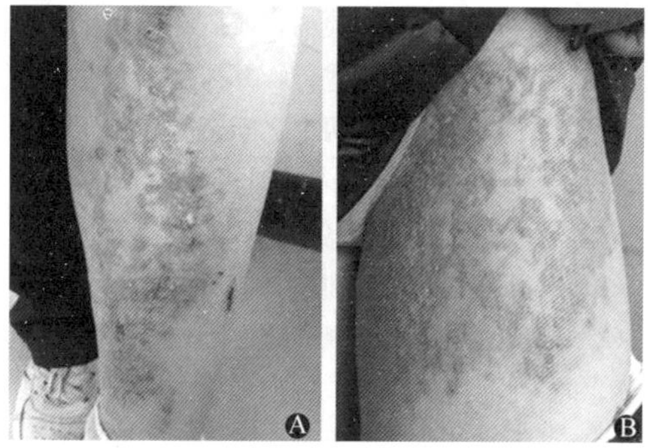

汗孔角化不全示意图

2. 白塞综合征：主要表现为复发性口腔溃疡，同时存在以下 4 项中的 2 项即可诊断。①外生殖器溃疡。②眼虹膜睫状体炎。③皮肤可有下肢结节性红斑。④0.9%氯化钠注射液皮肤针刺反应阳性等。

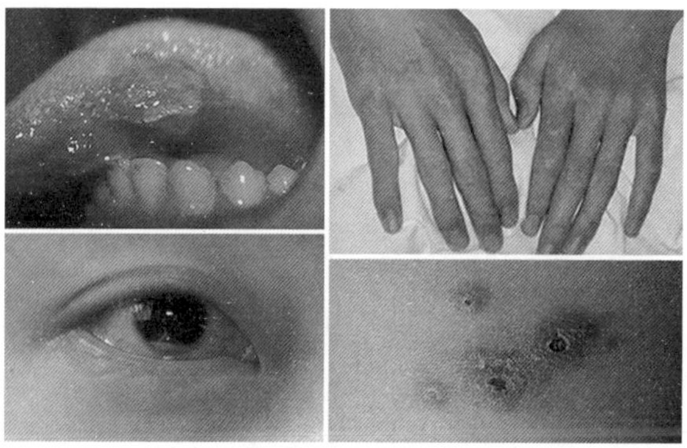

白塞综合征示意图

3. 痤疮的发病机制如下：

(1) 有人认为本病是雄激素激发引起，可能由于青春期雄性激素增多，特别是皮肤组织中生物活性较高的双氢睾酮的增多，使皮脂腺发育旺盛，皮脂分泌增加，同时使毛囊皮脂腺导管角化栓塞，导致皮脂淤积于毛囊内堵塞而形成脂栓，即所谓“粉刺”。

(2) 毛囊内的痤疮丙酸杆菌、卵圆形马拉色菌、表皮葡萄球菌等，在富有营养并相对缺氧的环境内繁殖较快，并产生溶脂酶、蛋白分解酶及透明质酸酶等。溶脂酶分解皮脂中的甘油酸酯，使其成为游离脂肪酸；蛋白分解酶及透明质酸酶能侵蚀和破坏毛囊壁，使毛囊内容物进入真皮，从而引起毛囊皮脂腺炎症。

(3) 部分病人的发病还与遗传、免疫、使用化妆品、饮食刺激和内分泌紊乱等因素有关。

(4) 血清锌含量偏低与某些病人发病亦可能有关。

4. 斑贴试验的目的及其操作方法如下：

(1) 试验目的：测验病人的皮肤是否对某项物质具有过敏性，适用于接触过敏性皮炎、职业性皮炎、手部湿疹、化妆品皮炎等。

(2) 操作方法：若试验物为液体，则用稀释到对正常人皮肤不起刺激作用的浓度，取 1 cm^2 大小、4～6 层厚的纱布块，放入试验液内浸润，取出后挤出多余的液体，然后平放在受试者的前臂内侧或背部正常皮肤上，上覆 3 cm×3 cm 大小的玻璃纸，再用 5 cm×5 cm 大小的胶布固定之。若试验物为粉末，可将其直接放在皮肤试验部，或撒在已用0.9%氯化钠注射液浸润的纱布上进行。若试验物是固体，则应将其在溶液中溶解后进行，并需将溶液做对照试验。操作前，斑贴试验处皮肤应先用清水洗净。如同时做几个试验，则每两个之间至少应相距 4 cm。每一斑试物应有明确标志及记录。一般在试验物与皮肤接触 24 小时后观察，有时需留置 2～3 天再观察结果，如局部出现红斑、丘疹、水疱时则为阳性。目前多用市售铝制诊断试剂盒，内装标准筛选变应原进行斑贴试验。

5. (1) 广义上是指通过性接触传染的，除淋菌性尿道炎以外的尿道炎。

(2) 狭义上是指由沙眼衣原体和支原体所引起的泌尿生殖道炎症，一般也将阴道毛滴虫、白假丝酵母菌和单纯疱疹病毒所致的尿道炎包括在内。

(3) 由于非淋菌性尿道炎病种多，可单独感染，也可同时感染其他性病，潜伏期较长，临床差异较大，可继发合并症。治疗效果比淋病差，所以流行较广，发病率逐渐增高，部分地区超过淋病。

§ 18

眼科学试卷

视觉是人类最为重要的感觉，通过视觉系统获得了外界80%～90%的信息。眼科学（ophthalmology）的内容包括视觉器官的发生和发育，视觉信号的产生和传递，视功能的评价，以及眼部疾病（包括眼睑病、结膜病、泪器病、角膜病、巩膜病、葡萄膜病、晶体病、青光眼、玻璃体视网膜病、视路病、屈光不正及调节障碍、眼肌病、眼眶病、眼外伤和全身病在眼部表现）的病因、发病机制、流行病学、诊断、治疗和预防。眼科学发展迅速而活跃，准分子激光治疗屈光不正、显微手术治疗白内障等均获长足进步，使大量人群受益。本试卷内容涉及眼的生理、生化、药理、病理、免疫、遗传以及眼的各种特殊检查等知识。

一、选择题

【A 型题】

1. 急性虹膜睫状体炎时，局部治疗首先应该点用 （ ）
A. 抗生素　B. 抗病毒药　C. 麻痹扩瞳药　D. 抗生素加抗病毒药　E. 抗真菌药
2. 泪道冲洗时，水由下泪小点进入，自上泪小点流出，未见脓性分泌物，其诊断为（ ）
A. 泪小管阻塞　B. 泪小点阻塞　C. 泪小管炎　D. 慢性泪囊炎　E. 鼻泪管阻塞
3. 前房角是指 （ ）
A. 虹膜之后与睫状体之间的间隙　B. 角膜之后的周边部分　C. 巩膜、角膜与虹膜睫状体之间的隐窝　D. 角膜与虹膜睫状体之夹角　E. 巩膜与虹膜睫状体之夹角
4. 沙眼的病原体是 （ ）
A. 细菌　B. 病毒　C. 真菌　D. 衣原体　E. 螺旋体
5. 细菌性角膜溃疡中最严重的致病菌是 （ ）
A. 金黄色葡萄球菌　B. 肺炎链球菌　C. 溶血链球菌　D. 铜绿假单胞菌　E. 流感嗜血杆菌
6. 交感性眼炎一般发生在穿透性眼外伤后 （ ）
A. 2周　B. 2～8周　C. 1周　D. 2～8个月　E. 2～8天
7. 结膜炎的治疗中，哪一项是错误的 （ ）
A. 冲洗结膜囊　B. 冷敷　C. 局部点用抗生素　D. 全身应用抗生素　E. 遮盖患眼
8. 急性闭角型青光眼的瞳孔开大是由于高眼压使 （ ）
A. 瞳孔括约肌麻痹　B. 瞳孔开大肌兴奋　C. 副交感神经抑制　D. 交感神经兴奋　E. 交感及副交感神经功能失调

9. 视网膜硬性渗出物是由于 （ ）

A. 局部缺血坏死所致 B. 视网膜深层出血所致 C. 神经胶质细胞增殖所致 D. 脂质与变性巨噬细胞所致 E. 炎症所致

10. 以下治疗青光眼的药物中哪一种的降压机制是使阻塞房角开放 （ ）

A. 醋唑磺胺 B. 甘露醇 C. 噻吗洛尔 D. 甘油盐水 E. 毛果芸香碱

【X 型题】

11. 角膜的组织结构特点是 （ ）

A. 具有透明性 B. 含丰富的感觉神经 C. 无血管 D. 角膜前面有泪膜 E. 由致密且相互交错的胶原纤维组成

12. 视力障碍包括 （ ）

A. 视力下降 B. 夜盲 C. 复视 D. 视野缩小 E. 眼前黑影飘动

13. 睑板腺囊肿的治疗方法为 （ ）

A. 可定期观察 B. 局部热敷 C. 局部应用糖皮质激素 D. 手术切除 E. 全身应用糖皮质激素

14. 急性泪囊炎治疗方法正确的是 （ ）

A. 早期局部热敷 B. 全身和局部使用敏感抗生素 C. 尽快行泪道冲洗，排出泪囊内的脓液 D. 脓肿形成后应尽快切开排脓 E. 应尽快行泪囊鼻腔吻合术

15. 结膜炎常见的眼部临床表现是 （ ）

A. 发痒 B. 异物感 C. 烧灼感 D. 流泪 E. 结膜充血

16. 角膜疾病主要有 （ ）

A. 炎症 B. 外伤 C. 先天性异常 D. 变性和营养不良 E. 肿瘤

17. 下面哪些疾病可以引起并发性白内障 （ ）

A. 葡萄膜炎 B. 青光眼 C. 视网膜脱离 D. 糖尿病 E. 眼球挫伤

18. 属于青光眼危险因素的有 （ ）

A. 高眼压 B. 糖尿病 C. 心血管疾病 D. 近视眼 E. 青光眼家族史

19. 下列有关眼压的叙述正确的是 （ ）

A. 正常人眼压呈正态分布 B. 正常人眼压通常在 10～21 mmHg（1.3～2.8 kPa） C. 不能认为＞21 mmHg（2.8 kPa）的眼压为病理值 D. ＞21 mmHg（2.8 kPa）的可能只是高眼压症 E. 眼压在 10～21 mmHg（1.3～2.8 kPa）属于安全眼压，不会发生青光眼

20. 视网膜中央动脉阻塞的临床特征是 （ ）

A. 一眼突然发生无痛性完全失明 B. 常见视网膜出血 C. 樱桃红斑 D. 视网膜动脉变细 E. 视网膜混浊水肿

21. 以下哪些疾病可导致视神经炎 （ ）

A. 脱髓鞘疾病 B. 麻疹 C. 葡萄膜炎 D. 带状疱疹 E. 脑炎

22. 屈光不正包括 （ ）

A. 老视　B. 近视　C. 远视　D. 散光　E. 屈光参差

23. 由糖尿病引起的眼部并发症有（　）

A. 虹膜红变　B. 新生血管性青光眼　C. 虹膜睫状体炎　D. 晶状体屈光度变化

E. 白内障

24. 泪腺的生理作用包括（　）

A. 润滑眼球表面　B. 防止角结膜干燥　C. 保持角膜光学特性　D. 杀死病原菌

E. 抵御眼球表面异物和微生物

25. 弱视病因或诱因有（　）

A. 视网膜母细胞瘤　B. 高度屈光不正　C. 屈光参差　D. 角膜斑翳　E. 青光眼

二、填空题

1. 睑缘炎可分为________、________和________3 种。
2. 虹膜睫状体炎的并发症主要有________、________、________。
3. 闭角型青光眼的主要特点是________。
4. 视网膜脱离是指视网膜的________与________的分离。
5. 根据近视度数分类：轻度近视为________，中度近视为________，高度近视为________。

三、判断题

1. 由于视盘没有感光细胞，所以形成了生理盲点。（　）
2. 沙眼Ⅲ期表明沙眼严重，具有传染性（按我国分期法）。（　）
3. 睑板腺囊肿就是慢性睑板腺炎。（　）
4. 原发性视网膜色素变性是一种具有遗传倾向的慢性、进行性视网膜色素上皮及光感受器变性的疾病。（　）
5. 毛果芸香碱可以抑制房水产生，从而降低眼压。（　）

四、名词解释

1. 弱视
2. 青光眼斑
3. 溢泪
4. 屈光性近视
5. 视野

五、简答题

1. 如何诊断和治疗慢性泪囊炎？

2. 试述感染性角膜炎的病因及治疗原则。
3. 试述假性近视眼的防治要点。
4. 何谓弱视？试述弱视的病因和分类。
5. 试述眼球穿孔伤造成的损害。

参考答案

一、选择题

【A 型题】

题序	1	2	3	4	5	6	7	8	9	10
答案	C	E	C	D	D	B	E	A	D	E

【X 型题】

题序	11	12	13	14	15	16	17	18	19	20	21
答案	ABC	ABCDE	ABCD	ABD	ABCDE	ABCDE	ABC	ABCDE	BCD	ACDE	ABCDE
题序	22	23	24	25							
答案	BCDE	ABCDE	ABCE	BCD							

二、填空题

1. 鳞屑性　　溃疡性　　眦性
2. 继发性青光眼　　并发性白内障　　低眼压及眼球萎缩
3. 高眼压状态下前房角关闭
4. 神经上皮层　　色素上皮层
5. ≤−3.0D　　−3.00D～−6.00D　　＞−6.00D

三、判断题

题　序	答　案	解　析
1	√	视盘是神经纤维聚合组成视神经的始端，没有光感受器细胞，无视觉功能，在视野中表现为生理盲点。
2	×	沙眼的分期：Ⅰ期（进行活动期），上睑结膜乳头与滤泡并存，上穹窿结膜组织模糊不清，由角膜血管翳。Ⅱ期（退行期），上睑结膜自瘢痕开始出现至大部分变为瘢痕，仅留少许活动病变。Ⅲ期（完全结瘢期）上睑结膜活动性病变完全消失，代之以瘢痕，无传染性。
3	×	睑板腺囊肿又称霰粒肿，是睑板腺特发性无菌性慢性肉芽肿性炎症。

续表

题　　序	答　　案	解　　析
4	√	视网膜色素变性属于视锥、视杆营养不良，是一组遗传病，以夜盲、视野缩小、眼底骨细胞样色素沉着和光感受器功能不良（ERG 检测）为特征。
5	×	毛果芸香碱是缩小瞳孔，使房角开放，迅速控制眼压，减少组织损害。用 1%毛果芸香碱每半小时滴眼 1 次，2～3 次后多可缩小瞳孔、降低眼压。

四、名词解释

1. 弱视：眼球内部和外部无任何器质性病变，而矫正视力不能达到正常（<0.8）者称为弱视。
2. 青光眼斑：在急性闭角型青光眼急性发作期，晶状体前囊下有时可见小片状白色混浊，称为青光眼斑。
3. 溢泪：泪液排出受阻，这种流泪称为溢泪。
4. 屈光性近视：是指眼轴正常但眼的屈光力增强。产生眼屈光力增强的原因，除角膜弯曲度大（如圆锥角膜）、晶体弯曲度增大（如白内障）外，还有一个重要原因是眼调节痉挛，调节痉挛与用眼过度有关。这种近视属假性近视，目前是青少年中常见的一种近视。

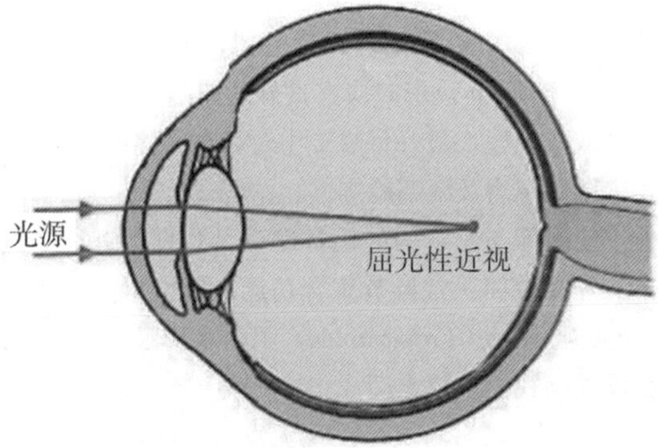

屈光性近视示意图

5. 视野：是将眼球向正前方固视不动时所见的空间范围。

五、简答题

1. 慢性泪囊炎病人主诉主要是溢泪。检查时压迫泪囊区有脓液或黏液自泪小点流出，据此即可诊断。泪囊冲洗时，如反流物中有脓液或黏液，慢性泪囊炎之诊断亦可成立。
   冲洗及滴用抗生素药水只能减轻症状，彻底治疗必须行鼻腔泪囊吻合术。对于不能耐受鼻腔泪囊吻合术者，可行泪囊摘除术，但术后泪溢症状仍会存在。
2. 感染性角膜炎的病因及治疗原则如下：
   (1) 感染性角膜炎的病因：①细菌感染，常见有肺炎链球菌、摩阿双杆菌、乙型溶血性链球菌、变形杆菌及铜绿假单胞菌等。②真菌感染，常见有曲霉、镰刀菌、白假丝酵母菌等。③病毒感染：常见有单纯疱疹病毒 1 型、水痘-带状疱疹病毒等。
   (2) 感染性角膜炎的治疗原则：①病因治疗。根据病因选用抗生素、抗真菌药或抗病毒药。局部滴药及球结膜下注射是用药的合理途径，严重者亦可合并全身用药。②皮质激素。对上皮未愈合，荧光素染色阳性者，不宜轻易使用。在能肯定病因治疗完全有效时，可慎用。③麻痹扩瞳药。并发虹膜睫状体炎者应及早使用，以防后粘连及促进虹膜睫状体炎及溃疡的痊愈。④角膜不透明体的治疗。早期积极退翳治疗，治疗半年仍无效并严重妨碍视力者，可考虑手术治疗，采用光学虹膜切除或角膜移植术。

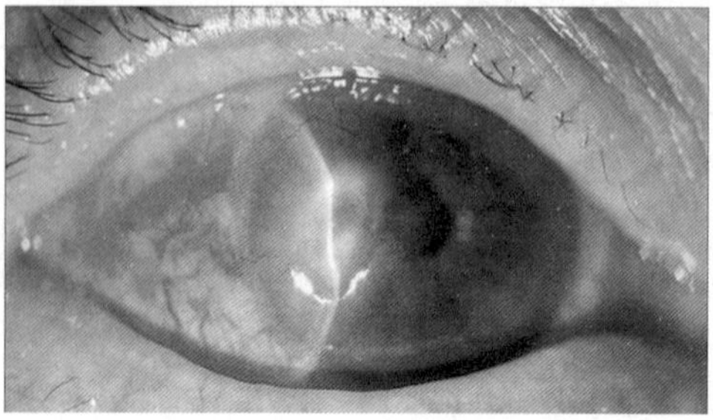

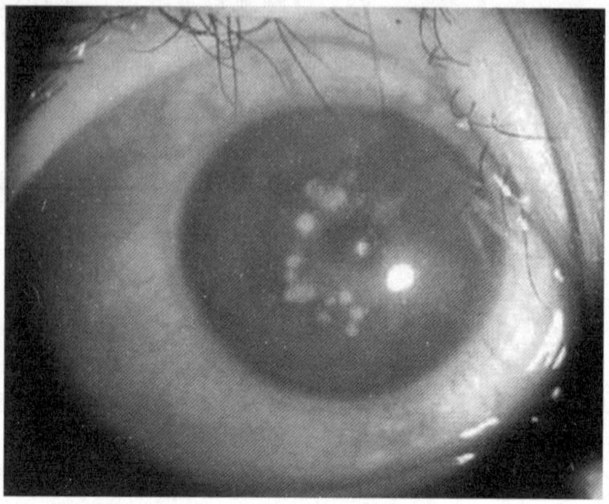

感染性角膜炎示意图

3. 假性近视的防治要点如下：

(1) 从小养成良好的用眼卫生习惯，要有正确阅读姿势，不应在躺着、乘车或走路时看书。读书时，眼与阅读物的距离应保持 30～35 cm；读书时应有良好的照明，勿在暗处或强光直接照射下看书；应避免长时间近距离阅读。工作或看电视，最好每隔 1 小时休息 10 分钟，以松弛调节功能。

(2) 建立眼的保健制度，定期做视力及眼部检查。

(3) 增强体质，注意营养，使眼部与全身均能正常发育。对真性近视应戴合适的眼镜矫正视力。眼镜应经常戴，才有可能保持良好视力和正常调节集合功能。假性近视多由睫状肌痉挛所致，故可使用睫状肌麻痹剂如 1%阿托品或托吡卡胺（Tropicamide）眼药水滴眼，也可用针灸或雾视疗法（戴 1.5 D 的凸透镜）等使睫状肌松弛以提高视力。

4. 对弱视的定义尚不完全一致。可以认为弱视是在视觉发育期间，由于各种原因造成视觉细胞的有效刺激不足，从而造成矫正视力低于同龄正常儿童。一般眼科检查未见黄斑中心凹异常，常单眼发病，也有双眼发病的。发病率为 2%～4%，是一种可治疗的视力缺陷疾病。在 5 岁前治疗效果最好，10 岁以后治疗效果较差。

(1) 斜视性弱视：病人有斜视，或曾有过斜视，由于眼位偏斜而发生复视，为消除或克服斜视所造成的复视和视觉紊乱，大脑视皮质中枢就抑制由斜视眼传入的视觉冲动，由于斜视眼黄斑功能长期被抑制而形成弱视。

(2) 屈光性弱视：一眼或两眼屈光不正，两眼屈光参差较大（2.5 D 以上），致使两眼视网膜成像大小不等，融合困难，于是屈光不正较重的一眼可形成弱视。单眼或双眼均有明显的屈光不正，在儿童期或学龄前均未进行屈光不正矫正（戴眼镜），可发生弱视。

(3) 形觉剥夺性弱视：病人存在有先天性疾病（如先天性白内障、角膜混浊、上睑下垂等），长期妨碍外界物体对视觉的刺激，因而视功能发育受到抑制，逐渐形成弱视。

5. 眼球穿孔伤造成的损害分述如下：

(1) 眼球组织的直接损伤：角膜穿孔较常见，伤后将遗留瘢痕，影响视力。角膜伤口较长者，常有眼内容物脱出；虹膜或破裂的晶体囊及皮质嵌入伤口，可产生继发性青光眼；晶体损伤，发生白内障；巩膜穿孔，如伤口较大者，可发生睫状体、脉络膜、视网膜、玻璃体及晶体脱出，常伴有眼球内出血。

如作用在眼球上力量过大，还可再穿通眼球，造成双穿孔伤。

(2) 眼球内感染：致伤物可带感染源入眼内，因眼内无血管组织，抗感染能力很差，容易造成化脓性眼内炎或全眼球炎。

(3) 异物：异物在眼内潴留，能引起炎性反应、机化物形成。金属异物经氧化分解也危害眼内组织，最终造成失明。

(4) 交感性眼炎：一眼的穿通伤或眼内异物，有时可导致健眼发生严重的葡萄膜炎症，即交感性眼炎。

§ 19

耳鼻咽喉科学试卷

耳鼻咽喉科学（otolaryngology）包括耳鼻咽喉、气管、食管区域疾病的病因、临床表现、治疗及预防，以及相关头颈区域的外科学内容。随着科技的进步与发展，医学各科相互渗透和促进，拓展了耳鼻咽喉科学的范畴，耳显微外科，耳神经外科，侧颅底外科，听力学及平衡科学，鼻内镜外科，鼻神经外科（鼻颅底外科），头颈外科，喉显微外科，嗓音与言语疾病科，小儿耳鼻咽喉科等的出现，大大丰富了耳鼻咽喉科学的内容。本试卷内容涉及耳鼻咽喉科学相关知识点。

一、选择题

【A 型题】

1. 急性化脓性中耳炎早期最有效的处理是 （ ）
A. 抗生素全身应用及滴耳 B. 抗生素全身应用 C. 抗生素溶液滴耳 D. 2%酚甘油滴耳 E. 咽鼓管吹张

2. 婴幼儿容易发生急性化脓性中耳炎的主要原因是 （ ）
A. 咽鼓管短、宽、平直 B. 咽鼓管峡部较窄 C. 咽鼓管发育不成熟 D. 婴幼儿抵抗力低 E. 婴幼儿上呼吸道感染较常见

3. 在慢性化脓性中耳炎的诊断中，哪一项是最必需的检查 （ ）
A. 耳部X摄片 B. 耳镜 C. 听力 D. 咽鼓管吹张 E. 平衡功能

4. 胆脂瘤型中耳炎最危险的并发症是 （ ）
A. 面瘫 B. 耳后瘘管 C. 颅内并发症 D. 迷路炎 E. 颈深部感染

5. 慢性化脓性中耳炎骨疡型或胆脂瘤型施行乳突根治手术的目的，下列哪项是最重要的 （ ）
A. 修补鼓膜 B. 保存听力 C. 清除病灶，预防颅内、外并发症 D. 改善中耳腔内压力 E. 防止发生眩晕症

6. 鼻外伤引起的脑脊液鼻漏的处理，下述哪项不正确 （ ）
A. 降低颅内压 B. 鼻腔内药物腐蚀疗法 C. 鼻腔填塞 D. 预防感染 E. 保守治疗无效者应手术治疗

7. 急性鼻窦炎的临床表现，下述哪项是错误的 （ ）
A. 常为多窦感染 B. 全身症状明显 C. 头痛重，有时间规律 D. 处理以全身用抗生素为主 E. 立即做上颌窦根治术及筛窦开放术

8. 急性化脓性额窦炎出现头痛的时间是 （ ）
A. 夜间 B. 傍晚 C. 上午 D. 下午 E. 清晨

9. 鼻腔鼻窦恶性肿瘤临床特点，下述哪项是错误的 （ ）

A. 好发于40～60岁年龄组　B. 病理以鳞癌为主　C. 大多数为蝶窦癌　D. 以原发为主　E. 就诊时多为晚期病人

10. 鼻咽纤维血管瘤的致命危险是　(　　)

A. 中颅底的骨质破坏　B. 大出血　C. 局部压迫　D. 吞咽障碍　E. 呼吸障碍

11. 鼻咽癌的处理首先应选择　(　　)

A. 手术治疗　B. 化学治疗　C. 放射治疗　D. 对症处理　E. 中药处理

12. 对咽后壁脓肿行检查或处理时，病儿体位应是　(　　)

A. 坐位　B. 平卧位　C. 侧卧位　D. 半卧位　E. 仰卧垂头位

13. 急性喉梗阻的主要症状是　(　　)

A. 吸气性呼吸困难　B. 喉痛　C. 呼气性呼吸困难　D. 吞咽困难　E. 阵发性咳嗽和呕吐

14. 对小儿喉、气管、支气管炎施行气管切开的适应证为　(　　)

A. Ⅰ度呼吸困难　B. Ⅱ度呼吸困难　C. Ⅲ度呼吸困难　D. Ⅳ度呼吸困难　E. 严重声嘶、咳嗽

【X型题】

15. 耳源性颅内并发症有　(　　)

A. 脑膜炎　B. 迷路炎　C. 脑脓肿　D. 面瘫　E. Beseld脓肿

16. 鼻出血的主要局部原因包括　(　　)

A. 鼻和鼻窦外伤　B. 鼻中隔疾病　C. 鼻腔炎症　D. 肿瘤　E. 变应性鼻炎

17. 诊断腺样体肥大，下列哪些检查有价值　(　　)

A. X线鼻咽侧位片　B. CT扫描　C. 鼻咽部触诊　D. 颈部触诊　E. 纤维鼻咽镜检查

18. 鼻咽癌的发病特点为　(　　)

A. 无地域分布及种族分布特点　B. 黄种人鼻咽癌发病率高　C. 鼻咽癌高发于少年　D. 鼻咽癌与EB病毒感染有密切关系　E. 鼻咽癌与饮酒有密切关系

19. 急性会厌炎的临床表现为　(　　)

A. 发热　B. 咽喉痛　C. 咳血　D. 呼吸困难　E. 吞咽困难

20. 下列哪些部位癌可称为声门上型喉癌　(　　)

A. 会厌　B. 真声带　C. 室带　D. 杓状会厌襞　E. 杓间区

二、填空题

1. 慢性化脓性中耳炎临床分为________、________、________3型。
2. 胆脂瘤型中耳炎可发生鼓膜________或________穿孔，脓臭，并带有________。乳突X线片可显示鼓隐窝、________和________有边缘整齐的圆形透光区。
3. 常见的耳源性颅内并发症有________、________、________、________。

4. 急性鼻窦炎应以________为主，处理原则为________、________。
5. 上颌窦穿刺是诊断和处理________的有效处理办法。
6. 鼻腔、鼻窦恶性肿瘤以________为主，因部位隐蔽，________症状少，就诊者多为________。
7. 急性喉梗阻临床特点以________为主，伴有________和________，多数还伴有________。
8. 喉癌病理类型以________为主，根据癌肿起源部位可分为________、________和________3型。
9. 喉梗阻常见病因是________，________，________，________，________。
10. 小儿气管、支气管异物最典型的症状是________和________。

三、判断题

1. 急性化脓性中耳炎常为急性上呼吸道感染或急性传染病的并发症。 （　　）
2. 胆脂瘤型中耳炎的重要诊断依据是听力改变。 （　　）
3. 由于鼻窦开口解剖位置彼此邻近，因此一窦感染常累及多窦。 （　　）
4. 变应性鼻炎可分为常年性和季节性两型，季节性鼻炎又称花粉性鼻炎，且较常见。 （　　）
5. 喉癌的病因可能与严重吸烟、饮酒、空气污染、病毒感染及癌前期病变有关。 （　　）

四、名词解释

1. 咽鼓管
2. 脑脊液鼻漏
3. 鼻中隔偏曲
4. 慢性咽炎
5. 喉痉挛

五、简答题

1. 简述听功能检查的主要类型及其所包含的主要检查项目。
2. 简述梅尼埃病的常见临床症状。
3. 试述上颌窦恶性肿瘤的临床表现。
4. 试述鼻源性头痛的特点。
5. 简述耳源性眩晕的常见病因及临床特点。

参考答案

一、选择题

【A 型题】

题序	1	2	3	4	5	6	7	8	9	10	11	12	13	14
答案	B	A	B	C	C	C	E	C	C	B	C	E	A	C

【X 型题】

题序	15	16	17	18	19	20
答案	AC	ABCD	ABCE	BD	ABDE	ACDE

二、填空题

1. 单纯型　　骨疡型　　胆脂瘤型
2. 松弛部　　紧张部后上边缘　　胆脂瘤样物　　鼓窦　　乳突
3. 耳源性脑膜炎　　耳源性脑脓肿　　乙状窦血栓性静脉炎　　硬脑膜外脓肿
4. 非手术处理　　控制感染　　尽快改善鼻窦引流
5. 慢性化脓性上颌窦炎
6. 原发　　早期　　晚期
7. 吸气性呼吸困难　　喉鸣　　三凹征　　声嘶
8. 鳞癌　　声门上型　　声门型　　声门下型
9. 各种喉部急性炎症及特异性慢性炎症　　喉外伤　　喉部肿瘤　　喉、气管异物　　过敏性喉水肿
10. 阵发性咳嗽　　吸气性喘鸣

三、判断题

题　　序	答　　案	解　　析
1	√	急性上呼吸道感染：细菌经咽鼓管侵入中耳，引起感染。急性传染病，如猩红热、麻疹、百日咳等，可通过咽鼓管途径并发本病。
2	×	胆脂瘤型中耳炎不伴感染者不流脓，伴感染者持续流脓，分泌物为脓性或黏脓性，可含“豆渣样物”，奇臭。胆脂瘤型中耳炎听力损失可轻可重，为传导性或混合性；耳镜检查可见松弛部穿孔或紧张部后上边缘性穿孔，少数为大穿孔，鼓室内有灰白色鳞片状或无定形物质，亦可伴有肉芽。颞骨 CT 示骨质破坏，边缘浓密，整齐。
3	√	由于鼻窦开口解剖位置彼此邻近，因此一窦感染常累及多窦。

续表

题　序	答　案	解　析
4	×	过敏性鼻炎又称变应性鼻炎，是指易感个体接触致敏原后，主要由免疫球蛋白 E（IgE）介导，机体的免疫活性细胞和细胞因子等参与的，以发作性喷嚏、流涕和鼻塞为主要症状的鼻黏膜慢性炎症性疾病。
5	√	目前喉癌的致病“元凶”并未定论，医学解释尚无确切病因，当喉部细胞过度生长成肿瘤，除了通常由于吸烟导致，也会因为多种因素触发，如主要与性激素、人乳头状瘤恶变、癌前病变、遗传、环境等相关。

四、名词解释

1. 咽鼓管：沟通鼓室与鼻咽的管道，成人全长约 35 mm，是维持中耳气压与外界一致的重要通道。

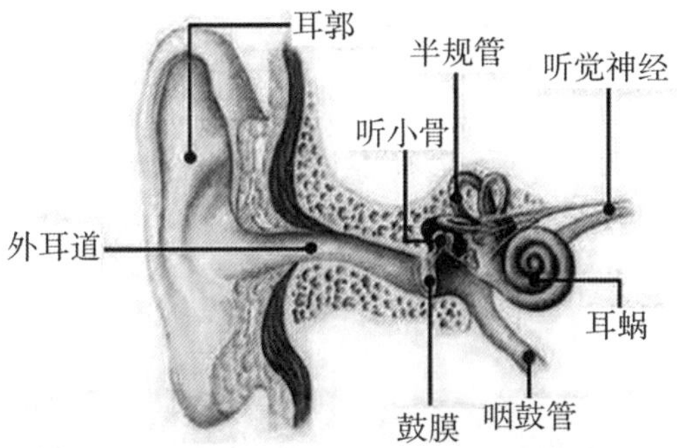

外耳道、耳蜗、鼓膜、咽鼓管示意图

2. 脑脊液鼻漏：脑脊液经颅前窝底、颅中窝底或其他部位的先天性或外伤性骨质缺损、破裂或变薄处，流入鼻腔，称为脑脊液鼻漏。
3. 鼻中隔偏曲：是指鼻中隔偏向一侧或两侧，或局部有突起，并引起鼻腔通气障碍或产生症状者。

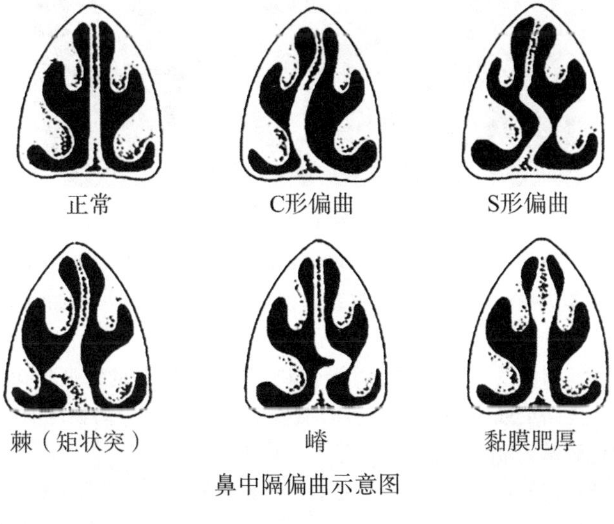

鼻中隔偏曲示意图

4. 慢性咽炎：为咽部黏膜、黏膜下及淋巴组织的弥漫性炎症，常为上呼吸道慢性炎症的一部分，多见于成年人。病程长，症状顽固，较难治愈。

5. 喉痉挛：系喉内痉挛性疾病，多见于2～3岁婴幼儿，也可见于成人。小儿喉痉挛可能与血钙过低有关。多发生于营养不良、体弱或佝偻病的儿童。成人喉痉挛与局部刺激、神经系统疾病有关。

五、简答题

1. 听功能检查包括主观测听法和客观测听法两大类。

(1) 主观检查的主要项目有语音检查法、表试验、音叉试验、纯音听阈及阈上功能测试、Bekesy自描听力计检查、语言测听、儿童的行为测听等。

(2) 客观检查的主要项目有声导抗检查、听觉诱发电位检查、耳声发射检查等。

2. 梅尼埃病的常见症状为突然发作伴有眩晕、耳鸣、耳聋、耳内胀满感、恶心、呕吐平衡失调，发作持续时间可数分钟或数小时或长达数天，经卧床休息后症状迅速或逐渐消失，可反复发作。

3. 上颌窦恶性肿瘤的临床表现如下：

(1) 早期临床表现：①单侧脓血鼻涕，晚期可有恶臭味。②单侧面颊部疼痛或麻木感，为肿瘤侵犯眶下神经所致。③单侧鼻塞，多为进行性，肿瘤推压鼻腔外侧壁内移，或破坏鼻腔外侧壁侵入鼻腔所致。④单侧上列磨牙疼痛或松动，为肿瘤向下侵及牙槽所致。

(2) 后期临床表现：①面颊部隆起或形成瘘管、溃烂。②肿瘤压迫鼻泪或破坏眶底可致溢泪、眼球向上移位、眼肌麻痹、复视等。③硬腭隆起甚至溃烂、牙槽变形、增厚和牙齿松动或脱落。④顽固性神经痛和张口困难。⑤颞部隆起，头痛，耳痛等。⑥颈淋巴结肿大。

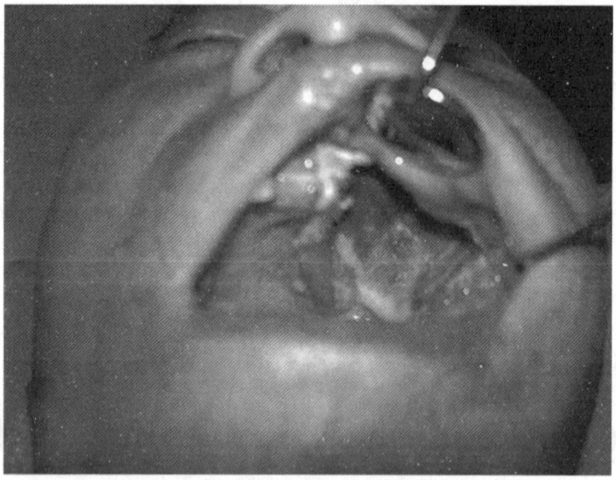

上颌窦恶性肿瘤示意图

4. 鼻源性头痛的特点：①一般都有鼻部病变，如鼻塞、脓涕等，多在窦内脓性物排出后缓解。②鼻急性炎症时加重。③多为深部头痛。④鼻腔黏膜收缩或使用表面麻醉剂后，头痛可以减轻。⑤头痛有一定部位和时间。

5. 耳病（主要是内耳疾病）引起的眩晕统称为耳源性眩晕。引起眩晕的常见耳病有良性直立性眩晕、梅尼埃病、前庭神经炎、迷路炎或迷路瘘管、迷路外伤、迷路膜破裂、药物性前庭耳蜗损害、听神经瘤、运动病等。现将耳源性眩晕的临床特点分述如下。

(1) 常为突然起病，眩晕剧烈，持续数小时到数日，可自然缓解，常反复发作。

(2) 病人感自身或外物旋转性眩晕，常伴耳鸣、耳聋、恶心、呕吐、冷汗、面色苍白、血压下降等自主神经症状，但无意识障碍和其他脑神经症状。

(3) 发作期一般都有强弱不等的水平性或旋转性自发性眼震，眼震有快相和慢相，方向固定。

(4) 前庭功能检查：功能减退，可有前庭重振现象。

§ 20

口腔科学试卷

口腔科学（oral science）的内容不仅包括维护牙齿、牙周及黏膜等组织的健康，最大限度地恢复牙齿的功能，而且还包括口腔颌面部感染、损伤、肿瘤以及先天性畸形、颞下颌关节病变等相关疾病的防治。随着口腔器械设备、材料、技术的迅速发展，口腔科学理论也在不断更新，保存牙齿的概念更加广泛，很多原来无法治疗的牙齿通过种植牙等手段得以保存下来。本试卷内容涉及口腔器官，面部软、硬组织，颞下颌关节及颈部某些疾病的发病机制、临床表现、诊断原则以及相应的防治措施等内容。

一、选择题

【A 型题】

1. 孕妇口腔疾病的最佳治疗时期为妊娠　　（　　）

A. 1 个月内　　B. 1～3 个月　　C. 4～6 个月　　D. 6～8 个月　　E. 8～9 个月

2. 下列哪项不是急性龋的特点　　（　　）

A. 多见于儿童或青年人　　B. 质地湿软　　C. 又称干性龋　　D. 病变进展较快　　E. 龋损呈浅棕色

3. 可复性牙髓炎与不可复性牙髓炎的区别要点是　　（　　）

A. 无自发痛，有刺激痛　　B. 有自发痛及刺激痛　　C. 有自发痛史，刺激去除后疼痛立即消失　　D. 有自发痛史，刺激去除后疼痛持续较久　　E. 有自发痛，无刺激痛

4. 局部麻醉时出现注射区疼痛和水肿的原因，正确的解释是　　（　　）

A. 局部麻醉药变质　　B. 注射针折断　　C. 注射过程中刺破血管　　D. 局部麻醉药物注入腮腺内　　E. 注射时刺伤面神经

5. 拔牙前后不需要常规给予抗生素预防并发症的是　　（　　）

A. 糖尿病病人　　B. 慢性肝炎病人　　C. 慢性肾病病人　　D. 风湿性心脏病病人　　E. 先天性心脏病病人

6. 下列感染中应该及早切开引流的是　　（　　）

A. 舌下间隙感染　　B. 眶下间隙感染　　C. 颌下间隙感染　　D. 咬肌间隙感染　　E. 腐败坏死性口底蜂窝织炎

7. 舌后坠引起的呼吸困难，其主要抢救措施是　　（　　）

A. 清除口腔分泌物　　B. 头低侧卧位　　C. 将舌牵向口外　　D. 环甲膜穿刺　　E. 气管切开

8. 复发性疱疹性口炎复发的损害为　　（　　）

A. 单个大水疱　　B. 多个散在小水疱　　C. 单个成簇的水疱　　D. 多个成簇的水疱　　E. 糜烂

9. 天疱疮病变发生在黏膜或皮肤的结构是 (　　)

A. 角质层　B. 颗粒层　C. 棘细胞层　D. 基底层　E. 黏膜下层

10. 青春期龈炎的主要病因是 (　　)

A. 刷牙习惯不良　B. 牙齿拥挤　C. 口呼吸习惯　D. 青春期内分泌特别是性激素的改变　E. 戴各种正畸矫治器

11. 在快速进展性牙周炎的治疗中常采用的口服药是 (　　)

A. 四环素　B. 多西环素　C. 甲硝唑　D. 阿莫西林　E. 米诺环素

12. 青少年牙周炎的主要致病菌为 (　　)

A. 梭形杆菌　B. 放线杆菌　C. 牙龈卟啉单胞菌　D. 变形链球菌　E. 白假丝酵母菌

13. 急性不可复性盘性前移位的主要症状是 (　　)

A. 关节绞锁　B. 关节弹响　C. 张口受限　D. 关节轻微疼痛　E. 关节区肿胀

14. 颞下颌关节可复性盘前移位的主要治疗方法是 (　　)

A. 药物　B. 理疗　C. 秴垫　D. 手术　E. 针灸

15. 如怀疑有颌下腺导管结石，以下哪种X线片检查为首选 (　　)

A. 颌下腺造影　B. 下颌体腔片　C. 下颌曲面断层片　D. 颌下腺侧位片＋下颌横断合片　E. 下颌骨侧位片＋下颌横断合片

16. 以下肿瘤中具有恶性倾向的是 (　　)

A. 牙龈瘤　B. 血管瘤　C. 淋巴管瘤　D. 乳头状瘤　E. 纤维瘤

17. 以下不宜行普通活检的恶性肿瘤是 (　　)

A. 舌癌　B. 唇癌　C. 恶性淋巴瘤　D. 恶性黑色素瘤　E. 肉瘤

18. 属于牙源性囊肿的是 (　　)

A. 球上颌囊肿　B. 始基囊肿　C. 鼻唇囊肿　D. 上腭正中囊肿　E. 鳃裂囊肿

19. 下列哪种维生素缺乏最易引起牙龈出血 (　　)

A. 维生素A　B. 维生素B_1　C. 维生素B_2　D. 维生素C　E. 维生素E

20. 老年人龋病中的常见类型是 (　　)

A. 静止龋　B. 猖獗龋　C. 根面龋　D. 活动龋　E. 窝沟龋

【X型题】

21. 具有升颌作用的肌肉有 (　　)

A. 翼内肌　B. 翼外肌　C. 咬肌　D. 颞肌　E. 二腹肌

22. 口腔超声洁治不宜用于 (　　)

A. 放置心脏起搏器的病人　B. 乙型肝炎病人　C. 肺结核病人　D. 肿瘤病人　E. 艾滋病病人

23. 引起牙齿楔状缺损的原因有 (　　)

A. 细菌感染　B. 横刷牙法刷牙　C. 过多食用糖类　D. 牙颈部结构薄弱

E. 牙颈部应力集中

24. 以下哪些指标是用于确定牙周组织破坏程度的　(　　)

A. 牙石量　B. 牙龈炎症程度　C. 牙周袋深度　D. 结缔组织附着丧失量

E. 牙槽骨吸收程度

25. 牙根距离上颌窦底很近，拔牙时易将牙根推入上颌窦内的牙齿有　(　　)

A. 上颌中切牙　B. 上颌双尖牙　C. 上颌第一磨牙　D. 上颌第二磨牙

E. 上颌尖牙

26. 婴幼儿上颌骨骨髓炎的感染途径主要有　(　　)

A. 血源性感染　B. 外伤性感染　C. 接触性感染　D. 牙源性感染　E. 医源性感染

27. 下颌骨骨折的临床表现可有　(　　)

A. 骨折段移位咬合错乱　B. 张口受限　C. 眼镜征　D. 骨折的异常活动

E. 上唇麻木

28. 颞下颌关节紊乱病的发病因素包括　(　　)

A. 精神因素　B. 社会心理因素　C. 外伤及微小创伤因素　D. 因素　E. 免疫因素

29. 颌骨囊肿包括　(　　)

A. 根端囊肿　B. 始基囊肿　C. 牙源性的颌下囊肿　D. 鳃裂囊肿　E. 角化囊肿

30. 有关腺样囊性癌描述正确的有　(　　)

A. 又称圆柱瘤　B. 浸润性不强　C. 血行转移率高　D. 区域淋巴结转移率高

E. 肿瘤细胞常沿神经生长

二、填空题

1. 舌系带过短临床上表现为________，或________，其矫正时间以________为宜。
2. 急性牙髓炎的最佳处理方法是________，急性尖周炎黏膜下脓肿的最佳处理方法是________。
3. 头颈部恶性肿瘤病人放疗时以及放疗后________年不能拔牙，以免发生________。
4. 颌骨骨折治疗原则是尽早进行骨折________和________，以恢复正常的________。
5. 口腔黏膜扁平苔藓是一种以________介导的炎症疾病。
6. 牙周炎晚期临床表现的四大特征是________，________，________，________。
7. 颞下颌关节外强直又称颌间挛缩，主要由________和________所致。
8. 急性化脓性腮腺炎的病原菌主要是________，其次是________。
9. 成釉细胞瘤的治疗方法主要为________，因该肿瘤有局部浸润周围骨质的特点，故需将肿瘤周围的骨质至少在________处切除。

10. 老年人的牙周病治疗方案分________、________和________3 种。

三、判断题

1. 颌骨中央性骨髓炎多由于急性冠周炎所致。（　　）
2. 牙周炎 X 线片见齿槽骨多呈垂直吸收，牙周创伤 X 线片见齿槽骨多呈水平吸收。（　　）
3. 覆盖义齿的主要优点是保留了患牙的牙根，保持了牙周膜本体感受器。（　　）
4. 高分化黏液表皮样癌手术方法是腮腺全叶及肿瘤切除，应考虑做选择性颈淋巴清扫术。（　　）
5. 恶性肿瘤范围内的牙，因单纯拔牙可使肿瘤扩散或转移，应与肿瘤一同切除。（　　）

四、名词解释

1. 修复性牙本质
2. 活髓切断术
3. 固定义齿的固位体
4. 颞下颌关节强直
5. 智齿冠周炎

五、简答题

1. 试述龋病治疗可能发生的意外情况。
2. 试述拔除左下颌第一磨牙需要阻滞麻醉的 3 条神经。
3. 试述乳牙龋齿的治疗目的。
4. 简述促进口腔健康的方法。
5. 简述颌面部静脉的特点及临床意义。

参考答案

一、选择题

【A 型题】

题序	1	2	3	4	5	6	7	8	9	10
答案	C	C	A	A	B	E	C	D	C	D
题序	11	12	13	14	15	16	17	18	19	20
答案	C	B	C	C	D	D	D	B	D	C

【X 型题】

题序	21	22	23	24	25	26	27	28	29	30
答案	ACD	ABCE	BDE	CDE	BCD	ABC	ABD	ABCDE	ABCE	ACE

二、填空题

1. 舌不能伸出口外　舌上卷或前伸时舌尖部形成沟状切迹　1～2 岁
2. 开髓引流　开髓引流及切开排脓
3. 3　放射性颌骨骨髓炎
4. 复位　固定　咬合关系
5. T 细胞
6. 牙周袋形成　牙龈炎症　牙槽骨吸收　牙齿松动
7. 外伤　感染
8. 金黄色葡萄球菌　链球菌
9. 手术治疗　0.5 cm
10. 姑息（保守）治疗　根治性治疗　牙保存治疗

三、判断题

题　序	答　案	解　析
1	×	冠周炎在磨牙后方区域形成脓肿，感染向颌面部软组织间隙扩散，引发以下几种比较常见的并发症：面颊瘘、骨膜下脓肿和多间隙脓肿。
2	×	牙周病是牙体周围软组织的疾病，而 X 线检查软组织分辨率较差，所以牙周病进行 X 线检查的主要目的，是看牙槽骨吸收的程度。由于慢性的炎症刺激，还有一些咬合创伤，牙周炎的主要表现就是牙槽骨吸收，牙槽脊顶及硬骨板的消失。牙周炎引起的牙槽骨吸收，一般表现为 3 种类型：一是水平吸收，表现为所有牙的牙槽脊顶慢慢的由浅变平，在后牙的牙槽脊顶是由梯形的变成凹陷，边缘模糊；二是垂直型吸收，表现为局部的牙槽骨，和牙槽间隔沿牙体的一侧向内吸收；三是混合型吸收，一般表现为在牙槽骨水平吸收的基础上，同时伴有个别牙垂直型吸收。
3	√	覆盖义齿由于保留了天然牙作为义齿支持的一部分，因此有其较普通黏膜支持式义齿优越的方面。①保留牙根改善义齿的支持和固位。②保留牙根利于维持牙槽骨高度。③保留牙周本体感受器的作用。④覆盖义齿对基牙的保健作用。⑤保留牙根提高义齿的功能。⑥保留牙根对病人心理的影响。
4	×	高分化的黏液表皮样癌相比于其他类型而言预后相对要好一些，手术是首选的方法，要求手术将肿瘤切除干净，术后要看术后病理的具体情况，如果有高危因素，或者分期偏中晚，就要做术后放化疗。
5	√	恶性肿瘤范围内的牙，因单纯拔牙可使肿瘤扩散或转移，应与肿瘤一同切除。

四、名词解释

1. 修复性牙本质：牙本质因磨损、酸蚀、龋病等因素而暴露时，造成牙本质细胞不同程度地受到损伤，在受损相对应的髓腔壁上形成新的牙本质以保护牙髓，称为修复性牙本质。
2. 活髓切断术：对不具备盖髓术条件的未感染或感染轻微能部分恢复健康的牙髓，切除其有局限病变的冠髓，保存其正常根髓的方法称为活髓切断术。
3. 固定义齿的固位体：是在基牙上制作的嵌体或冠，与桥体相连，使桥体借固位体与基牙连接在一起，桥体所受牙合力通过固位体传给基牙。
4. 颞下颌关节强直：因关节及关节周围组织器质性病变造成开口困难或完全不能开口者称为颞下颌关节强直。
5. 智齿冠周炎：指第三磨牙萌出过程中，牙冠周围软组织发生的炎症，常见于18～25岁青年。

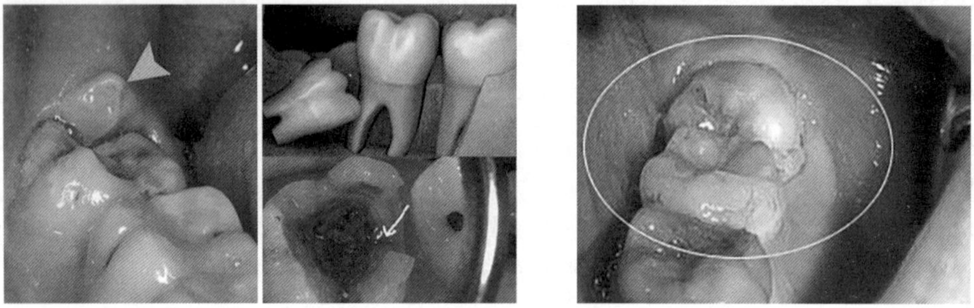

智齿冠周炎示意图

五、简答题

1. 龋病治疗可能发生的意外情况有：①意外穿破牙髓，引起牙髓炎，牙髓坏死。②充填后发生继发龋，充填物脱落或折裂。③牙齿折断。④损伤牙周组织，引起疼痛。⑤无咬合关系或食物嵌塞。
2. 拔除左下颌第一磨牙需要阻滞麻醉的3条神经是：①左下牙槽神经。②左颊神经。③左舌神经。
3. 乳牙龋齿的治疗目的如下：

(1) 终止病变的发展，保护牙髓的正常活力。

(2) 避免因龋而引起并发症。

(3) 恢复牙体的外形和咀嚼功能，维持牙列的完整性，保护乳牙正常替换，以利于颌骨的正常发育。

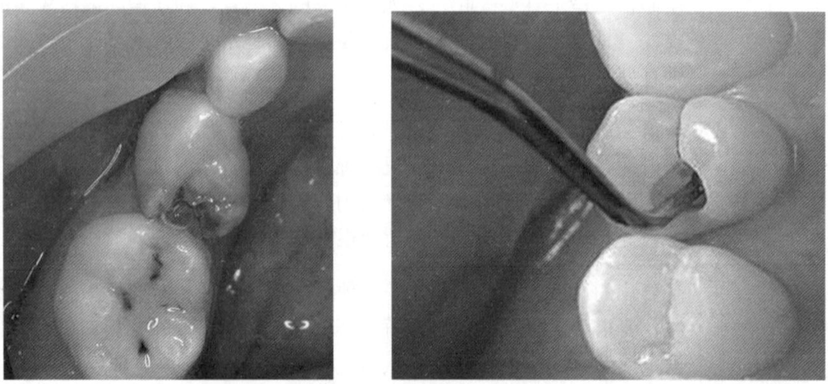

乳牙龋齿示意图

4. 口腔健康的方法：①早晚刷牙，饭后漱口。②使用牙线、间隙刷等清洁工具。③使用含氟牙膏。④少吃含糖食品，减少甜食次数。⑤戒除烟酒，不嚼烟草和槟榔。⑥不吃过烫或有刺激性的食物。⑦定期进行口腔检查。
5. 面部静脉的特点是静脉瓣少，当受肌肉收缩或挤压时，易使血液反流。故颌面部的感染，特别是由鼻根至两侧口角三角区的感染，如处理不当，易逆行传入颅内，引起海绵窦血栓性静脉炎等严重的并发症。

§ 21

中医学试卷

中医学（traditional Chinese medicine）是研究人体生理病理、疾病诊断与防治以及摄生康复的一门医学科学，至今已有数千年的历史。中医学是“以中医药理论与实践经验为主体，研究人类生命活动中医学中健康与疾病转化规律及其预防、诊断、治疗、康复和保健的综合性科学”。中医学属于在阴阳五行理论指导下、从动态整体角度研究人体生理病理药理及其与自然环境关系、寻求防治疾病最有效方法的学问。本试卷涉及中医学相关知识点。

一、选择题

【A 型题】

1. 下列关于阴阳学说的基本内容的提法哪项是错误的 （　　）
   A. 阴阳的交感相错　B. 阴阳的对立制约　C. 阴阳的互根互用　D. 阴阳的消长和平衡　E. 阴阳的竞争势不两立
2. 与发育、生殖关系最密切的脏腑是 （　　）
   A. 心　B. 肝　C. 脾　D. 肺　E. 肾
3. 中医学认为构成人体的基本物质是 （　　）
   A. 阴离子、阳离子　B. 六气　C. 营卫之气　D. 精、气、血、津液　E. 肾气
4. 络脉最细小的分支称为 （　　）
   A. 孙络　B. 细络　C. 浮络　D. 支络　E. 别络
5. 所谓“六淫”者，以下哪种说法最准确 （　　）
   A. 六气　B. 风、寒、暑、湿、燥、火　C. 六元　D. 六种不正常的气候
   E. 风、寒、暑、湿、燥、火六种外感病邪的统称
6. 望诊面部呈青色时对下列哪种病症的诊断最有意义 （　　）
   A. 热证　B. 湿证　C. 寒证、痛证、血瘀和惊风　D. 虚证、脱血　E. 肾虚、痰饮
7. 五色分属五脏，黑色属 （　　）
   A. 肝　B. 脾　C. 肾　D. 肺　E. 心
8. 脉象：轻取即得，重按稍减而不空，举之泛泛有余。属 （　　）
   A. 沉脉　B. 迟脉　C. 浮脉　D. 数脉　E. 洪脉
9. 下列哪项不属中医“十问歌”的内容 （　　）
   A. 问发热恶寒　B. 问头痛身痛　C. 问大便、小便　D. 问住址和婚姻状况
   E. 问既往患过哪些疾病
10. 舌边红赤多见于 （　　）

A. 瘀血内阻　B. 肝胆热盛　C. 心火上炎　D. 阴虚火旺　E. 气阴两伤

11. 身热、汗出、口渴、咳喘、舌红苔黄证属（　）

A. 邪袭肺卫　B. 气营两燔　C. 阳明热盛　D. 邪热壅肺　E. 热在上焦

12. 腹部刺痛、固定不移，或按之有块者，应辨证为（　）

A. 气滞　B. 血瘀　C. 寒凝　D. 热结　E. 虫病

13. 淋证的共同特征是（　）

A. 无尿　B. 尿多　C. 尿少、尿痛、尿急　D. 尿血　E. 小便频数且短涩、滴沥刺痛，欲出未尽，小腹拘急或痛引腰腹

14. 诸淋临床各具特征，下述哪项是错误的（　）

A. 石淋，以小便排出砂石为主症　B. 膏淋实证而见小便混浊如米泔水或滑腻如脂膏　C. 热淋，小便灼热刺痛　D. 劳淋，小便淋漓不已，遇劳即发　E. 气淋虚证，小便涩滞，淋漓不宣，少腹满痛

【X 型题】

15. 失神的表现有（　）

A. 神昏谵语、循衣摸床　B. 精神倦怠、气短懒言　C. 猝倒神昏、手撒遗尿

D. 突然神清、喋喋多言　E. 反应迟钝、面色少华

16. 男，75 岁。久泻未愈，每天黎明前登厕，泻下清稀，形寒肢冷，腰膝酸软，苔白，脉沉细。治法应该用（　）

A. 健脾　B. 理气　C. 温肾　D. 固涩　E. 滋阴

17. 十二经脉的互相衔接，下述哪些是正确的（　）

A. 阴经与阳经在四肢　B. 阴经与阴经在胸部　C. 阳经与阳经在头部　D. 表里在胸腹部　E. 阴经与阳经在腹部

18. 六淫致病有明显的季节性，下列哪些是正确的（　）

A. 春多热病　B. 夏多暑病　C. 秋多风病　D. 冬多寒病　E. 长夏多湿病

19. 寒证包括（　）

A. 表寒　B. 里寒　C. 虚寒　D. 实寒　E. 恶寒

20. 肺热壅盛证的主要表现是（　）

A. 发热口渴　B. 胃脘部灼痛　C. 咳嗽气喘　D. 鼻煽气灼　E. 舌红苔白

二、填空题

1. 五脏的生理功能主要是________和________精气；六腑的生理功能主要是__________和________。

2. 气与血的关系，可概括为________和________两个方面。

3. 中医治疗大法（八法）是________、________、________、________、________、________、________、________。

4. 经络走向中手之三阴，________；手之三阳，________。

5. 中医问诊中问汗一项中，睡时汗出，醒则汗止者，为________汗，多属________。
6. 中药的所谓四气，就是________4 种不同的药性；五味是指药物有________5 种不同的味道。
7. 中风病应注意与________、________、________相鉴别。
8. 治疗表实证首选________方，治疗表虚证首选________方。
9. 阳闭证的治则是清肝熄风，辛凉开窍急宜用________或________急救。
10. 阴闭证的治法是________、________。

三、名词解释

1. 六淫
2. 异病同治
3. 脏象
4. 内伤七情
5. 四气五味

四、简答题

1. 试述中医“症”与“证”的主要区别。
2. 简述询问病人寒热时应了解的情况。
3. 何谓异病同治？请举例说明。
4. 试述里寒证的临床表现、病机及治疗原则。
5. 何谓中风？简述其类证的鉴别要点。

参考答案

一、选择题

【A 型题】

题序	1	2	3	4	5	6	7	8	9	10	11	12	13	14
答案	E	E	D	A	E	C	C	C	D	B	D	B	E	E

【X 型题】

题序	15	16	17	18	19	20
答案	AC	ACD	ABC	BDE	ABCD	ACD

二、填空题

1. 化生　　储藏　　受盛　　传化水谷

2. 气为血之帅　　血为气之母
3. 汗法　　吐法　　下法　　和法　　温法　　清法　　消法　　补法
4. 从胸走手　　从手走头
5. 盗　　阴虚内热
6. 寒、热、温、凉　　酸、苦、甘、辛、咸
7. 痫证　　厥证　　痉证
8. 麻黄汤　　桂枝汤
9. 至宝丹　　安宫牛黄丸
10. 豁痰熄风　　辛温开窍

三、名词解释

1. 六淫：是指风、寒、暑、湿、燥、火 6 种外感病邪。
2. 异病同治：是指不同的疾病在其发展过程中，出现相同的病机，表现为相同的证，则应采取相同的方法进行治疗。
3. 脏象：又称藏象。藏指深藏于体内的脏腑组织器官。象指脏腑组织器官的功能在机体外部的表现和征象。
4. 内伤七情：喜、怒、忧、思、悲、恐、惊 7 种情志活动，是内伤病的主要致病因素之一，又称精神致病因素。
5. 四气五味：是中药药性基本理论之一。四气指寒热温凉 4 种不同的药性，又称四性；五味是指药物有酸、苦、甘、辛、咸 5 种不同的味道。

四、简答题

1. 中医“症”与“证”的主要区别为：“症”指症状，是疾病的外在表现，是辨证的主要依据；“证”指证候，是疾病的本质反映，是机体在疾病过程中某一阶段出现的各种症状所反映的病理机制的概括，是辨证所得出的结论。证比症更全面、更深刻、更确切地反映着疾病的本质。
2. 问寒热应注意恶寒、发热的性质，恶寒和发热同时出现多为外感病的初期，是表证的特征；但热不寒，多为里热炽盛；但寒不热，为里寒证；寒热往来为正邪交争的半表半里证。
3. 异病同治，是因为异病同证，故可同治。而多病一方，系指不同的疾病，在其发展过程中，出现相同的病机，表现为相同的证型，则采用相同的治法进行治疗。如久痢、久泻、脱肛、崩漏、子宫脱垂、胃下垂等是几种截然不同的疾病，凡辨证符合气虚下陷者，均可采用益气升提的补中益气汤治疗。
4. 里寒证的临床表现、病机及治疗原则如下：

   （1）临床表现：恶寒喜暖，面色苍白，肢冷蜷卧，口淡不渴，痰、涎、涕清稀，小便清长，大便稀溏，舌淡苔白而润滑，脉迟或紧。

   （2）病机：寒邪所伤，气血凝滞，或阳气虚损，不能温煦形体，肌体失养，功能衰退。

   （3）治疗原则：温里散寒。
5. 中风又称卒中。因起病急骤，证见多端，变化迅速，与风性善行数变的特征相似，故以中风名之。本病是以突然昏仆，不省人事，口眼㖞斜，半身不遂，语言不利，或不经昏仆而仅以㖞僻不遂为主证的一种疾病。

   本病应与痫证、厥证、痉证相鉴别。①痫证：昏迷时四肢抽搐，多吐涎沫，或发出异常叫声，醒后一如常人。②厥证：昏迷时多见面色苍白，四肢厥冷。无口眼㖞斜，手足偏废，亦无四肢抽搐等症。③痉证：项背强直，四肢抽搐，甚至角弓反张，或见昏迷，但无口眼㖞斜及半身不遂。

§ 22

急诊医学试卷

急诊医学（emergency medicine）又称急救医学或急症医学，它是一门多专业的综合学科，是处理和研究各种急性病变和急性创伤的一门新专业，也就是指在短时间内，对威胁人类生命安全的意外灾难和疾病，所采取的一种紧急救护措施的学科。

急救医学不处理伤病的全过程，而是把重点放在处理伤病急救阶段，其内容主要是：心、肺、脑的复苏，循环功能引起的休克，急性创伤，多器官功能障碍，急性中毒等。急救医学包括现场抢救、运输、通信，以及急救后的后续处理等，即急救医学包括院前处理、医院急诊室、危重病人加强监护病房（ICU）三部分。本试卷内容涉及急诊医学相关知识。

一、选择题

【A 型题】

1. 成年人胸外心脏按压，下列哪项正确 （　　）

A. 按压部位在胸骨下段，剑突上约 2 cm 处　B. 必须与人工呼吸同步进行　C. 按压时以使胸廓下陷 2 cm 为度　D. 胸外心脏按压放松时手掌根离开胸骨　E. 按压频率以 80 次/min 为宜

2. 心脏性猝死最常见的病因是 （　　）

A. 心肌病　B. 冠心病　C. 恶性心律失常　D. 急性泵衰竭　E. 病态窦房结综合征

3. 肾性急性肾衰竭最常见的原因 （　　）

A. 急性肾小球性肾炎综合征　B. 肾血管性疾病　C. 严重的急性间质性肾炎　D. 急性肾小管坏死　E. 慢性肾脏疾病的急性发作

4. 急性腹痛伴休克，最常见的病因是 （　　）

A. 急性心肌梗死　B. 大叶性肺炎　C. 胃和十二指肠溃疡穿孔　D. 急性坏死性胰腺炎　E. 急性坏疽性胆囊炎

5. 急性上消化道出血最常见的病因是 （　　）

A. 消化性溃疡出血　B. 应激性溃疡　C. 食管静脉破裂出血　D. 胃癌　E. 胆道出血

6. 男，52 岁，突发心前区闷痛，四肢厥冷，出汗而就诊。体格检查：血压 90/65 mmHg（12.0/9.0 kPa），脉搏 106 次/min，尿相对密度 1.024，CVP 4.1 kPa。治疗首先使用的药物应是 （　　）

A. 呋塞米　B. 硝普钠　C. 毛花苷 C　D. 右旋糖酐 40　E. 阿拉明

7. 尿毒症性高钾血症最有效的治疗方法是 （　　）

A. 静脉滴注碳酸氢钠　　B. 静脉滴注葡萄糖酸钙　　C. 静脉滴注高渗葡萄糖和胰岛素　　D. 血液透析　　E. 口服钠型阳离子交换树脂

8. 提示难于撤机的呼吸浅快指数值应为　　（　　）

A. ＜80　　B. ＞80　　C. ＞100　　D. ＞105　　E. ＞110

9. 毒蛇咬伤后易致失血性休克的最常见毒蛇是　　（　　）

A. 金环蛇　　B. 蝮蛇　　C. 五步蛇　　D. 眼镜蛇　　E. 海蛇

10. 关于心肺复苏，下列叙述哪项不正确　　（　　）

A. 目击病人发生心脏停搏即可先行胸外心脏按压　　B. 基础生命支持的常规操作程序是先行开放呼吸道，然后行人工呼吸　　C. 心肺复苏术 30 分钟后无心肌活动者可终止抢救　　D. 心搏骤停者均应予胸外心脏按压　　E. 有条件时对心脏停搏者应首先实施心脏电击除颤

11. 男，54 岁。反复咳嗽、咳痰 6 年，常发于冬春季及受凉感冒后，近 2 年出现活动后气促，1 周来咳脓痰并有低热。体格检查：T 38 ℃，双肺呼吸音低，有散在干啰音及粗湿啰音，WBC 11.4×10^9/L，N 0.83。该病人应诊断为　　（　　）

A. 支气管扩张　　B. 支气管哮喘合并肺部感染　　C. 慢性支气管炎并阻塞性肺气肿　　D. 慢性支气管炎急性发作　　E. 慢性肺脓肿

12. 女，38 岁。患风湿性心脏病二尖瓣狭窄，经常出现呼吸困难、咳嗽，偶咯血痰等症状。在当地反复治疗 2 年后，上述症状逐渐减轻，但出现食欲不振、肝区胀痛、水肿，这提示　　（　　）

A. 内科治疗有效　　B. 二尖瓣狭窄程度加重　　C. 合并二尖瓣关闭不全　　D. 出现风湿活跃　　E. 右心室受累

13. 男，57 岁，教师。近半个月常于夜间有发作性心前区疼痛，每次持续约 15 分钟，但白天仍上班，昨夜又突然发作而痛醒，出冷汗，今来院急诊。心电图示 V_3～V_6 导联 ST 段上移。该病人可诊断为　　（　　）

A. 急性前壁心肌梗死　　B. 卧位性心绞痛　　C. 中间综合征　　D. 变异型心绞痛　　E. 心内膜下心肌梗死

14. 女，48 岁。既往病史不详，过劳后突发呼吸困难，咳粉红色泡沫痰。体格检查：两肺满布湿啰音，心尖部舒张期隆隆样杂音，心电图示窦性节律，心率 120 次/min，右心室肥厚。急诊处置下列哪项不宜采用　　（　　）

A. 吗啡　　B. 呋塞米　　C. 硝普钠　　D. 普萘洛尔　　E. 毛花苷 C

15. 急性肺动脉栓塞的血栓来源主要是　　（　　）

A. 上肢静脉　　B. 肾静脉　　C. 右心房　　D. 盆腔静脉　　E. 下肢深静脉

16. 在血浆胶体渗透压正常时，心源性肺水肿是否出现取决于下列哪种因素　　（　　）

A. 肺动脉压（PAP）　　B. 心排血量（CO）　　C. 肺毛细血管楔压（PCWP）　　D. 心排血指数（CI）　　E. 右心房压

17. 男，56 岁。因急性腹痛诊断为“急性肠梗阻”，入院时血压 60/40 mmHg。急诊处理原

则包括 （ ）

A. 非手术内科保守治疗 B. 立即外科手术治疗 C. 积极内科治疗，病情好转后择期手术治疗 D. 积极抗休克，血压稳定后紧急手术 E. 边抗休克边手术治疗

18. 多发伤后最常见的并发症有 （ ）

A. 感染或败血症 B. 脏器破裂 C. 脏器衰竭 D. 出血 E. 骨折

19. 下述疾病中最易导致休克的有 （ ）

A. 急性阑尾炎 B. 急性胰腺炎 C. 胆道感染 D. 急性胃和十二指肠溃疡穿孔 E. 脾破裂出血

20. 现场急救时对扎入体内的异物应按下述哪项处理 （ ）

A. 立即将扎入体内的异物拔出 B. 将露出体外的异物外端去除后包扎 C. 将扎入体内的异物消毒后缓慢拔除 D. 将扎入体内的异物与身体一并包扎固定 E. 将扎入体内的异物与身体皮肤缝合固定

【X 型题】

21. 下列哪些项目符合肾后性尿路梗阻的诊断 （ ）

A. 有泌尿系结石、盆腔脏器肿瘤或手术史 B. 有肾绞痛与肾区叩击痛 C. 突然发生完全性无尿或间歇性无尿 D. 尿常规检查无明显改变 E. B 超或 X 线泌尿系检查对诊断帮助很大

22. 治疗氨基甲酸酯类杀虫药中毒时，下列哪项措施是正确的 （ ）

A. 用肥皂水彻底清洗污染的皮肤 B. 用 2%碳酸氢钠溶液洗胃 C. 用阿托品拮抗乙酰胆碱的作用 D. 应该用胆碱酯酶复能药治疗 E. 加强输液和利尿

23. 心搏骤停的诊断标准是 （ ）

A. 呼吸停止或喘息样呼吸 B. 瞳孔散大 C. 心音遥远 D. 意识突然丧失 E. 10 秒内摸不到脉搏

24. 海水淹溺时，其水、电解质紊乱的原因是 （ ）

A. 严重低血容量 B. 血液稀释 C. 血钠增高 D. 镁浓度增加 E. 血浆蛋白减少

25. 张力性气胸病人 （ ）

A. 胸腔抽气后压力不再上升 B. 肺萎陷轻 C. 纵隔移位明显 D. 胸腔压力常呈正压 E. 常需采用胸腔闭式引流

26. 脑复苏的治疗包括 （ ）

A. 维持动脉血压 B. 维持机体正常体温 C. 降低颅内压 D. 避免或减轻使脑代谢需求增加的因素 E. 减轻脑组织的再灌注损伤

27. 洗胃术在下列哪些病人中不能施用 （ ）

A. 有食管胃底静脉曲张者 B. 有食管或贲门狭窄或梗阻者 C. 口服强酸或强碱中毒者 D. 有幽门梗阻者 E. 有严重心肺功能障碍者

28. 糖皮质激素在 AIL 和 ARDS 的治疗中具有下列哪些作用 （ ）

A. 防止或减轻高呼吸道压对肺的损伤　B. 减少肺泡毛细血管内膜损伤　C. 减少肺微血管内血栓形成　D. 拮抗肺内炎症　E. 促使肺间质液吸收并抑制后期肺纤维化

29. 急性上消化道出血是指发生在下列哪些器官部位的急性出血　（　）

A. 食管　B. 胃十二指肠　C. 回肠　D. 胰腺　E. 胆道

30. 较适合胸、腹部伤口包扎的急救材料是　（　）

A. 纱布　B. 四头带　C. 绷带　D. 三角巾　E. 伤员衣裤撕成的布条

31. 急性心肌梗死的并发症包括　（　）

A. 急性左心衰　B. 乳头肌功能失调或断裂　C. 心律失常　D. 心脏破裂　E. 栓塞

32. 急性有机磷农药中毒的洗胃方法下列哪些正确　（　）

A. 敌百虫用2%碳酸氢钠　B. 甲胺磷用3%碳酸氢钠　C. 对硫磷（1605）用0.02%高锰酸钾　D. 乐果用0.05%高锰酸钾　E. 敌敌畏用2%碳酸氢钠

33. 急性心源性肺水肿与ARDS具有鉴别意义的是前者具有　（　）

A. 端坐体位　B. 发绀明显　C. X线胸片呈毛玻璃样改变　D. PAWP显著增高　E. 利尿药使用效果较好

34. 对中毒毒物的抗毒能力多遵循下列哪些规律　（　）

A. 老年、儿童低于青、中年成人　B. 女性常低于男性　C. 身体衰弱、疾病罹病人低于身体强健者　D. 机体免疫能力差者低于免疫能力强者　E. 对某一毒物而言，敏感者抗毒能力低于不敏感者

35. 外伤经现场处理后暂不宜立即转送的情况有　（　）

A. 生命体征不稳定　B. 颅脑外伤可能出现脑疝　C. 颈部损伤存在呼吸功能障碍　D. 骨折未复位　E. 外露内脏尚未妥善处理

36. 心搏骤停的临床表现有　（　）

A. 意识丧失　B. 大动脉搏动消失　C. 反射消失　D. 瞳孔散大　E. 呼吸停止

37. 下述有关ARDS的治疗哪些正确　（　）

A. 积极有效地治疗其基础疾病　B. 积极纠正组织器官的缺氧　C. 及早使用利尿药，以改善肺水肿的异常分布　D. 提高血浆胶渗压减少肺水肿生成　E. 尽早短期使用糖皮质激素有助于防止肺纤维化发生

38. PEEP治疗ARDS的有利作用有　（　）

A. 降低吸氧浓度　B. 减少肺内分流　C. 改善肺的顺应性　D. 减少呼吸肌做功　E. 增加心排血量

39. 使用橡皮止血带止血时应注意的事项包括　（　）

A. 使用后要记录上止血带的具体时间　B. 持续绑扎不得超过1小时　C. 上止血带位置应远离伤口　D. 每隔1小时应至少松解止血带1次　E. 松带时要做好防止

出血的准备

40. 机械辅助通气的作用有 ( )

A. 纠正严重呼吸性酸中毒 B. 维持有效的气体交换 C. 减少肺内分流 D. 缓解呼吸肌疲劳 E. 预防术后肺不张

二、填空题

1. 心搏骤停可分为________、________、________3 种类型。
2. 广义而言，急性肾衰竭可分为________、________和________3 大类。
3. 急性肾衰竭时，产生高血压的因素是________和________。
4. 影响毒物毒性作用的因素是________、________、________和________。
5. 心脑肺复苏分为________、________和________3 个阶段。
6. 急性右心梗死所致急性右心衰，不宜使用________药和________药。
7. 急性左心衰主要的临床表现为________，突出的症状为________。
8. 心室颤动一旦发生，最简单的除颤方法是________。
9. 失血性休克最重要的治疗措施是________。
10. 呼吸机与病人连接方式有________、________、________。
11. 心肺脑复苏的三大基本要素是________、________和________。
12. 心脏停搏病人的心电图表现分为________、________以及________。
13. 阿片类急性中毒后可出现________、________和________三联征表现。
14. 急性心肌梗死后溶栓治疗的时间窗为________。
15. SIRS 时由于物质代谢的变化使机体具有应激状态的特点，即________和________。

三、判断题

1. 心搏骤停的主要依据是意识丧失、反射消失。 ( )
2. 张力性气胸病人抢救的首要措施是气管插管、上呼吸机。 ( )
3. 哮喘严重发作时多表现为极度呼吸困难，呼吸音明显减低，哮鸣音消失。 ( )
4. 上消化道出血停止的最可靠指标是排出的大便由黑色转呈黄色。 ( )
5. 处于临床死亡期的病人是可以被复苏的。 ( )

四、名词解释

1. 猝死
2. 生物学死亡
3. 呼气末正压通气（PEEP）
4. 高血压危象
5. 高血压脑病
6. 中毒时限

7. 反常性高碳酸血症
8. 休克指数

五、简答题

1. 试述急性化脓性腹膜炎的主要病因。
2. 试述急性腹痛剖腹探查的指征。
3. 试述复苏失败的原因。
4. 试述机械通气的主要作用。
5. 试述多发伤的临床特点。
6. 试述急性中毒的一般治疗原则和方法。
7. 简述胸外心脏按压的机制。
8. 试述脑死亡的诊断要点。

参考答案

一、选择题

【A 型题】

题序	1	2	3	4	5	6	7	8	9	10
答案	A	B	D	D	A	D	D	D	C	D
题序	11	12	13	14	15	16	17	18	19	20
答案	D	E	D	E	E	C	E	E	E	D

【X 型题】

题序	21	22	23	24	25	26	27	28	29	30
答案	ABCDE	ABCE	ADE	ACDE	CDE	ACDE	ABCE	BCDE	ABDE	BD
题序	31	32	33	34	35	36	37	38	39	40
答案	BDE	BDE	ADE	ABCE	ABCE	ABDE	ABE	ABCD	ABDE	ABCDE

二、填空题

1. 心搏极弱　　心室纤维颤动　　心跳完全停止
2. 肾前性　　肾性　　肾后性
3. 肾缺血肾素分泌增多　　水过多引起容量负荷过多
4. 毒物的理化性质　　毒物的剂量　　接触时间　　个体的易感性
5. 基础生命支持　　进一步生命支持　　延期生命支持

6. 利尿　　扩血管
7. 急性肺水肿　　呼吸困难
8. 心前区叩击
9. 止血
10. 面罩　　气管插管　　气管切开
11. 胸外心脏按压　　人工呼吸　　电击除颤
12. 心室颤动　　心室停顿　　心脏电-机械分离
13. 呼吸抑制　　昏迷　　瞳孔缩小
14. 6 小时
15. 高代谢　　低白蛋白血症

三、判断题

题序	答案	解析
1	√	心搏骤停的依据主要是以下 3 个方面：①意识丧失，判断意识丧失的方法是轻拍病人双肩，大声地呼叫，如果病人没有反应，说明意识丧失。②判断呼吸情况，心搏骤停时的呼吸情况，一部分病人是呼吸彻底的停止中断，还有一部分病人会表现为叹气样的下颌式呼吸。③判断大动脉搏动的消失，包括颈动脉、桡动脉、肱动脉或者股动脉，最常触及的还是颈动脉，颈动脉的位置在环状软骨与胸锁乳突肌之间的凹陷处。如果颈部有外伤，不能触及颈动脉，再考虑触及其他部位的大动脉血管，在 10 秒之内迅速判断出以上 3 种情况，即可满足心搏骤停的诊断。
2	×	张力性气胸病人治疗目的是解除患侧肺压迫，促进患侧肺复张、消除病因及减少复发。具体措施包括胸腔穿刺、闭式引流、胸腔镜手术或开胸手术等。手术应根据张力性气胸的发生频次、肺压缩程度、病情状态及有无并发症等情况做出适当的选择。部分轻症者可经胸腔穿刺排气治愈，但多数需做胸腔闭式引流帮助患侧肺复张。穿刺或闭式引流无效的病人（10%～20%）需手术治疗。由于穿刺或闭式引流治疗的高复发率，常会严重影响病人的生活质量。
3	√	哮喘重度病人休息时感气短，端坐呼吸，只能单字表达，常有焦虑和烦躁，大汗淋漓，呼吸频率＞30 次/min，常有三凹征，听到响亮、弥漫的哮鸣音，心率增快常＞120 次/min。哮喘危重病人不能讲话，嗜睡或意识模糊，哮鸣音减弱甚至消失，脉率变慢或不规则。
4	√	通常情况下上消化道出血停止的指标是病人便血停止，并且呕血也出现了停止的现象。其次脉搏血压都比较正常，但还有可能会存在着一些轻微腹痛的临床症状。另外听肠鸣音，如果肠鸣音较前明显缓解，没有明显亢进，或者完善大便的观察，如大便的量越来越少，颜色较前越来越浅，或者大便的性状较前越来越成形，多数可考虑出血已经停止。

续表

题　序	答　案	解　析
5	√	临床死亡是指心跳和呼吸停止，一般在心跳停止5～8分钟内称为临床死亡期，这时从外表看，人体的生命活动已经消失，但是组织内微弱的代谢过程仍然在进行，脑中枢功能活动不正常，但是尚没有进入不可逆的状态。处于临床死亡期的病人是可能被复苏的，如果心脏停搏超过8分钟，则病人进入生物学死亡期，这个时候机体的细胞已经发生退行性变化，病人是无法被复苏的。

四、名词解释

1. 猝死：是指自然发生，出乎意料地突然死亡。世界卫生组织规定发病后6小时内死亡者为猝死，多数主张定为1小时，但也有人将发病后24小时内死亡者归入猝死之列。
2. 生物学死亡：生物学死亡期是死亡过程的最后阶段，由临床死亡期发展而来，该阶段中脑、心、肺、肾等脏器功能永久性丧失，组成各器官的细胞也发生了死亡，又称细胞性死亡，各器官不能再用作器官移植。
3. 呼气末正压通气（PEEP）：是指呼气末时，呼吸道内压不下降到零，而是达到所需的预定正压水平，人为地使呼气末呼吸道、肺泡内压高于大气压。
4. 高血压危象：是指在原发性或继发性高血压疾病过程中，周围小动脉发生暂时性强烈痉挛，引起以收缩压升高为主的血压急骤升高，出现一系列临床表现的危急状态。
5. 高血压脑病：是指高血压病程中发生急性脑血液循环障碍，引起脑水肿和颅内压增高而产生的系统临床表现。
6. 中毒时限：毒物进入人体后到临床救治开始的这一段时间范围称为中毒时限。
7. 反常性高碳酸血症：是指成功复苏后，因呼吸停止或呼吸抑制而蓄积在肺前血管床和组织的二氧化碳转至血液循环而未及时运至肺部，血液中的二氧化碳明显增高。
8. 休克指数：是指脉搏与收缩血压的比值。

五、简答题

1. 急性化脓性腹膜炎的主要病因如下：

   （1）腹腔内空腔脏器穿孔或破裂。

   （2）腹腔内出血。

   （3）腹腔内化脓性感染。

   （4）腹腔内脏器缺血坏死。

   以上改变可由外伤、感染、肿瘤及肠管、胆管和血管的梗阻，以及腹腔外病变累及腹腔脏器等原因引起。
2. 急性腹痛剖腹探查的指征如下：

   （1）腹部有明显压痛、肌紧张和反跳痛等腹膜刺激征。

   （2）腹内有游离气体和/或移动性浊音。

   （3）腹腔穿刺抽得脓性或血性渗液或不凝固血。

   （4）腹内可扪及明显触痛的肿块。

(5) 虽无上述情况，但全身情况渐趋恶化，又能排除腹外病变引起的急性腹痛。

3. 复苏失败的原因有：①现场抢救不及时。②BLS 操作不正确。③ALS 应用不当。④病人属于终末期的心脏停搏类型。⑤存在不能纠正的影响复苏的因素，如气胸、心包内大量积液、病人心脏原安装有人工瓣膜、胸外按压时打不开人工瓣膜、胸廓严重畸形、呼吸道内存在大量堵塞物等。

4. 机械通气的主要作用有：①改善通气功能，维持适当肺泡通气，纠正严重的呼吸性酸中毒。②改善气体交换功能，维持有效的气体交换，使用呼吸机可延长吸气或呼气时间，改善通气/血流比值，减少分流，从而改善换气功能。③减少呼吸功的消耗，使呼吸肌疲劳得以缓解。④预防性机械通气，用于疾病状态或术后呼吸衰竭和肺不张的预防。

5. 多发伤的临床特点有：①应激反应严重、伤情变化快、死亡率高。②伤势重、休克发生率高。③低氧血症发生率高。④损伤部位多。⑤表面伤情易掩盖潜在的危重情况。⑥伤后并发症和感染发生率高。

6. 急性中毒的一般治疗原则和方法如下：

(1) 现场急救：应使病人迅速脱离中毒环境，脱除污染衣物等，维持基本生命体征。

(2) 清除毒物：清除体表污染毒物，以清洗为主，要求彻底；清除胃肠道毒物，包括催吐、洗胃、导泻和灌肠，使用毒物吸附、沉淀、中和、氧化剂，使用利尿、血液透析、血液灌流等方法。

(3) 合理使用有效解毒药物。

(4) 对症及支持治疗：包括生命支持、保护重要脏器功能。

7. 胸外心脏按压的机制常用“胸泵”机制和“心泵”机制来解释。

(1)“胸泵”机制：是指胸外心脏按压时胸膜腔内压增高，胸内大血管、左心室等受到基本相同的胸膜腔内压而将血液挤出。因胸腔入口处大静脉的压陷与颈静脉瓣的作用阻止了血液的反流，加之动脉壁较静脉为厚、管腔相对较小，抗血管萎陷的能力大于静脉，因而保持开放，按压时血液只能从动脉向前流动，主动脉压明显增高，推动血液向胸膜腔外大动脉流动。按压放松时，胸膜腔内压回复到按压前，静脉受压松解而管腔开放，体循环血液又可从静脉返回心脏，但动脉血受主动脉瓣的阻挡不能回心，部分流入冠状动脉保持心脏供血。

(2)“心泵”机制：是指胸外心脏按压的压力施于心脏，将心脏压向坚硬的脊柱，使心脏内血液被排出而流向动脉，按压松弛后，心脏在恢复原状时将静脉血被动吸回心脏。胸外心脏按压时，二尖瓣和三尖瓣关闭，主动脉瓣开放，放松时则二尖瓣和三尖瓣开放，主动脉瓣关闭，从而使血液止向流动。

8. 脑死亡的诊断要点包括：①深度昏迷（GCS 记分为 3 分）。②无自主呼吸。③瞳孔散大固定。④脑电图呈一直线。⑤脑干反射消失。

§ 23

治疗学科知识试卷

输血是指将血液通过静脉输注给病人的一种治疗方法，在临床上应用广泛。本试卷内容涉及临床输血相关知识点。

§23.1 临床输血学试卷

一、选择题

【A 型题】

1. 自身免疫性溶血性贫血病人输血，应首选 （　　）
   A. 浓缩红细胞　B. 洗涤红细胞　C. 少白细胞的红细胞　D. 冷冻红细胞
   E. 照射红细胞
2. 严重肝脏疾病伴有凝血因子缺乏出血病人输血，宜首选 （　　）
   A. 保存的液体血浆　B. 新鲜冷冻血浆　C. 洗涤红细胞　D. 羧甲淀粉　E. 清蛋白
3. CPD-A（枸橼酸钠、磷酸盐、葡萄糖腺嘌呤）全血保存有效期为 （　　）
   A. 10 天　B. 21 天　C. 28 天　D. 30 天　E. 35 天
4. 全血保存期的标准是根据输注 24 小时体内红细胞存活率为 （　　）
   A. 40%　B. 50%　C. 60%　D. 70%　E. 90%
5. 新生儿溶血病当胆红素超过 342 μmol/L 时，应首选 （　　）
   A. 光照疗法　B. 换血疗法　C. 宫内输血　D. 药物疗法　E. 液体疗法
6. 多次输注血小板可产生 （　　）
   A. 胆固醇增高　B. 白细胞增高　C. 清蛋白增高　D. 淋巴细胞增高　E. 抗血小板抗体
7. 补充不稳定凝血因子宜选用 （　　）
   A. 新鲜全血　B. 红细胞制剂　C. 普通血浆　D. 羧甲淀粉　E. 新鲜冷冻血浆
8. 重型珠蛋白生成障碍性贫血病儿输血，宜首选 （　　）
   A. 浓缩红细胞　B. 少白细胞的红细胞　C. 洗涤红细胞　D. 冷冻红细胞
   E. 年轻红细胞
9. 临床输血中，非溶血性输血发热反应多考虑与哪种因素有关 （　　）
   A. HLA 抗体　B. CH_{50} 增高　C. C_3 增高　D. C_4 增高　E. IgA 增高

10. 目前引起输血后肝炎的主要肝炎病毒为 ( )

A. 甲型肝炎病毒 B. 乙型肝炎病毒 C. 丙型肝炎病毒 D. 戊型肝炎病毒 E. 庚型肝炎病毒

11. 溶血性输血反应主要是 ( )

A. 由 HLA 抗原抗体反应所致 B. 由 Ig 聚合体或抗原抗体反应所致 C. 由红细胞血型不合所致 D. 由输入 HLA 不合的 T 细胞所致 E. 由于血浆蛋白过敏所致

12. 保存温度对血小板活性影响很大，适宜温度为 ( )

A. 4 ℃～6 ℃ B. 8 ℃～10 ℃ C. 室温 D. 18 ℃～22 ℃ E. 20 ℃～24 ℃

13. ABO 血型不合的新生儿溶血病病儿换血，宜首选 ( )

A. O 型红细胞＋AB 型血浆 B. 与病儿同型的全血 C. AB 型红细胞＋O 型血浆 D. 与母亲同型的全血 E. O 型洗涤红细胞＋AB 型血浆

14. 输全血不适宜于 ( )

A. 大手术 B. 大创伤 C. 大出血 D. 粒细胞严重减少 E. 换血

15. 非溶血性发热性输血反应首先考虑 ( )

A. Rh 血型不合 B. ABO 血型不合 C. 血小板抗原抗体所致 D. 白细胞抗原抗体所致 E. 血浆蛋白所致

【X 型题】

16. 大量输血时可致 ( )

A. 心脏负荷加重 B. 凝血异常 C. 枸橼酸中毒 D. 高脂血症 E. 低蛋白血症

17. ABO 血型“改变”可见于 ( )

A. 肠道腺癌病人 B. 白血病病人 C. 骨髓瘤病人 D. 肺炎病人 E. 自身免疫性溶血性贫血病人

18. 成分输血的优点包括 ( )

A. 减少输血反应 B. 减少病人心脏负担 C. 提高治疗效果 D. 节约血源 E. 减低输血传染病的发生

19. 下列哪些情况血小板输注剂量需增加至 1.5 U/10 kg ( )

A. 感染 B. 脾大 C. 肝大 D. 全身水肿 E. DIC 高凝阶段

20. ABO 血型物质可以 ( )

A. 辅助鉴定血型 B. 中和“天然”抗体 C. 预测胎儿 ABO 血型 D. 存在于每人唾液中 E. 血浆混合中，互相中和了相应抗体

二、填空题

1. 骨髓移植或器官移植病人输血时宜选用________或________。
2. ACD-A（A 为腺嘌呤）全血保存有效期为________天。

3. 对有输血史、妊娠史或短期内需接受多次输血病人应做________试验。
4. 受血者配血试验的血标本必须是输血前________天之内的。
5. 产生 Rh 抗体一般有 3 条途径，包括________、________以及________。
6. Rh 抗体主要是通过________和________产生的。
7. 输注血浆的不良反应包括：________、________、________和________。
8. B 亚型血很易误判为________型。
9. 输注血浆的禁忌证包括________和________的病人。
10. Rh 阴性者接受 Rh 阳性血，可产生 Rh 抗体，如果再次接受 Rh 阳性血，即可产生严重的________。

三、判断题

1. 一般情况下，不允许在输入的血液制品中加入任何其他药物。（　）
2. 某病人输血后两小时出现“血尿”，最大的可能是发生了溶血反应。（　）
3. AB 型血的病人每次可接受少量（<400 mL）O 型、A 型和 B 型血，但要求直接交叉配血试验阴性（不凝集），而间接交叉试验可以阳性（凝集）。（　）
4. Rh 阴性者不能接受 Rh 阳性者血液。（　）
5. 库存血的成分与作用和新鲜血基本相同。（　）

四、名词解释

1. 血型亚型
2. 交叉配血试验
3. 红细胞血型抗体筛选试验
4. 成分输血
5. 人类白细胞抗原（HLA）

五、简答题

1. 血型是否只指 ABO 血型？
2. 何谓免疫性抗体？有些什么性质？
3. 新生儿溶血病是如何发生的？
4. 试述粒细胞抗原和抗体的临床意义。
5. 为什么说全血并不“全”？

参考答案

一、选择题

【A 型题】

题序	1	2	3	4	5	6	7	8	9	10	11	12	13	14	15
答案	B	B	E	D	B	E	E	E	A	C	C	E	E	D	D

【X 型题】

题序	16	17	18	19	20
答案	ABC	ABC	ABCDE	AB	ABCE

二、填空题

1. 少白细胞的红细胞　洗涤红细胞
2. 28
3. 抗体筛选
4. 3
5. 输血　妊娠　注射
6. 输血　妊娠免疫
7. 传播病毒的危险　多种免疫反应　过敏反应　循环超负荷
8. O
9. 对血浆过敏　严重心、肾功能不全
10. 溶血性输血反应

三、判断题

题　序	答　案	解　析
1	√	若病人出现不良反应，难于准确判断其原因；药物出现浑浊、沉淀、变色等情况时不便观察。
2	√	溶血反应后会出现血红蛋白尿，使尿液呈红色。
3	√	因为输入的量少，输入的血清中的抗体可被受血者体内大量的血浆稀释，而不足以引起受血者的红细胞的凝集，故不出现反应。
4	√	一般情况下 Rh 阴性者不能接受 Rh 阳性者血液，因为 Rh 阳性血液中的抗原将刺激 Rh 阴性人体产生 Rh 抗体。如果再次输入 Rh 阳性血液，即可导致溶血性输血反应。但是，Rh 阳性者可以接受 Rh 阴性者的血液。

续表

题　序	答　案	解　析
5	×	库存血虽含有血液的各种成分，但白细胞、血小板、凝血酶原等成分破坏较多，钾离子含量增多，酸性增高。

四、名词解释

1. 血型亚型：是指属于同一血型抗原，但抗原的结构、功能和抗原位点数有一定差异的血型。
2. 交叉配血试验：是将受血者血清与供血者红细胞和供血者血清与受血者红细胞分别进行抗原、抗体反应。交叉配血用的病人血清应是输血前 3 天以内的血标本，如反复多次输血病人，应采取输血后的血标本而且是冷藏且无污染者。
3. 红细胞血型抗体筛选试验：输血前对病人进行血型抗体筛选试验，以发现有临床意义的不规则抗体，避免溶血性输血反应；必要时对供血者血清进行抗体筛选，可以减少不规则抗体进入受血者体内而发生反应。
4. 成分输血：将全血中各种有效成分，用物理方法分离成高纯度、高浓度的制品，根据病人的具体情况，选择输用。这种更有效、更合理的输血方法，称为成分输血。
5. 人类白细胞抗原（HLA）：组织移植过程中，引起移植排斥的抗原，称为移植抗原，又称组织相容性抗原。引起快而强的排斥应答的抗原系统，称为主要组织相容性系统（MHS）。编码 MHS 的基因称为主要组织相容性复合物（MHC）。人类的 MHC 通常称为 HLA 基因或 HLA 基因复合体，其编码产物为 HLA 分子或 HLA 抗原，即人类白细胞抗原（HLA）。

五、简答题

1. 血型是人体血液的一种遗传性状，自发现红细胞 ABO 血型系统以来，不仅连续发现 29 个血型系统、200 多个血型抗原，还发现白细胞、血小板均有其各自的血型系统。血清中的免疫球蛋白和酶等也有型的差异。故血型不只是指红细胞血型，更不能局限于 ABO 血型，它是人体各种血液成分的遗传多态性标记。
2. 经妊娠或异型输血等免疫而产生的抗体，称为免疫性抗体，实质上为 IgG 抗体。免疫性抗体在盐水介质中不能与相应的血型抗原红细胞凝集（但可使之致敏），必须用血清白蛋白、酶介质或用抗球蛋白试验等才能使之凝集。IgG 抗 A（抗 B）可通过胎盘。免疫性抗体又称温抗体或不完全抗体。
3. 新生儿溶血病（hemolytic disease of newborn，HDN）是发生在新生儿时期的一种疾病，主要原因是母婴血型不合。孕母体内 IgG 类血型抗体通过胎盘进入胎儿体内，胎儿红细胞被母亲的同种抗体包被，被包被的红细胞在分娩前后加速破坏，使胎儿发生以溶血为主要损害。这是一种被动免疫性疾病，其抗体是针对胎儿红细胞上父源性的血型抗原的。

   免疫性抗 A、抗 B 和抗 Rh（特别是抗 D）以及凡是以 IgG 性质出现的血型抗体，理论上都可引起新生儿溶血病。
4. 粒细胞抗原和抗体的临床意义：粒细胞同种抗体可破坏粒细胞而导致粒细胞减少症。在输血时，受血者粒细胞抗体与供血者粒细胞相应抗原结合可引起输血性发热反应，有的可出现非心源性肺水肿，严重者可出现致死性的肺部反应。
5. 说全血并不“全”是因为血液保存液是针对红细胞而设计的，只对红细胞有保存作用。其他如粒细胞破坏最快，24 小时即丧失功能；血小板需在 22 ℃±2 ℃振荡条件下保存，4 ℃保存 1 天后即明显破坏；因子Ⅷ24 小时活性下降 50%，因子Ⅴ保存 3～5 天也损失了一半。全血中除红细胞外，其他成分均不够一个治疗量。

放射治疗学（radiotherapy）是研究放射线单独或结合其他方法治疗肿瘤（疾病）的临床学科。本试卷内容涉及放射治疗技术的临床应用，放射生物学和对肿瘤的综合疗法，如化学治疗、手术、免疫疗法与放射治疗的配合等知识。

§23.2　放射治疗学试卷

一、选择题

【A型题】

1. 下列哪项不是近距离后装治疗宫颈癌病人的护理措施　（　）
A. 治疗前用1∶1000苯扎溴铵溶液冲洗阴道　B. 有疼痛者不宜立即处理　C. 清洁会阴部　D. 宫颈癌出血者，用无菌纱布填塞　E. 治疗后留观1～2小时，观察不良反应
2. 预防放射性肺炎的重要措施是　（　）
A. 大剂量博来霉素　B. 少用抗生素　C. 大剂量联合化学治疗　D. 避免癌细胞扩散，禁用激素　E. 大面积照射时，放射剂量应控制在30 Gy以下
3. 下列哪项不是放射性皮肤损伤的临床表现　（　）
A. 红斑　B. 干性脱屑、水疱、瘙痒　C. 湿性脱皮溃疡　D. 剥脱性皮炎、坏死　E. 皮疹
4. 处理放射治疗所致的喉源性呼吸困难的方法中，错误的是　（　）
A. 吸氧　B. 安静休息　C. Ⅱ度呼吸困难者先化学治疗后气管切开　D. 放射量以小剂量开始，逐渐增大　E. Ⅲ度呼吸困难者紧急气管切开
5. 对放射治疗出现皮肤反应病人的护理方法，下列哪项是错误的　（　）
A. 用肥皂清洗，保持皮肤清洁　B. 不用刺激性的药物　C. 防止皮肤摩擦　D. 不要强行撕扯皮肤的脱屑　E. Ⅲ级皮炎停止放射治疗
6. 下列哪项不是放射性直肠炎的临床表现　（　）
A. 大便次数增多　B. 里急后重　C. 排便困难　D. 慢性贫血　E. 水样腹泻
7. 下列哪项不是放射治疗的并发症　（　）
A. 皮肤炎　B. 膀胱炎　C. 直肠炎　D. 血小板增加　E. 肺炎
8. 下列哪项不是处理放射性直肠炎的措施　（　）
A. 大剂量使用抗生素　B. 高蛋白、高维生素、少渣饮食　C. 局部使用地塞米松

D. 口服碳酸氢钠　　E. 口服复方樟脑酊

9. 放射治疗价值不大的肿瘤为（　　）

A. 恶性淋巴瘤　　B. 神经母细胞瘤　　C. 鼻咽癌　　D. 宫颈癌　　E. 脂肪肉瘤

10. 护理后装治疗直肠癌病人时不妥的是（　　）

A. 治疗前 2 天嘱病人进半流质　　B. 放施源器前应 2 次清洁灌肠　　C. 施源器放入病变部位后须固定好　　D. 嘱病人收缩腹部以防施源器下移　　E. 治疗结束后嘱病人休息 20～30 分钟

11. 处理放射治疗引起高热的病人，下述措施不妥的是（　　）

A. 卧床休息　　B. 流质或半流质饮食　　C. 39 ℃以上暂停放射治疗　　D. 多饮水　　E. 使用退热药

12. 具有能量高、深度大、皮肤反应低等优点的是（　　）

A. 直线加速器　　B. 模拟定位器　　C. X 线治疗机　　D. ^{60}Co 治疗机　　E. 放射治疗计划分流

【X 型题】

13. 放射性肺炎的防治措施包括（　　）

A. 限制放射量　　B. 限制放射面积　　C. 避免用大剂量博来霉素　　D. 应用大剂量抗生素　　E. 应用大剂量皮质激素

14. 放射性膀胱炎的处理措施为（　　）

A. 多饮水　　B. 使用抗生素　　C. 口服碳酸氢钠　　D. 口服复方樟脑酊　　E. 使用局部地塞米松乳剂

15. 恶性肿瘤全身转移的治疗包括（　　）

A. 化学治疗　　B. 手术治疗　　C. 免疫治疗　　D. 放射治疗　　E. 中医药治疗

二、填空题

1. 放射治疗按治疗方式分为________和________。
2. 放射治疗的放射源有 3 类，即________、________和________。
3. 根据肿瘤组织来源和分化程度可将肿瘤按其对放射线的敏感程度分为________、________和________。
4. 急性放射性肺炎通常发生在放射治疗后________个月。
5. 放射治疗前拔牙者，需拔牙________天后才能进行放射治疗；放射治疗后________不宜拔牙。

三、判断题

1. 放射治疗时出现Ⅱ级皮炎时，应停止放射治疗。（　　）
2. 放射治疗前拔牙者，需拔牙后 1 周才能进行放射治疗。（　　）
3. 术前放射治疗可以使肿瘤缩小，减少癌性粘连和肿瘤转移，以提高手术成功率。（　　）

4. 放射性膀胱炎很少合并泌尿道感染。 （ ）

5. 直线加速器能产生高能电子束、高能 X 线和 γ 射线。 （ ）

四、名词解释

1. 放射治疗
2. 远距离治疗
3. 近距离治疗
4. 半衰期
5. 姑息性放射治疗

五、简答题

1. 试述各种细胞对放射线的敏感度。
2. 试述影响放射治疗的临床因素。
3. 何谓肿瘤的综合治疗？
4. 试述术中放射治疗的意义。

参考答案

一、选择题

【A 型题】

题序	1	2	3	4	5	6	7	8	9	10	11	12
答案	B	E	E	C	A	E	D	D	E	D	C	A

【X 型题】

题序	13	14	15
答案	ABCDE	ABC	ACE

二、填空题

1. 近距离治疗　　远距离治疗
2. 同位素　　X 线　　加速器
3. 高度敏感　　中度敏感　　放射抗拒
4. 1～3
5. 10～14　　1 年内

三、判断题

题序	答案	解析
1	×	放射性皮肤反应：①注意放疗期间皮肤护理。②Ⅰ度放射性皮肤反应，一般不用处理。③Ⅱ～Ⅲ度皮肤反应可用氢地油乳剂外用，局部用促进表皮生长的药物。④Ⅲ度皮肤反应要密切观察变化，必要时停止放疗。
2	×	放射治疗前拔牙，根据病人体质情况，最少拔牙两周后或积极抗炎的同时方可进行放疗。因为放射线会对唾液腺造成伤害，使腺体分泌减少而黏稠，酸度增加，细菌容易滋生而形成放射性龋齿，牙龈红肿，齿槽溢脓。
3	√	放射治疗是通过放射线的电离辐射消灭肿瘤细胞，其目标是使肿瘤接受高剂量，正常组织接受低剂量。术前放射治疗可以使肿瘤缩小，减少癌性粘连和肿瘤转移，以提高手术成功率。
4	×	放射性膀胱炎后期如果不处理，膀胱会挛缩，之后会有尿频、尿急、尿失禁及血尿等，甚至膀胱的压力会增高，从而引起肾脏的积水、尿液的反流、肾衰竭。
5	×	直线加速器是用于癌症放射治疗的大型医疗设备，它通过产生X线和电子线，对病人体内的肿瘤进行直接照射，从而达到消除或减小肿瘤的目的。

四、名词解释

1. 放射治疗：简称放疗，是指使用放射线来治疗癌症病人，通过放射治疗使癌细胞被消灭，而正常的组织和细胞能得到康复。
2. 远距离治疗：又称外照射，是指放射源位于体外一定距离，集中照射人体的某一部位。
3. 近距离治疗：是将放射源直接放入病变组织或人体的天然腔道内，如舌、鼻咽、食管、子宫颈等部位进行照射。
4. 半衰期：放射性核素其原子核数目衰变到原来数目一半所需的时间称为放射性核素的半衰期（$t_{1/2}$）。
5. 姑息性放射治疗：晚期肿瘤或放射治疗抗拒的肿瘤，通过放射治疗改善临床症状，达到止痛、止血、缓解肿瘤压迫，减轻痛苦，抑制肿瘤生长的目的。姑息性放射治疗一般只给予肿瘤根治剂量的1/3～1/2。

五、简答题

1. 各类细胞对放射线的敏感度排序如下：
   （1）淋巴组织。
   （2）血液白细胞（尤其是粒细胞）。
   （3）上皮细胞：①某些分泌腺的基底上皮细胞，尤其如腮腺上皮细胞。②睾丸的基底上皮细胞（精原细胞）与卵巢的滤泡细胞。③皮肤与黏膜的基底上皮细胞。④肺与肝的上皮细胞。⑤肾小管上皮细胞。⑥腺上皮细胞。
   （4）内皮细胞。
   （5）结缔组织细胞。
   （6）肌细胞、骨细胞、脂肪细胞和神经细胞。
2. 影响放射治疗的临床因素如下：

(1) 全身情况：营养不良或贫血会降低敏感度，恶病质更无法耐受全部疗程。

(2) 年龄：年轻人肿瘤敏感性高，但转移机会多；老年人肿瘤敏感性低，耐受性差。

(3) 肿瘤分化程度：成熟细胞的分化程度高，其放射治疗敏感性低；反之，分化程度低，放射治疗就较敏感。

(4) 肿瘤部位和瘤床组织：宫颈癌和食管癌同是鳞状细胞癌，因宫颈癌的周围组织耐受量高，给予大量放射治疗较少损害，治疗效果好；食管周围组织耐受力低，易造成食管穿孔，治疗效果就差。

(5) 肿瘤的大小和分型：肿瘤过大势必影响效果。肿瘤大体分为糜烂型、菜花型、结节型、溃疡型，其疗效也按上述顺序逐次下降。

(6) 肿瘤的临床期别及有无合并症：肿瘤早期较晚期敏感，有合并症特别是合并感染时使放射敏感性下降。

3. 肿瘤的综合治疗是根据病人的机体情况、肿瘤的病理类型、侵犯范围（病期）和发展趋势，有计划地、合理地应用现有的治疗手段，以期较大幅度地提高肿瘤治愈率、延长生存期、提高病人生活质量。它包括放射治疗与手术综合治疗、放射治疗与化学治疗综合治疗及术前放射治疗、化学治疗等。

4. 术中放疗的意义：应用直线加速器对头、颈、胸、腹等处肿瘤进行术中照射，包括对手术区的邻近组织和区域淋巴结的照射，可提高局部照射剂量，减少正常组织的放射损伤，从而减少复发，提高疗效。

高压氧医学（hyperbaric oxygen medicine）是一门新兴的医学学科，在许多疾病的治疗中发挥了非常重要的作用。尤其对厌氧菌感染、一氧化碳中毒、减压病、气栓症等疾病，确有特殊疗效。在急性缺血缺氧性脑病、脑外伤、脑血管疾病、慢性难愈性溃疡、断指（趾）再植术后血运不良、突发性耳聋等疾病的综合治疗中，有不可替代的治疗作用。机体处于高气压环境中所呼吸的与环境压相等的纯氧或高浓度氧，称为高压氧。利用吸入高压氧治疗疾病的方法称为高压氧疗法。本试卷内容涉及高压氧有关定义、不良反应、适应证和禁忌证等知识。

§23.3 高压氧医学试卷

一、选择题

【A 型题】

1. 高压氧治疗 CO 中毒的主要机制是 （　　）

A. 血液中物理溶解氧量增加　B. 血液中结合氧量增加　C. 血液中血红蛋白增加　D. 氧和血红蛋白的亲和力增加　E. 机体的摄氧能力增强

2. 高压氧的绝对禁忌证之一是 （　　）

A. 急性鼻窦炎病人　B. 有颅骨缺损者　C. 妇女月经期与妊娠期　D. 未经处理

的气胸　E. 活动性肺结核

3. 标准大气压是指下列哪种条件下物体在单位面积上所承受的压力　(　　)

A. 在海平面上温度为 4 ℃时　B. 在赤道海平面上，温度为 0 ℃时　C. 在赤道海平面上，温度为 4 ℃时　D. 在纬度为 45°的海平面上，温度为 0 ℃时　E. 在纬度为 45°的海平面上，温度为 4 ℃时

4. 在高压氧舱内输液有发生气栓症的危险，主要发生在　(　　)

A. 加压过程中　B. 减压过程中　C. 高压氧治疗整个过程中均可发生　D. 0.3 MPa 以上的高压氧治疗中　E. 0.2 MPa 以下的高压氧治疗中

5. 氧气加压舱急排放应能使最高工作压到降至表压 0.01 MPa 的时间不超过　(　　)

A. 1 分钟　B. 1.5 分钟　C. 2 分钟　D. 2.5 分钟　E. 3 分钟

6. 高压氧治疗的含义是　(　　)

A. 在常压下呼吸纯氧　B. 在超过常压的环境下吸 30%以下浓度的氧气　C. 在超过一个大气压的密闭的环境下呼吸纯氧或高浓度的氧气　D. 在超过一个绝对压的环境下吸氧与 CO_2 的混合气体　E. 在高压环境下吸空气

7. 每次治疗完毕，舱内的紫外线空气消毒时间是　(　　)

A. 10 分钟　B. 20 分钟　C. 30 分钟　D. 1 小时　E. 1.5 小时

8. 高压氧治疗时临床上常用的压力单位是　(　　)

A. 大气压　B. 表压　C. 绝对压　D. 附加压　E. 氧压

9. 常压下连续吸纯氧的安全时限为　(　　)

A. 4～6 小时　B. 8～12 小时　C. 12～24 小时　D. 24～48 小时　E. 48 小时以上

10. 外界气压降低时，机体中氮的脱饱和速度最慢的组织是　(　　)

A. 血液　B. 淋巴　C. 脂肪　D. 肌肉　E. 脑灰质

【X 型题】

11. 高压氧治疗气性坏疽的作用是　(　　)

A. 抑制梭状芽孢杆菌的生长　B. 抑制 α-外毒素的产生　C. 阻止组织坏死，促进伤口愈合　D. 增强抗毒血清的作用　E. 增强抗生素的效力

12. 惊厥型氧中毒发生的原因可能是　(　　)

A. 压力在 0.25 MPa 上　B. 脑内酪氨酸生成减少　C. 脑内 H_2O_2 浓度升高　D. 常压下持续吸氧超过 8 小时　E. 乙酰胆碱酯酶活性降低

13. 医用氧气的质量标准应达到　(　　)

A. 无杂质，无有害气体　B. 氧浓度不少于 99.5%　C. 水汽不高于 5 mL/瓶　D. 温度不高于 22 ℃　E. 二氧化碳浓度不高于 0.05%

14. 高压氧对循环系统的影响包括　(　　)

A. 心率减慢　B. 心排血量减少　C. 血流减慢　D. 心脏负荷加重　E. 血循环时间缩短

15. 高压氧治疗气性坏疽的治疗原则是　　　　　　　　　　　　　　　　　　　　　　（　　）

A. 一经确诊，简单清创，立即行高压氧治疗　B. 对疑似气性坏疽病人也应做预防治疗　C. 应同时使用广谱抗生素及注射抗毒血清　D. 待截肢后再行高压氧治疗　E. 体温超过 40 ℃时不宜行高压氧治疗

16. 人在高气压环境下并不会被“压扁”，这是因为　　　　　　　　　　　　　　　　（　　）

A. 人体是有弹性的　B. 水的不可压缩性　C. 人体有强大骨架的支持　D. 人体各部位均匀受压　E. 高压氧治疗的压力人体尚可耐受

17. 在高压氧下哪些微生物生长会受到抑制　　　　　　　　　　　　　　　　　　　（　　）

A. 厌氧菌　B. 某些兼性厌氧菌　C. 某些需氧菌　D. 各种细菌　E. 病毒

18. 氧瓶使用后，瓶内应保留 1 kg/cm^2 的剩余压力，目的在于　　　　　　　　　（　　）

A. 表明该瓶未做过其他用途　B. 外界杂质不易进入瓶内　C. 再充气时，瓶无须清洗　D. 保护减压器不易损坏　E. 备取样验证气体性质

19. 影响减压病发生的因素包括　　　　　　　　　　　　　　　　　　　　　　　　（　　）

A. 机体所受压力的大小　B. 高压下暴露时间　C. 减压速度　D. 环境温度　E. 病人体质

20. 惊厥型氧中毒可能发生在　　　　　　　　　　　　　　　　　　　　　　　　　（　　）

A. 0.15 MPa 高压氧治疗吸氧过程中　B. 常压下持续吸氧 8 小时以上时　C. 0.25 MPa 以上高压氧治疗过程中　D. 在 0.3 MPa 高压氧治疗吸氧停止后　E. 0.23 MPa 以上的高压氧治疗过程中

二、填空题

1. 一个标准大气压为________mmHg，约为________kPa，相当于每平方厘米面积上承受________kg 压力。
2. 常压下连续吸纯氧的安全时限为________小时。0.2 MPa 下连续吸纯氧为________分钟。0.25 MPa 下连续吸氧的安全时限为________分钟。0.3 MPa 下连续吸氧的时限为________分钟。
3. 高压氧舱内灭火装置禁用________或________灭火。
4. 氧中毒的类型可分为________、________、________。
5. 按国家标准，空气加压的高压氧舱内，氧浓度不能超过________。
6. 燃烧的三要素是________、________、________。
7. 高压氧治疗时，如果方法不当，加压时可能使病人患__________，稳压时可能使病人患________，减压时可能使病人患________。
8. 高压氧治疗气性坏疽普遍采用________疗法，即第 1 天治疗________次，第 2 天治疗________次，第 3 天治疗________次。治疗压力应取________MPa。
9. 氧分压是指氧气在________中的压强，氧张力是指溶解在________中的氧分压。
10. 高压氧下血氧含量的增加主要是________氧量的增加。

三、判断题

1. 高压氧下心率增快，心排血量增加。（　　）
2. 高压氧治疗时，采用间歇吸氧是为了防止减压病。（　　）
3. 高压氧舱内禁用二氧化碳灭火器。（　　）
4. 减压时，舱内病人身上的引流管都要关闭。（　　）
5. 妊娠者发生中度以上一氧化碳中毒时，原则上应做高压氧治疗。（　　）

四、名词解释

1. 高压氧疗法
2. 高压氧舱
3. 附加压
4. 绝对压
5. 标准大气压

五、简答题

1. 试述高压氧治疗的作用机制。
2. 试述气性坏疽的高压氧治疗方案。
3. 何谓氧中毒?
4. 试述高压氧下静脉输液的特点。
5. 简述高压氧治疗适应证的分类。

参考答案

一、选择题

【A 型题】

题序	1	2	3	4	5	6	7	8	9	10
答案	A	D	D	B	A	C	C	C	C	C

【X 型题】

题序	11	12	13	14	15	16	17	18	19	20
答案	ABC	ABCE	ABCE	ABC	ABC	BD	ABC	ABC	ABCD	CDE

二、填空题

1. 760　100　1
2. 12～24　150　120　40
3. 二氧化碳　四氯化碳
4. 肺型　脑型　眼型
5. 23%
6. 火种　易燃物　氧气
7. 气压伤　氧中毒　减压病
8. 3天7次　3　2　2　0.25～0.3
9. 空气　液体
10. 血浆物理溶解

三、判断题

题　序	答　案	解　析
1	×	高压氧治疗以广泛应用于临床各科室，尤其以急症抢救病人更明显，在许多临床实验报告中提示，在高压氧环境下可以对心率会发生变化，压力越高，吸氧时间越长，心率减慢越明显。所以对心率过缓的病人不适宜高压氧治疗。
2	×	减压病是一种因周围压力降低（如潜水上升，出沉箱或高压舱，或上升到高海拔区），促使溶解于血液或组织中的气体形成气泡所致的疾病。
3	√	二氧化碳与具有黏性的氢氧化铝溶液，生成二氧化碳泡沫，附着在可燃物表面，阻止其与空气接触，达到灭火的目的。而高压舱内的压力会将二氧化碳气泡压裂，或者根本就形成不了气泡，所以二氧化碳灭火器就失去了作用。高压氧舱内灭火应采用干粉灭火器。干粉灭火器主要起防振实、结块，改善干粉运动性能，催化干粉硅油聚合以及改善与泡沫灭火剂的共容等作用。
4	×	高压氧治疗过程分为3个阶段，即加压阶段、稳压吸氧阶段和减压阶段。加压阶段病人需要通过吞咽、咀嚼、张嘴、捏鼻子鼓气等方法来调整耳朵的压力，稳压吸氧阶段注意使用正确的吸氧方式，避免过快过深的呼吸。减压阶段不能屏气。引流管不是都要关闭，只是关闭一部分，因为减少压力，不是停止压力，压力也不能聚减。
5	√	孕妇出现一氧化碳中毒时，若是病情较为严重就可以吸高压氧，但是有可能会对胎儿造成影响，因为进行高压氧会导致胎盘处的血管发生收缩，从而诱发先兆流产的出现。病情较轻的孕妇，应该使用促进脑细胞代谢和缓解脑水肿的药物进行治疗。

四、名词解释

1. 高压氧疗法：是指将病人置于超过1个大气压的密闭的特殊环境中，呼吸高浓度的氧治疗疾病的一种方法。

2. 高压氧舱：创造高气压环境和向舱内供氧的设备，称为高压氧舱。高压氧舱由金属或有机玻璃制成。为了保证在高压氧舱内的安全、有效治疗，高压氧舱有一系列复杂装置，包括供氧供气系统、排氧通风系统、医疗监护系统，以及通信照明、空气调节、消防灭火系统等，此外还有操作控制系统、氧气供应系统等。
3. 附加压：是指在大气压的基础上，在密闭的容器中，人为增加的气体压力。压力表上所显示的数值就是附加压，又称表压。
4. 绝对压：是指单位面积上实际所承受的压强。
5. 标准大气压：摄氏零度条件下，在纬度 45°的海平面上的大气压称为标准大气压。经测量，标准大气压为 760 mmHg/ cm^2，即每平方厘米承受 760 mmHg（约 1 kg）的压力。

五、简答题

1. 高压氧治疗的作用机制为：①提高体内血氧分压、血氧含量及血氧张力，增加机体储氧量。②加强血氧弥散能力。③收缩血管，减少渗出，防止水肿。④抑制厌氧菌生长。⑤增强肿瘤细胞对化学治疗和放射治疗的敏感性。⑥加速组织内气泡的溶解和吸收。
2. 治疗压力为 0.25～0.30 MPa。采用“三天七次疗法”，即第 1 天治疗 3 次，第 2 和第 3 天各治疗 2 次，以后改为常规治疗方案。

   首次治疗也可采用 0.30 MPa 吸氧 30～60 分钟，减压至 0.25 MPa，吸氧 60～120 分钟（间歇时间同常规治疗方案）。
3. 高压氧环境下，长时间吸入高浓度的氧或纯氧，可以造成人体组织和功能的损害，称为氧中毒。
4. 高压氧治疗时，加压阶段和稳压阶段静脉输液过程与舱外输液过程相同。但随着减压的进行，静脉输液瓶内及墨菲滴管内的气体膨胀，瓶内压力增高，使液体滴速加快，气体有进入静脉造成气栓的危险，故减压开始时输液瓶内应插入足够长的针头（通常采用长的血浆分离针头）至液平面以上，以保证排气，并夹住原通气管，防止液体从通气管内喷射而出。同时尽量将墨菲滴管内的液平面调到较高的水平，控制滴速，警惕皮管爆胀或发生气栓危险。尤其是锁骨下静脉穿刺补液者更应严密注意。舱内静脉输液最好采用开放式吊瓶。
5. 高压氧治疗分为急症适应证和非急症适应证，以及探索性适应证，几乎涉及临床所有专科，治疗病种在 150 种以上。

营养是指生物从外界摄入食物，在体内经过消化、吸收、代谢，以满足其自身生理功能和从事各种活动需要的生物学过程。临床营养学（clinical nutrition）是研究病人营养的一门科学，内容包括机体代谢及其应激后的变化、营养状况评价、营养治疗方式的选择、治疗膳食的适用对象与配膳原则、营养制剂的种类及其特点、肠内与肠外营养支持的适应证、营养输入通路的建立及其监护、营养治疗的实施原则、并发症的防治等。临床营养已成为临床综合治疗的重要组成部分。本试卷内容涉及临床营养学相关知识。

§23.4 临床营养学试卷

一、选择题

【A 型题】

1. 天然牛奶中缺乏哪种营养素 （　　）
   A. 优质蛋白质　B. 钾　C. 铁　D. 钙　E. 乳糖
2. 以下不属于人体必需微量元素的是 （　　）
   A. 钠　B. 铁　C. 碘　D. 硒　E. 锌
3. 以下属于人体必需氨基酸的是 （　　）
   A. 半胱氨酸　B. 谷氨酸　C. 酪氨酸　D. 缬氨酸　E. 天冬氨酸
4. 影响基础代谢的因素不包括 （　　）
   A. 年龄　B. 性别　C. 体型　D. 内分泌　E. 体力活动
5. 动脉硬化病人宜食用 （　　）
   A. 低蛋白饮食　B. 低纤维膳食　C. 低胆固醇饮食　D. 低盐膳食　E. 高钾低钠膳食
6. 以下哪种食物升糖指数最低 （　　）
   A. 红枣　B. 黄瓜　C. 柿子　D. 香蕉　E. 红果
7. 低脂膳食不适用于 （　　）
   A. 脂肪肝　B. 胰腺炎　C. 胆囊疾患　D. 冠心病　E. 贫血
8. 属于不饱和脂肪酸是 （　　）
   A. 棕榈酸　B. 月桂酸　C. 二十二碳六烯酸（DHA）　D. 丁酸　E. 硬脂酸
9. 急、慢性肾衰竭病人宜用下列哪种膳食 （　　）
   A. 高蛋白饮食　B. 高纤维膳食　C. 少渣膳食　D. 麦淀粉膳食　E. 低铜膳食

【X 型题】

10. 以下属于抗氧化的微量营养素是 ( )

A. 硒 B. 维生素 D C. 维生素 B_1 D. 维生素 C E. 维生素 E

11. 膳食纤维包括 ( )

A. 纤维素 B. 半纤维素 C. 果胶 D. 木质素 E. 抗性淀粉

12. 痛风的营养治疗原则有 ( )

A. 限制嘌呤 B. 低热量饮食 C. 低脂饮食 D. 摄入充足的液体 E. 避免饮酒及酒精饮料

13. 以下促肠功能代偿的物质有 ( )

A. 中、短链脂肪酸 B. 纤维素（特别是果胶） C. 谷氨酰胺 D. 蛋氨酸 E. 亮氨酸

14. 肠外营养的并发症有 ( )

A. 气胸 B. 空气栓塞 C. 血胸 D. 导管性败血症 E. 误吸

15. 要素型肠内营养制剂的特点是 ( )

A. 营养全面 B. 无须消化即可直接或接近直接吸收 C. 成分明确 D. 不含残渣或残渣极少 E. 适口性差

二、填空题

1. 人体能量消耗由________、________、________和________四方面构成。
2. 营养状况评价是对从________、________、________及________中获得的信息进行分析评价。
3. 营养治疗方式有________，________，________。
4. 肠外营养制剂包括________、________、________、________、________、________等几大类。
5. 肠内营养制剂按组成可分为________、________、________和________四类。
6. 目前肠内营养的应用原则是________。
7. 中医食物“味”，既是指食物的具体味道，也是一种抽象的概念，主要有 5 种味，即________、________、________、________、________。
8. 食物的“性”是指食物具有________、________、________、________4 种性质，中医称为“四性”或“四气”。
9. 儿童糖尿病每天总热量计算方法为________。
10. 淀粉多糖是可利用多糖，是由数百至数千个单糖构成的大分子，常见的有________和________。

三、判断题

1. 非必需氨基酸是指人体代谢中可有可无的氨基酸。 ( )

2. 特殊营养支持如需长期输入25%以上浓度的高渗葡萄糖溶液时，应选用中心静脉营养。（　　）

3. 任何形式的肠外营养支持均应包括强化胰岛素治疗。（　　）

4. 甲状腺吸碘功能测定前无须进行特殊的饮食准备。（　　）

5. 酸性食物和碱性食物并非依据食物的口味进行判断。（　　）

四、名词解释

1. 必需脂肪酸
2. 必需氨基酸
3. 食品添加剂
4. 维生素
5. 营养素
6. 要素膳

五、简答题

1. 何谓优质蛋白质？
2. 何谓绿色食品？
3. 简述食品添加剂的含义。
4. 何谓食品等值交换份？
5. 试述合理食谱的要求。

参考答案

一、选择题

【A型题】

题序	1	2	3	4	5	6	7	8	9
答案	C	A	D	E	C	B	E	C	D

【X型题】

题序	10	11	12	13	14	15
答案	ADE	ABCD	ABCDE	ABC	ABCD	ABCDE

二、填空题

1. 静息代谢的能量消耗　　体力活动能量消耗　　食物热效应　　适应性生热作用
2. 膳食　　生化　　人体测量　　临床研究

3. 肠外营养　　肠内营养　　膳食营养

4. 糖类制剂　　脂肪制剂　　氨基酸制剂　　电解质制剂　　维生素制剂　　微量元素制剂

5. 要素制剂　　非要素制剂　　组件制剂　　特殊治疗用制剂

6. 如果肠道功能基本正常，就使用肠内营养

7. 辛　　苦　　甘　　酸　　咸

8. 寒　　凉　　温　　热

9. 全天总热量（kcal）＝1000＋年龄×（70～100）

10. 淀粉　　糖原

三、判断题

题　序	答　案	解　析
1	×	氨基酸是能在人体内相互结合构建蛋白质的分子结构。非必需氨基酸是指能由身体合成的氨基酸，与必须从食物摄取的必需氨基酸不同。使用“非必需”这个词汇并不意味着这些氨基酸不重要，只表明人体自身有生产它们的能力，因此不需要通过外部来源获取。
2	√	由于高渗葡萄糖溶液对静脉刺激性较大，如需长时间滴注25%高渗葡萄糖溶液时不宜选用周围静脉，而应选择较粗大的中心静脉以减少对静脉壁的刺激。
3	√	由于任何形式的肠外营养支持均需长期较大剂量的静脉输注25%高渗葡萄糖溶液，为防止出现高血糖症，不仅要每天进行血糖监测，而且应同时给予胰岛素强化治疗，并要求将血糖控制在6.1～8.3 mmol/L内。
4	×	实验前2周应禁食含碘食物如海带、紫菜、鱼虾及加碘食盐等，然后抽血做^{131}I功能测定。
5	√	食物的酸碱性不是指食物直接测试pH值的分类，而是依据食物经过消化、吸收、代谢，最后在人体内变成酸性（pH<7）或者碱性（pH>7）的物质来界定的。例如动物内脏的代谢产物是酸性物质，这类食物即属酸性食物；代谢产物为碱性物质的为碱性食物，如菜瓜、豆类等。

四、名词解释

1. 必需脂肪酸：有几种不饱和脂肪酸是维持机体不可缺少的，但在体内不能合成，必须每天从膳食中摄取，这些不饱和脂肪酸称为必需脂肪酸，它们是亚油酸、亚麻酸、花生四烯酸。

2. 必需氨基酸：指人体自身不能合成，或合成速率不能满足需要而必须从食物中摄取的氨基酸。其有8种，即亮氨酸、异亮氨酸、赖氨酸、蛋氨酸、苯丙氨酸、苏氨酸、色氨酸、缬氨酸。另外，组氨酸是婴幼儿必需氨基酸。

3. 食品添加剂：是有意识地一般以少量添加于食品，以改善食品的外观、风味和组织结构或储存性质的非营养物质。

4. 维生素：是维持人体正常生理功能所必需的一类小分子有机化合物，广泛存在于天然食物中。人体需要维生素量很小，但几乎不能合成，各有其特殊生理功能。其常分为脂溶性及水溶性两大类。

5. 营养素：食物中能被人体所吸收、利用、代谢并在人体内有其特殊功能的有效成分称为营养素。营养

素总共有 40 多种，可分为蛋白质、脂类、糖类、无机盐、维生素、水和膳食纤维七大类。

6. 要素膳：又称化学配制膳，也有些国家称之为安素。它是自然食物中精化的要素——氨基酸、葡萄糖、脂肪、矿物质和维生素的混合物。可以提供人体必需的各种营养素，不需消化液的消化，即可在小肠的上端直接吸收。剂型有粉剂，混悬液或粉剂与脂肪乳剂分装的制品。按其功用分为两类：一类是为营养支持用，含有多种必需营养素，营养齐全。国内生产的有活力康、复方营养要素等；国外生产的有 vivonexHN、vitalHN（Abbott）、Ensure 和 Elental 等；另一类是特殊治疗用要素膳，如先天性氨基酸代谢缺陷病用膳 Lofenalac（去苯丙氨酸的酪蛋白水解物）等，肝肾衰竭用要素膳，如国内生产的肝安糖浆（国产），Hepatic-Aid，TravosorbHep（美国），肾安糖浆（国产），Amin-Aid，TravasorbRen（美国），以及其他创伤要素膳等。要素膳适用于外科超高代谢的疾病，如严重烧伤、创伤、严重化脓性感染、多发性骨折以及结肠手术、胃肠道瘘和各种原因引起的营养不良，短肠综合征、溃疡性结肠炎、克罗恩病、癌症、慢性肝衰竭、肾衰竭等疾病。使用方法：可口服，鼻胃管饲，鼻肠管饲，造瘘管饲。

五、简答题

1. 优质蛋白质又称完全蛋白质，其蛋白质中的必需氨基酸构成比例与人体组织蛋白质中的氨基酸构成比较相似，易被人体利用。动物性食物中如蛋、乳、肉、鱼中蛋白质以及植物中豆类蛋白质均为优质蛋白质。
2. 绿色食品是遵循可持续发展原则，按照特定生产方式生产，经专门机构认定，使用绿色食品标志商标的无污染的安全、优质、营养类食品。
3. 食品添加剂是指用于改善食品品质、延长食品保存期、便于食品加工和增加食品营养成分的一类化学合成或天然物质。食品添加剂是为改善食品色、香、味等品质，以及为防腐和加工工艺的需要而加入食品中的化合物质或者天然物质。目前我国食品添加剂有 23 个类别，2000 多个品种，包括酸度调节剂、抗结剂、消泡剂、抗氧化剂、漂白剂、膨松剂、着色剂、护色剂、酶制剂、增味剂、营养强化剂、防腐剂、甜味剂、增稠剂、香料等。
4. 食品等值交换份是用来进行食物交换的单位。凡食物所含蛋白质、脂肪、糖类及热能相似的食物归纳为一类，每类食物营养价值基本相等，在同一类中的不同食物彼此可以互相交换而不影响营养素的摄入量，用这种方法进行食物交换就称为等值交换份。可用于等值交换份的食物常分为六大类：①粮谷类。②蔬菜类。③水果类。④瘦肉类。⑤乳、豆类。⑥油脂类。
5. 合理食谱的要求为：①膳食内容需保证营养平衡。②具有吸引力。③能促进消化。④有合理的膳食制度。

§ 24

康复医学试卷

康复医学（rehabilitation medicine）是一门新兴的学科，是20世纪中期出现的一个新的概念。康复医学和预防医学、保健医学、临床医学并称为“四大医学”，它是一门以消除和减轻人的功能障碍，弥补和重建人的功能缺失，设法改善和提高人的各方面功能的医学学科，也就是功能障碍的预防、诊断、评估、治疗、训练和处理的医学学科。本试卷内容涉及康复医学的运动疗法、作业疗法、言语疗法等知识。

一、选择题

【A型题】

1. 康复医学是一门 （　）
A. 研究残疾人和病人的行为学　B. 研究残疾人和病人的社会心理学　C. 是一门语言矫治学　D. 是一门有关促进病、伤、残者恢复身体、精神和社会生活功能为目标的学科　E. 是一门有关促进残疾人恢复的特殊教育学
2. 下列哪项不是康复护理的主要内容 （　）
A. 改善功能障碍的护理　B. 功能训练的护理　C. 心理护理　D. 替代护理　E. 专业技术护理
3. 康复的对象是 （　）
A. 截瘫、偏瘫病人　B. 智力低下、语言障碍病人　C. 各种功能障碍的人　D. 心肺功能障碍的病人　E. 小儿麻痹症，精神病人
4. 一个步态周期是指 （　）
A. 从一侧足的足尖着地起，到同一足的足跟着地止的连续过程所用的时间　B. 从一侧足的足跟着地起，到同一侧足跟再次着地为止的连续过程所用的时间　C. 从一侧足尖着地起，到另一侧足的足跟着地止的连续过程所用的时间　D. 从一侧足的足跟着地起，到双足的足跟着地止所用的时间　E. 从一侧足跟着地起，到双足再下一次足尖着地止的连续过程
5. 康复评估的特点是 （　）
A. 重点是与生活自理、学习、劳动有关的综合功能评估　B. 重点是运动能力的评估　C. 主要是医学心理学的检查　D. 职业能力的评估　E. 针对病因的评估
6. 以下几种常见的病理步态哪一种是正确的 （　）
A. 减痛步常见于足下垂　B. 回旋步常见于偏瘫病人及足内翻病人　C. 剪刀步常见于小儿麻痹后遗症　D. 斜肩步常见于股四头肌瘫痪　E. 前冲步常见于小脑性共济失调
7. 矫形器的使用目的包括 （　）

A. 主要是预防或矫正畸形，减轻疼痛，补偿功能活动，支承体重，稳定肢体　B. 主要是防止骨折和扭伤　C. 主要是为了加强肌力训练，发展肌肉　D. 主要是用于各种手术的保护　E. 主要用于纠正足下垂

8. 根据热的基本移动形式，以下哪一种说法是正确的　(　)

A. 温湿布、热敷袋、石蜡、热气、蒸汽属传导方式的热　B. 高频电流属于辐射方式的热　C. 红外线、电光浴属于“内源热”　D. 超声波属于转换成高频振动的热　E. 温水的喷淋及冲洗属转换成机械振动的热

9. 神经纤维生长速度每天平均为　(　)

A. 1～2 mm　B. 2. 5 mm　C. 3 mm　D. 3～4 mm　E. 4～5 mm

10. 下列不是超短波疗法的绝对禁忌证的是　(　)

A. 妇女月经期下腹部　B. 使用足够剂量抗肿瘤药的癌症病人　C. 戴人工心脏起搏器者　D. 机体极度衰弱者　E. 高热病人

11. 运动疗法的禁忌证是　(　)

A. 脑血管意外　B. 截瘫　C. 急性心肌梗死　D. 颅脑外伤　E. 严重衰弱病人

12. 超短波疗法的禁忌证为　(　)

A. 神经痛　B. 小儿骨骺部　C. 冠心病　D. 关节僵直　E. 带有心脏起搏器者

【X 型题】

13. 常用的康复治疗方法有　(　)

A. 物理疗法　B. 作业疗法　C. 言语疗法　D. 心理辅导　E. 药物治疗

14. 恶性肿瘤康复治疗的主要目的包括　(　)

A. 增进食欲　B. 延长存活时间　C. 消除心理障碍　D. 改善功能　E. 提高生活质量

15. 磁场的主要治疗作用包括　(　)

A. 消炎作用　B. 消肿作用　C. 镇痛、镇静作用　D. 止咳、平喘作用　E. 磁处理后的水有排石作用

二、填空题

1. 残疾的三级预防：一级预防是________，二级预防是________，三级预防是________。
2. 世界卫生组织按照残疾的性质、程度和影响，把残疾分为残损、残疾和残障，分别属于残疾的________、________和________水平。
3. 康复诊断（评估）主要是指__________评估，包括对________、________、________、________、________、________、________功能的评估。
4. 肌力强弱通常分为________级。3 级肌力可做________运动。
5. 低中频脉冲电流和紫外线抗痉挛作用，主要通过________、________起作用。

6. 电诊断是应用定量的电流刺激来观察神经和肌肉的________的物理诊断方法。
7. 应用振动频率在________以上，正常人耳听不到的机械振动波作用于人体治疗疾病的方法称为超声波疗法。
8. 与一般光线比较，激光有如下特征：________、________、________、________。
9. 直流电进入人体的途径主要是通过________。
10. 药物离子导入体内的原理是根据电学的________、________的原理。
11.《中华人民共和国残疾人保障法》规定：残疾人包括________、________、________、________、________、精神残疾、多重残疾和其他残疾人。

三、判断题

1. 被动运动是全靠外力帮助来完成的运动。 （ ）
2. 助力运动是以助力为主，主动运动为辅的运动。 （ ）
3. 被动运动时，运动要达到有疼痛才能起到治疗效果。 （ ）
4. 剪刀步态是小儿脊髓灰质炎后遗症常见的步态。 （ ）
5. 小剂量紫外线促进人体组织细胞生长繁殖，中剂量紫外线则杀伤细胞或致癌。 （ ）

四、名词解释

1. 自我护理训练
2. 康复护理
3. 作业治疗
4. 社区康复
5. 职业康复
6. 残障
7. 残疾人

五、简答题

1. 试述康复医学的定义。
2. 试述康复医学的特点。
3. 试述康复医学与临床医学的关系。
4. 简述康复医学的内容。
5. 试述康复护理的原则和特点。
6. 试述构成残疾的 3 个要素。

参考答案

一、选择题

【A 型题】

题序	1	2	3	4	5	6	7	8	9	10	11	12
答案	D	D	C	B	A	B	A	A	A	B	E	E

【X 型题】

题序	13	14	15
答案	ABCD	BCDE	ABCDE

二、填空题

1. 减少各种病损残的发生　限制或逆转伤、病、残发展造成的残疾　防止残疾发展为严重残障
2. 结构功能缺损　个体能力障碍　社会能力
3. 功能　运动　感觉　知觉　言语　认知　职业　社会生活方面
4. 6　主动
5. 反射性交互抑制　神经兴奋性降低
6. 电兴奋性
7. 2 万次/s
8. 发散角度小（或方向性好）　光谱纯（或单色性好）　能量密度高（或亮度大或强度大）　相干性好
9. 汗腺孔
10. 同性相斥　异性相吸
11. 视力残疾　听力残疾　言语残疾　肢体残疾　智力残疾

三、判断题

题　序	答　案	解　析
1	√	被动运动指的是一种完全依靠外力帮助来完成的运动。外力可以是机械的，也可以是由他人或本人健康肢体的协助。进行时，被动运动的肢体肌肉应放松，利用外力固定关节的近端和活动关节的远端，根据病情需要尽量做关节各方向的全幅度运动，但要避免动作粗暴。适用于各种原因引起的肢体运动功能障碍，能起到放松痉挛肌肉，牵引挛缩的肌腱、关节囊和韧带，恢复和保持关节活动幅度的作用。

续表

题　　序	答　　案	解　　析
2	×	助力运动是一种医疗体操。进行时病残者凭借他人或健肢及器械的帮助，使患肢活动并完成一定的动作。主动运动是病人在没有辅助情况下完成的一种运动，分为等张训练、等长训练和等动训练。
3	×	临床上被动运动疗法注意事项有以下方面：①不能用力过猛或者是过分轻柔，用力过猛可能会造成病人的关节肌肉肌腱拉伤，甚至骨折，会影响肢体功能恢复，过分轻柔的手法往往又难以奏效。②缺血性脑卒中，可早期进行被动活动。出血性脑卒中，要在恢复期进行肢体锻炼，以防再次发生出血。③原则上由远端到近端逐个关节进行活动，该伸直者进行伸直，该曲折进行屈曲治疗室达到功能位置。要循序渐进持之以恒逐步增加强度，不可急于求成等。
4	×	剪刀步态是脑瘫的常见症状之一，由于分娩时因窒息引起大脑损伤或者先天性发育异常、感染等原因所引起的，是痉挛性麻痹的一种表现。临床表现为病人肢体下肢的肌张力增加，腱反射亢进表现为髋关节屈曲、内收、内旋、足下垂、内翻，行走时双膝互相摩擦甚至双腿完全交叉，呈现出典型的剪刀样的步态。剪刀步态大多数是脑发育不全所导致的，另外新生儿在缺血、缺氧性脑病之后也呈现出剪刀样步态，所以，一旦发现病儿在生长发育的过程中出现异常的步态，应该到神经内科由专科医师进行专业的评价和合理的诊治，尽量减少后遗症，以免影响生长发育。
5	×	紫外线具有灭菌作用，其对微生物有超强的破坏力，当紫外线照射到细菌体后，链被打开断裂，从而使细菌死亡。做成紫外线汞灯对空气和食品灭菌；紫外线对人体具有保健作用。能引起皮肤机体的光化学作用，从而达到健康保健的效果。采用紫外线照射调节高级神经的功能、改善睡眠、降低血压。经常接受紫外线照射能加强白细胞的吞噬能力，增强人的免疫功能；可以用紫外光来改变其油脂的分子链，紫外光与空气中的氧产生反应，会产生臭氧，可以迅速把油脂分子冷燃生成二氧化碳和水，有机物被光解氧化，异味也随之消除。

四、名词解释

1. 自我护理训练：如协助病人进食，指导饮食动作。帮助和训练病人独立完成日常生活活动动作，如义肢、矫形器、辅助工具的使用指导及训练技术。掌握康复的其他有关技术，如运动疗法、作业疗法、心理疗法、语言矫治等。
2. 康复护理：是指在康复过程中，根据总的康复医疗计划，围绕全面康复的目标，紧密配合康复医师和其他康复专业人员的工作，对伤、残、病者和慢性病者进行护理。康复护理的内容包括护理评估、护理措施和健康教育。
3. 作业治疗：是一门指导病人参与选择性活动的科学和艺术。目的是消除病态，保持健康，增强病人参与社会、适应环境、创造生活的能力。
4. 社区康复：是以社区为基地，依靠社区内自身的力量，包括残疾者本人、残疾者的家庭以及社会的力量和技术，在基层具体条件下，以简便实用的方式向残疾人提供必要的医疗、教育或职业康复等方面的服务。

5. 职业康复：残疾后需要重新就业时，必须通过对残疾后的职业能力进行评价，并根据残疾者所从事的职业进行就业前训练，按照训练结果决定何种就业方式，并协助安排就业。职业康复是以促使残疾人能在职业上自立为目的的康复服务。
6. 残障：残障的全称为“残障人士”，由于残损或残疾程度严重，身心功能严重障碍，不但个人生活不能自理，而且影响参加社会生活和工作的人。
7. 残疾人：残疾人是指在心理、生理、人体结构上，某种组织、功能灭失或者不正常，全部或者部分丧失以正常方式从事某种活动能力的人。

五、简答题

1. 康复医学是一门促进病、伤、残病人康复的医学学科。具体说，康复医学是研究有关功能障碍的预防、诊断和评估、治疗、训练及处理，促进病、伤、残病人全面康复的一门医学。
2. 现代康复医学与保健、预防、临床医学比较，具有以下特点：其主要对象是残疾者、慢性病和老年病且有功能障碍者，应按照“功能训练、全面康复、重返社会”三项原则指导康复工作。康复医学大量使用有关功能方面的评估、训练、代替、补偿、增强和适应等技术和心理学、社会学的方法，并采用科际间康复协作的工作方法，对病人进行康复治疗。康复的最终目的是使有功能障碍者有能力参加社会生活，即意识清楚，有辨人、辨时、辨向的能力，个人生活能自理，可以行动（步行或乘坐交通工具或利用轮椅），可进行家务劳动或消遣性作业，可进行社交活动，有就业能力，以求经济上能自给。
3. 在现代医学体系中，保健、预防、医疗和康复都是必要的组成部分，它们相互联系组成统一体。在实践中，康复医学与临床医学相互渗透的形式是：
   （1）利用临床手段矫治或预防残疾（如小儿脊髓灰质炎后遗症矫治手术）。
   （2）从临床处理的早期起就引入康复治疗。康复医师及治疗师参与临床治疗计划的制订和实施。
   （3）临床医师与康复医务人员组成“康复协作组”进行跨科协作。
   （4）把康复护理列为临床常规护理内容之一，以利于病人身心功能障碍的防治。
   （5）在临床专科设置康复医护人员或康复病床，开展专科康复治疗。
4. 康复医学主要内容为康复诊断（包括对运动、感觉、知觉、言语、认知、职业、心理、社会生活等方面功能的评估）、物理疗法（包括运动疗法、物理因子治疗）、作业疗法、语言矫治、心理治疗、义肢及矫形器装配、康复工程、康复护理、文娱疗法、就业咨询及职业前训练、社会服务等，其他如矫形手术、药物治疗、气功、饮食疗法等也占有一定的地位。
5. 一般护理以“替代护理”为主，康复护理则更侧重于“自我护理”和“协同护理”。根据不同疾病、功能障碍程度，在康复护理评估后，即在病情允许的条件下，通过耐心的引导、鼓励、帮助和训练残疾病人，充分发挥其潜能，使他们部分或全部地照顾自己，同时鼓励家属参与，以适应新的生活，为重返社会创造条件。
6. 构成残疾的要素主要有3个：①有由于疾病或外伤所导致的一种现代医学条件下尚无法使之完全“复原”的器官或组织的“终局状态”。这种终局状态的存在，是残疾的病理要素，又称病理损害。这是残疾的必备要素。②有病理损害导致的躯体生理功能或精神心理功能的低下或丧失。这是残疾的生理功能障碍要素。③有由于生理功能障碍或病理损害造成的在完成与其年龄、性别、文化相适应的社会角色方面的困难，这是残疾的社会角色障碍。

§ 25

临床诊疗技术操作训练试卷

医学临床基本技能包括诸多方面的内容，例如，诊断操作基本技能、治疗操作基本技能、护理操作基本技能和医技操作基本技能等。本试卷内容涉及临床辅助诊断和治疗的一些基本技术操作训练等知识。

一、选择题

【A 型题】

1. 胸腔穿刺抽液引起急性肺水肿是由于 ( )
A. 穿刺损伤肺组织 B. 抽液过多、过快，胸膜腔内压突然下降 C. 胸膜超敏反应 D. 穿刺损伤肺血管 E. 空气栓塞

2. 有关胸腔穿刺的方法，下列哪项不正确 ( )
A. 穿刺抽液时，穿刺点取浊音明显部位，一般取肩胛线第 7～第 9 肋间隙或腋中线第 6～第 7 肋间 B. 穿刺抽气时，穿刺点取患侧锁骨中线第 2 肋间 C. 穿刺时应沿肋骨下缘进针 D. 抽液量每次不超过 1000 mL E. 抽气量每次可大于 1000 mL

3. 下列哪项禁做骨髓穿刺 ( )
A. 显著血小板减少 B. 粒细胞缺乏症 C. 重度贫血 D. 血友病 E. 恶性组织细胞病

4. 某休克病人，心率快，测中心静脉压为 5 cmH_2O（0.49 kPa），应采取 ( )
A. 迅速补充液体 B. 控制小量输液 C. 心功能不全，立即给强心利尿药 D. 控制输液量，加用强心药 E. 休克与血容量无关

5. 清创术下列操作哪项是错误的 ( )
A. 伤口周围油污应使用松节油擦去 B. 伤口周围皮肤用碘酊、乙醇消毒 C. 切除失去活力的组织和明显挫伤的创缘组织 D. 深部伤口不宜再扩大 E. 用无菌生理盐水或双氧水冲洗伤口

6. 气胸做胸腔闭式引流放置引流管的部位是 ( )
A. 锁骨中线第 2 肋间 B. 锁骨中线第 3 肋间 C. 腋前线第 4 肋间 D. 腋前线第 5 肋间 E. 胸骨旁线第 4 肋间

7. 有关骨折急救处理，下列哪项错误 ( )
A. 首先应止血及包扎伤口 B. 无夹板时，可用树枝、木棍（板）、步枪等作临时固定支架 C. 可将伤员上肢缚于胸壁侧面，下肢两腿绑在一起固定 D. 脊椎骨折病人最好俯卧位抬送 E. 搬动脊椎骨折病人时，应采取一人抱肩，一人抬腿的方法

8. 新鲜肉芽创面换药应该 ( )
A. 3～5 天 1 次 B. 每天 1 次 C. 隔 1～2 天 1 次 D. 每天 1～2 次 E. 2～3

天 1 次

9. 留置导尿管更换的间隔时间为 ( )

A. 2 天　B. 3 天　C. 2～4 天　D. 5～7 天　E. 1～2 周

10. 下列穿刺部位，哪项不正确 ( )

A. 股静脉穿刺点在腹股沟韧带下方紧靠股动脉外侧 0.5 cm 处　B. 颈内静脉穿刺在颈部中段，颈总动脉外侧刺入　C. 颈内静脉穿刺，在胸锁乳突肌锁骨头、胸骨头与锁骨形成的三角区顶部刺入　D. 锁骨下静脉穿刺，在右锁骨下缘中点或内中 1/3 或外、中 1/3 交界处刺入　E. 动脉穿刺常选用股动脉、肱动脉或桡动脉

11. 下列哪项禁做骨髓穿刺 ( )

A. 显著血小板减少　B. 粒细胞缺乏症　C. 重度贫血　D. 血友病　E. 恶性组织细胞病

12. 关于胃插管术，下列哪项是错误的 ( )

A. 在胃扩张、幽门梗阻及食物中毒者可插管进行必要的治疗　B. 肠梗阻者可插管进行胃肠减压　C. 对昏迷者，可插管行营养治疗　D. 对食管静脉破裂出血者，可插管观察有无活动性出血　E. 插管抽吸胃液进行分析

13. 深部脓肿切开排脓的指征是 ( )

A. 局部有红肿、剧痛　B. 全身发热，血白细胞数增高　C. 患部运动功能障碍　D. 局部有压痛及水肿　E. 局部穿刺有脓液

14. 感染伤口换药应该 ( )

A. 3～5 天 1 次　B. 每天 1 次　C. 隔 1～2 天 1 次　D. 每天 1～2 次　E. 2～3 天 1 次

【X 型题】

15. 导尿操作，下列哪些正确 ( )

A. 男性消毒从尿道口开始　B. 导尿管插入深度为 2.5 cm　C. 女性消毒从大腿内侧开始，由外向内顺序进行　D. 膀胱过度充盈，应立即插入导尿管，快速放尿　E. 导尿管管径大小适当，成年男性以 F24～26 为宜

16. 下列哪些情况不能洗胃 ( )

A. 幽门梗阻　B. 腐蚀性胃炎　C. 胃扩张　D. 严重食管胃底静脉曲张　E. 贲门梗阻

17. 胃肠减压术常用于 ( )

A. 腹部大手术后　B. 急性胃扩张　C. 肠梗阻　D. 食物中毒　E. 胃、十二指肠穿孔

18. 下列疾病常用的洗胃液哪些是正确的 ( )

A. 原因不明的急性中毒用温水洗胃　B. 有机磷农药对硫磷（1605）中毒用高锰酸钾洗胃　C. 重金属中毒用茶水洗胃　D. 有机磷农药中毒用碳酸氢钠溶液洗胃　E. 敌百虫中毒用碳酸氢钠洗胃

19. 以下哪些是静脉切开术的适应证 (　　)

A. 静脉穿刺失败　B. 需长期输液　C. 婴幼儿输液　D. 静脉高营养治疗
E. 心导管检查

20. 有关隔离衣的使用，下列哪些说法正确 (　　)

A. 使用过的隔离衣，衣领是污染区　B. 隔离衣只能在隔离区使用　C. 护理不同病种的病人不能共用隔离衣　D. 隔离衣应每天更换　E. 隔离衣弄湿后应立即更换

二、填空题

1. 临床上常需做皮内试验的药物包括________、________、________、__________、________等。
2. 静脉注射经常选用的静脉是________、________、________等，新生儿和婴幼儿常选用________。
3. 静脉注射强刺激性药物时，如果漏出血管外，应立即用________进行局部封闭。如碱性药物外漏，可适量加入________同时封闭。
4. 股静脉穿刺点位于靠近________内侧________cm 处。
5. 静脉切开一般输液导管可保留________天，硅胶管可保留________天左右。
6. 成人骨髓穿刺一般选________为穿刺点，2 岁以下婴幼儿通常选________为穿刺点。
7. 测上肢静脉压时，需将测定的部位置于右心房水平，病人仰卧位上肢应置于________水平，半卧位应置于________水平。
8. 正常脑脊液压力是________；超过________为颅内压增高。
9. 心包穿刺抽液，一般每次不宜超过________，是由于一次抽液过多可引起________增加，导致________。
10. 耻骨上膀胱穿刺引流术，穿刺部位应选择在________。
11. 脓肿切开排脓的主要目的是________。
12. 骨折急救的目的是：________、________、________。
13. 初期完全缝合的切口分为________、________和________3 类。
14. 伤口愈合分为________、________和________3 种情况。
15. 静脉切开常选的静脉是________、________、________等。
16. 洗手用氨水的浓度是________%。
17. 颅内压监护的适应证包括________、________、________、________和________。
18. 高浓度给氧是指吸入的氧浓度为________。
19. 中心静脉压的正常值是________kPa，相当于________cmH_2O。
20. 成人胃管插入的深度为________cm。

三、判断题

1. 2 岁以下婴幼儿肌内注射最好选用臀大肌注射。 (　　)

2. 上肢扎止血带的位置应在上臂中、下 1/3 区段。 ( )

3. 戴无菌手套的原则是：未戴手套的手只允许接触手套外面，已戴手套的手则不可触及未戴手套的手或另一手套的内面。 ( )

4. 皮下注射是将药液注射于表皮和真皮之间。 ( )

5. 青霉素皮试液注入的剂量是 100～150 U。 ( )

参考答案

一、选择题

【A 型题】

题序	1	2	3	4	5	6	7	8	9	10	11	12	13	14
答案	B	C	D	A	D	A	E	C	D	A	D	D	E	B

【X 型题】

题序	15	16	17	18	19	20
答案	AB	BDE	ABCE	ACD	ABDE	BCDE

二、填空题

1. 青霉素　破伤风抗毒素　细胞色素 C　普鲁卡因　碘制剂
2. 贵要静脉　肘正中静脉　手背及足背静脉　头皮静脉
3. 0.25%普鲁卡因　维生素 C
4. 股动脉　0.5
5. 3～5　10
6. 髂前上棘　胫骨粗隆前下方
7. 腋中线　第 4 肋软骨
8. 70～180 mmH_2O（0.69～1.76 kPa）　200 mmH_2O（1.96 kPa）
9. 500 mL　回心血量　急性肺水肿
10. 耻骨联合上 2 横指中线处
11. 防止炎症扩散和促进炎症消退
12. 防治休克　防止再损伤及污染　创造运送条件
13. 清洁切口　可能污染切口　污染切口
14. 甲级愈合　乙级愈合　丙级愈合
15. 大隐静脉　贵要静脉　肘正中静脉
16. 0.05
17. 各种原因引起的颅内压增高　闭合性颅脑损伤　颅内肿瘤　脑积水　蛛网膜下腔出血
18. 50%～60%

19. 0.59～1.18　　6～12

20. 45～55

三、判断题

题　　序	答　　案	解　　析
1	×	因 2 岁以上的婴幼儿臀部肌肉尚未发育好，不宜选用后臀注射；因有损坐骨神经的危险，以选用臀小肌处注射为佳。
2	×	现在临床上对于上肢出血的情况，会将止血带扎在靠近伤口近侧的健康部位，进行患处止血。这样做的目的是最大限度的保护病人肢体，不可以将止血带扎在病人下臂桡神经处。止血带的松紧度合适也非常重要，止血带的松紧应该以伤口处出血停止为标准。要缩短扎止血带的时间，不可以长时间扎止血带，以免导致局部组织出现坏死，造成严重的后果。扎止血带的同时，要将止血带与病人的皮肤隔开，不要直接接触皮肤，或扎在病人的衣服上也可以。
3	√	戴手套时应当注意未戴手套的手不可触及手套的外面，戴手套的手不可触及未戴手套的手或者另一手套的里面。戴手套后如发现有破洞，应当立即更换。脱手套时，应翻转脱下。
4	×	皮下注射是指将药液注入皮下组织。常用注射部位为上臂及股外侧。
5	×	青霉素皮试液的最佳浓度为 400 U/mL，每次注射皮丘的容积以 0.05 mL、剂量 20 U 最为适宜。

§ 26

医师临床“三基”训练综合试卷

§26.1 医师临床“三基”训练综合试卷（一）

一、选择题（每题1分，共40分）

【A型题】

1. 胸骨角两侧平对 （ ）
A. 第5肋 B. 第4肋 C. 第3肋 D. 第2肋 E. 第1肋
2. 促使液体回流至毛细血管内的有效胶体渗透压是 （ ）
A. 毛细血管血压减去组织间液胶体渗透压 B. 血浆胶体渗透压减去组织间液胶体渗透压 C. 毛细血管血压减去组织间液流体静压 D. 血浆胶体渗透压减去组织间液流体静压 E. 毛细血管血压减去血浆胶体渗透压
3. 某肾盂肾炎病人的血气分析结果为pH 7.32，$PaCO_2$ 30 mmHg，HCO_3^- 15 mmol/L。该病人应诊断为 （ ）
A. 代谢性酸中毒 B. 代谢性碱中毒 C. 呼吸性酸中毒 D. 呼吸性碱中毒 E. 混合性酸中毒
4. 下述哪项叙述不符合“2000年人人享有卫生保健”的目标 （ ）
A. 人们懂得自己有力量摆脱疾病的桎梏 B. 不同国家地区或人群能均匀地分配卫生资源 C. 人们所患的疾病都能治愈 D. 从婴幼儿直到老年都能健康地度过一生 E. 人们从小到老都能方便地享受到各种卫生保健服务
5. 休克时正确的补液原则是 （ ）
A. 补液宁多勿少 B. 需多少，补多少 C. 补充丧失的部分液体和当天继续丧失的液体 D. 失多少，补多少 E. 如血压正常不必补液
6. 下列属非细胞型微生物的是 （ ）
A. 立克次体 B. 衣原体 C. 真菌 D. 支原体 E. 病毒
7. 危害行为发生率最高的精神疾病是 （ ）
A. 精神分裂症 B. 躁狂症 C. 抑郁症 D. 反应性精神病 E. 偏执性精神病
8. 下列哪种属甲类传染病 （ ）
A. 霍乱 B. 艾滋病 C. 梅毒 D. 炭疽 E. 麻疹
9. 下列哪项不属糖尿病的慢性并发症 （ ）
A. 动脉粥样硬化 B. 肾脏病变 C. 视网膜病 D. 角膜溃疡 E. 心肌病
10. 洋地黄的主要适应证不包括哪项 （ ）
A. 急、慢性充血性心力衰竭 B. 阵发性室上性心动过速 C. 房室阻滞 D. 心房扑动 E. 快速性心房颤动

11. 周围血管征应除外 (　　)

A. 水冲脉　B. 点头运动　C. 毛细血管搏动　D. 脉搏短绌　E. 射枪音

12. 下列哪项不是糖皮质激素使用的绝对禁忌证 (　　)

A. 青光眼　B. 重度高血压　C. 怀孕　D. 活动性肺结核　E. 骨质疏松

13. 高压灭菌后物品，超过下列多长时间后就不能使用 (　　)

A. 3天　B. 5天　C. 10天　D. 7天　E. 14天

14. 张力性气胸的主要诊断依据是 (　　)

A. 呼吸困难　B. 皮下气肿　C. 纵隔向健侧移位　D. 肺萎缩　E. 胸膜腔内压超过大气压

15. 目前临床上诊断药物性皮炎的主要根据是 (　　)

A. 皮内试验　B. 激发试验　C. 淋巴细胞转化试验　D. 用药史、潜伏期、临床症状和发展过程等综合分析　E. 嗜碱性粒细胞脱颗粒试验

16. 大型帽状腱膜下血肿首选的治疗措施是 (　　)

A. 静脉或肌内注射止血药物，待其自行吸收　B. 加压包扎，静脉注射止血药物　C. 穿刺抽出积血，静脉滴注止血药物　D. 穿刺抽出积血和加压包扎　E. 切开引流和加压包扎

17. 上唇痈可并发 (　　)

A. 面部蜂窝织炎　B. 眼睑炎　C. 口炎　D. 牙龈炎　E. 化脓性海绵状静脉窦炎

18. 新生儿败血症最常见的并发症是 (　　)

A. 肺炎　B. 胸膜炎　C. 化脓性脑膜炎　D. 骨髓炎　E. 肝脓肿

19. 目前妇科恶性肿瘤中对妇女威胁最大的是 (　　)

A. 宫颈癌　B. 子宫内膜癌　C. 外阴癌　D. 输卵管癌　E. 卵巢癌

20. 临床死亡的概念应除外 (　　)

A. 呼吸停止　B. 瞳孔缩小　C. 脑电图静止　D. 面色发绀　E. 脉搏消失

【B型题】

问题21～25

A. 过清音

B. 鼓音

C. 实音

D. 水泡音

E. 哮鸣音

21. 急性肺水肿时可闻及 (　　)

22. 大叶性肺炎叩诊可呈 (　　)

23. 气胸时叩诊可呈 (　　)

24. 肺气肿时叩诊可呈 (　　)

25. 哮喘时可闻及 (　　)

问题 26～27

A. 脓液稠厚、黄色、不臭

B. 脓液稀薄、淡红色、量多

C. 脓液稠厚、有恶臭或粪臭

D. 脓液呈淡绿色、有特殊甜腥臭

E. 脓液有特殊的恶臭

26. 大肠杆菌感染 (　　)

27. 变形杆菌感染 (　　)

问题 28～30

A. 胸骨左缘第 2 肋间处

B. 心尖区

C. 胸骨右缘第 2 肋间处

D. 胸骨左缘第 3～第 4 肋间处

E. 胸骨体下端近剑突稍偏右或稍偏左处

28. 主动脉瓣区听诊区位于 (　　)

29. 三尖瓣区听诊区位于 (　　)

30. 二尖瓣区听诊区位于 (　　)

【C 型题】

问题 31～33

A. 氨苄西林

B. 羧苄西林

C. 两者均是

D. 两者均否

31. 主要用于铜绿假单胞菌感染的是 (　　)

32. 对伤寒、副伤寒有效的是 (　　)

33. 主要用于耐药金黄色葡萄球菌感染的是 (　　)

问题 34～35

A. 失血性休克

B. 诊断性腹腔穿刺抽出不凝固血液

C. 两者均有

D. 两者均无

34. 外伤性脾破裂大出血可有 (　　)

35. 食管下端、胃底静脉曲张破裂大出血可有 (　　)

【X 型题】

36. 降低血清钾浓度的措施包括 (　　)

A. 静脉滴注葡萄糖注射液　B. 应用胰岛素　C. 胰岛素、葡萄糖注射液同时应用　D. 口服阳离子交换树脂　E. 腹膜透析

37. 放射性^{131}I治疗甲状腺功能亢进症的机制包括　(　)

A. β射线破坏甲状腺组织　B. 破坏甲状腺血管使血流下降，使甲状腺缩小　C. 破坏淋巴细胞减少 TRAb 的生成　D. 拮抗甲状腺素　E. 经垂体抑制 T_3、T_4 分泌

38. 使用抗组胺药时的注意事项包括　(　)

A. 司机、高空作业者、精细工作者需禁用或慎用　B. 青光眼和前列腺肥大者慎用　C. 对组胺药过敏者禁用　D. 第二代 H_1 受体拮抗药不易通过血脑屏障，不产生嗜睡或仅有轻度嗜睡作用，临床上应用较广　E. 几种抗组胺药交替或合并使用，可增强抗过敏效果

39. 烧伤病人的治疗原则包括　(　)

A. 镇静止痛等对症治疗　B. 预防和治疗低血容量性休克　C. 尽早手术治疗促进创面愈合　D. 预防和治疗 MSOF　E. 治疗局部和全身的感染

40. 呼吸三凹征是指吸气时下列部位内陷　(　)

A. 胸骨上窝　B. 锁骨上窝　C. 肋间肌　D. 腹上角　E. 肋间隙

二、填空题（每空 1 分，共 15 分）

1. 调节红细胞生成的主要体液因素是________和________。
2. 按组织学特征，支气管肺癌可分为________、________、________、________。
3. 消毒是指杀灭物体上________。
4. 心肺复苏的主要目的是尽快地建立人工________和进行有效的人工________。
5. 1～2 岁小儿体重计算公式为________。
6. 眼的屈光系统包括________、________、________和________。
7. 高血压危象病人，需迅速有效地控制血压，首选药物为________。

三、判断题（每题 1 分，共 10 分）

1. 平静呼吸时，每分钟进入肺泡参与气体交换的气体量称为每分肺通气量。　(　)
2. 急性肾衰竭少尿期病人最常见的死因是高钾血症。　(　)
3. 白细胞管型对肾盂肾炎的诊断有重要价值。　(　)
4. 口服糖耐量试验异常加上尿糖阳性即可诊断为原发性糖尿病。　(　)
5. 大量出汗引起的缺水应属等渗性缺水。　(　)
6. 脊椎损伤病人不宜使用木板或门板等硬物搬运。　(　)
7. 为预防乙型病毒性肝炎在围生期的传播，患有乙型病毒性肝炎的妇女应加强营养，必须避孕；在肝炎痊愈后至少半年最好 1 年后再怀孕。　(　)
8. 变应性鼻炎属Ⅱ型超敏反应。　(　)
9. 原发性肝癌仅指肝组织肝细胞发生的恶性肿瘤。　(　)

10. 脑震荡是指头部外伤后引起短暂的脑功能障碍而无确定的脑器质改变。（　　）

四、名词解释（每题 2 分，共 10 分）

1. 牵涉痛
2. 无症状型冠心病
3. 混合痔
4. 前置胎盘
5. 免疫放射分析法（IRMA）

五、简答题（每题 2.5 分，共 25 分）

1. 试述血液的生理功能。
2. 试述急性心肌梗死的临床症状。
3. 试述全身麻醉时呼吸系统的并发症。
4. 试述预防早产的要点。
5. 简述传染性非典型肺炎的症状和体征。
6. 简述如何确诊艾滋病。
7. 试述诊断疾病的步骤。
8. 试述病历书写的基本要求。
9. 简述阴虚证与阳虚证的临床表现。
10. 试述周围性面神经麻痹和中枢性面神经麻痹的区别要点。

参考答案

一、选择题

题序	1	2	3	4	5	6	7	8	9	10	11
答案	D	B	A	C	B	E	A	A	D	C	D
题序	12	13	14	15	16	17	18	19	20	21	22
答案	D	E	E	D	D	E	C	E	B	D	C
题序	23	24	25	26	27	28	29	30	31	32	33
答案	B	A	E	C	E	C	E	B	B	A	D
题序	34	35	36	37	38	39	40				
答案	C	A	ABCDE	AC	ABDE	BDE	ABE				

二、填空题

1. 促红细胞生成素　　雄激素
2. 鳞状细胞癌　　未分化细胞癌　　腺癌　　支气管肺泡癌
3. 病原微生物
4. 循环　　呼吸
5. 9+(月龄-12)×0.25
6. 角膜　　房水　　晶状体　　玻璃体
7. 硝普钠

三、判断题

题序	1	2	3	4	5	6	7	8	9	10
答案	×	√	√	×	×	×	×	×	×	√

四、名词解释

1. 牵涉痛：内脏疾病引起同一神经节段支配的体表皮肤疼痛或痛觉过敏称为牵涉痛。
2. 无症状型冠心病：是指病人无症状，但静息或负荷试验后有ST段下降、T波低平等心肌缺血样改变。
3. 混合痔：直肠上、下静脉丛相互吻合，静脉曲张时相互影响，使上下静脉丛均发生曲张，称为混合痔。
4. 前置胎盘：妊娠28周后胎盘附着于子宫下段甚至胎盘下缘，达到或覆盖子宫颈内口，其位置低于胎先露部，称为前置胎盘。
5. 免疫放射分析法（IRMA)：属非竞争性放射性配体结合分析技术。它与以RIA为代表的竞争性放射配体分析技术的主要区别有两点：其一是放射性核素标记的是抗体，而不是抗原；其二是采用过量抗体，而不是限量抗体。IRMA与RIA比较，提高了检测的灵敏度并使检测范围增宽，特异性和精确度进一步提高。

五、简答题

1. 血液的生理功能有：①运输物质，营养物质、氧、代谢产物、激素等都要通过血液运送。②缓冲作用，血液中有5对缓冲系统，可对进入血液的酸性或碱性物质进行缓冲，使血液pH值不发生较大波动。③防御功能，血液中的白细胞和各种免疫物质对机体有保护作用。④生理止血功能，血液中有血小板、凝血因子等，当毛细血管损伤后，血液流出自行凝固而起止血作用。⑤体液调节功能，通过运输激素，实现体液性调节。⑥血浆构成机体内环境的一部分，借此进行物质交换。
2. 急性心肌梗死的临床症状为：①心前区绞痛。②全身症状，包括发热、心动过速、白细胞增高。③胃肠道症状，如恶心、呕吐、腹胀。④心律失常，如室性早搏或阵发性心动过速。⑤低血压或休克。⑥心力衰竭。
3. 全身麻醉时呼吸系统的并发症有反流误吸、呼吸道梗阻、通气不足及肺部并发症。
4. 预防早产的要点有：①妊娠期增加营养，禁止性交，防止感染。②注意身心健康，避免精神创伤。③高危孕妇应多卧床休息，特别是多左侧卧位。④子宫颈内口松弛者，应于妊娠14～16周做子宫颈内口环扎术。⑤积极治疗合并症。

5. 传染性非典型肺炎的症状和体征如下：起病急，以发热为首发症状，体温一般>38 ℃，偶有畏寒；可伴有头痛，关节、肌肉酸痛，乏力，腹泻；常无上呼吸道卡他症状；可有咳嗽，多为干咳、少痰，偶有血丝痰；可有胸闷，严重者出现呼吸加速、气促，或明显呼吸窘迫。肺部体征不明显，部分病人可闻少许湿啰音，或有肺实变体征。

6. 确诊艾滋病的方法如下：凡属高危人群、伴严重机会感染或机会性肿瘤以及CD4/CD8比例倒置等，应考虑本病可能，并进一步做HIV抗体检查。主要检查P24抗体和P120抗体。一般ELISA连续2次阳性，再做蛋白质印迹法（WB）和固相放射免疫深沉试验（SRIP）等来确证。

7. 诊断疾病的步骤如下：

(1) 搜集资料：包括详尽、完整、真实可靠的病史，全面系统而又重点深入的体格检查，以及含三大常规在内的各项实验室和特殊检查。

(2) 分析综合资料，形成印象：对上述资料进行综合归纳，分析比较，去粗取精，去伪存真，由表及里地总结病人的主要问题，将可能性较大的问题罗列出来，形成假设、印象，也就是初步诊断。

(3) 验证或修正诊断：初步诊断经过临床实践的验证，并进一步研究、分析病情，对初步诊断进行验证或修正，以明确诊断。一时难于确诊的病例，进行实验性治疗也是一项公认可行的准则，但需十分慎重。

8. 病历书写的基本要求如下：

(1) 病历书写必须具备三性：①真实性，如实反映病情，询问病史时，不能有暗示性及想当然的看法。②系统性，主要症状必须按正规要求收集并注意描述有意义的阴性病史及体征。③完整性，各项资料均需按序收集。

(2) 必须按时按质完成各项病历书写：住院病历和完全病历应在入院后24小时内完成；危重及抢救病人应及时记录首次病志，并随时记录抢救治疗情况。

(3) 符合统一规格。

(4) 文笔精练，术语准确，字迹整洁；简化字及外文缩写字母一律按国家规定或国际惯例格式书写，不得自行滥造。

(5) 病历需经上级医师用红笔审阅修改并签名，以明确责任。修改过多，应重新抄写，切忌剪贴或涂擦。

9. 阴虚证与阳虚证的临床表现如下：

(1) 阴虚证：两颧红赤，形体消瘦，潮热盗汗，五心烦热，咽干口燥，舌红少苔，脉细数。

(2) 阳虚证：畏寒肢冷，神疲乏力，气短，口淡不渴，或喜热饮，尿清便溏，或尿少浮肿，面白，舌质淡胖，脉沉迟无力。

10. 周围性面神经麻痹的症状常比中枢性面神经麻痹重，前者面部表情肌瘫痪使表情动作完全丧失（患侧鼻唇沟变浅、口角下垂、额部皱纹变浅或消失、眼裂变大、口角偏向健侧，不能做露齿、吹口哨、鼓颊、皱额、闭眼等动作）；后者为病灶对侧下面部的瘫痪（鼻唇沟平坦和口角下垂），额支无损（系由两侧中枢支配），故皱额、皱眉和闭眼动作皆无障碍，对侧面部随意动作虽消失而哭笑等动作仍保存。中枢性面神经麻痹常合并同侧偏瘫及中枢性舌下神经麻痹，多见于脑卒中或脑瘤。

§26.2 医师临床“三基”训练综合试卷（二）

一、选择题（每题1分，共40分）

【A型题】

1. 膀胱三角的标志为 （ ）
A. 尿道内口与膀胱底之间 B. 输尿管间壁与膀胱尖之间 C. 尿道内口与膀胱尖之间 D. 两输尿管口与膀胱尖之间 E. 尿道内口与两输尿管口之间
2. 下述哪类水、电解质代谢失调早期就易发生循环衰竭 （ ）
A. 高渗性脱水 B. 等渗性脱水 C. 低渗性脱水 D. 水中毒 E. 低钾血症
3. 最能反映组织性缺氧的血氧指标是 （ ）
A. 血氧容量降低 B. 静脉血氧含量增加 C. 动脉血氧分压降低 D. 动脉血氧含量降低 E. 动-静脉血氧含量差增大
4. 有关脑脊液循环的描述，正确的是 （ ）
A. 经第四脑室侧孔入静脉 B. 经中脑水管入大脑大静脉 C. 经侧脑室脉络丛入静脉 D. 经蛛网膜粒入静脉 E. 经室间孔入第四脑室
5. Rh阴性母亲，若其胎儿是Rh阳性，可引起胎儿出现 （ ）
A. 血友病 B. 白血病 C. 新生儿溶血病 D. 红细胞增多症 E. 巨幼细胞贫血
6. DIC产生的贫血属 （ ）
A. 溶血性贫血 B. 缺铁性贫血 C. 中毒性贫血 D. 失血性贫血 E. 再生障碍性贫血
7. 慢性肺源性心脏病肺动脉高压形成的最主要原因是 （ ）
A. 肺毛细胞血管床减少 B. 肺小动脉炎 C. 血液黏度增加 D. 缺氧引起肺小动脉痉挛 E. 血容量增加
8. 抬举性心尖冲动最常见于 （ ）
A. 肺源性心脏病 B. 心肌炎 C. 右心室肥大 D. 高原性心脏病 E. 心包积液
9. 原发性高血压分型不包括下述哪项 （ ）
A. 缓进型高血压 B. 急进型高血压 C. 亚急进型高血压 D. 高血压危象 E. 高血压脑病
10. 第二性征的区别，下列叙述不正确的是 （ ）
A. 体毛和阴毛分布的特征 B. 乳房发育与皮下脂肪 C. 皮肤色素发布 D. 肌肉发达程度 E. 声音的强弱与音调

11. 一般在服毒后几小时内洗胃抢救最有效 ( )

A. 48 小时内 B. 24 小时内 C. 12 小时内 D. 8 小时内 E. 4～6 小时内

12. 开放性气胸的现场急救为 ( )

A. 立即给氧、输液 B. 胸膜腔穿刺抽气 C. 清创术 D. 立即用清洁物品填塞伤口 E. 镇静、注射止痛剂

13. 高渗性缺水的治疗常用 ( )

A. 常用等渗盐水 B. 等渗盐水和氯化钾 C. 5%葡萄糖注射液 D. 5%葡萄糖盐水 E. 复方氯化钠溶液

14. 硫喷妥钠静脉麻醉适用于以下何种病人 ( )

A. 婴幼儿 B. 孕妇 C. 休克病人 D. 肝肾功能不全者 E. 颅脑手术病人

15. 急性血源性骨髓炎最早发生的部位是 ( )

A. 短管骨干骺端 B. 扁平骨 C. 关节骨骺 D. 长管骨干骺端 E. 长管骨骨干

16. 男，30 岁。自 7 m 高处坠下，腹痛，半小时后送来急诊室就医。体格检查：面色苍白，脉搏 120 次/min 且弱，血压 60/40 mmHg。为明确有无内脏损伤，首先应进行哪项检查 ( )

A. 胸、腹部 X 线摄片 B. 腹部 B 超 C. 腹部 CT D. 诊断性腹腔穿刺 E. 血常规

17. 维生素 D 缺乏性佝偻病的主要病因是 ( )

A. 日光照射不足 B. 单纯母乳喂养 C. 生长过快 D. 疾病影响 E. 药物影响

18. 习惯性晚期流产最常见的原因是 ( )

A. 孕卵发育异常 B. 黄体功能不全 C. 甲状腺功能不全 D. 染色体异常 E. 子宫颈内口松弛

19. 毒蛇咬伤早期局部最佳用药为 ( )

A. 中草药局部外敷 B. 胰蛋白酶局部注射 C. 高锰酸钾溶液冲洗 D. 0.5%普鲁卡因局部及套式封闭 E. 季德胜蛇药片局部外敷

20. 钩体病最常见的临床类型是 ( )

A. 流感伤寒型（感染中毒型） B. 黄疸出血型 C. 肺出血型 D. 肾衰竭型 E. 脑膜脑炎型

【B 型题】

问题 21～24

A. 胰岛素

B. 磺脲类

C. 硫脲类

D. 放射性^{131}I

E. 甲状腺次全切除术

21. 1 型糖尿病选用 （　）

22. 2 型糖尿病无并发症选用 （　）

23. 糖尿病酮症酸中毒选用 （　）

24. 15 岁 Graves 病选用 （　）

问题 25～28

A. 活动后伴疼痛性血尿

B. 无痛性血尿

C. 脓性血尿

D. 乳糜尿

E. 乳糜尿伴血尿

25. 泌尿系结石尿液是 （　）

26. 泌尿系结核尿液是 （　）

27. 泌尿系丝虫病尿液是 （　）

28. 泌尿系肿瘤尿液是 （　）

问题 29～30

A. 葡萄球菌

B. β溶血性链球菌

C. 大肠杆菌

D. 厌氧性链球菌

E. 淋球菌

29. 致病性最强，可产生多种毒性物质，导致严重败血症的是 （　）

30. 产生内毒素，易发生菌血症而致感染性休克的是 （　）

【C 型题】

问题 31～32

A. 气管

B. 食管

C. 两者均是

D. 两者均否

31. 通过胸廓上口的是 （　）

32. 相当于第 10 胸椎水平通过膈的是 （　）

问题 33～35

A. 心尖区隆隆性杂音

B. 主动脉瓣区舒张期吹风样杂音

C. 两者均有

D. 两者均无

33. 梅毒性心脏病致主动脉瓣关闭不全有 (　　)

34. 左心房黏液瘤有 (　　)

35. 风湿性心脏病单纯二尖瓣狭窄有 (　　)

【X 型题】

36. 艾滋病的传播方式包括 (　　)

A. 性接触传播　B. 注射途径　C. 母婴传播　D. 器官移植　E. 人工授精

37. 代谢性酸中毒常见的临床表现有 (　　)

A. 呼吸浅慢　B. 心肌收缩力减弱　C. 中枢神经系统处于抑制状态　D. 心律失常　E. 血管对儿茶酚胺反应性增强

38. 预防局部麻醉药毒性反应的方法有 (　　)

A. 防止误入血管内　B. 局部麻醉药控制在安全剂量范围内　C. 用浓度低的局部麻醉药　D. 局部麻醉药中加少量肾上腺素　E. 用高浓度减少局部麻醉药的用量

39. 肿瘤病人行化学治疗后常见的不良反应有 (　　)

A. 便血　B. 血尿　C. 毛发脱落　D. 免疫能力降低　E. 皮肤黏膜改变

40. 下列哪些项目属于脑膜刺激征 (　　)

A. Kernig 征　B. Lasègue 征　C. Brudzinski 征　D. Babinski 征　E. Gordon 征

二、填空题（每空 1 分，共 15 分）

1. 由 B 淋巴细胞介导的免疫应答称为________，发挥免疫效应的物质主要是________。
2. 酮体主要包括________、________和________，引起酸中毒的主要是________。
3. 血钾浓度低于________ mmol/L 称为低钾血症，其产生原因有__________、________、________。
4. 头皮裂伤活动性出血的急救措施是________。
5. 耻骨上膀胱穿刺引流术穿刺部位应选择在________。
6. 判断心搏骤停的依据有：①________。②________。③________。

三、判断题（每题 1 分，共 10 分）

1. 卡介苗是人工培养的牛分枝杆菌的变异菌株，用于预防结核病。 (　　)
2. 平均动脉压接近舒张压，等于舒张压加 1/4 脉压，低于收缩压。 (　　)
3. 厌氧菌所致败血症首选头孢类抗生素。 (　　)
4. 日本血吸虫病是一种人畜共患病。 (　　)
5. 休克病人的最佳体位是头低脚高位。 (　　)
6. 骨关节脱位的特征是畸形、弹性固定、关节空虚、功能障碍。 (　　)
7. 佝偻病的早期预防措施是及早肌内注射维生素 D_3 30 万 U，每周 1 次，共3 次。 (　　)
8. 临床常见右侧喉返神经损伤，因右侧喉返神经自迷走神经发出后，行走的途径较长。 (　　)

9. 胃为水谷之海，主纳谷，以升为顺。 （ ）

10. 多发性硬化是一种中枢神经系统脱髓鞘疾病。 （ ）

四、名词解释（每题 2 分，共 10 分）

1. 超敏反应
2. DIC
3. 骨折
4. 稽留流产
5. 休克指数

五、简答题（每题 2.5 分，共 25 分）

1. 何谓抗原？医学上重要的抗原物质有哪些？
2. 简述胰岛素的生理功能。
3. 简述破伤风的治疗原则。
4. 试述母乳喂养的优点。
5. 简述医院消毒预防措施。
6. 我国主要致盲眼病有哪些？
7. 试述心内注射操作方法。
8. 试述寒证、热证的鉴别要点。
9. 简述颅内压增高的三主征。
10. 试述我国现用烧伤面积计算和深度判断的方法。

参考答案

一、选择题

题序	1	2	3	4	5	6	7	8	9	10	11	12
答案	E	C	B	D	C	A	D	D	C	C	E	D
题序	13	14	15	16	17	18	19	20	21	22	23	24
答案	C	E	D	D	A	E	B	A	A	B	A	C
题序	25	26	27	28	29	30	31	32	33	34	35	36
答案	A	C	D	B	B	C	C	B	C	A	A	ABCDE
题序	37	38	39	40								
答案	BCD	ABD	BCD	AC								

二、填空题

1. 体液免疫　　抗体
2. 乙酰乙酸　　β-羟丁酸　　丙酮　　乙酰乙酸和β-羟丁酸
3. 3.5　　钾摄入减少　　排钾增多　　细胞外钾向细胞内转移
4. 加压包扎止血
5. 耻骨联合上2横指中线处
6. 心音消失　　大动脉搏动消失　　意识障碍

三、判断题

题序	1	2	3	4	5	6	7	8	9	10
答案	√	×	×	√	×	√	×	×	×	√

四、名词解释

1. 超敏反应：又称变态反应或过敏反应，是指某些抗原或半抗原物质再次进入致敏的机体，在体内引起特异性体液或细胞免疫反应，由此导致组织损伤或生理功能紊乱。
2. DIC：即弥散性血管内凝血，是指一种由多种病因引起的全身性微小血管内血栓形成综合征。在血栓形成的过程中血小板和凝血因子被消耗并激活了纤维蛋白溶解（纤溶）系统。临床上有广泛性出血、循环衰竭、多器官功能障碍和溶血性贫血等表现。
3. 骨折：骨的完整性和连续性中断称为骨折。
4. 稽留流产：是指胚胎或胎儿已死亡，但仍滞留在子宫腔内尚未自然排出者，往往表现为早孕反应消失；子宫不再增大反而缩小，小于停经月份；听不到胎心。
5. 休克指数：是指脉搏与收缩血压的比值。

五、简答题

1. 抗原是一种能与相应克隆的淋巴细胞上独特的抗原受体特异性结合，诱导淋巴细胞产生免疫应答，产生抗体或致敏淋巴细胞，并能与相应抗体或致敏淋巴细胞在体内或体外发生特异性结合的物质。医学上重要的抗原物质有：①微生物及其代谢产物。②动物血清。③异嗜性抗原。④同种异型抗原。⑤自身抗原。⑥肿瘤抗原。
2. 胰岛素的生理功能有：①降低血糖。②促进蛋白质合成，抑制其分解。③促进葡萄糖转变成中性脂肪，抑制脂肪水解，血中游离脂肪酸降低，故胰岛素分泌不足除使血糖升高外尚伴有高脂血症和酮血症。④由于前两种作用伴有血钾向细胞内转移，使血钾降低，故使用胰岛素时应注意补钾。
3. 破伤风的治疗原则是：①中和毒素，应用TAT 2万～5万U加入5%葡萄糖注射液500～1000 mL内静脉滴注，每天1次，共3～5天。②彻底清创，敞开伤口引流。③控制痉挛，应用镇静药或冬眠药。④防治并发症，使用青霉素。
4. 母乳喂养的优点如下：对婴儿来讲，它具有丰富营养，各种营养物质最适宜婴儿消化吸收；母奶中含丰富的抗体，具有免疫力；利于牙齿的发育与保护，能预防龋齿；增加母婴感情；促进婴儿早期智力开发；减少坏死性结肠炎的危险；减少婴儿猝死综合征的发生；可望降低婴儿糖尿病及儿童淋巴瘤的发生。对母亲来讲，可促进子宫收缩，减少产后流血，促进子宫复旧；延长生育间隔；减少乳腺癌和卵巢癌的发生；经济方便。

5. 医院消毒预防措施为：①病房、门诊、急诊、实验室、教室和医院所有办公区、学生宿舍、食堂、幼儿园要保持通风，强调自然风的对流，保持室内空气与室外空气的交换。自然通风不良则必须安装足够通风量的通风设备。②病房、门诊、急诊、实验室、教室每天用0.5%过氧乙酸喷雾消毒1～2次，医院所有办公区、学生宿舍、食堂、幼儿园每天用0.5%过氧乙酸喷雾消毒1次，0.5%过氧乙酸用量为20～30 mL/m^2。③病房、门诊、急诊、实验室、教室和医院所有办公区、学生宿舍、食堂、幼儿园的物体表面（包括电话、门把手、触摸屏、桌面、病床、电梯等）及地面每天用1∶50“84”消毒液消毒1次。④医院汽车、班车运行时最好开窗通气，车内每天用0.5%过氧乙酸喷雾消毒1次，用1∶100“84”消毒液擦拭消毒1次，同时做好卫生工作。
6. 我国主要致盲眼病有白内障、角膜病、青光眼、眼外伤、职业病、沙眼及遗传性眼病等。
7. 心内注射操作方法如下：①病人取卧位。②用碘酊、乙醇在穿刺部位自内向外进行常规皮肤消毒。③用空针抽取心内注射所用的药物。④用9号穿刺针在第4肋间胸骨左缘1～2 cm处垂直刺入4～5 cm，抽得回血后将药液快速注入。⑤注射完毕后，拔出穿刺针，以乙醇棉签按压针孔。
8. 寒证、热证鉴别要点主要在寒热、口渴、面色、四肢、二便、舌脉6个方面。①寒证：恶寒喜热，口不渴，面色皖白，四肢冷，大便溏稀，小便清长，舌淡苔白腻，脉迟。②热证：恶热喜冷，渴喜冷饮，面红赤，四肢热，大便干结，小便短赤，舌红苔黄，脉数。
9. 颅内压增高的三主征如下。①头痛：是最常见的症状，常呈持续性伴阵发性加剧，一般以清晨及晚间明显，随颅内压的增高而进行性加重，用力、咳嗽、大便或低头活动头痛明显，头痛部位可能与病变部位一致。②呕吐：常出现于头痛剧烈时。典型喷射性呕吐并不多见，较易发生于食后。小儿常以呕吐为首发症状，可伴强迫头位（Bruns征）。③视盘水肿：是颅内压增高的重要客观体征。早期常不影响视力，晚期可导致视神经继发性萎缩而有视力减退甚至失明。视野呈向心性缩小和盲点扩大。重者可见眼底静脉怒张、出血和大量渗血。
10. 烧伤面积的计算方法有手掌法和中国新九分法两种。深度判断以三度四分法为主。①手掌法：以伤员自己的一侧5指并拢的手掌面积为1%。②中国新九分法：将人体各部分别定为若干个9%的体表总面积。头颈1×9%，双上肢2×9%，躯干3×9%，双下肢5×9+1%。小儿因解剖特点头颈9+（12－年龄）%，双下肢5×9+1－(12－年龄)%。③三度四分法：该法按临床表现、组织病理损害层次及程度分为Ⅰ度、浅Ⅱ度、深Ⅱ度和Ⅲ度烧伤。

§26.3 医师临床“三基”训练综合试卷（三）

一、选择题（每题1分，共40分）

【A型题】

1. 血细胞比容是指血细胞　（　）
A. 占全血容积的百分比　B. 占全血质量的百分比　C. 与血清容积之比　D. 与血管容积之比　E. 与血浆容积之比

2. 免疫具有 ( )

A. 对病原微生物的防御功能 B. 抗病原微生物感染的功能 C. 识别和排除抗原性异物的功能 D. 清除损伤或衰老细胞的功能 E. 清除突变细胞的功能

3. 肉瘤是由 ( )

A. 神经组织来源的恶性肿瘤 B. 间叶组织来源的良性肿瘤 C. 间叶组织来源的恶性肿瘤 D. 上皮组织来源的良性肿瘤 E. 上皮组织来源的恶性肿瘤

4. 影响中心静脉压高低的因素是 ( )

A. 外周静脉压和静脉血流阻力 B. 心脏射血能力和外周阻力 C. 动脉压和静脉压 D. 心脏射血能力和静脉回心血量 E. 血管容量和循环血量

5. 病毒生长增殖的方式是 ( )

A. 有性繁殖 B. 有丝分裂 C. 出芽生长 D. 自我复制 E. 二分裂

6. 下列哪项不属心脏压塞征象 ( )

A. 颈静脉怒张 B. 血压下降，脉压变小 C. 奇脉 D. 第一心音亢进 E. 心音遥远

7. 慢性弥漫性阻塞性肺气肿最主要的症状是 ( )

A. 咳嗽 B. 咳痰 C. 逐渐加重的呼吸困难 D. 心悸 E. 咯血

8. 对人工呼吸的要求下列哪项错误 ( )

A. 人工呼吸时病人胸廓扩张 B. 人工呼吸时可闻及肺泡呼吸音 C. 吹气时间占呼吸周期 1/3 D. 吹气频率快于心脏按压频率 E. 吹气时在病人上腹适当加压，防止过多气体吹入胃中

9. 区别中枢性瘫痪和周围性瘫痪的主要根据是 ( )

A. 肌力的大小 B. 有无感觉障碍 C. 有无病理反射 D. 有无大小便失禁 E. 有无恶心、呕吐

10. 结缔组织疾病中，最易引起肾损害的是 ( )

A. 干燥综合征 B. 结节性多动脉炎 C. 硬皮病 D. 系统性红斑狼疮 E. 皮肌炎

11. 心搏骤停时最迅速有效的处理是 ( )

A. 口对口人工呼吸 B. 纯氧人工呼吸 C. 胸外心脏按压 D. 胸内心脏按压 E. 口对口人工呼吸同时行胸外心脏按压

12. 胃和十二指肠溃疡穿孔后 16 小时入院，腹膜炎严重，治疗应选择 ( )

A. 胃肠减压、输液 B. 抗感染治疗 C. 手术行溃疡穿孔修补，腹腔引流 D. 剖腹探查，行胃大部切除术 E. 腹腔穿刺抽液

13. 代谢性酸中毒最突出的症状是 ( )

A. 呼吸深快，呼气时带酮味 B. 唇干舌燥，眼窝凹陷 C. 呼吸慢而浅，呼气时有烂苹果气味 D. 心率加速，血压降低 E. 疲乏，眩晕

14. 全身麻醉后呼吸道可因舌后坠而堵塞，防止舌后坠的方法中，下述哪项不正确 ( )

A. 托起下颌　B. 头后仰　C. 放入口咽通气道　D. 行气管内插管　E. 头向侧偏

15. 开放性骨折清创术中哪项处理是错误的　(　)

A. 对仍有血液供应的皮肤，只切除 1～2 mm 的污染区　B. 若皮肤剥离面广，应将表面皮肤切开，显露皮下创腔或隧道　C. 彻底切除失去活力的筋膜、肌肉和肌腱　D. 彻底清除大小游离碎骨片　E. 保留与骨膜和软组织有联系的小骨片

16. 佝偻病活动及其临床表现主要是　(　)

A. 生长中的骨骼改变、肌肉松弛和神经兴奋性改变　B. 神经症状、骨骼改变　C. 易激惹、烦躁、多汗、枕部秃发　D. 颅骨软化、鸡胸、X 形腿　E. 骨缝、前囟、后囟闭合及出牙延迟

17. 下列哪种方法不能用来诊断早孕　(　)

A. 基础体温为双相，且高温曲线连续 3 周不下降　B. 妊娠免疫试验　C. 超声多普勒检查　D. 尿雌三醇测定　E. 肌内注射黄体酮后停药 7 天无阴道流血

18. 人耳能感觉到的声波频率范围为　(　)

A. 20～1000 Hz　B. 20～2000 Hz　C. 20～4000 Hz　D. 20～8000 Hz　E. 20～20000 Hz

19. 人体内有效循环血量的丧失达下列哪项时，机体将无法代偿，出现休克的临床症状　(　)

A. ＞5%　B. ＞8%　C. ＞10%　D. ＞20%　E. ＞40%

20. 纠正呼吸性酸中毒最主要的措施是　(　)

A. 输碱性溶液　B. 纠正电解质紊乱　C. 改善通气　D. 用脱水剂　E. 输注生理盐水

【B 型题】

问题 21～22

A. 奇脉

B. 水冲脉

C. 脉搏短绌

D. 交替脉

E. 重脉

21. 原发性高血压心功能不全的脉搏是　(　)

22. 动静脉瘘的脉搏是　(　)

问题 23～25

A. 子宫广泛切除术及盆腔淋巴清扫术

B. 子宫全切除术

C. 全子宫、双附件切除术

D. 全子宫、双附件及大网膜切除术

E. 全子宫及阴道部分切除术

23. 宫颈癌Ⅱa应行 （ ）

24. 子宫内膜癌Ⅰ应行 （ ）

25. 卵巢癌应行 （ ）

问题26～27

A. 肺炎链球菌

B. 金黄色葡萄球菌

C. 腺病毒

D. 呼吸道合胞病毒

E. 肺炎支原体

26. 细菌性肺炎最常见的病原菌是 （ ）

27. 毛细支气管炎的主要病原体是 （ ）

【C型题】

问题28～29

A. 低浓度给氧

B. 高浓度给氧

C. 两者均可

D. 两者均否

28. 慢性支气管炎、阻塞性肺气肿、肺源性心脏病、严重呼吸衰竭宜采用 （ ）

29. 急性呼吸窘迫综合征宜采用 （ ）

问题30～32

A. 氨苄西林

B. 羧苄西林

C. 两者均是

D. 两者均否

30. 主要用于铜绿假单胞菌感染的是 （ ）

31. 对伤寒、副伤寒有效的是 （ ）

32. 主要用于耐药金黄色葡萄球菌感染 （ ）

问题33～35

A. 依地酸二钠钙

B. 二巯丁二钠

C. 两者均可

D. 两者均否

33. 治疗苯中毒常用的解毒药是 （ ）

34. 治疗铅中毒常用的解毒药是 （ ）

35. 治疗杀虫脒的解毒药是 （ ）

【X 型题】

36. 能使动脉血压升高的因素有 (　　)

A. 心率加快　B. 呼吸变浅　C. 外周阻力增加　D. 每搏量减少　E. 血管容量增加

37. 对“主诉”写作的要求包括 (　　)

A. 指出疾病主要属何系统　B. 指出疾病的急性或慢性　C. 指出疾病并发症的可能　D. 指出疾病的发展和预后　E. 指出疾病的持续时间

38. 关于糖皮质激素，下列叙述哪些正确 (　　)

A. 有抗炎、抗过敏、免疫抑制、抗毒及抗休克等作用　B. 可用于重症药疹、急性荨麻疹及系统性红斑狼疮等　C. 长期使用可有许多不良反应　D. 皮损内注射可治疗某些皮肤病　E. 外用制剂长期使用亦不会发生不良反应

39. 奇脉常见于下列哪些疾病 (　　)

A. 冠心病　B. 心肌炎　C. 心肌病　D. 心包腔积液　E. 缩窄性心包炎

40. 导尿术的禁忌证包括 (　　)

A. 膀胱破裂　B. 急性附睾炎　C. 急性前列腺炎　D. 产科手术前　E. 尿道狭窄

二、填空题（每空 1 分，共 15 分）

1. 有效胶体渗透压等于________减去________的差值。
2. 血小板的功能有________、________、________、________、________。
3. 中央型肺癌是指生长在________的肺癌。
4. 诊断脑震荡的主要临床依据是________。
5. 宫颈癌早期症状是________。
6. 目前认为鼻咽癌的发生与________、________、________等因素有关。
7. 支气管哮喘可引起________性呼吸困难；气管内肿瘤或异物可引起________性呼吸困难。

三、判断题（每题 1 分，共 10 分）

1. 低钾血症时心电图最特征的改变是 T 波低平并出现 U 波，其次 QRS 波群变窄，PR 间期缩短。 (　　)
2. 食物中毒可分为细菌性食物中毒、自然毒食物中毒和化学性食物中毒。 (　　)
3. 缺氧不一定有发绀，发绀不一定有缺氧。 (　　)
4. 皮肤瘀斑是确诊流行性脑脊髓膜炎败血症型的唯一标准。 (　　)
5. 骨折的治疗原则是早期复位、良好固定和功能锻炼。 (　　)
6. 破伤风的治疗原则是应用破伤风类毒素。 (　　)
7. B 超检查能最早最准确诊断妊娠。 (　　)

8. 梅尼埃病发作期，病人除有眩晕、耳鸣、耳闷胀感等症状外，常伴有短暂性意识障碍。（　　）

9. 经络系统是由动脉、静脉组成的。（　　）

10. 脑出血多在活动中发病，逐渐出现肢体无力等神经系统定位症状和体征，多在1周后达高峰。（　　）

四、名词解释（每题2分，共10分）

1. 脑死亡
2. 院内感染性肺炎
3. 轻度烧伤
4. 过期妊娠
5. 多发伤

五、简答题（每题2.5分，共25分）

1. 何谓血沉？简述血沉加快的机制。
2. 试述恶性高血压的临床特点。
3. 试述开放性气胸的治疗方法。
4. 何谓小儿肥胖症？
5. 试述SARS传染源具体内容。
6. 试述ARDS的治疗原则。
7. 试述临床思维的两大要素。
8. 简述十二经脉的组成。
9. 何谓脑震荡？主要临床表现有哪些？
10. 试述Ⅲ度烧伤创面的处理原则。

参考答案

一、选择题

题序	1	2	3	4	5	6	7	8	9	10	11	12
答案	A	C	C	D	D	D	C	D	C	D	E	C
题序	13	14	15	16	17	18	19	20	21	22	23	24
答案	A	E	D	A	D	E	C	C	D	B	A	C

续表

题序	25	26	27	28	29	30	31	32	33	34	35	36
答案	D	A	D	A	B	B	A	D	D	C	D	AC
题序	37	38	39	40								
答案	ABCE	ABCD	DE	BC								

二、填空题

1. 血浆胶体渗透压　　组织间液胶体渗透压
2. 黏附　　聚集　　分泌　　促凝　　血块收缩
3. 叶段以上支气管
4. 头部外伤后有短暂的意识障碍和逆行性健忘
5. 接触性阴道出血
6. 遗传　　病毒　　环境
7. 呼气　　吸气

三、判断题

题序	1	2	3	4	5	6	7	8	9	10
答案	×	√	√	×	√	×	√	×	×	×

四、名词解释

1. 脑死亡：是整体死亡的标志，即全脑功能的永久性消失，也是医学上对死亡的一个新概念。
2. 院内感染性肺炎：是指病人入院时不存在，也不处于感染潜伏期，而是于入院 48 小时后在医院内发生的肺炎。最常见的病原菌是革兰氏染色阴性菌。
3. 轻度烧伤：Ⅱ度烧伤面积在 9%以下称为轻度烧伤。
4. 过期妊娠：妊娠预产期超过 2 周或 2 周以上称为过期妊娠。
5. 多发伤：是指在同一伤因打击下，人体同时或相继有两个以上的解剖部位或脏器受到严重损伤，且其中至少一处危及生命。

五、简答题

1. 抗凝血液在血沉管内垂直静置 1 小时末红细胞下沉的速率称为红细胞沉降率，简称血沉。血沉加快的根本原因在血浆而不是红细胞本身。使血沉加快的具体因素有：①血浆纤维蛋白原显著增加，它是带正电荷的颗粒，能中和红细胞表面的负电荷，且该物质又是亲水胶质，可破坏红细胞的水化膜，使红细胞叠连加速，血沉加快。②A/G 比值减小时，血液胶体状态不稳定，加速红细胞的叠连作用而使血沉加快。③某些传染病时红细胞吸附血液中的抗体，与抗原发生免疫反应使红细胞凝集而加速血沉。④胆囊炎或胆道阻塞时，因胆固醇降低红细胞表面电荷而使血沉加快。
2. 恶性高血压的临床特点包括：①发病急骤，多见于中、青年。②血压显著升高，舒张压持续

≥130 mmHg。③头痛，视物模糊，眼底出血、渗出和视盘水肿。④肾脏损害突出，出现持续蛋白尿、血尿、管型尿，并可伴肾功能不全。⑤进展迅速，如不给予治疗，预后不佳。

3. 开放性气胸的治疗方法包括：①急救时首先应用无菌敷料封闭伤口，然后穿刺抽气。②纠正休克、输液、输血、给氧。③清创缝合伤口，行胸腔闭式引流。④如有胸腔内脏器损伤则需剖胸探查。⑤抗生素治疗，预防感染。

4. 小儿肥胖症是指小儿体重超过同性别、同身高正常儿均值20%以上者。超过均值20%～29%者为轻度肥胖，超过30%～39%者为中度肥胖，超过40%～59%者为重度肥胖，超过60%以上者为极度肥胖。

5. SARS 即传染性非典型肺炎，其传染源包括下列 4 个方面。①SARS 病人：急性病人借其症状（咳嗽、吐、泻）而促进病原体的播散；慢性病人可长期污染环境；轻型病人数量多而不易被发现；在不同传染病中其流行病学意义各异。②SARS 隐性感染者：在某些传染病（如脊髓灰质炎）中，隐性感染者是重要传染源。③SARS 病原携带者：慢性病原携带者不显出症状而长期排出病原体，在某些传染病（如伤寒、细菌性痢疾）中有重要的流行病学意义。④受感染的动物：某些动物间的传染病，如狂犬病、鼠疫等也可传给人类，引起严重疾病。还有一些传染病如血吸虫病，动物储存宿主是传染源中的一部分。

6. ARDS 即急性呼吸窘迫综征，其治疗首先是原发病的治疗，其主要措施有：①迅速纠正缺氧，鼻导管给氧往往不能解除缺氧，机械通气是治疗 ARDS 的重要环节。常用呼气终末正压呼吸（PEEP），高频通气（HFV）亦有一定效果。②积极治疗肺水肿，限制输入液量，尽量维持每天出量多于入量 500 mL 或每天体重减轻 0.2 kg 左右。③早期应用大剂量糖皮质激素并没有任何好处。有人认为在 ARDS 纤维化期（起病后 5～10 天）或病人血液或肺泡灌洗液嗜酸性粒细胞增高是激素治疗的适应证。④改善微循环，酚苄明或酚妥拉明 20～40 mg 静脉注射，2～4 小时重复 1 次；肝素 50～100 mg/d，右旋糖酐 40 500～1000 mL/d。

7. 临床思维的两大要素如下。①临床实践：即床旁接触病人，观察病情变化，实施诊疗操作，分析问题，解决问题。②科学思维：这是将疾病的一般规律运用于判断特定个体所患疾病的思维过程，是对疾病资料整理、分析的过程，是对临床问题综合比较、分析推理的过程，并在此基础上建立疾病的诊断。

8. 十二经脉即是手三阴经（手太阴肺、手厥阴心包、手少阴心），手三阳经（手阳明在肠、手少阳三焦、手太阳小肠），足三阴经（足太阴脾、足厥阴肝、足少阴肾），足三阳经（足阳明胃、足少阳胆、足太阳膀胱）的总称，是经络系统的主体，故又称十二正经。

9. 脑震荡是指头部外伤后立即出现短暂的脑功能障碍，病理解剖无确定脑器质改变的一种轻型脑损伤。主要临床表现有：①轻度意识障碍，伤后立即出现，大多在半小时内，能迅速自行恢复，清醒后常嗜睡。②逆行性遗忘，醒后不能回忆受伤经过或伤前的情况。③常有头痛、头昏、恶心、呕吐、面色苍白、心悸等自主神经功能紊乱表现，一般 3～5 天逐渐恢复。④神经系统检查无异常。⑤腰椎穿刺脑脊液压力及化验正常。

10. 较大的Ⅲ度烧伤创面不能自然愈合，小面积虽可形成瘢痕愈合，但瘢痕增殖可造成畸形和功能障碍。为此，对Ⅲ度烧伤创面应采取积极态度，使创面早日愈合，原则上宜用保痂的暴露疗法，在伤后 48～72 小时即可行手术切痂和植皮。对大面积Ⅲ度烧伤应采取积极分期分批有计划地去痂植皮。

§26.4 医师临床“三基”训练综合试卷（四）

一、选择题（每题1分，共40分）

【A型题】

1. Rh阳性是指红细胞膜上有 ( )

A. D抗原 B. A抗原 C. E抗原 D. C抗原 E. B抗原

2. 下列对单克隆抗体的描述哪项是错误的 ( )

A. 某种抗原进入机体也可产生单克隆抗体 B. 具有高度的均一性 C. 具有高度的专一性 D. 只针对某一特定抗原决定簇的抗体 E. 是由一株B淋巴细胞增殖产生的抗体

3. 全身麻醉前给予病人阿托品，其目的是 ( )

A. 减少呼吸道腺体分泌 B. 预防胃肠痉挛 C. 增强麻醉效果 D. 预防心血管并发症 E. 镇静

4. 心交感神经末梢释放 ( )

A. 去甲肾上腺素 B. 血管紧张素 C. 肾上腺素 D. 乙酰胆碱 E. 组胺

5. 高钾血症时心电图的特点是 ( )

A. T波高尖，QRS波群增宽 B. T波低平，QT间期缩短 C. T波低平，QT间期延长 D. T波正常，QT间期延长 E. T波低平，出现U波

6. 诊断消化性溃疡最可靠的方法是 ( )

A. 根据临床症状 B. 测胃酸 C. 钡餐 D. 胃镜 E. 大便隐血试验

7. 严重的Ⅱ型呼吸衰竭病人，不给予高浓度氧是因为 ( )

A. 缺氧不是主要原因 B. 可引起氧中毒 C. 诱发呼碱 D. 诱发代碱 E. 降低CO_2兴奋呼吸中枢的作用

8. 胸外心脏按压是否有效，最简便可靠的方法是 ( )

A. 触及颈动脉 B. 触及桡动脉 C. 观察尿量变化 D. 观察瞳孔 E. 观察神志

9. 鉴别右心衰与肝硬化的主要点是 ( )

A. 有无腹水 B. 有无下肢水肿 C. 肝脏是否肿大 D. 有无脾大 E. 颈静脉是否充盈

10. 肺梗死最常见的病因是 ( )

A. 空气 B. 脂肪 C. 血栓 D. 羊水 E. 瘤栓

11. 腰麻后头痛的主要原因是 ( )

A. 脑脊液向硬膜外隙溢出 B. 穿刺点太低 C. 局部麻醉药太少 D. 病人的体

位不当　E. 术中输液过快

12. 麻醉中发生呼吸道梗阻的原因中下列哪项不正确　(　)
A. 舌后坠　B. 呼吸道异物　C. 气管受压　D. 喉痉挛　E. 麻醉药产生的呼吸抑制

13. 病人双输尿管结石，无尿，右肾区胀痛，并有肾脏增大，应先考虑的手术是　(　)
A. 左输尿管切开取石　B. 右输尿管切开取石　C. 右肾盂切开取石　D. 右肾造瘘术　E. 左肾造瘘术

14. 高位肠梗阻病人除腹痛外，另一主要症状为　(　)
A. 肛门停止排便、排气　B. 腹胀明显　C. 便血　D. 阵发性绞痛　E. 呕吐频繁

15. 上肢出血应用止血带时不应缚在　(　)
A. 上臂上 1/3　B. 上臂中上 1/3　C. 上臂中 1/3　D. 上臂中下1/3　E. 上臂下 1/3

16. 营养不良的早期临床表现是　(　)
A. 面色苍白　B. 精神萎靡　C. 发育迟缓　D. 食欲减退　E. 体重不增或减轻

17. 子宫脱垂的主要病因是　(　)
A. 先天性发育异常　B. 分娩损伤　C. 缺乏雌激素　D. 营养不良　E. 慢性腹压增加

18. 食管异物最危险的并发症是　(　)
A. 颈部皮下气肿　B. 食管周围炎　C. 食管周围脓肿　D. 纵隔气肿　E. 刺破大血管

19. 徒手心肺复苏时，心脏按压与人工呼吸的频率比例宜为　(　)
A. 5∶1　B. 5∶2　C. 10∶1　D. 15∶1　E. 15∶2

20. 下列哪项不是急性肾盂肾炎的并发症　(　)
A. 肾积水　B. 肾衰竭　C. 尿源性败血症　D. 肾乳头坏死　E. 肾周围脓肿

【B 型题】

问题 21～23

A. 夜盲症
B. 脚气病
C. 佝偻病
D. 口角炎
E. 癞皮病

21. 维生素 B_1 严重缺乏可出现　(　)
22. 维生素 PP 严重缺乏可出现　(　)
23. 维生素 A 严重缺乏可出现　(　)

问题 24～25

A. 毒血症

B. 菌血症

C. 败血症

D. 脓毒血症

E. 变应性亚败血症

24. 细菌在血液中短暂出现，无明显毒性症状，称为 ( )

25. 人体对微生物感染所引起的全身炎症反应，称为 ( )

问题 26～27

A. 反流误吸

B. 呼吸道梗阻

C. 喉痉挛

D. 二氧化碳蓄积

E. 肺部并发症

26. 饱食后的急症病人，全身麻醉时可能发生 ( )

27. 全身麻醉中若通气不足可导致 ( )

问题 28～30

A. 宫颈癌

B. 子宫内膜癌

C. 外阴癌

D. 绒毛膜癌

E. 卵巢癌

28. 发病率最高的是 ( )

29. 最难早期发现的是 ( )

30. 化学治疗效果最好的是 ( )

【C 型题】

问题 31～33

A. 心前区疼痛

B. 发热、白细胞增高

C. 两者均有

D. 两者均无

31. 变异型心绞痛表现为 ( )

32. 急性心肌梗死表现为 ( )

33. 室性心动过速表现为 ( )

问题 34～35

A. 肺动脉高压和中毒性心肌炎

B. 水钠潴留及循环充血
C. 两者均有
D. 两者均无

34. 支气管肺炎诱发心力衰竭的主要原因是 ( )
35. 急性肾炎诱发心力衰竭的主要原因是 ( )

【X 型题】

36. 下呼吸道包括 ( )
A. 咽 B. 喉 C. 气管 D. 支气管 E. 支气管肺内分支
37. 引起脑膜炎的病原体有 ( )
A. 脑膜炎奈瑟菌 B. 结核分枝杆菌 C. 新生隐球菌 D. 钩端螺旋体
E. 白喉棒状杆菌
38. 局部麻醉药的主要不良反应有 ( )
A. 毒性反应 B. 消化道反应 C. 循环系统抑制 D. 呼吸抑制 E. 过敏反应
39. 下列哪些情况不能洗胃 ( )
A. 幽门梗阻 B. 腐蚀性胃炎 C. 胃扩张 D. 严重食管胃底静脉曲张
E. 胃溃疡
40. 下列哪些是类风湿关节炎的特点 ( )
A. 小关节受累为主 B. 可致关节畸形 C. 类风湿因子阳性 D. 心脏易受累
E. 抗“O”常呈阳性

二、填空题（每空 1 分，共 15 分）

1. 疾病是机体在内外环境中一定的致病因素作用下，因机体________紊乱而发生的________活动过程。
2. 窦性心动过速宜选用的药物是________，心房颤动首选药物是________。
3. 心肌梗死的心电图特征性改变为________、________、________。
4. 晶体渗透压影响________内外水的移动，胶体渗透压主要影响________内外水的移动。
5. 难产的原因有________、________、________。
6. 证实胃管在胃内的方法包括：①________。②________。③________。

三、判断题（每题 1 分，共 10 分）

1. 氨茶碱有直接兴奋心肌，增加心肌收缩力和心排血量的作用，还有扩张冠状动脉，松弛支气管和利尿作用。 ( )
2. 防止微生物进入机体或物体的方法称为无菌技术或无菌操作。 ( )
3. 呆小病是幼年时生长激素分泌不足。 ( )
4. 交替脉、颈静脉充盈、颈静脉反流征的临床意义相同，三者均提示病人有右心功能不全。 ( )

5. 休克不属于骨折的早期并发症。 ( )
6. 排尿中断是膀胱结石的典型症状。 ( )
7. 小儿第 1 年身长的增长最主要是躯干的增长。 ( )
8. 鼻咽癌好发于鼻咽顶前壁及咽隐窝。 ( )
9. 藏象学说的“藏”是藏于人体内的气血，“象”是指人体的形象。 ( )
10. 脑血栓形成最常见的病因为脑动脉粥样硬化。 ( )

四、名词解释（每题 2 分，共 10 分）

1. 内环境
2. 心肌病
3. 重度烧伤
4. 早产
5. 高血压危象

五、简答题（每题 2.5 分，共 25 分）

1. 试述肝硬化产生腹水的机制。
2. 简述肾病综合征的常见并发症。
3. 简述局部麻醉药超敏反应的临床表现。
4. 试述小儿辅食添加原则。
5. 试述世界卫生组织就 SARS 撤销旅游限制建议的条件。
6. 何谓上消化道出血？简述其常见病因。
7. 试述精神分裂症的临床诊断标准。
8. 何谓六气、六淫？
9. 试述脑出血的手术适应证。
10. 何谓癌症的一级、二级和三级预防？

参考答案

一、选择题

题序	1	2	3	4	5	6	7	8	9	10	11	12
答案	A	A	A	A	A	D	E	A	E	C	A	E
题序	13	14	15	16	17	18	19	20	21	22	23	24
答案	B	E	C	E	B	E	E	B	B	E	A	B

续表

题序	25	26	27	28	29	30	31	32	33	34	35	36
答案	D	A	D	A	E	D	A	C	D	A	B	CDE
题序	37	38	39	40								
答案	ABCD	AE	BD	ABC								

二、填空题

1. 自稳调节　　异常生命
2. 普萘洛尔　　强心苷类药物
3. 病理性 Q 波　　ST 段弓背向上　　T 波倒置
4. 细胞　　毛细血管
5. 产力异常　　产道异常　　胎儿异常
6. 抽吸有胃液流出　　向管内注入空气，胃部可听到气过水声　　将胃管末端置于盛水碗内，无气体逸出

三、判断题

题序	1	2	3	4	5	6	7	8	9	10
答案	√	√	×	×	×	√	×	√	×	√

四、名词解释

1. 内环境：即细胞生活的细胞外液。
2. 心肌病：是指除风湿性、冠状动脉性、高血压性、肺源性和先天性心脏病以外的，以心肌病变为主的一组疾病，包括原发性和继发性心肌病。
3. 重度烧伤：即烧伤总面积达 30%～49%；或Ⅲ度烧伤面积 10%～19%；或Ⅱ度、Ⅲ度烧伤面积虽不到上述百分比，但已发生休克等并发症、呼吸道烧伤或有较重的复合伤。
4. 早产：妊娠在满 28 周至不足 37 周结束者，称为早产。
5. 高血压危象：系指在原发性或继发性高血压疾病过程中，周围小动脉发生暂时性强烈痉挛，引起以收缩压升高为主的血压急骤升高，出现一系列临床表现的危急状态。

五、简答题

1. 肝硬化产生腹水的机制包括：①肝静脉回流受阻，以致肝淋巴生成增多，从肝表面和肝门溢至腹腔。②门静脉高压造成肠壁及肠系膜毛细血管血压升高，大量液体漏入腹腔。③大量腹水形成后，循环血量减少导致继发性水、钠潴留，加重腹水形成。④肝功能障碍导致白蛋白合成减少，导致低蛋白血症和血浆胶体渗透压下降，促进腹水形成。
2. 肾病综合征易并发感染、血栓形成、急性肾衰竭、脂质代谢紊乱等并发症。
3. 局部麻醉药超敏反应的临床表现为：轻者不适或荨麻疹，重者可发生咽喉水肿、支气管痉挛、低血压及血管神经性水肿、过敏性休克甚至死亡。

4. 小儿辅食添加应遵循下列原则：①由少到多。②由稀到稠。③由细到粗。④由一种到多种。⑤应于婴儿健康、消化功能正常时逐步添加。

5. 世界卫生组织就传染性非典型肺炎（SARS）撤销旅游限制建议的条件如下：①目前医院 SARS 病人少于 60 人。②连续 5 天平均每天新增病例保持 5 人以下。③本地区的病人均在控制之中。④没有向外地输出病例。

6. 上消化道出血为 Treitz 韧带以上的消化道出血。常见病因为：①溃疡病出血，约占上消化道出血的半数以上。②急性胃黏膜病变，包括应激性溃疡、糜烂出血性胃炎等。③食管胃底静脉曲张破裂出血。④肿瘤，其中以胃癌出血较多见，平滑肌瘤、息肉亦可引起出血。⑤其他病变，如血液系统疾病、尿毒症、局部血管畸形等。⑥胆道出血。

7. 精神分裂症的诊断标准如下：

(1) 症状标准：在排除了器质性和情感性精神障碍外，还需具有下述症状中至少 2 项。①联想障碍：明显的思想松弛或思维破裂，逻辑倒错，病理性象征性思维。②妄想：原发性妄想或妄想内容自相矛盾，荒谬离奇，2 个或 2 个以上妄想同时存在。③情感障碍：情感淡漠，情感倒错，或情感不协调。④常以评论性、争论性、命令性幻听的存在，或思维低声，或持续 1 个月以上的真性或假性幻听。⑤行为障碍：紧张症候群或怪异、愚蠢。⑥意志消沉、孤僻、离群、懒散、思想贫乏、情感淡漠。⑦有被控制感、被洞悉感或思维被破散。⑧有思维被插入、被撤走、思维中断或强制性思维。

(2) 严重程度标准：自知力丧失，至少有下述情况之一。①社会功能明显受损。②现实检验能力受损。③无法与病人进行有效交谈。

(3) 病程标准：精神症状至少要持续 3 个月以上。

(4) 排除标准：①上述症状并非由器质性精神障碍，也不是躯体疾患、精神活性物质和非依赖性物质所引起的精神障碍。②若症状同时符合情感性精神障碍的诊断标准，则分裂性症状的病程至少要长于情感性疾病的病程 2 周以上，方可诊断为精神分裂症。

8. 六气系指风、寒、暑、湿、燥、火。由于六气的不断运动变化，造成一年四季气候的不同，即春风、夏暑（火）、秋燥、冬寒、长夏湿。人体在正常情况下具有适应外界气候变化的调节功能，所以正常的六气并不使人致病。只有四时气候急剧变化，或出现反常气候，即所谓太过或不及，超过人体适应能力，或人体抵抗力下降，不能适应气候变化，这时六气才成为致病因素，侵犯人体而发生疾病。这种不正常的六气，就成为“六淫”。淫，有太过或不正之意。故“六淫”又称“六邪”，乃一切外感疾病的主要致病因素。

9. 脑出血的手术适应证包括：①无心、肝、肾等重要脏器的明显功能障碍。②逐渐出现颅内压增高伴脑干受压的体征，如心率变慢、血压升高、呼吸变慢、意识障碍加深、一侧瞳孔散大。③小脑半球出血形成的血肿＞15 mL。④脑叶或壳核出血的血肿＞30 mL。

10. 癌症的一级预防是指消除或减少可能致癌的因素，以防止癌症的发生；二级预防是指早期发现、早期诊断和早期治疗，以降低癌症的死亡率和提高治愈率；三级预防是指诊断和治疗后的康复治疗，以提高生存质量，减少痛苦和延长生命。

§26.5 医师临床“三基”训练综合试卷（五）

一、选择题（每题1分，共40分）

【A型题】

1. 肾小球滤过率是指每分钟 （　　）
A. 两肾生成的终尿量　B. 两肾生成的原尿量　C. 1个肾脏生成的终尿量　D. 1个肾单位生成的原尿量　E. 1个肾生成的原尿量
2. 杀灭物体上所有微生物的方法称为 （　　）
A. 无菌操作　B. 无菌　C. 防腐　D. 灭菌　E. 消毒
3. 药物产生不良反应的剂量是 （　　）
A. 中毒量　B. TD_{50}　C. 无效剂量　D. 极量　E. 治疗剂量
4. 现代免疫的概念为 （　　）
A. 机体清除损伤细胞的过程　B. 机体抗感染的过程　C. 机体识别和排除抗原性异物的过程　D. 机体抵抗疾病的过程　E. 机体抗肿瘤的过程
5. 心尖在胸前壁的体表投影位于 （　　）
A. 位于左侧第4肋间隙，距前正中线7～9 cm处　B. 位于左侧第5肋间隙，距前正中线7～9 cm处　C. 位于左侧第6肋间隙，距前正中线7～9 cm处　D. 位于左侧第5肋间隙，距前正中线5～7 cm处　E. 位于左侧第6肋间隙，距前正中线5～7 cm处
6. 原发性肝癌早期诊断最有价值的是 （　　）
A. AKP增高　D. GGT增高　C. AFP增高　D. LDH增高　E. NAG升高
7. 幽门螺杆菌（Hp）与慢性胃炎的关系下列哪项不正确 （　　）
A. 胃黏膜活检Hp阳性率高　B. 血中Hp抗体升高　C. Hp感染与胃黏膜中性粒细胞浸润呈正比　D. Hp与刺激性食物有关　E. 清除Hp治疗后胃炎组织学改善
8. 预防乙型肝炎最有效的措施是 （　　）
A. 隔离病人　B. 管理带病毒者　C. 管理血源　D. 注射疫苗　E. 注射免疫球蛋白
9. 高压氧的绝对禁忌证之一是 （　　）
A. 急性鼻窦炎　B. 活动性肺结核　C. 未经处理的气胸　D. 有颅骨缺损者　E. 妇女月经期与妊娠期
10. 输入大量库存过久的血液可导致 （　　）
A. 高钠血症　B. 低钠血症　C. 高钾血症　D. 低钾血症　E. 低镁血症
11. 骨盆骨折最危险的并发症是 （　　）
A. 骨盆腔内出血　B. 膀胱破裂　C. 尿道断裂　D. 骶丛神经损伤　E. 直肠

损伤

12. 抗组胺药的作用是（　　）

A. 减少组胺的释放　B. 破坏组胺　C. 拮抗组胺　D. 与组胺竞争某些受体　E. 抑制肥大细胞生成

13. 下列哪种不属性传播疾病（　　）

A. 疥疮　B. 阴虱病　C. 外阴湿疹　D. 生殖器疱疹　E. 尖锐湿疣

14. 判断腹内空腔脏器损伤最有价值的是（　　）

A. 腹膜刺激征　B. 脉率增快　C. 呕血　D. 气腹　E. 腹胀

15. 男，25 岁。餐后劳动时突发上腹持续性剧痛，伴呕吐。体格检查：脉搏 120 次/min，血压 80/60 mmHg，脐左上方扪及一局限性包块，压痛明显。实验室检查：血清淀粉酶 120 U（索氏）。腹部平片：可见扩大的孤立肠襻和大的液气平面。该病人的诊断可能是（　　）

A. 急性胰腺炎　B. 急性胆囊炎　C. 急性小肠扭转　D. 溃疡病穿孔　E. 胆道蛔虫病

16. 有关过期妊娠的定义，准确的叙述是（　　）

A. 妊娠达到 42 周　B. 妊娠超过 42 周　C. 妊娠达到或超过 40 周　D. 妊娠达到或超过 43 周　E. 妊娠达到或超过 42 周

17. 5 岁小儿，下列叙述哪项不正常（　　）

A. 体重 20 kg　B. 身长 105 cm　C. 乳牙 20 颗　D. 腕部骨化中心 6 个　E. 上部量与下部量相等

18. 鼻咽癌最常见的病理分类为（　　）

A. 高分化鳞状细胞癌　B. 低分化鳞状细胞癌　C. 未分化癌　D. 高分化腺癌　E. 低分化腺癌

19. 对心肺复苏的下列描述，哪项是错误的（　　）

A. 目击病人发生心脏停搏即可先行胸外心脏按压　B. 基础生命支持的常规操作程序是先行开放呼吸道，然后行人工呼吸　C. 心肺复苏术 30 分钟后无心肌活动者可终止抢救　D. 心搏骤停者均应予胸外心脏按压　E. 有条件时对心脏停搏者应首先实施心脏电击除颤

20. 呼吸复苏的首选方法是（　　）

A. 口对口呼吸　B. 气囊面罩　C. 经口气管插管　D. 经鼻气管插管　E. 气管切开

【B 型题】

问题 21～23

A. 不良反应

B. 毒性反应

C. 后遗效应

D. 停药反应

E. 特异质反应

21. 用药剂量过大或药物在体内蓄积过多发生的危害性反应称为 ( )

22. 停药后血浆药物浓度降低至阈浓度以下时所残存的药理效应称为 ( )

23. 先天遗传异常引起对药物的反应称为 ( )

问题 24～25

A. 原发型肺结核

B. 血行播散型肺结核

C. 继发性肺结核病

D. 结核性胸膜炎

E. 肺外结核

24. 儿童常见的结核为 ( )

25. 成人常见的结核为 ( )

问题 26～27

A. 呼吸性碱中毒

B. 代谢性酸中毒

C. 代谢性碱中毒

D. 呼吸性酸中毒

E. 呼吸性酸中毒和代谢性碱中毒

26. 绞窄性肠梗阻最易发生的酸碱失衡类型是 ( )

27. 严重呕吐，长期胃肠减压可产生的酸碱失衡类型是 ( )

问题 28～30

A. 经淋巴传播

B. 经血液循环传播

C. 经生殖器黏膜传播

D. 直接蔓延

E. 种植传播

28. 淋病奈瑟菌感染是 ( )

29. 结核分枝杆菌感染是 ( )

30. β溶血性链球菌感染是 ( )

【C型题】

问题 31～32

A. PaO_2＜60 mmHg（7.89 kPa）

B. PaO_2＞50 mmHg（6.65 kPa）

C. 两者均有

D. 两者均无

31. Ⅰ型呼吸衰竭可出现 (　　)

32. Ⅱ型呼吸衰竭可出现 (　　)

问题 33～35

A. 先天性甲状腺功能减退症

B. 苯丙酮尿症

C. 两者均有

D. 两者均无

33. 智力低下见于 (　　)

34. 惊厥见于 (　　)

35. 汗及尿液为鼠臭气味见于 (　　)

【X 型题】

36. 正常人血液在血管内不凝固的原因有 (　　)

A. 凝血酶原无活性　B. 血液中有抗凝物质存在　C. 纤维蛋白溶解系统起作用　D. 血管内膜光滑完整　E. 血流速度快

37. 慢性支气管炎可分为 (　　)

A. 单纯型　B. 气肿型　C. 喘息型　D. 混合型　E. 慢性迁延型

38. 高钾血症的处理原则是 (　　)

A. 积极防治心律失常　B. 立即停止钾盐摄入　C. 降低血钾浓度　D. 原发病治疗　E. 改善肾功能

39. 下列哪些疾病常易发生晕厥并可能猝死 (　　)

A. 预激综合征　B. 肥厚型心肌病　C. 室间隔缺损　D. 主动脉瓣狭窄　E. 房间隔缺损

40. 典型的肾病综合征有 (　　)

A. 大量蛋白尿（尿蛋白>3.5 g/d）　B. 低白蛋白血症（<30 g/L）　C. 高脂血症　D. 水肿　E. 光过敏

二、填空题（每空 1 分，共 15 分）

1. 免疫系统由________、________和________组成。
2. 世界卫生组织（WHO）提出“健康”的定义为“健康不仅是没有________，而且要有健全的________及________能力”。
3. 心搏骤停最主要的特征是________和________。
4. 灭菌是指杀灭物体上________。
5. 计划生育的具体内容包括________、________、________及________。
6. 正常脑脊液压力是________，超过________为颅内压增高。

三、判断题（每题 1 分，共 10 分）

1. 维生素 B_2 缺乏可引起口角炎、唇炎、舌炎、脂溢性皮炎、角膜炎、阴囊炎。 (　　)

2. 在外环境不断变化的情况下，机体内环境各种理化因素的成分、数量和性质所达到的动态平衡状态称为稳态。 (　　)
3. 休克期又称可逆性失代偿期，微循环淤血，病人出现休克的临床症状。 (　　)
4. B超检查是阿米巴肝脓肿的确诊方法。 (　　)
5. 腹部透视膈下无游离气体说明胃、肠道无损伤。 (　　)
6. 手外伤后一般应争取在24～36小时内进行早期清创。 (　　)
7. 早吸吮是指婴儿出生后20分钟以内开始吸吮母亲乳房。 (　　)
8. 由炎症引起的三度喉阻塞应立即行气管切开术。 (　　)
9. 阴阳是对相关事物或现象相对属性或同一事物内部对立双方属性的概括。 (　　)
10. 颅内压增高持续超过2.0 kPa时可诊断为颅内压增高。 (　　)

四、名词解释（每题2分，共10分）

1. 癌前病变
2. 肾病综合征
3. 尿少和尿闭
4. 围生期
5. 非典型肺炎

五、简答题（每题2.5分，共25分）

1. 试述Ⅲ型超敏反应特点及其常见疾病。
2. 试述肺结核化学治疗原则和常用化学治疗方法。
3. 试述过敏性休克的临床表现。
4. 试述早期妊娠的辅助诊断方法。
5. 试述高热惊厥的处理原则。
6. 何谓社区康复？
7. 试述医院内感染的危险因素。
8. 何谓氧中毒？简述其分型。
9. 简述中医治疗原则。
10. 试述意识障碍及其程度。

参考答案

一、选择题

题序	1	2	3	4	5	6	7	8	9	10	11	12
答案	B	D	E	C	B	C	D	D	C	C	A	D
题序	13	14	15	16	17	18	19	20	21	22	23	24
答案	C	D	C	E	E	B	D	A	B	C	E	A
题序	25	26	27	28	29	30	31	32	33	34	35	36
答案	C	B	C	C	B	A	A	C	C	D	B	ABCDE
题序	37	38	39	40								
答案	AC	ABCDE	BD	ABCD								

二、填空题

1. 免疫器官　免疫细胞　免疫分子
2. 疾病　身心状态　社会适应
3. 意识丧失　大动脉搏动消失（或心音消失）
4. 所有微生物
5. 晚婚　晚育　节育　提高人口素质
6. 70～180 mmH_2O（0.69～1.76 kPa）　200 mmH_2O（1.96 kPa）

三、判断题

题序	1	2	3	4	5	6	7	8	9	10
答案	√	√	√	×	×	×	×	×	√	√

四、名词解释

1. 癌前病变：是指某些具有癌变潜在可能性的良性病变，如久治不愈的溃疡即有可能转变为癌。
2. 肾病综合征：是指一组包括高度水肿、大量蛋白尿（3.5 g/d）、高脂血症、低白蛋白血症（<30 g/L），俗称三高一低的症候群。
3. 尿少和尿闭：24 小时尿量少于 400 mL 或每小时尿量少于 17 mL 为尿少。24 小时尿量少于 100 mL 或 12 小时完全无尿为尿闭。急性肾衰竭少尿期尿少或尿闭为其突出的临床表现。
4. 围生期：是指产前、产时和产后的一段时期。我国对围生期的规定是指从妊娠满 28 周（即胎儿体重≥1000 g 或身长≥35 cm）至产后 1 周。
5. 非典型肺炎：是指由支原体、衣原体、军团菌、立克次体、腺病毒以及其他不明微生物引起的肺炎。

五、简答题

1. Ⅲ型超敏反应特点包括：①抗原抗体复合物游离于血液循环中。②在特定的条件下复合物沉积于某一部位。③一定有补体参与。④造成严重的组织损伤。

   由Ⅲ型超敏反应引起的常见疾病有链球菌感染后的肾小球肾炎、红斑狼疮、类风湿关节炎、实验性的局部反应、变应性肺泡炎等。

2. 肺结核化学治疗原则是早期、联用、适量、规律、全程。常用化学治疗方法有：①常规化学治疗，联用化学治疗药，每天给药，疗程12～18个月。②短程化学治疗，联用2种以上杀菌剂，疗程缩短为6～9个月。③两阶段疗法，开始1～3个月每天给药为强化阶段，以后每周给药1次，为巩固阶段。

3. 过敏性休克是药物过敏的一种严重反应，以注射青霉素等抗生素发生者最多。休克发作快者可在注射过程中，或在做皮试时即出现症状，一般在给药数分钟至半小时内发作。病人先出现面红、胸闷、气憋、气促、头晕、心悸、四肢麻木，继之面色苍白或发绀、出冷汗、四肢厥冷、脉搏细弱、有濒危感、血压下降、神志不清乃至昏迷。有的同时伴有荨麻疹、血管性水肿等皮肤超敏反应。本病一旦发生，应立即进行抢救。

4. 早期妊娠的辅助诊断方法包括：①妊娠试验。②超声检查，最早在妊娠5周可见到妊娠环，超声多普勒法最早在妊娠7周时听到胎心音。③黄体酮试验，肌内注射黄体酮20 mg，每天1次，连续3～5天，停药后超过7天仍无阴道流血，则早孕可能性大。④基础体温测定，高温相持续3周以上不下降，则早孕可能性大。

5. 高热惊厥的处理原则如下：①控制惊厥发作，首选地西泮0.5 mg/(kg·次）静脉缓慢注射（1 mg/min），苯巴比妥钠5～8 mg/kg肌内注射。②解除高热。③治疗原发病。④预防复发。

6. 社区康复是以社区为基地，依靠社区内自身的力量，包括残疾者本人、残疾者的家庭以及社会的力量和技术，在基层具体条件下，以简便实用的方式向残疾人提供必要的医疗、教育或职业康复等方面的服务。也就是说在社区因地制宜、因陋就简、土洋结合、因人而异地对残障问题进行预防和康复综合治理，它与专业康复是相辅相成的，强调残疾人参与，残疾人受益。

7. 医院内感染的危险因素如下：①侵入性诊疗操作，破坏皮肤黏膜屏障，如外科手术、各种穿刺、各种插（留置）导管、气管切开等。②现代医疗新技术，如器官移植、人工装置（人工瓣膜、人工关节、人工晶体等）。③损伤免疫功能的各种细胞毒性药物、免疫抑制药、放射治疗等的广泛使用，如抗肿瘤药、肾上腺皮质激素、环孢素、^{60}Co治疗等。④基础疾病致宿主免疫功能低下，如糖尿病、肝硬化、慢性肾炎、艾滋病、恶性肿瘤等。⑤使用能引起正常微生态失衡的抗菌药物，破坏机体正常微生态屏障；⑥其他原因，如医院消毒灭菌存在缺陷、医疗场所过于简陋等。

8. 氧中毒是指在高压氧环境下，长时间吸入高浓度的氧或纯氧，可以造成人体组织和功能的损害。氧中毒可累及机体任何细胞，根据临床主要损害可分为3型，即肺型氧中毒、神经型氧中毒、眼型氧中毒。

9. 中医治疗原则为：预防为主，治病求本，正治反治，标本缓急，调整阴阳，扶正祛邪，同病异治，异病同治，以及因时、因地、因人制宜等。

10. 意识障碍及其程度如下。①嗜睡：为意识障碍的早期表现。病人精神萎靡，表情淡漠，常持续处于睡眠状态，但能被唤醒，勉强配合检查及简单回答问题，停止刺激即又入睡。②浅昏迷：即仍有无意识的自发动作，对疼痛刺激有躲避反应及痛苦表情，但不能回答问题或执行简单的命令。角膜反射、瞳孔对光反射、咳嗽反射、吞咽反射、腱反射均无明显改变。③中度昏迷：即自发动作很少，对强烈疼痛刺激有躲避反应，角膜反射、光反射、咳嗽反射、吞咽反射及腱反射减弱。④深昏迷：即自发动作完全消失，对任何刺激均无反应，各种反射均消失，Babinski征继续存在或消失。

医学临床“三基”训练在线教育平台

购买《医学临床“三基”训练系列丛书》增值赠送《医学临床“三基”训练在线教育平台》

使用微信扫一扫功能，扫标签的二维码，打开“在线平台”学习小程序，点击注册登录，即可随时随地在线练习，免费获取体验内容。

随书赠送七天VIP特权（含课程），请刮开激活码涂层，在小程序中点击充值激活，点击小程序右下角“我的”进入“已开通科目”即可享受VIP增值在线服务。

使用问题及反馈可通过微信添加客服微信：hunansanji 或 yingtengone；也可通过小程序右下角“我的”点击“在线咨询”进行咨询及反馈。

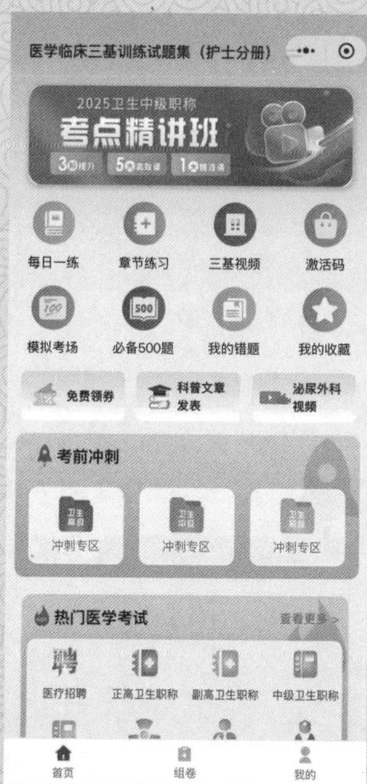

首页

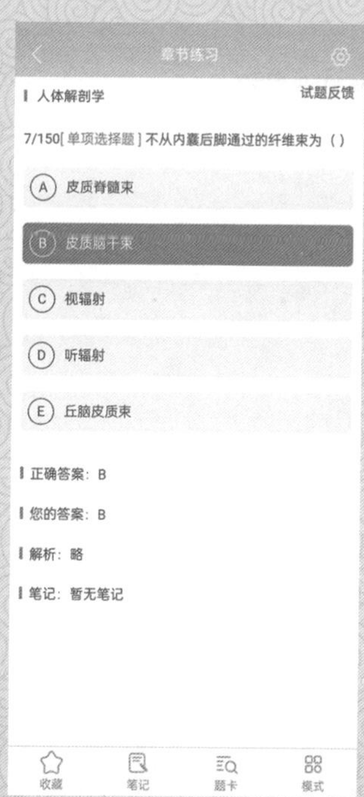

答题页

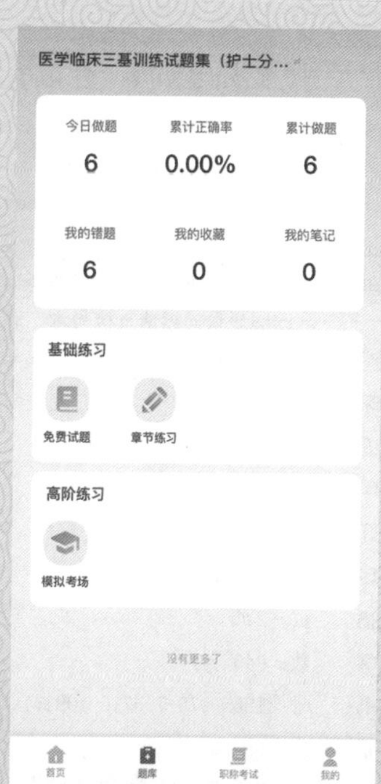

答题分析页

图书在版编目（CIP）数据

医学临床“三基”训练试题集. 医师分册 / 吴钟琪主编. — 3版. — 长沙 : 湖南科学技术出版社，2022.3（2025.6重印）
（医学临床“三基”训练系列丛书）
ISBN 978-7-5710-1091-1

Ⅰ. ①医… Ⅱ. ①吴… Ⅲ. ①临床医学—资格考试—习题集 Ⅳ. ①R4-44

中国版本图书馆CIP数据核字(2021)第143888号

医院分级管理参考用书
医学院校师生参考用书
医学继续教育参考用书
YIXUE LINCHUANG “SAN JI” XUNLIAN SHITIJI YISHI FENCE DI SAN BAN
医学临床“三基”训练试题集 医师分册 第三版
主　　编：吴钟琪
出 版 人：潘晓山
责任编辑：李　忠　黄一九
出版发行：湖南科学技术出版社
社　　址：长沙市芙蓉中路一段416号泊富国际金融中心
网　　址：http://www.hnstp.com
湖南科学技术出版社天猫旗舰店网址：
　　　　http://hnkjcbs.tmall.com
邮购联系：0731 - 84375808
印　　刷：长沙市雅高彩印有限公司
　　　　（印装质量问题请直接与本厂联系）
厂　　址：长沙市开福区中青路1255号
邮　　编：410153
版　　次：2022年3月第3版
印　　次：2025年6月第4次印刷
开　　本：740 mm×1000 mm　1/16
印　　张：33.25
插　　页　2页
字　　数：840千字
书　　号：ISBN 978-7-5710-1091-1
定　　价：68.00元